麻　疹

主　编　卢亦愚　董红军

副主编　冯　燕　于新芬　谢淑云

主　审　莫世华

编写人员（以姓氏笔画为序）

于新芬　王芝芳　方琼楼　卢亦愚

史宏博　冯　燕　吉季梅　朱莹莹

刘仕俊　孙　逸　李　钧　李　焕

何寒青　张　姝　张玲玲　金青青

周银燕　胡浙芳　胡雪娜　莫世华

顾文珍　徐昌平　董红军　谢天胜

谢淑云　潘金仁

人民卫生出版社

图书在版编目（CIP）数据

麻疹/卢亦愚,董红军主编.—北京:人民卫生出版社,2016

ISBN 978-7-117-23145-9

Ⅰ.①麻…　Ⅱ.①卢…②董…　Ⅲ.①麻疹-防治

Ⅳ.①R511.1

中国版本图书馆 CIP 数据核字（2016）第 203728 号

| 人卫智网 | www.ipmph.com | 医学教育、学术、考试、健康,购书智慧智能综合服务平台 |
| 人卫官网 | www.pmph.com | 人卫官方资讯发布平台 |

麻　疹

主　　编：卢亦愚　董红军

出版发行：人民卫生出版社　（中继线 010-59780011）

地　　址：北京市朝阳区潘家园南里 19 号

邮　　编：100021

E-mail：pmph @ pmph.com

购书热线：010-59787592　010-59787584　010-65264830

印　　刷：北京盛通印刷股份有限公司

经　　销：新华书店

开　　本：787×1092　1/16　　印张：22　　插页：1

字　　数：494 千字

版　　次：2016 年 10 月第 1 版　2016 年 10 月第 1 版第 1 次印刷

标准书号：ISBN 978-7-117-23145-9/R·23146

定　　价：89.00 元

打击盗版举报电话：010-59787491　　E-mail：WQ @ pmph.com

（凡属印装质量问题请与本社市场营销中心联系退换）

序

麻疹是一种传染性很强的急性呼吸道传染病，在麻疹减毒活疫苗问世之前，几乎人人都会感染发病，且有较高的病死率，直至麻疹疫苗在全球广泛应用之后，该病的发病率才得以大幅度下降。20 世纪 90 年代，美洲区各国采取了高水平的麻疹疫苗接种、高质量的麻疹病例监测、有效的麻疹病例管理和快速的暴发疫情处置等策略，至 2000 年该区各国均有效控制了麻疹的传播和发病，达到了消除麻疹的目标。WHO 依据美洲区的这一经验，在全球疫苗计划行动中提出至 2020 年全球至少有包括我国所在的西太区在内的五个区范围内所有国家和地区实现消除麻疹的目标。我国至今为此已作出了不懈的努力，开展了全国性的强化免疫，麻疹发病率已下降到历史最低点。但是由于我国各地社会经济发展水平差距较大，部分地区预防接种工作仍然没有得到很好的落实，特别是边远地区和少数民族地区以及城市流动人口聚集地免疫屏障薄弱，近几年麻疹发病率仍然居高不下，而且在阻断本土麻疹传播和麻疹控制上，技术和管理方面尚有诸多问题需要研究解决。

本书基于这一目的，较为详尽地介绍了人类麻疹的认识史、麻疹病毒的进化、病原学、免疫学、疫苗学、流行病学、临床特征、消除麻疹进展、麻疹的实验室技术与研究方法等等，既有历史回顾，又有最新进展，并对当前我国消除麻疹工作中存在的问题进行了分析与探讨，内容较为全面。本书作者大多长期从事麻疹预防控制的研究和实践，本书也包含了他们丰富的工作经验与研究结晶，具有很好的学术价值和现实意义，为从事麻疹预防控制工作的同行提供了有益的参考与借鉴，本书也可供广大医务工作者、卫生管理人员及高等院校、科研机构的有关专业人员参考。

值此我国进入消除麻疹的关键阶段，真诚希望能得到更多疾病预防控制工作者的关注，在工作中善于思考，敢于创新，持续推进与完善我国麻疹预防控制工作，以期早日实现消除麻疹的目标。

希望本书的出版为我国消除麻疹工作，保护公众健康做出贡献。

中国疾病预防控制中心

梁晓峰

2016 年 6 月于北京

3

前　言

　　麻疹是由麻疹病毒经呼吸道感染而引起的急性出疹性疾病，人类对麻疹病毒普遍易感，疫苗前时代由于缺乏有效的预防手段，曾是一种严重威胁广大儿童生命与健康的传染病。自从麻疹疫苗问世以来，麻疹的发病率很快下降，2005 年 WHO 提出了西太区所有国家到 2012 年麻疹发病率控制在 1/100 万以下（不包含输入病例），无本土麻疹传播的目标。我国也提出了《2006—2012 年全国消除麻疹行动计划》。

　　通过全球各国的不懈努力，消除麻疹的行动虽然已经取得了十分明显的进展，但世界上包括我国在内的许多国家的麻疹实际发病状况尚与 WHO 的这一目标之间存在不小的差距。我国不仅人口众多，地域辽阔，地理环境复杂，东部沿海地区流动人口与外来人口数量大，各地区经济发展水平与卫生状况不平衡，而且我国的麻疹免疫程序、使用的疫苗以及麻疹流行毒株的性状等都与世界上其他国家不同。因此，总结我国在消除麻疹工作中的经验与方法，对其中一些技术问题进行研究与探讨，可为今后消除麻疹新策略的制定及实施提供依据。

　　我们将浙江省 20 世纪 70 年代至今从事麻疹预防控制工作与研究的经验与体会，结合近十多年来我们承担国家和省自然科学基金以及麻疹重大科技专项中的研究成果，组织相关专业人员进行了《麻疹》一书的编写。该书较为系统地回顾了国内外麻疹防治的实践与研究进展，并对我国在消除麻疹工作中取得的成绩、经验，以及存在的问题加以归纳、总结、思考与探讨，希望本书能对消除麻疹工作有所帮助。由于是业余时间进行编写，加上编者水平的限制，书中难免存在内容和文字上的不足之处，恳请读者批评指正。

卢亦愚　董红军

2016 年 6 月 15 日于杭州

目 录

第一章

麻疹认识史概述

<<<<<

第一节　欧美历史上对麻疹的认识

根据历史记载，麻疹这种疾病可以追溯到至今5000年以前。人们认为麻疹最先出现于公元前3000年左右的底格里斯河和幼发拉底河流域的文明中[1]，1800年前的中国和罗马帝国时代就已发生麻疹流行[2]。

在早期对该疾病的描述中，麻疹常与天花混淆。公元10世纪，阿拉伯医生Rhazes就精确地记录了麻疹的症状[3]，Rhazes对麻疹进行了特异性描述，并与天花相区分[4,5]。在他有关麻疹疾病的论述中，还引用了几世纪前希伯来的医生El Yahudi等人的资料，表明了远在10世纪之前就有人认识到了这种疾病[6]。Rhazes还总结了当时印度、波斯、希腊、罗马对该病的治疗知识与自己的临床经验，并提出要把患者用衣服包裹着，并按摩患者身体，然后将患者身体暴露于热蒸汽中，以便能加快出疹。他还认为患者的发热是抵抗疾病的一种防御机制，而并不是一种疾病，在这一点上，他的认识已经超越当时所处的时代[1]。尽管当时Rhazes已经把麻疹和天花描述为两种独立的疾病，但这种观点当时并未被人们所接受，在接下来的500年间，大多数人仍常常将这两种疾病混为一谈。

从1325年开始，西方国家将麻疹这一疾病的英文名定为measles，在德语中为masern，即发疹的意思。除该称呼外还有其他，如rubeola和morbilli。1676年以后麻疹的另一英文名字rubeola问世，该称呼较measles的出现要迟。Rubeola的称谓来源于拉丁语rubeus，即红宝石ruby，意思是红色的疹子[4]。英国医生Charles Creighton（1847～1927年）认为，麻疹的英文名称measles是14世纪左右的John of Gadesden从拉丁语morbilli翻译而来的。术语miselli和misellae最初只是用来描述麻风病疡，measles一词由此演化而来，最终measles成为麻疹这种疾病的唯一名称[7,8]。

从16世纪开始，人们开始关注麻疹的传播方式和控制措施，才开始把麻疹和其他的疾病区分开来。

1546年Girolamo Fracastoro发表了一篇经典论述，在论述中讲到麻疹通过人与人的直接接触、中间媒介、非生物媒介（如衣物或木质物品）或空气进行传播。16世纪初，加勒比和中美洲的部分地区出现麻疹流行：多米尼加共和国的圣多明戈早在1517年就出现麻疹流行；中美洲的危地马拉共和国在1519～1523年期间也发生麻疹流行；1529年古巴发生麻疹流行；1531 年墨西哥和中北美洲的洪都拉斯共和国出现麻疹病例；1531 年在墨西哥中部的死亡病例中，麻疹被认为是主要原因。在 1531～1533 年期间，通过中美洲尼加拉瓜共和国的奴隶贸易，麻疹从巴拿马传至秘鲁的安第斯山脉地区，1585～1591 年间，最具破坏性的传染病暴发席卷整个安第斯山脉，麻疹就是其中之一[1]。

英国伦敦在 1629 年之后，每周都有死因和意外事故的记录表，当时的记录表上已将麻疹和天花的死亡病例分开进行报道[9]。

1492 年哥伦布发现美洲新大陆是欧洲殖民活动的开始，当时的欧洲殖民者一方面给殖民地带去了欧洲的文明，另一方面给美洲的土著居民带去了对他们完全没有免疫力的天花和麻疹，欧洲移民到达人烟稀少的北美殖民地后不久，就开始出现一系列的麻疹流行。

17 世纪初，北美东海岸开始有麻疹疫情报道[1]，1635 年不仅在欧洲的法国，而且在北美的印第安人部落中均有麻疹小流行的报道。1657 年，美国的第一次麻疹疫情发生在波士顿，1687 年加拿大的魁北克也出现了更严重的疫情[10]。此后，麻疹作为一种传染病在当地定期流行，随着人口数量的增长，有更多的人暴露于该种疾病，麻疹的传染源已不再是新来的欧洲移民，而是长期居住在美国的当地居民，如 19 世纪初在美国费城与波士顿的麻疹疫情就反映了这种现象[2]。

Thomas Syndenham（1624～1689 年）是一位以对疾病认真关注而著称的英国医生，他记录了英国在 1670 年和 1692 年两次麻疹流行的数据。他追踪了麻疹患者感染后症状的发展，特别注明成人患者症状更为严重，并存在肺部并发症的危险。尽管他对麻疹这一疾病尽力提供一个清晰的描述，但麻疹在当时仍继续被人们与其他疾病混为一谈[9]。

在 17 世纪 70 年代末期，对麻疹认识的这种混乱状态也明显反映在当时波士顿的 Thomas Thacher 医疗论文中。该论文在 1677 年和 1678 年之间发行于北美，其中 Thomas 仍把麻疹和天花混淆在一起，该论文的题目为：新英格兰人群对怎样预防出痘或麻疹的简短指导规则[11]。

自 1713 年至 1715 年，欧洲的几个殖民地都受到了麻疹流行的影响，1772 年美国的 Noah Webster 报道了麻疹在美洲各地的广泛流行，由于麻疹的流行使各地都有很高的死亡率[1]。

随着移居美国西部人口的增多，麻疹在当地开始传播与流行，在美国人口的西进运动时期，麻疹最先在密西西比河谷流行，然后迅速传至肯塔基州和俄亥俄州[10]。与天花流行相比，当时麻疹明显不受美国印第安人的重视，甚至当地有一些人以"小麻风病"来称呼麻疹，以表示麻疹的危害并不严重[12]。但事实上并非如此，1837 年，曼丹的印第安部落遭遇一次毁灭性的麻疹流行，由于该部落以往没有发生过麻疹，人群中普遍缺乏麻疹免疫力，因为麻疹的流行，导致该部落近 2000 居民几乎灭绝，死亡率高达 98%[13]。

1848 年之前，大西洋上夏威夷群岛的居民对麻疹均缺乏免疫力，由于成人感染麻疹后，症状远远要比儿童更严重，容易因患麻疹并发症而死亡。1824 年夏威夷国王 Kamehameha 二世和 Kamamalu 王后到英国旅行，抵达英格兰数周后，在参观英国皇家军事学院的儿童福利院后的 7~10 天，他们均感染了麻疹，在一个月内 27 岁的国王与 22 岁的王后先后死于麻疹并发症。1848 年年底夏威夷发生了包括麻疹在内的多种传染病的流行。1861年、1889~1890 年、1898 年以及 1936~1937 年，在这段时间中夏威夷也分别发生了麻疹的暴发流行，由于受包括麻疹在内的传染病影响，夏威夷的人口数从 1778 年约 30 万人减少到 1820 年的 13.5 万人，到 1876 年当地的人口仅剩 5.39 万人左右，在近 100 年中人口不仅没有增长，反而下降到原来的 1/5 左右[14]。

1846 年丹麦的生理学家和病理学家 Peter Ludwig Panum 写的论文《1846 年法罗群岛麻疹流行报告》是描述麻疹最著名的论文，成为医学和流行病学中的经典[1]。

Peter Ludwig Panum 通过认真调查与研究，总结出有关麻疹的 7 个基本事实：①暴露于传染源几天后才会出现临床症状；②皮疹一般出现在暴露后的第 13 或 14 天；③麻疹感染者在出疹期和恢复期才有传染性；④牛痘和麻疹之间没有关联；⑤同一个人不会再次患这种疾病；⑥感染麻疹不会影响生育，只有纯粹的传染性；⑦隔离是阻断麻疹流行的最可行方法[4]。

法罗群岛的 7000 多居民中，约 6000 人患麻疹，导致 100 多人死亡。1875 年英国舰队 H. M. S. Dido 的船员把麻疹引入斐济群岛，该疾病导致了 15 万左右居民中约 4 万人的死亡[12,15]。斐济群岛与法罗群岛相比，两地区的死亡率有明显差异，这是因为斐济群岛居民对麻疹没有免疫力，或同期斐济群岛有天花流行的缘故。在美洲，麻疹死亡率更高，麻疹导致的死亡率与天花类似[12]。

对于在一个地区维持麻疹的持续流行至少需要有多大的人口规模，1957 年牛津大学的 Maurice S. Bartlett 根据关于美国和英国城市的研究得出，每年 4000~5000 的麻疹报告病例足以维持麻疹的持续流行。人口规模明显对麻疹流行的形式产生影响，根据英国和美国的麻疹发病率和其卫生主管部门的流行病报告率，在麻疹疫苗前时代每年 4000~5000 的麻疹报告病例对应大约 25 万的人口。人口数不到 25 万的社区麻疹病例可能会消亡，就像 1945~1970 年美国、英国、丹麦和冰岛 4 个国家麻疹流行曲线所表明的那样（图 1-1）[16]。在 1970 年就拥有 2 亿人口的美国，每年都会发生麻疹流行，直到 20 世纪 60 年代中期，开始实行麻疹疫苗接种计划，以后才发生改变。在麻疹流行间隔期，麻疹在美国一直呈低水平流行。而在 1970 年拥有 5 千万人口的英国、500 万人口的丹麦，除了麻疹流行周期分别是两年和三年外，流行形式基本相同。在 1970 年拥有 20 万人口的冰岛，麻疹疫情无规律可循，在流行间隔期，平均三年的时间岛上没有麻疹病例报道。只能通过输入性病例才引起流行。以上充分说明了疫苗前时代人口数与麻疹流行的关系。

冰岛的资料显示从 1896 年到 1975 年该国共有 16 次麻疹流行，从 1904 年报告病例为 822 例到 1936~1937 年报告病例 8408 例。官方调查记录显示，冰岛的麻疹输入病例主要来自北欧，输入病例是一个进入该地区的麻疹患者。图 1-2 为 1896~1975 年期间，麻疹输入病例把该传染病带入冰岛并进行传播的已知路线图。

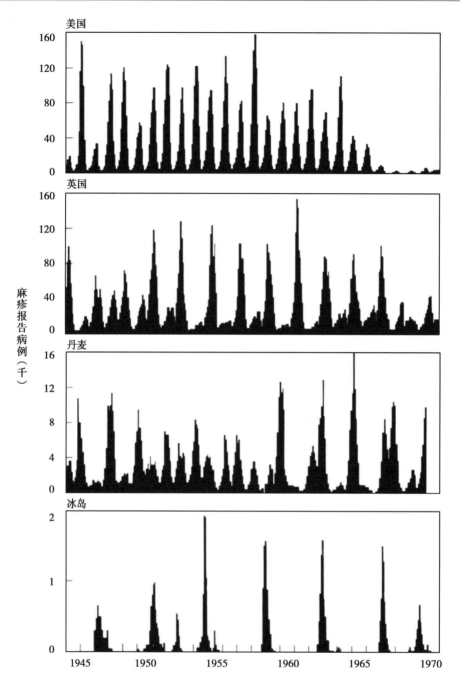

图 1-1 1945 ~ 1970 年美国、英国、丹麦和冰岛 4 个国家麻疹流行曲线

（图片来源：Andrew. SCIENTIFIC AMERICAN，1984）

　　麻疹流行的规模与间隔期，根据当地的人口和地理因素，居住社区又可以被划分为三组。根据描述社区麻疹病例数的曲线形式来划分，曲线的峰对应疾病的流行。大型社区的曲线呈现一系列 I 型波的形式（见图 1-3），即波是周期性的和连续的，在流行间隔内麻疹病例数从未是零，即使在间隔期，但仍有一定的麻疹病例发生。中等大小社区曲线呈现

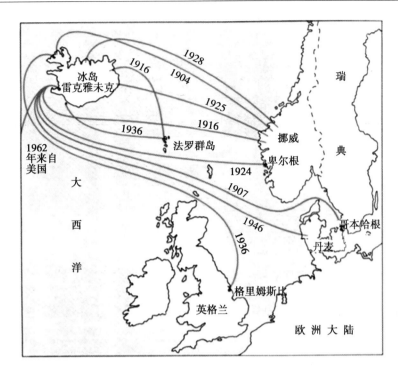

图 1-2　1896～1975 年期间输入病例把麻疹病毒带入冰岛的已知路线

（图片来源：Andrew. SCIENTIFIC AMERICAN，1984）

Ⅱ型波，波型是周期性的但不连续，流行间隔期内没有麻疹病例。最小的社区呈Ⅲ型波，该波型是非周期性和不连续的，既不连续也不呈现周期性，由于社区范围小且位置偏远，这类社区少了一些暴发流行。研究发现从 1896 年到 1945 年，冰岛的麻疹流行波均呈现Ⅲ型。自 1945 年以来，整个冰岛均显示Ⅱ型流行波：即具有明显的流行周期，但在各个流行间隔期麻疹在冰岛完全消失。

麻疹在冰岛的扩散不是一个静态的现象，而是一个动态的过程，反映了当时岛上社会结构的转变。随着冰岛当地运输和通讯的发展，赋予远离雷克雅未克临区及首都的社区新的流行病学意义，以往拥有Ⅲ型麻疹疫情波的社区，现在出现了Ⅱ型疫情波。对个别社区的麻疹发病病例数进行了调查，发现了一个更复杂的模式。最大的社区在整个 20 世纪均是Ⅱ型流行波，包括雷克雅未克及其腹地，四个周围城市伊萨、阿库雷里、艾吉斯塔迪和赛季斯菲尔泽。然而，首都附近以外的小城镇和小村庄显示Ⅲ型流行波。这些事实充分表明了人口规模与麻疹流行的密切联系。

在全世界要消除麻疹需要扭转这一趋势。通过接种麻疹疫苗，大量年龄更小的人群将开始拥有麻疹免疫力。从理论上讲，全球性的疫苗接种计划可以系统地减少易感人群的数量，使其无法维持感染链。以巴特利特模型的术语来讲，意味着所有社区的疫情波将从Ⅰ型减为Ⅱ型，Ⅱ型将减为Ⅲ型[16]。

1911 年，Goldberger 和 Anderson 等人采用麻疹患者急性期标本接种猴类，使猴类感染麻疹并出现和人类相似的临床症状、病毒血症和免疫性[17]，在麻疹病毒分离培养技术出

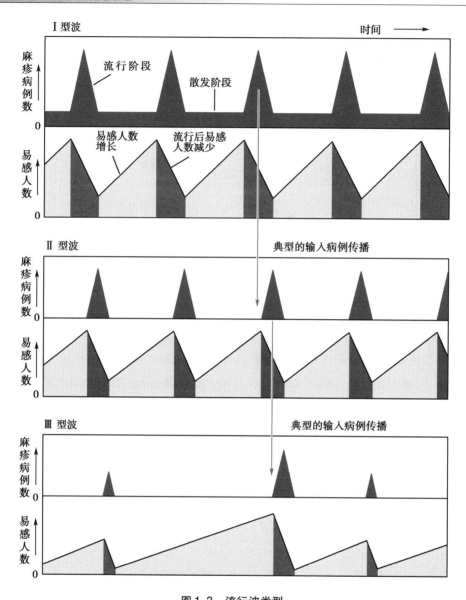

图1-3　流行波类型

（图片来源：Andrew. SCIENTIFIC AMERICAN，1984）

现之前，就已证实了麻疹是由一种传染性病原体所引起的。此后，1954 年，Ender 等人成功地分离到麻疹病毒，并将病毒接种鸡胚，这为麻疹疫苗的研究奠定了基础[18]。自 1960 年麻疹减毒活疫苗问世，麻疹疫苗时代的到来，使麻疹的发病率和死亡率大幅度下降。2001 年世界卫生组织（World Health Organization，WHO）和联合国儿童基金会（United Nations International Children's Emergency Fund，UNICEF）制定了一项全球麻疹战略计划。该计划的目标包括：①到 2005 年将麻疹的年度死亡例数减少一半；②在制定了消除麻疹计划的大范围地理区域内，阻断本土内麻疹病毒的传播，并将其维持下去（WHO 美洲区定在 2000 年；WHO 欧洲区定在 2007 年；WHO 东地中海区定在 2010 年）；③在 2005 年召开一次评议会，评审进展情况和评估全球根除麻疹的可行性[19]。2005 年我国所在的 WHO 西太平洋区所有国家也承诺 2012 年消除麻疹。

第二节　日本历史上对麻疹的认识

日本学者谷口清川根据历史上麻疹流行的相关资料，作了最初的麻疹传播路径图。提出公元前 3000 年左右，麻疹在底格里斯河和幼发拉底河流域的苏美尔地区流行，以后分东、西两个方向传播，一路是经黎凡特、希腊、意大利与罗马传播到欧洲；另一路传播途径是经印度河流域、恒河流域与中国，一直到达日本（图 1-4）[20]。

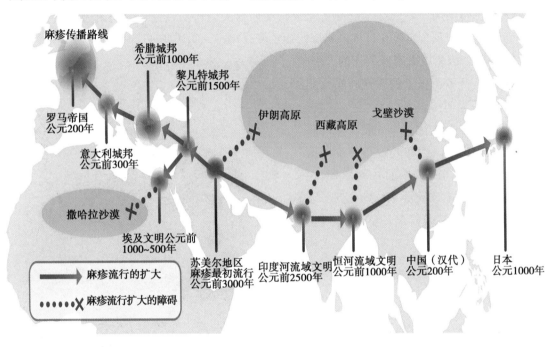

图 1-4　历史上麻疹的传播路径

（图片来源：谷口清川．（卷頭インタビュ-）注意報 ウイルス感染，2014）

在日本，麻疹又称为哈西卡，即为"痒"的意味。因为患麻疹时，皮肤上会有发痒和刺痛的感觉，如同麦芒刺在身上一样。"麻疹"的称谓是从中国传入日本的，日本出现麻疹与哈西卡的称呼，是在江户时代（1603～1867 年），在这之前麻疹被称为红痘，那时把天花称为痘，红痘即为麻疹。

当时，天花与麻疹是日本的两大重要的传染病，在日本第一次麻疹流行的记载是在公元 998 年，在第一次流行后隔了 27 年（即公元 1025 年），又发生了第二次大流行。由于这次流行，日本皇后藤原嬉子（时年 18 岁）在生皇子（后来的冷泉天皇）时患麻疹，仅仅两天后就死去，从而导致了藤原家族的衰亡。公元 1256 年（即日本的镰仓时代的建长 8 年）下半年，镰仓发生麻疹大流行，为了祈祷麻疹疫病的消失、人民安康，在同年 10 月，将建长 8 年改为康元元年。然而这一切却没有产生任何作用，不久，日本的 6 代将军宗尊亲王以及许多皇亲国戚相继受到感染，甚至死亡。由于当时的医学界对天花和麻疹流行只有祈求上天保佑，采用更改年号来避灾，从建长改为康元即是其中的一次。在日本，因天花流行更改年号12次，而因麻疹流行更改年号也达7次。这些事件的70%均发生在平安镰仓时代。

由于当时无论是王公贵族还是普通百姓，在麻疹这一类传染病面前，几乎是束手无策，只能依靠神明。所以在平安镰仓时代，日本的本地佛教各流派如净土宗、临济宗、曹洞宗，日莲宗等等都相当兴盛，与此也有密切的关系。

在日本的传染病历史上，天花大约每隔15~20年流行一次，麻疹大约每隔25~30年流行一次，这二者都成了周期性流行的传染病。当时的麻疹并不像现代这样，只是在儿童身上发生的传染病，而是对无论男女老少都性命攸关的疾病，由于当时麻疹常常感染成人，而且症状严重，所以在日本，麻疹的死亡率往往比天花还要高。

在日本，因患成人麻疹致死的人中间，最有名的是日本历史上的5代将军德川纲吉。纲吉是当时最高权力者将军的长子，生活上由于养尊处优，与一般民众几乎处于隔绝状态，所以他在儿童与青少年时代都没有接触到当时日本的几度麻疹流行，当他在64岁时首次感染上麻疹，受到了致命的一击，感染后仅仅六天就导致死亡。

日本仅在江户时代就有过十三次麻疹大流行的记录，并导致了许多患者死亡。其中在1862年，仅仅在江户地区，就有239862名麻疹患者死亡的记载，日本在1853年发生黑船事件，不久在1858年又发生了霍乱大流行，在4年后（1862年）又发生了麻疹大流行，造成了整个日本社会的动荡。这次麻疹大流行的5年后，在日本已历经260多年的德川幕府最终崩溃。图1-5为日本在1862年的诸神送麻疹图，在麻疹流行时作为门神贴在家门上以祈求神明的保佑[21,22]。

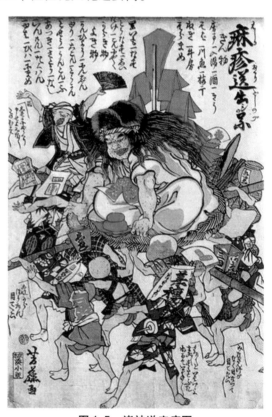

图1-5 诸神送麻疹图
（图片来源：加藤茂孝. モダンメデイア，
2010，56（7）：159-171）

第三节 中国历史上对麻疹的认识

中医对麻疹的认识，在六朝以前并无相应的记载。在古代的中医中，并没有将麻疹明确地单列出来作为一种疾病，而只是包含在若干出疹性疾病中。《素问》中"汗出见湿，乃生痤疿"，王太仆注"疿，风瘾也"，这一个"瘾"字可能是出现最早的指麻疹这一类出疹性疾病的词了。东汉（25～220年）张仲景在《金匮要略》中，即有"阴阳毒"的描述。称"阳毒之为病，面赤斑斑如锦文"，《保赤全书》便把"瘾疹"和"阳毒"指为麻疹，但是最早的这些记载，是对斑痘、疹类等出疹性疾病的描述，应该也包含麻疹在内，但总体上对该疾病的概念模糊，未曾明确区分，描述也不具体[23,24]。

到了隋唐（581～618年）时，天痘（天花）的记载已经很详细了，然而却缺乏对麻疹的具体描述。《巢氏病源》卷二的"瘾轸候"中"邪气客于皮肤，复逢风寒相拆，则起风瘙隐轸，若赤轸者，由凉湿着折于肌中之极热，热结成赤轸也"，还有晋代（265～420年）葛洪《肘后方》中也有一些类似的提法，但都仍是把所有的出疹性疾病归为一类，并没有真正认识麻疹。

一直到了北宋（960～1127年），出了三大小儿科中医名家：即钱仲阳（钱乙）、董及之与陈文中三人，才真正认识了麻疹。北宋钱仲阳（1032～1113年）在《小儿药症直诀》一书中，对麻疹已有较详细的描述，书中写道"初起之候，面燥腮赤，目胞亦赤，呵欠烦闷，乍凉乍热，咳嗽喷嚏，四肢末端发凉，惊悸多睡"，并认为是"此天行之病也"。已初步认识到麻疹是一种流行性疾病，同时他还指出"五藏各有一证：肝藏水疱，色青而小，肺藏脓疱，色白而大。心藏斑，色赤而小。脾藏疹……"这里的所谓脓疱，应是指天花（天痘），疹即今天的麻疹，所叙述的"面燥腮赤，目胞亦赤…"，恰恰是麻疹的特征，钱仲阳对天痘与麻疹的区别，作了明确的分析，这是我国麻疹病史上的一个重要的里程碑[23-25]。

董及之（董汲），也是当时的儿科名家，他所著的《小儿斑疹备急方论》说"小儿斑疹一候……其初作时，即斑疹鉴于皮下……其出者变黑色而倒陷，未愈不可当风，即成疮痂如脓疱出"这里讲的是天痘，但他对此作了深浅程度不同的定义，所"其府热即为疹，盖热浅也，其脏热即为疱"。他也把麻疹，痘疹分开，附方白虎汤："治痘疱、麸疹、斑疮赤黑、出不快"，这里的"麸疹"即是麻疹了。

13世纪（即北宋后期）陈文中在《小儿痘疹方论》中，已描述到能根据麻疹皮疹的颜色来判断疾病的预后了。此外，他还认为"凡小儿斑驳疹毒之病，俗名疹子，是肺胃蕴热，因时气发于外"说明在宋时已开始称作疹子了，而且陈文中已把麻疹与脓疱疹进行了区别。

在以后的金、元时代，有关麻疹的著述更加丰实，朱丹溪的《幼科全书》中的《西江月》词中有"斑疹俗称麻子，盖因火毒熏蒸，遍身红点朱砂形……"的描述，他还认为"疹虽毒结，多带时行。其发也，与痘相类。初发热，亦似伤寒。目出泪而不止，鼻流涕而不干。咳嗽太急，烦躁难安。以火照之，隐隐皮肤之下，以手摸之，磊磊肌肤之间，其形若疥，其色若丹，随出随没，扎隐乍现"，应该说对麻疹已经有了较为具体的认识。

此外，金元（1115～1368年）时代刘河间的《保命集》中的"小儿斑疹论"，李东垣的《兰室秘藏》等等，都对麻疹与痘疹作了鉴别。元代（1206～1368）的滑佰仁在我国现存最早的麻疹专著《麻疹全书》中，对麻疹之名进行总结："麻疹之名，各方不同，在京师呼为瘟证，河南呼籽疮，山西、陕西呼为糠疹，山东福建两广云贵四川俱呼疹子，江南呼为瘄疹，浙江呼为瘄子，湖广江西俱呼艄子，闻人氏呼肤证，虽四方之命名有别，其实皆一，麻也。"

到了明代（1368～1644年），我国中医界对麻疹有了更具体的认识，病名也逐步确立，许多书上定名为麻疹，如万全在1549年的《片玉心书》中首先提出"麻疹"的病名，龚信的《古今医鉴》、王肯堂的《幼科准绳》、马之骐的《疹科纂要》、聂久吾的《痘疹心法》、翁仲仁的《痘疹金镜录》等，皆以麻疹立名。其中王肯堂还将各地的对麻疹的称呼统一起来，总结为"麻疹…北人谓之糠疮，南人谓之麸疮，吴人谓之瘄，越人谓之瘄…"病名的统一与确定，对于麻疹的认识、治疗与研究是十分重要的。

经过由宋至明的长时间观察与积累，我国各代医家对麻疹的症状、诊断、治疗、预后与免疫预防等各方面的认识，都有了进一步发展，不仅出版了许多痘、疹并论的书籍，而且还有不少麻疹的专著，如《麻疹心法》，《麻疹拾遗》等也先后刊行，明代蔡维藩的《痘疹方论》对麻疹的症状说得很清楚，说是"小儿时气，咳嗽声重，泣唾稠粘，目框红肿，发热烦躁……出有细疮，遍于肌肤之上，名为疹子，或曰沙子。"吕坤在明万历年间著有《麻疹拾遗》一书，说："古人重豆轻疹，今则疹之惨毒，与豆并酷。麻疹之发，多在天行厉气传染，沿门履巷，遍地相传"，进一步肯定了麻疹的传染性。

到了清代（1616～1911年），对麻疹的临床症状、治疗等更有了进一步认识，麻疹的专书更多，但清代医书多数仍与痘症合论，但也有独立讲麻疹的专著，如董西园的《治瘄全书》，汤鼎煊的《麻疹全书》，谢璞斋的《麻科活人全书》，朱载扬的《麻瘄必读》，殷仲春的《瘄疹心法》等等[23-26]。

但又有人认为，明代徐春普的《古今医统》记载，"支氏曰：发热之间，咳嗽，喷嚏，鼻流清涕，眼胞浮肿，腮赤，或泪汪汪，或恶心呕吐，即时疹候"。这里记载的正是麻疹卡他期的典型症状，《古今医统》所说的支氏，即为西晋（265～316年）永嘉年间的支法氏，如按这种说法，虽然支氏的观点在当时没有形成医家的共识，但表明大约在公元4世纪，我国已发现并记载了麻疹的流行及其临床症状[27]。

关于麻疹的病因，我国历代医学家给过"胎毒"，"胎毒加天行"，"天行"三个逐步深化和进步的过程，以北宋钱仲阳为代表的，认为麻疹是"内禀胎毒，伏于肺腑，外感天行时气而发病"，有如《小儿药证直诀》中"小儿在胎，食五脏血秽，伏于命门，若遇天行时热，或乳食所伤，或惊恐所触，则其毒当出"。陈文中的《小儿痘疹方论》其书也有类似记载，明代的医家虽未完全否认胎毒之说，但以着重指出其流行传染的意义。王肯堂的《幼科准绳》，以内因"胎毒"与外因"时气传染"相提并论，他认为"痘疹之发，显是天行时气，廛市村落互相传染，轻则俱轻，重则俱重，虽有异于众者，十之一、二而已，岂可概谓胎毒哉"。吕坤的《麻疹拾遗》也认为："麻疹之发，多为天行疬气相传，沿门履巷，遍地相传"，都认为引发麻疹的主要是外因天行疬气。清代名医叶天士在《临证指南医案》中记载"温邪时疬，触自口鼻，秽逆游行三焦而为麻疹"的记载，已认识到麻疹是一种呼吸道传染病,《麻疹会通》中更是明确指出,"麻非胎毒,皆带时行"。

此外,在麻疹患者中,国外由美国的 Koplik（1858～1927 年）,发现了"柯氏斑",这是麻疹诊断上的重要发现。而我国的中医学家中,也有这方面的研究:在明代方贤奇的《效良方》中引《石壁经论》的疮疹歌有"舌上如有粟米样,定知三日发交瘥"的句子,从字面上看是说患者舌上有粟米样的白色小粒,三天内就会出麻疹。但舌上两字却不符合"柯氏斑"位于口腔两颊内壁的情况,但因中医的字义,往往可作广义的解释（如张仲景《伤寒论》"胃中有燥屎五六枚"其实专指肠中有粪便,有论"心下"硬满者,其实是指胃）,如把"舌上"两字,作为口腔内部解释,那么出现粟米样小点,而能预知三天出疹,确是"柯氏斑"无疑了。《石壁经论》的作者不知何时何人,但就按明代而言,也比国外"柯氏斑"的发现者要提早数百年了[23,24]。

我国历代中医对麻疹的预防,曾做过许多探索。首先是在隔离患者方面,明代的徐春甫、王肯堂等提出"忌避生人"的方法;万全和郭子璋则提出"避疠气传染,先择善地"以及"避地"等方法。其次清代叶霖的《沙疹辑要》中还有麻疹种疹法的记载,提出选择麻疹轻症患者,在皮疹密集处刺破疹子,以棉花蘸取患者血,然后划破被接种者的臂部皮肤,将沾血之棉花贴在该处,三天后取去棉花,接种即告完成。此外,叶霖提出也可以将沾血的棉花塞入被接种者的鼻腔,同样可达到接种的目的。据叶霖的观察,经过麻疹种疹后发病的患者,与未经种疹而自然感染麻疹者相比,病情轻,并发症也少。这是当时设法以人工感染来减轻麻疹症状,减少并发症的尝试[23]。

新中国成立前,由于医疗体制不完善,再加上近代中国社会的动荡,只能查阅到零星的麻疹流行记录。根据上海租界工部局卫生处 1927～1928 年、1930～1931 年和 1936～1937 年的年报记录显示,这 3 年间上海公共租界华人麻疹死亡病例共 3554 人,按 1927 年租界卫生处年度报告中,租界华人人口数（包括流动人口）为 802 700 人计算,这三年中租界华人麻疹死亡率平均约为 148/10 万。而在当时俄国的彼得堡城中,1905～1909 年,麻疹的死亡率约为 93.8/10 万,这两组数字大致接近,前苏联 1935 年麻疹的死亡率约为 13/10万[28]。

建国初期,由于麻疹疫苗尚未问世,麻疹防治工作并未有很大进展,麻疹仍然在中华大地肆虐。疫情记载显示,自 1954 年秋季到 1956 年 2 月,麻疹在全国各地暴发流行,尤其在人口密集的城市及工业区,危害尤其严重,直接影响工业产量。1955 年国家卫生部下达的《中华人民共和国卫生部关于各地麻疹流行进一步采取预防措施的指示》中,当时提出预防麻疹最有效的方法是设法减少儿童和健康儿童对麻疹的接触机会,隔离麻疹患儿,可采用各地以往的惯用方法,例如在"患者门上或窗上挂红布的习惯来标示病者的所在地,以警告健康儿童不应进入"。同时建议可用患过麻疹成人的血清对患者作预防注射以减少的麻疹并发症,或在年龄极幼及病弱儿童经血清预防注射给予暂时性的免疫力,以及在麻疹流行区域,对于传染期与麻疹患者有接触的儿童在"2～3 日内进行成人血液、成人血清或丙种球蛋白（胎盘球蛋白）注射,如已超过 3 日仍应进行预防注射,但所起到的预防作用较小,往往只能减轻病情而不能完全预防麻疹的发生,且所注射剂量亦应较 3 日内注射剂量更大，而上述预防注射只能给予 3 周的免疫，因此注射后 3 周，如再度与传染期麻疹患者接触时，必须再次预防注射"[29]。由于当时麻疹疫苗尚未问世，这些预防措施无法收到有效的控制效果，在几年后的 1959 年，我国的麻疹报告发病人数竟接近 1000 万人。

我国自 1966 年使用麻疹活疫苗以来，麻疹发病率大大降低。1966 年以前每年发病人数高达数百万（如 1959 年与 1965 年分别为 944 万及 902 万），1966 年以后，我国开始推广国产麻疹疫苗接种，各地麻疹的发病率大幅度下降，由于各地使用麻疹疫苗的时间不同，也缺乏统一的免疫程序，这一时期实质上是麻疹由自然感染到疫苗控制的过渡阶段。到 1978 年全国实施计划免疫工作以后，国家卫生部加强了对免疫规划工作的指导，颁布了一系列相应的规划与方案，要求在 1988 年底麻疹疫苗接种率以省为单位达到 85% 以上。20 世纪 80 年代全国每年的麻疹病例数比使用疫苗前下降达 99%，发病率已下降至 10 万分之 10 左右[30,31]。基于世界各国儿童免疫规划的实施以及消除麻疹工作的进展，2005 年 WHO 提出包括我国在内的 WHO 西太平洋区所有国家到 2012 年消灭麻疹的目标，即要求到 2012 年，全国麻疹发病率控制在 1/100 万以下（不包括输入病例），无本土麻疹病毒传播。但实际上进入新世纪后，这一目标的实现与各国的麻疹实际发病率之间还有很大的差距，对世界上许多国家来说，要达到 WHO 消除麻疹的目标是任重而道远，还有许多工作要做。

（卢亦愚 李 焕）

参 考 文 献

［1］ Cliff A，Haggett P，Smallman-Raynor M. Measles：an historical geography of a major human viral disease from global expansion to local retreat. Cambridge：Blackwell Scientific，1993.

［2］ Warren R J. Historical prospective for global eradication of measles. Indiana Med，1987，80（11）：1076-1078.

［3］ Clendening L. Source book of medical history. New York：Dover，1960.

［4］ Petersen，Jacob. J. Observations made during the epidemic of measles on the Faroe Islands in the year 1846. Delta Omega Society，1940.

［5］ Talbott J. A biographical history of medicine：excerpts and essays on the men and their work. New York：Grune &Stratton，1970.

［6］ Black F. Measles. Viral infections of humans：epidemiology and control. New York：Plenum，1989.

［7］ Rosen G. A history of public health. New York：MD Publications，1958.

［8］ Gastel B. Measles：a potentially finite history. J Hist Med Allied Sci，1973，28（1）：34-44.

［9］ Rosen G. Acute communicable diseases. The history and conquest of common diseases. Norman：University of Oklahoma，1954.

［10］ Duffy J. Epidemics in colonial america. Baton Rouge：Louisiana State University，1953.

［11］ Bett W. The history and conquest of common diseases. Norman：University of Oklahoma，1934.

［12］ Bianchine P J，Russo T A. The role of epidemic infectious diseases in the discovery of America. Allergy

Proceedings the Official Journal of Regional & State Allergy Societies, 1992, 13（13）: 225-232.

[13] Mcneill W. Plagues and peoples. Oxford: Basil Blackwell, 1976.

[14] Shulman S T, Shulman D L, Sims R H. The tragic 1824 journey of the Hawaiian king and queen to London: history of measles in Hawaii. Pediatr Infect Dis J, 2009, 28（8）: 728-733.

[15] Ashburn P. The ranks of death: a medical history of the conquest of america. New York: Coward-McCann, 1947.

[16] Andrew C. Island epidemics. SCIENTIFIC AMERICAN, 1984.

[17] Goldberger J, Anderson J F. An experimental demonstration of the presence of the virus of measles in the mixed buccal and nasal secretions. Journal of the American Medical Association, 1911, lvii（6）: 476-478.

[18] Enders J F, Peebles T C. Propagation in tissue cultures of cytopathogenic agents from patients with measles. Proc Soc Exp Biol Med, 1954, 86（2）: 277-286.

[19] 魏建. 改变人类社会的二十种瘟疫. 北京: 经济日报出版社, 2003.

[20] 谷口清川. ［ヒトとウイルス］共生と闘いの物語，（巻頭インタビュ-）注意報ウイルス感染. 2014.

[21] 加藤茂孝. 麻疹はしか）- 天然痘ど並ぶ 2 大感染症だった.［人類と感染症との戦い］. モダンメディア, 2010, 56（7）: 159-171.

[22] 鈴木則子. 江戸時代の麻疹と医療. 日本医史学雑誌, 2004, 50（4）: 501-546.

[23] 顾庆琪, 刘湘云. 麻疹. 北京: 人民卫生出版社, 1964.

[24] 陈存仁. 中医对麻疹、猩红热的认识. 北京: 人民卫生出版社, 1957.

[25] 黄炯元. 麻疹. 上海: 上海文化出版社, 1956.

[26] 王凝芳, 陈菊梅, 姚家佩. 麻疹. 北京: 人民卫生出版社, 1988.

[27] 湖南省卫生防疫站. 麻疹防治手册. 1956.

[28] 赵铠, 章以浩. 中国生物制品发展史略. 北京: 北京生物制品研究所出版社, 2003.

[29] 张荣珍, 张东. 我国建国以来麻疹疫情动态与流行特征分析. 中华流行病学杂志, 1989, 10（特刊 1 号）: 1-3.

第二章

麻疹病原学

<<<<<

第一节 麻疹病毒生物学及理化特性

麻疹病毒（measles virus，MV）属副黏病毒科，麻疹病毒属。除 MV 外，麻疹病毒属还包括犬瘟热病毒（canine distemper virus，CDV）、牛瘟病毒（rinderpest virus，RPV）、小反刍兽疫病毒（pest des petit ruminants virus，PPRV）、鲸麻疹病毒（cetacean morbillivirus virus，CMV）和海豹瘟热病毒（phocine distemper virus，PDV）[1]。麻疹病毒属中各病毒有抗原交叉，组成了一个免疫抗原性相关的家族。它们在进化上也有一定的相关性，而且与绝大多数副黏病毒科其他属的病毒不同，它们都没有神经氨酸酶活性。从核蛋白编码基因的序列看，麻疹病毒与牛疫病毒最接近。

一、病毒形态及组成

麻疹病毒电镜下呈球形或丝状，直径为 120～250nm，中心为直径 17nm 的单股负链 RNA，基因组全长约为 16kb，不分节段，外包核衣壳，核衣壳外为 10～20nm 厚的脂蛋白囊膜。沉降系数为 50～52S，相对分子质量约为 5×10^6。麻疹病毒基因组有 6 个结构基因，编码 6 个主要结构蛋白，分别为核蛋白（nucleoprotein，N）、磷酸化蛋白（phosphoprotein，P）、基质蛋白（membrane protein，M）、融合蛋白（fusion protein，F）、血凝素蛋白（hemagglutinin，H）和依赖于 RNA 的 RNA 聚合酶（large polymerase，L）。P 基因编码两个非结构蛋白，分别为 V 蛋白和 C 蛋白。病毒包膜由双层脂膜衍生而成，上有 H 和 F 蛋白两种刺突，电子显微镜下是 9～15nm 的表面突起。血凝素蛋白能与宿主细胞受体吸附，参与病毒感染，但只能凝集猴红细胞。基质由非糖基化的 M 蛋白组成。核衣壳由 RNA 基因组、N、P 和 L 蛋白组成。病毒颗粒中 RNA 占 0.5%，蛋白质占 70%，脂质占 20%～25%，糖类占 6%。

二、病毒的生物学性质

麻疹病毒的宿主范围有限，能感染人和某些灵长类动物。病毒经适应后可在雪鼠、小鼠等脑内繁殖。麻疹感染后可获得终生免疫力，包括体液免疫和细胞免疫。感染后产生的抗血凝素抗体和抗溶血素抗体具有中和病毒的作用。感染初期产生的抗体以 IgM 为主，随后以 IgG 为主。麻疹病毒的裸露 RNA 分子不具有感染性，RNA 分子被病毒蛋白包裹成螺旋型的核衣壳结构是 MV 复制和转录所必需的。麻疹病毒可在人体内呼吸道上皮细胞、单核淋巴细胞、内皮细胞和各种组织器官细胞中增殖；麻疹病毒也可在多种原代细胞（如人胚肾、狗肾、人羊膜等细胞）和传代细胞（如 Vero、Hela、Hep-2 等细胞）中增殖。由于融合因子的作用可引起细胞融合形成多核巨细胞，细胞核内、浆内可见嗜酸性包涵体。

病毒外膜突起为血凝素（H 蛋白），能凝集猴与狒狒的红细胞，但不同个体细胞敏感性有差别。麻疹病毒对人、猩猩的血细胞无凝集作用。血凝作用 pH 范围较宽。37℃时强于 4℃。病毒不含神经氨酸酶，故不会从红细胞上解离。病毒含血溶素（F 蛋白）在血凝基础上可以溶解红细胞。Ca^{2+} 可抑制溶血反应，而 $2.0 \sim 2.5 mol/L$ 的 EDTA 可以促进溶血。血溶素也是细胞融合因子，使病毒通过细胞融合而扩散。

三、病毒的理化特性

1. 温度　麻疹病毒对热极不稳定，$20 \sim 37℃$ 仅存活 2 小时，56℃时 $15 \sim 30$ 分钟即可灭活，但病毒抗原性无显著变化。麻疹病毒对寒冷有较强的耐受性，病毒在 4℃可存活数天，$-15℃$ 存活 5 年，超低温冰冻干燥可保存 20 年。

2. 湿度　麻疹病毒不能在干燥的物品表面存活。利用气溶胶设备研究 Edmonston（Ed）株病毒，置于 $20 \sim 21℃$ 温度条件下，在不同湿度的空气中存活动态表明，当相对湿度为 $12\% \sim 15\%$ 时，即使经 2 小时，空气中的 MV 也不失活；但当相对湿度增加到 $68\% \sim 70\%$ 时，仅 30 分钟就可使病毒迅速失活。麻疹病毒在人体外和空气飞沫中存活时间不长，在室内空气中保持其传染性为 2 小时左右。

3. 光　光线对 MV 影响很大，病毒悬液经可见光照射，迅速灭活。灭活速率与照射强度和光波长之间有密切关系。短光波破坏病毒更快。β 和 γ 射线可灭活病毒，病毒对紫外线也较敏感。病毒悬液中加入微量染料介质（如酚红），能增加病毒对光的敏感性。

4. 对 pH 的要求　麻疹病毒对酸较为敏感，不能经胃或下呼吸道传染。保存 MV 的适宜 pH 范围是 $5 \sim 9$，其中 $7 \sim 8$ 最为合适，当 pH 小于 4.5 或大于 10.5 时，病毒即失去活性。

5. 化学因子　麻疹病毒对一般消毒剂均很敏感。50% 浓度的丙酮可使 MV 的感染力和抗原效力迅速失活，0.01% 浓度的 β-丙内酯在 37℃ 条件下，可灭活病毒但不改变其抗原性。$1:4000 \sim 1:8000$ 的甲醛在 37℃ 下作用 5 天，可全部灭活病毒，但并不失掉其补体结合抗原的活性。Tween-80 和乙醚可以用来处理 MV，使其外壳破坏达到均质化，成为 MV 的 T-E 抗原，或者叫麻疹血凝素[2]。

第二节　麻疹病毒结构基因和编码蛋白

麻疹病毒包含 6 个结构基因，编码 8 个蛋白，在负链上的基因排列顺序为 3′-N-P/V/C-M-F-H-L-5′[3]，如图 2-1 所示。不分节段的 RNA 基因组上包含 6 个结构基因，N、M、F、H 和 L 基因各自编码一种对应蛋白，而 P 基因编码 P、V、C 三种蛋白。P 蛋白和 C 蛋白是由双顺反子 mRNA 上的重叠阅读框翻译而来，V 蛋白是从 V mRNA 翻译而来。V mRNA通过 RNA 编辑在 P 基因的 691 位插入了一个 G 碱基。

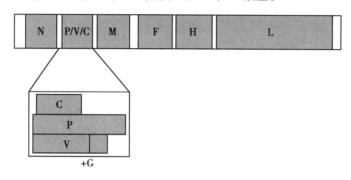

图 2-1 麻疹病毒的基因组结构图

注：麻疹病毒 16kb 的负链 RNA 共含有 6 个结构基因，N、M、F、H 和 L 基因各自编码一种对应蛋白，而 P 基因编码 P、V、C 三种蛋白，V 蛋白 mRNA 通过 RNA 编辑在 P 基因的 691 位插入了一个 G 碱基

（图片来源：Yanagi, et al. J Gen Virol, 2006, 87（10）：2767）

麻疹病毒的 6 种结构蛋白在病毒粒中的相应位置如图 2-2 所示。核蛋白 N 与病毒基因组 RNA 3′端起始序列结合，形成核蛋白多聚体，作为核衣壳保护病毒 RNA；RNA 聚合酶 L 与磷酸化蛋白 P 的特定区域结合，并在基因组 3′端起始序列形成以 P 蛋白为中介的 N-P-L 结构，起始复制和转录；膜蛋白 M 附着在外膜内侧形成病毒外膜的内层，维持病毒颗粒的完整；F 和 H 蛋白嵌在外膜上形成刺突，为糖基化膜蛋白，H 蛋白和细胞表面的 MV 受体相结合吸附到细胞上，并与 F 蛋白共同作用，诱导病毒外膜和细胞膜的融合使病毒感染宿主细胞。麻疹病毒的致病性、免疫原性等重要生物学活性都取决于 H 和 F 蛋白的结构和功能。V 和 C 为非结构蛋白，目前对之认识较少，有研究认为可能与病毒传染的细胞应答调整和干扰素信号调节有关。

一、结构基因及编码蛋白

（一）N 基因及其编码蛋白

N 基因全长为 1689nt（nt56-nt1744），其中编码区由 1578nt（nt108-nt1685）组成，编码 525 个氨基酸，其编码的 N 蛋白分子质量为 60kDa。N 蛋白是 MV 的主要蛋白，它与病毒的基因组 RNA 结合，以磷酸化形式存在。麻疹病毒 N 基因 3′端包含了 56bp 的前导序列，是 N 蛋白的结合部位，在该序列中有约 14bp 长的序列可与宿主细胞质中的蛋白因子特异结合，形成抗 RNase 的复合物。N 蛋白是 MV 在复制过程中第一个得到表达，且含量最丰富的蛋白质。该蛋白与病毒基因组 RNA 3′端起始序列结合，形成核蛋白多聚体，L 蛋白和 P 蛋白特定区域结合，并在基因组 3′端起始序列形成以 P 蛋白为中介的 N-P-L 结构，起始复制和转录。N 基因 C 末端 450 个核苷酸是 MV 基因变异最大的区域，在不同的麻疹野病毒之间变异程度可达 12%，而且这一段序列在体外培养中相对比较稳定，在不同猴细

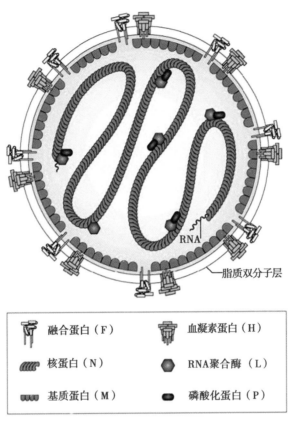

图 2-2 麻疹病毒结构图

注：麻疹病毒含有6种蛋白：2种表面糖蛋白，血凝素蛋白（H）和融合蛋
白（F）；一种基质蛋白（M）；一种与负链RNA缠绕的核蛋白（N）；2种复
制酶蛋白，磷酸化蛋白（P）和RNA聚合酶（L）

（图片来源：Griffin, et al. FEMS Microbiol Rev, 2012, 36（3）：649）[4]

胞系（vero或B95a）或人类细胞系（BJAB）上适应生长未发生改变[5]。因此N基因是国际上公认的MV基因型鉴定的重要指标。

麻疹病毒N蛋白有2个功能域（图2-3）[6]，一个是N端1-400位氨基酸称为N-CORE，为RNA结合域，是高度保守的，这一区域能抵御蛋白水解，维持核衣壳结构的稳定；另一个是C端第401-525位氨基酸称为N-TAIL，保守性差，含磷酸化位点和抗原决定点，该区域为α-螺旋区，内有Box-1、Box-2、和Box-3三个保守区，相对应的氨基酸序列为第401-420、第489-506和第517-525位氨基酸，其中Box-2（aa 488-506）为分子识别点，通过折叠，诱导P蛋白的黏合。目前已知N蛋白第240-330位氨基酸对维持蛋白稳定性非常重要，第4-188位和中间第303-373位氨基酸参与和P蛋白的结合，这一区域核酸序列高度保守。有研究发现，N蛋白C端的24个氨基酸对MV的转录和复制作用不大，仅仅作为调节区域。麻疹病毒基因组RNA的3′端和5′端17nt顺序具有高度互补性，对非编码区的研究发现，该部位变异的积累可能对病毒编码区的变异也至关重要[7]。

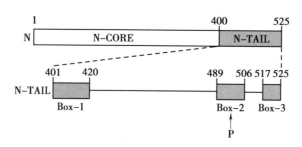

图 2-3　N 基因结构域图

注：N 蛋白由整齐的 N 端 N-CORE（aa1-400）和杂乱的 C 端 N-TAIL
（aa 401-525）组成，N-TAIL 有三个保守区：Box-1、Box-2 和 Box-3，其
中 Box-2 是与 P 蛋白的结合位点

（图片来源：Shu，et al. J Biol Chem，2012，287（15）：11951）

核蛋白上已知的 3 个抗原决定簇，即 B 细胞表位 NP1、NP2 和 NP3，分别位于第 122-
150、第 457-476 和第 519-525 位氨基酸，其中 NP2 这一表位相对比较保守。目前，已经
确定的 CD8[+] T 细胞表位位于第 210-218、第 226-234 和第 340-348 位氨基酸，而 CD4[+] T
细胞表位主要存在于第 1-350 位氨基酸的部分片段，其中引起免疫反应比较强烈的区域为
第 321-340 和第 33-350 位氨基酸；N 端第 67-98 和第 457-525 位氨基酸（68aa）区包含两
个辅助性 T 细胞表位，前者高度保守，而第 457-525 位氨基酸基因序列高度变异，后者可
作为 MV 分型的依据。这些表位在细胞免疫和体液免疫中起免疫平衡作用。目前很多研究
表明 N 蛋白的细胞表位上存在氨基酸突变，但变异对 MV 抗原性的影响如何，尚需进一步
研究。在疾病的急性期，由于 N 蛋白为免疫系统提供非常有力的刺激，上述氨基酸突变可
能反映了免疫压力。随着病毒氨基酸变化的逐步积累，流行株发生基因漂移时也伴随着抗
原性的变化，但当前的一些研究提示，疫苗株和流行株部分基因上的差别并不完全决定所
诱发的抗体差异[8]。

（二）P 基因及其蛋白

P 基因全长 1655nt（nt1748-nt3402），编码 3 种蛋白：P、V、C。P 蛋白的编码区长为
1524nt（nt1807-nt3330），编码 507 个氨基酸，分子质量为 72kD。P 基因相对于其他基因
序列较为保守。P 蛋白与 L 蛋白的 N-端结合、相互作用形成具有活性的 RNA 聚合酶，是
MV RNA 聚合酶复合物中必不可少的组成成分之一，在病毒转录和复制的过程中发挥着重
要作用。P 蛋白主要负责将 N 蛋白运输并绑定到新合成的基因组 RNA 上。P 蛋白是一个模
块化蛋白，由两个结构域组成（图 2-4）：一个是变异较大的 N-端，PNT（aa 1-230）；另
一个是高度保守的 C 端，PCT（aa 231-507）[9]。PNT 属于天然的非折叠蛋白，主要负责与
N 蛋白 N-CORE 的结合以及复制所需的一些额外功能。PCT 包含了转录所需的所有区域，
主要有三个特征：①通过一个卷曲螺旋结构低聚化；②在 C 端存在由三个 α 螺旋组成的区
域，该区域与 N 蛋白的结合有关；③有一个 L 蛋白结合位点。在 PCT 基因范围内有三个
AUG 密码子，分别位于第 371、422 和 446 位氨基酸，但是否有一个密码子用来起始和翻
译一个 X 蛋白尚未知晓。PCT 主要负责与 N 蛋白 N-TAIL 的结合，通过与 N-TAIL 的结合

来诱导后续的折叠。如图 2-4 所示，PCT 由四个区域组成，从左到右依次是：杂乱无次序的区域（aa 231-303），预测为螺旋的区域（aa 304-376），杂乱无次序的链接区域（aa 377-431），以及一个球状的区域（aa 432-507）。根据多序列比对结果，又可以将 C 末端的球状区域分为两部分：一部分是 aa 432-458；另一部分是 aa 459-507，即被称之为 XD 的区域。XD 是由三个螺旋结构组成，主要负责 N-TAIL 区域的折叠。

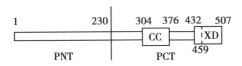

图 2-4　P 基因结构域图

注：该图表明 P 基因由两部分组成，PNT（aa 1-230）和 PCT（aa 231-507）. PCT
由以下几部分组成：一个杂乱的区域（aa 231-303），一个预测为螺旋结构的区域
（aa 304-376），一个杂乱的链接区域（aa 377-431），以及一个球状区域（aa 432-
507）. 最后一个区域又可以分为两部分 aa 432-458 和 aa 459-507（XD）

（图片来源：Johansson，et al. J Biol Chem，2003，278（45）：44567）

C 蛋白是由 P 基因的第 1829-2389 位核苷酸编码，全长 561nt，编码 186 个氨基酸，分子质量为 21kD。C 蛋白从 P 基因 mRNA 第二个翻译起始位点开始合成，即位于 P 蛋白合成起始位点第 22 个核苷酸的下游。其功能主要包括：抑制病毒聚合酶的活性、增强感染病毒颗粒的组装效率及通过抑制感染细胞死亡来维持麻疹病毒的长期感染。在不同的麻疹毒株中，C 蛋白 N 端的 45 个氨基酸为最易发生变异的部分，而其阻止聚合酶活性的能力不会因 N 端氨基酸变异而变化；其保守区第 46-167 位氨基酸却恰恰相反。研究还发现，麻疹病毒 C 蛋白第 147-166 位氨基酸的自然替换能够调控其活性，但 C 末端 19 个氨基酸缺失并不影响其聚合酶调节的活性。

V 蛋白是由 P 基因的第 1807-2499 位核苷酸和第 2499-2705 位核苷酸两段序列编码，分别编码 231 个氨基酸和 68 个氨基酸。V 蛋白与 P 蛋白有相同的翻译起始位点，但由于在 2499 位通过 RNA 编辑插入了一个 G 碱基而导致了阅读框的改变。因此 V 蛋白 N 端的 231 个氨基酸与 P 蛋白序列完全一致，C 端的 68 个氨基酸组成独特的结构域，富含半胱氨酸并与锌离子结合，该结构域在副黏病毒里是高度保守的。V 蛋白能下调病毒聚合酶的活性，还可以通过与肿瘤抑制因子 p73 蛋白相互作用，阻止细胞程序性死亡。

C 和 V 蛋白两种非结构蛋白在 MV 的致病过程中起着重要作用。对 C 和 V 蛋白的研究发现，C 蛋白可能为病毒体外复制所必须，缺失 V 蛋白的重组 MV 也可在培养细胞中有效增殖。通过对不同动物模型如恒河猴、转基因小鼠、棉鼠以及人类胸腺移植 SCLD 小鼠进行体内 C 和 V 蛋白功能分析表明，非结构蛋白对病毒毒力至关重要，C 和 V 蛋白对 MV 在体内复制和致病起着重要作用。病毒毒力常与病毒破坏宿主干扰素通路的能力相关，C 和 V 蛋白能够调节 I 型干扰素（IFN-α 和 IFN-β）的产生及其信号通路传导。研究表明 MV 的 C 蛋白能够阻止 IFN 发挥作用，V 蛋白能够针对性地阻断 IFN-α/β 的信号通路，破坏

JAK-STAT 信号传导，阻止 STAT 蛋白二聚体形成和核定位作用以及 STAT1 和 STAT2 的磷酸化。此外，研究还发现 MV 的 V 蛋白也具有阻断 IFN-γ 信号通路的作用[10]。

（三）M 基因及其蛋白

M 基因全长为 1467nt（nt3406-nt4872），其编码区长为 1008nt（nt3438-nt4445），编码 335 个氨基酸，其编码产物 M 蛋白分子量为 37kDa。M 基因 5′端的非编码区较长，约为 500nt。M 基因与 F 基因之间的非编码区全长约为 1003nt，该区的 G/C 含量高达 70%，为 MV 基因组的特征之一。M 蛋白为非糖基化蛋白，与 H 和 F 蛋白共同组成病毒的外膜，而 M 蛋白本身形成病毒外膜的内层，以维持病毒颗粒结构的完整。在 MV 感染细胞时，M 蛋白可能与一个或两个其他糖蛋白的胞浆内结构域发生作用。

（四）F 基因及其蛋白

F 基因全长为 2372nt（nt4876-nt7247），含有两个开放式阅读框，两个阅读框的起始密码子在 5′端相隔 6 个碱基对：一个编码区长为 1662nt（nt5449-nt7110），编码 553 个氨基酸；另外一个为 1653nt（nt5458-nt7110），编码 550 个氨基酸。F 蛋白是一种具有膜融合特性的 I 型糖蛋白，核苷酸序列保守，是副黏病毒科成员共有的特征蛋白。F 蛋白具有两个重要的功能：一是刺激机体产生中和抗体，诱导的中和抗体对于机体抵抗病毒感染具有重要作用；二是具有融合功能，与 H 蛋白共同作用，控制病毒与细胞膜融合侵染细胞。此外，F 蛋白还控制着病毒的复制和细胞病变效应（cytopathic effect，CPE）的产生、细胞趋向性等生物学功能，是病毒毒力的主要决定因素。麻疹病毒有一种变异株，该变异株的 F 基因发生突变，导致翻译提前终止，形成的 F 蛋白比正常的 F 蛋白分子质量小。

F 基因的特点是非编码区长（580nt），GC 含量丰富，高达 65.1%，该区虽然对病毒的复制、感染并非必需，但却操控着复制的效率和 CPE 的减少。有专家推测，CPE 的减少对于 MV 在环境中存活是有利的。在病毒增殖时，F 蛋白首先被合成为不具活性的前体蛋白 F0（60kDa），然后进一步被蛋白酶水解成具有活性的多肽 F1（41kDa）和 F2（18kDa）。F 蛋白的水解位点在第 111-115 位氨基酸残基上（精氨酸-精氨酸-组氨酸-赖氨酸-精氨酸，R-R-H-K-R），其中第 112 位精氨酸（R）对蛋白水解、细胞趋向性和膜融合功能具有重要作用。研究发现，F 蛋白的第 121 位、195 位、549 位氨基酸对膜融合功能起着重要作用。在 F1 结构单元中，在 N 端有一个融合肽（aa 113-145），在其 C 端有一个氨基酸的跨膜区（aa 492-520），在 N 端和 C 端分别有一个 7 个重复序列组成的 HR 区（Heptad Repeat Domains），包括 HR1 区（aa 146-182）HR2 区（aa 455-490）。在 F2 中有三个糖基化位点，分别位于第 32、第 64 和第 70 位氨基酸[11]。

（五）H 基因及其蛋白

H 基因全长为 1958nt（nt7251-nt9208），其中编码区由 1854nt（nt7271-nt9124）组成，其编码产物 H 蛋白由 617 个氨基酸组成，分子质量为 78kDa。H 蛋白常以二硫键构成同源二聚体，在细胞膜上以四聚体的形式存在。H 蛋白是一种糖基化蛋白，位于 MV 囊膜表面，能够使猴红细胞发生凝集反应。H 蛋白可诱导机体产生中和抗原，在抗 MV 感染中起着非常重要的作用。H 蛋白的主要功能为：①构成病毒粒子表面的纤突，具有神经氨酸酶和血凝素功能；②介导病毒颗粒吸附于靶细胞表面受体，从而启动感染过程；③促进 F 蛋白的细胞融合；④刺激机体产生中和抗体，参与体液保护性免疫。H 蛋白的 C 端头部负责受体识别活性，膜穿入部分和躯干的大部分特异地促进细胞融合作用。目前，麻疹病毒的主要受体有膜辅蛋白 CD46、信号转导淋巴细胞激活因子（signaling lymphocyte activation molecule，SLAM）和黏附分子 Nectin-4 等。H 蛋白与受体结合后会诱导疏水表面附近的氨基酸发生构象改变，进而 F 和 H 蛋白的富含 Cys 区域相结合，导致相连的 F 蛋白发生构象改变，促使螺旋束结构的形成，释放疏水性融合肽，启动融合过程。

血凝素基因与 N 基因是 MV 结构基因中变异最大的，含有多达 7% 的核苷酸变异。血凝素基因的变异主要影响有 3 个方面：某些抗原表位的改变会影响中和效价；引起糖基化位点改变；导致 H 蛋白分子质量的改变。近年来大量研究表明，血凝素蛋白的变异率大，且变异的位点多为糖基化位点，呈现突变速率加快的态势。

H 蛋白有 4-6 个潜在的 N-糖苷键连接的糖基化位点（aa 168-170、aa 187-189、aa 200-202、aa 215-217、aa 238-240、aa 416-419），均分布在胞外区，部分被糖基化酶所利用，糖基化位点对 MV H 蛋白的抗原性和折叠是必需的。血凝素蛋白有 13 个高度保守的半胱氨酸（cys）区，大部分形成分子内二硫键，靠近穿膜区的半胱氨酸可形成分子间二硫键。血凝素蛋白是 II 型跨膜糖蛋白，增加一个糖基化位点可能使蛋白稳定性增高而活性降低。血凝素蛋白的第 253-256 位氨基酸（RVFE）是保守的序列，起维持三级结构作用。目前已经证实，H 蛋白的第 35-58 位氨基酸为跨膜区，用单抗鉴别出两个顺序性 B 细胞表位 BCE（第 236-256 位氨基酸为中和性表位；第 386-400 位氨基酸为血凝素样表位）。在对初步减毒的 Edmonston B 株的研究中发现，血凝素蛋白的第 368-396 位氨基酸是 MV 的神经毒力功能区。近年研究又发现，血凝素蛋白的第 195 和 200 位氨基酸也是神经毒力功能区，血凝素蛋白神经毒力区域变异和抗体逃逸二者在位点上似乎不存在相关性[8]。近几年膜表面糖蛋白的深入研究对阐明病毒蛋白的结构与功能、病毒与细胞的相互作用、感染的发生机制，以及对新型疫苗的研制具有重要意义。

（六）L 基因及其蛋白

L 基因是 MV 结构基因中最长的一个，全长为 6643nt（nt9212-nt15854），编码区长为 6552nt（nt9234-nt15785），编码 2183 个氨基酸，其编码产物 L 蛋白分子质量为 210kDa。L 蛋白具有 RNA 聚合酶的活性，在病毒的复制和转录过程中发挥着重要的作用。RNA 聚合酶缺少校正功能，因此，在 MV 复制和转录过程中，环境的影响可能引起基因组的突变。L 蛋白上有多个功能催化基团，除了 RNA 聚合酶的活性外，L 蛋白还有 mRNA 甲基转移酶活性，可以催化聚腺苷酰化，聚腺苷酰化活性功能区定位于 C 端保守功能区。由于在病毒复制和转录中的重要作用，L 蛋白的进化存在约束，所以氨基酸序列相对保守。

第三节　麻疹病毒复制

麻疹病毒不具有独立进行代谢的酶系统，只有进入活的易感宿主细胞，由宿主细胞提供合成病毒核酸与蛋白质的原料能源等，才能增殖。病毒增殖的方式是自我复制，即以病毒核酸为模板，在 RNA 多聚酶及其他必要因素作用下，合成子代病毒的核酸和蛋白质，装配成完整病毒颗粒并释放至细胞外。麻疹病毒复制的过程分为吸附（adsorption）、穿入（penetration）、脱壳（uncoating）、生物大分子合成（biosynthesis）、装配（assembly）与释放（release）五个步骤，又称复制周期（replication cycle）。本节主要描述 MV 转录和复制的过程，即从病毒与宿主细胞膜融合后开始描述和讨论，重点讲述核糖核蛋白（ribonucleoprotein，RNP）复合体、参与复制过程的病毒蛋白和宿主因子，根据结构形态来说明两个过程的机制，特别是他们的结构、保守序列、相互作用和调节区域。转录主要依据序列模板、编辑、mRNA 的共转录修饰和基因起始状态等来讨论。复制主要依据启动子等顺式作用元件和外源因子对复制的影响等来讨论。另外，本节也介绍了部分 MV 翻译的相关内容，M- F 间 UTR 结构作用、翻译的调控和修饰等内容。

一、核糖核蛋白

核糖核蛋白（RNP）是指包含有 RNA 的核蛋白，即将核酸和蛋白质结合在一起的一种形式。RNP 复合物是 MV 感染和转录复制过程的基础结构。

（一）核糖核蛋白特性

RNP 在 CsCl 梯度溶液中密度为 $1.30 g/cm^3$，包含 97% 以上的蛋白质，保护 RNA 不受 RNA 酶作用。另外，RNP 在转录和复制过程中还充当复制模板。早期电子显微镜研究描述麻疹病毒具有多形性，包含大小不等的球形颗粒。感染性缺陷 RNP 数量还不清楚，这些缺陷 RNP 既可是全长的，也可能是内部缺失，就像缺陷性干扰颗粒那样影响正常病毒的复制。病毒中也包含正链 RNPs，是病毒复制产生子代负链 RNPs 的重要中间体。超过感染复数（multiplicity of infection，MOI）为 0.1 的大剂量感染细胞时将获得一定数量的 RNP，但其中很多是缺陷型。

尽管细胞中发现不止一种 RNP，为简便起见，我们在描述病毒 RNA 合成后续过程，例如，转录、复制和 mRNA 翻译时，假设进入细胞的单个 RNP 包含了全基因组。

除了基因组 RNA，RNP 还包括 N 蛋白、P 蛋白和较大的 L 蛋白。RNA 依赖 RNA 聚合酶（RNA dependent RNA polymerase，RdRp）复合体包含 L 蛋白和 P 蛋白，有病毒转录酶和复制酶功能。经负染和电子显微镜，RNP 呈现为约长 $1\mu m$、直径 $18 \sim 21 nm$、内有 5nm 内核的螺旋型核壳体。经三维立体重组和低温负染投射电子显微镜，RNP 展现了广阔的构象柔性。

（二）RNP 从浆膜到细胞内转录和复制位点的运输

病毒的复制与增殖主要定位在细胞核周围，尤其是感染早期。RNP 主动聚集到这些区域是否归因于细胞各元件（例如细胞骨架网络）间的相互作用目前还不太清楚。细胞松弛素 B 能引起细胞去核和严重影响细胞骨架，麻疹病毒在细胞松弛素 B 处理的细胞中，虽然增殖滴度降低，但仍能生长，提示这些细胞元件虽然有一定作用，但不是必需的。在表达增强绿色荧光蛋白（enhanced green fluorescent protein，EGFP）的重组麻疹病毒（MVeGFP）感染星形细胞瘤的研究中，无论何种细胞类型，都没有观察到肌动蛋白、微管蛋白或细胞骨架的波形蛋白成分发生改变，而 MVeGFP 感染 U-251 细胞出现了酸性神经胶质蛋白纤维网络破坏[12]。

二、麻疹病毒的转录

在描述麻疹病毒转录和复制的过程中，基因组中的 6 个转录结构以 3′序列为先导编码 56 个核苷酸的前导序列，并在 5′端后跟着一段 40 个核苷酸的拖尾序列。不同转录结构和编码序列表达出不同大小的蛋白，见表 2-1。

表 2-1　麻疹病毒基因组

反基因组序列位置	RNA	ORF	密码子数	蛋白
1-52	前导	-	-	
53-55	前导 N Ig			
56-1744	N 基因	108-1682（N）	525	核衣壳蛋白：磷酸化蛋白能使 RNA 壳体化，不被 RNA 酶降解
1745-1747	N-P Ig			
1748-3402	P/V/C 基因	1807-3327（P）	507	聚合酶复合体中 RNP 相关磷蛋白
		1807-2702（V）	300	抑制干扰素诱导转录反应
		1829-2386（C）	186	抑制干扰素诱导转录反应；担当感染性因子；抑制转录
3403-3405	P-M Ig			
3406-4872	M 基因	3438-4442（M）	335	基质蛋白：膜内部疏水性蛋白；抑制转录
4873-4875	M-F Ig			
4876-7247	F 基因	5458-7107（F）	550	融合糖蛋白，通常被弗林样蛋白酶分裂为 F2-F1 连接二硫化物；酰化
7248-7250	F-H Ig			
7251-9208	H 基因	7271-9121（H）	617	血凝素：附着糖蛋白，和进入受体直接反应
9209-9211	H-L Ig			
9212-15854	L 基因	9234-15782（L）	2183	和 P 一起为 RdRp 复合物中的大蛋白分子；RNA 合成；带帽和聚腺苷酸化
15855-15857	L-tr Ig			
15858-15894	尾部			

（数据来源：Rima, et al. Curr Top Microbiol, 2009, 329：77-102）

（一）RNP 相关的病毒和宿主蛋白

1. N/L/P 蛋白复合体　RNP 由基因组和反基因组 RNA 及 N 蛋白组成。与该结构相关的两个蛋白：P 蛋白和 L 蛋白。每个病毒颗粒需要 N/L/P 蛋白复合体来确保感染力。L 蛋白包含 RdRp 活性，既有转录酶又有复制酶活性。编码 P 蛋白的基因合成至少两种以上的非结构附加蛋白。

Huber 等对 P 蛋白上的 N-P 相互作用区域作图[13]，揭示了 P 羧基端的 40% 和 N 特异结合；60% 为细胞质中保留 N 蛋白所需，认为 N 蛋白的保留归因于和 P 的特异相互作用。

核蛋白磷酸化及其在病毒生命周期中担当的任务还不清楚。磷蛋白有很多磷酸化位点，位于第 86、151 和 180 位的丝氨酸残基被酪蛋白激酶Ⅱ磷酸化。酪氨酸第 110 位也被磷酸化[14]。若要对病毒更进一步了解，可以运用时序分析法洞悉磷酸化潜在控制作用，运用反向遗传学研究病毒蛋白磷酸化的功能。

2. C 和 V 蛋白　C 蛋白由重叠开放阅读框架（open reading frame，ORF）中 P 基因 mRNA 翻译而成。核糖体在 P 蛋白的 ORF 60 位，或在 C 蛋白的 ORF 82 位启动翻译。C 蛋白由 186 个氨基酸组成，担当感染性因子、抑制Ⅰ型干扰素诱导转录反应和信号的功能。缺乏这些蛋白的病毒突变体也可以在组织培养中成功繁殖。

V 蛋白由编辑过的 P 基因转录产物生成。信号传导及转录活化因子（signal transducers and activators of transcription，STAT）诱导型转录干扰能导致病毒诱导的体内细胞因子抑制和促进 STAT1 降解。前面的 231 个氨基酸是 P 蛋白氨基共同末端，从而分享 P 的主要磷酸化位点，包括第 110 位的重要的酪氨酸残基[14,15]。随后的 69 个氨基酸尾端富含半胱氨酸残基，并包含一个锌指结合域[16]。这区域是由副黏病毒 P 基因编码的最保守产物之一。V 蛋白在小基因组试验中影响报告基因的表达，该说法在其他研究中未被证实。尽管 V 和 C 蛋白在这些试验中可能影响基因表达，但是病毒在去除这些蛋白表达的组织培养中生长良好，表明这些蛋白不是 RdRp 的主要成分。

3. RdRp 复合体　RdRp 只能利用 RNP 而不是 RNA 作为模板。尽管 L/P 复合体包含了 RdRp 必需的催化活性，它的活性可能还涉及由宿主细胞蛋白和（或）像微管蛋白样的细胞骨架组件调节，微管蛋白已有促进体外培养 RNA 合成的报道。RdRp 复合体和 RNP 的相互作用可能包含桥接 P 蛋白功能，同时含有 N 和 L 蛋白结合位点。Rima 等试图综合 MV 蛋白的相互作用（同源寡聚体），各自和选择性宿主因子的相互作用（异源寡聚体），揭示病毒蛋白相互作用的复杂性（图 2-5）。此外，尽管 RdRp 的两种形式可能包含同一种蛋白，但其磷酸化状态可能不同。

4. L 蛋白　Poch 等确认了 6 个（Ⅰ-Ⅵ）保守区域。除了Ⅲ区包含有潜在 RdRp 活性的 GDNQ 序列外，其他无特别功能。针对麻疹病毒属，分析发现 L 蛋白里有两个非保守链将其分隔成 3 个保守区域[18]。第一区（D1）包含了 Poch 的Ⅰ和Ⅱ区，第 2 区（D2）包含了Ⅲ，Ⅳ和Ⅴ区，第 3 区（D3）包含Ⅵ区。后者涉及 2-O-甲基转移酶活性结构部分。麻疹疫苗株和流行株的 L 蛋白序列比较证实：存在基因型不同但是未发现功能性差异，该研究不能鉴定疫苗株和流行株间的差异变化。

（二）转录过程

麻疹病毒基因组 6 个结构基因为 3′-N-P（V/C）-M-F-H-L-5′。基因组的前 5 个基因

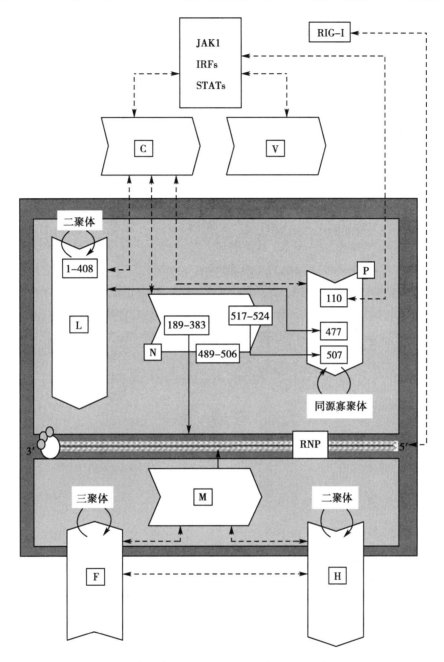

图 2-5 麻疹病毒蛋白之间以及和宿主蛋白之间相互作用

注：图中实线表示蛋白间相互作用已经明确证实，

虚线表示蛋白间相互作用还不够明确

（图片来源：Rima，et al. Curr Top Microbiol，2009，329：77）[17]

的非转录基因间隔区序列（负链）为 3′-GAA-5′。L 和 H 基因序列有一个单核苷酸差异为 3′-GCA-5′。这些基因间三核苷酸不被 RdRp 转录。基因组由多个 6 核苷酸组成（6 × 2649）。这种麻疹病毒遵守的 6 个规则[19,20]解释为每一个 N 蛋白联系 RNA 的 6 个核苷酸。

2649 个核衣壳蛋白和 RNA 构成一个约 204（2649/13）个螺旋转的螺旋形 RNP。

麻疹病毒中启动子有两个识别序列，A 盒由基因组和反基因组 3′端的前 15 个核苷酸组成，B 盒以在第 14、15 和 16 位六聚体的 GN$_5$GN$_5$GN$_5$序列为代表。RNP 结构研究提示在 RNP 第一和第二个螺旋 B 盒紧靠 A 盒，RNP 每螺旋转包含 13 个 N 蛋白分子即 13×6 = 78 个核苷酸。已证明 B 盒中 3 G 残基至关重要且在所有 MV 中均保守。有人分析了大量 MV 疫苗株和流行株的基因组终端，只在基因组 3′端的第 26 和 42 位发现变化。通过小基因组表达分析发现这些 3′前导区核苷酸自发突变影响了报告蛋白合成水平[21]。

转录从产生 56 个核苷酸前导序列模板的 3′端开始，还是从 N 基因开始直接生成带帽 mRNA 还不太清楚。已经发现这 56 个核苷酸前导 RNA 和 mRNA 编码 MV N 蛋白相关联。如果转录过程总是从复制基因组 3′端开始，那么细胞内会形成至少等摩尔量的前导序列和 N mRNA，但是在感染细胞中前导 RNA 未达到期望水平。然而要注意的是，缺乏证据并不等于不存在，没有 5′帽或 3′多聚 A 尾的小 RNA 分子的稳定度易造成其快速降解。Castaneda 和 Wong 阐述了急性和持续性感染细胞中有大量前导 N 和前导 N-P 通读 RNA 分子未带帽的多聚腺苷酸化。环己酰亚胺处理细胞不产生这些分子提示这些前导 N 通读产物可能来源于失败的复制过程而不是转录过程。最近提出的非节段负链 RNA 合成机制提示单股负链病毒组多聚酶可能到达模板 3′端并扫描直到从 N 起始位点开始复制模板，对麻疹病毒来说前导序列的合成相对罕见。

（三）mRNA 修饰

在第二个及之后的转录结构启动或重新启动转录，转录产物 5′端有一个一致性起始序列 AGGRNNc/aARGa/t。和单股负链病毒中发现的相似，麻疹病毒 mRNA 显示为带帽结构。麻疹病毒 L 蛋白 D3 区有一个 O-甲基化转移酶序列，可能与包含反向鸟嘌呤残基的甲基化帽结构形成有关，但是，反向遗传学的直接证据还未能支持该观点。

麻疹病毒是细胞质型病毒，不涉及细胞核，病毒在无核细胞中同样生长可以证明。有证据表明 N 和 C 蛋白能进入细胞核，尽管还没有相关功能的描述[22]。亚急性硬化性全脑炎（subacute sclerosing panencephalitis，SSPE）病例的感染细胞中 RNP 在细胞核的积累作用尤其明显。

所有 mRNA 尾部聚腺苷酸化尾长度与正常细胞的 mRNA 相似。生成多聚 A 尾的过程需要基因末端（gene end，GE）的信号序列。当 RdRp 复合体遇到 GE 序列 5′-RUUAUAAAACTT-3′时，会在新生 RNA 3′端的 70-140-A 残基位置使 U 富集模板序列打结或滑动。麻疹病毒属的 GE 信号特征为：保守序列 RUU 后跟着一段富集 A 且包含 1~2 个嘧啶的 8 个核苷酸序列。还没有突变分析来评估这些麻疹病毒序列信号的功能重要性。

发现一个 GE 相似信号在 P 基因 5′AUUAAAAAGGGCAC-AGA 3′序列中间。由于 RdRp 在 UUUUUCCC 模板滑动或打结，不能聚腺苷酸化而是非模板化插入 G 残基，被称为共转录编辑，生成编码 V 和 W 蛋白的转录产物。V 蛋白由插入 G 的 mRNA 翻译而成，G 在 P 基因的前 231 个密码子后移动了 ORF 并导致特有的羧基端 69 个氨基酸的延伸。由合并两个插入 G 产生的 W 蛋白在 MV 感染细胞中未被证实，可能是由于严格控制的剪接，意味着大多数情况下剪接导致的插入只允许插入单个 G 残基。没有那么严格的剪接的副黏病毒亚科的其他成员，能合并一定数量（1-4）的 G 残基导致 V-、W- 和 P- 之类的蛋白带有甘氨酸残基。急性 MV 感染细胞里，已编辑的 V 相对于非编辑的 P 百分比变化为 30% 到 50%，这依赖于感染发生的细胞类型。没有证据显示其他 MV mRNA 发生类似编辑。RYY 序列后跟着富含 A 的延伸段在多处基因组被发现。

（四）转录和相位（phase）

6 个核苷酸关联 1 个 N 蛋白的规则，意味着每个核苷酸有其相对于 N 蛋白和基因组 3′端的特有相位（1，2，3，4，5 或 6 位）。不遵守该规则的小基因组既不能高效复制也不易壳体化。麻疹病毒属基因组对比分析证明转录起始位点相位在不同病毒间是保守的，在不同基因间却不然。麻疹病毒属的 N mRNA 转录起始位点在第 2 位，意味着存在于模板的 U 是第二个被 N 蛋白分子保护的。P 和 L 基因起始位点相位也是第 2 位，M 为 4，H 为 3。唯一有变化的是 F 基因的起始位点相位，MV 为 3 位，而 RPV、CDV、CMV 和 PDV 均为第 2 位。相位保守但是在同基因组的不同基因间明显不保守。麻疹病毒基因组长度改变通常主要包括 UTR 区域多组 6 个氨基酸的缺失或插入，这样也就保存了基因的相位，似乎与相位保守的生物学压力有关。此外，Iseni 等以仙台病毒来说明相位影响共转录编辑模式[23]，RdRp 复合体至少有一种感应相位的潜能，壳体化在基因体上增加了一种高级结构即 RNP。

转录和复制过程的拓扑学还未知。根据第一原理，当 RdRp 复制模板时，使 RdRp 和新生成 RNA 围绕 RNP 所需的能量很重要。依据拓扑学原理，如果 RdRp 保持固定位置、螺旋 RNP 以其长度轴旋转将耗费最少能量。当前的模型显示 RNA 和 N 蛋白之间的相互作用为断裂或是 RNA 模板能够基础识别。

麻疹病毒转录过程仍存在很多问题需要进一步研究。尽管运用实时 RT-PCR 技术对很多的转录研究有所帮助，但是缺少可靠的体外研究系统还是阻碍了研究的发展。

三、麻疹病毒的复制

（一）一些顺式作用元件和蛋白分子

顺式作用元件是基因内、外的一些特定的 DNA 序列，与结构基因表达调控相关，能被基因调控蛋白特异识别和结合。复制过程中，RdRp 结合在基因组 3′端，新生 RNA 分子立刻被 N 蛋白壳体化。基于复制需要 N 蛋白，游离 N-P 复合物水平被作为控制转录和复制相对水平的重要参数。忽略基因起始（GS）、基因末端（GE）、基因间（Ig）三核苷酸和编辑位点的信号形态，RNP 内产生全长正链 RNA 分子，通过电镜观察到 RNP 呈 Y 形态。这种形态使模板和产物 RNP 易于识别，也能识别其 3′和 5′端。

含反基因组的正链 RNP 在 3′端有一个强启动子，能产生含过量基因组 RNA 的 RNP。在感染细胞中含反基因组与基因组的 RNP 之比，Cattaneo 等估计为 0.43（300/700）[24]，Plumet 等估计为 0.13（130/1030）[25]，Plumet 还得出该比值在病毒体和感染细胞内相同，所以在含反基因组和基因组的 RNP 之间，病毒体的包装无选择性。Udem 和 Cook 估计该比值为 0.40[26]。复制过程中只有基因组、反基因组、前导和拖尾 RNA 的末端有 5′三磷酸盐，可能通过 RIG-I 激活先天免疫系统[27]。

A 盒、B 盒为 MV 复制过程所需，基因组可分节段[28]。Takeda 等将基因组分为三段：第一段编码 N、P 蛋白及 Lac-Z；第二段编码 M、F 基因及 DsRed；第三段编码 H、L 基因及 EGFP。三段能一起复制为分节段麻疹病毒。同时发现细胞只感染其中两段的频率很低，提示大多 MV 颗粒至少包含三段中任意一段（或更多），证实了 MV 颗粒的多倍体性。

复制系统能表达多至 6 个报告基因，其显示的稳定性和颗粒无限制包装能力，使其成为完美的多种基因和蛋白的调控运输系统。有时也可能从转录结构产生表达三种报告基因（Lac-Z，EGFP 和 CAT）的单个非节段重组 MV[29]。基因组复制的保真像个谜，体内基因组非常稳定，存在于附加转录结构的 ORF 也稳定保守。

（二）复制的一些外来影响因素

Yoshikawa 等就罂粟碱对 MV 复制的影响展开了研究[30]，发现 MV 在人类神经和非神经细胞系的复制受罂粟碱的抑制，RNA（包括基因组 RNA 和 mRNA）合成和蛋白磷酸化作用受到抑制，认为病毒在神经细胞复制的抑制和 MV 在中枢神经系统的持久化机制有关。

丝氨酸-苏氨酸蛋白激酶（AKT）是细胞生长的主要调节因子。许多 RNA 和 DNA 病毒通过活化 AKT 来提高病毒复制，与之相反，麻疹病毒感染细胞导致 AKT 下调，Mary 等发现 MV 复制不依赖磷酸化 AKT（PAKT）水平，PAKT 可能影响病毒释放，下降的 PAKT 水平可能是 MV 诱导的免疫抑制的部分原因[31]。

正常情况下细胞内表达丰富的过氧化物酶 1（PRDX1），在感染细胞中 PRDX1 结合于 MV N 蛋白的 C 端，Akira 等发现 PRDX1 与 N 结合位点和 N-P 蛋白结构位点重叠，从而与 P 竞争结合 N[32]。HEK293-SLAM 细胞中 PRDX1 抑制不仅导致病毒 RNA 合成和传染性子代病毒释放显著减少，还加速病毒 mRNA 转录极性衰减。

四、麻疹病毒的翻译

尽管翻译是病毒调控蛋白表达的两个过程之一，但是关于 RNA 病毒的翻译控制的了解却不多。关于 MV 感染细胞，对宿主 mRNA 翻译的总体作用的相关报道较少见，也未见 eIF2α 磷酸化作用的相关文献，该作用在其他病毒中突出表现为抑制宿主 mRNA 翻译。此外，也无 PKR 活化作用信息。Sato 等用 MV-N 筛查 T 细胞 cDNA 文库寻找 N 结合细胞蛋白，分离出真核生物起始因子 3 的 p40 亚组（eIF3-p40）[33]，运用共免疫沉淀法证实了在哺乳动物细胞里 MV-N 以 eIF3-p40 为目标抑制 MV 诱导的宿主翻译。

麻疹病毒倾向于建立非溶细胞性、持续性感染，利于病毒、宿主 mRNA 合成和翻译平衡。而在急性感染 Vero 细胞中发现宿主蛋白合成抑制，可能源于核糖体竞争，通过 MV RNA 拷贝数分析，麻疹病毒 RNA（大约 52000 拷贝）大概占细胞总 RNA 的 25%。

1. 翻译的调控　麻疹病毒通过调控翻译来控制基因表达。P 和 C 的 ORF 起始密码子在 MV 属中处于次优环境，核糖体的帽依赖扫描 P/C 或 V/C mRNA 可能在 mRNA 的 P/V ORF 60 位或 C 蛋白 ORF 82 位为起点启动翻译。这样，可以调节 C 蛋白和 P、V 蛋白的比例。

C 蛋白有 186 个氨基酸，在麻疹病毒属不同成员间其长度不同，尤其值得注意的是序列也不同。迄今为止，还不清楚通过改变起始密码子敲除 C 蛋白表达是否会影响 P 或 V 蛋白表达。C 的起始密码子处于第二位，若核糖体扫描不到 C 起始密码子是否导致形成氨基酸末端缩短的 P 和 V 蛋白，或是始于第三框架 102 位的 57 个氨基酸 ORF 的表达也尚不清楚，该框架 165 位为有 Kozak 一致性序列的第二个蛋氨酸密码子。奇特的是，当 P/C 基因在腺病毒载体表达时，更改 P ORF 的起始密码子（CCGAUGG 到 GAGAUGG），并不改变 P 和 C 蛋白表达。

2. 翻译后修饰　Prodhomme 等发现重组体核蛋白和病毒核蛋白在 N 端 α-乙酰化，确定的磷酸化位点重组体核蛋白有 9 个、病毒核蛋白有 7 个。这些磷位点发现于松散的 C-端，聚集在转录和复制相关功能区域，强调翻译后修饰的重要性[34]。

3. M-F 间 UTR 的作用　延伸的 M mRNA 3′UTR 和 F mRNA 5′UTR 一起形成 1kb 长度的麻疹病毒属基因组保守非翻译区，关于该非翻译区和麻疹病毒翻译控制之间的关系已经有相关研究。

4. 温度对翻译的影响　M 和 F mRNA 翻译比其他蛋白对高温更为敏感，当温度上调至 39℃时就立刻终止，而 N、P 和 H 蛋白 mRNA 翻译在该温度下尽管效率很低但仍能进行。该作用是可逆的，降低温度就能使翻译恢复。

5. 翻译的定位　病毒蛋白合成在细胞质内的精确定位还不是很清楚。有一些初步证据证实 N、P 和 M mRNA 在特定病毒工厂里积累。它们是否在那里翻译或者扩散在细胞质中还有待研究。转录和翻译是否同步进行也还不清楚。其他 mRNA 因为量太少或太分散而难于用 ISH 检测到而没有相关信息。

6. MxA 蛋白对翻译的影响　MxA 蛋白（人 I 型干扰素诱导蛋白），转染鼠 3T3 细胞时表现为抑制 VSV 和 A 型流感病毒，持续表达 MxA 的 U937 克隆中释放感染性 MV 降低 100 倍。在该细胞系中 MV 转录率或 MV 特有 mRNA 水平未受影响。U937/MxA 细胞中 MV 糖蛋白 F 和 H 的合成显著降低，其他病毒蛋白则不然，表明 MxA 表达诱导的某些病毒mRNA 的特有翻译作用不同。

在 MV 的复制过程中，不同病毒成分是如何运输到细胞膜和特定结构的，这个过程还未被很好的了解。例如，引起 SSPE 的 MV 能沿神经解剖学通路蔓延，病毒可能需要跨越突触转移。RNP 就必须运输到神经轴突和树突末端，两种病毒糖蛋白也需要通过某种方式到达同一位置。位置和定位在细胞病理学中同等重要，麻疹病毒在 NT2 细胞中的持久性研究表明，含有细胞融合所需蛋白和表达 CD46 受体的细胞，通过改变其受体定位，细胞间融合就无法发生并持续保持这种不融合状态。这些过程的复杂性表明我们对 MV 复制的理解还处于初期阶段。

第四节 麻疹病毒血凝素结构

一、血凝素结构概述

麻疹病毒血凝素（MVH）是一种 2 型膜糖蛋白，由 617 个氨基酸组成。它的 C 末端球状头通过一长茎结构自病毒核心延伸而来[35]（图 2-6a），在受体结合时起重要活性功能。Colf 等制造了不含二硫键茎结构的球状头后发现，这个头状片段无论是在溶液中还是在结晶时都呈单体形式[36]。同时，建立了一个分辨率为 0.27nm 的 MVH 结晶结构（图 2-6a 和 2-6b），与之前研究所预测的模型结构类似。所有的折叠结构由一个大的内腔包围着一个 β - 螺旋桨结构和六条桨片所构成。每个片状单位（B1-B6）包含四个反向平行的 β - 链条（S1-S4）。片状结构间通过延长的环状结构在前一个单位的 S4 和后一个单位的 S1 之间连续相接。有研究提示，链间环状结构参与了配体结合[37]。S1-S2 的链间环状结构封盖于内腔基底之上（图 2-6b）。MVH 的 N 末端和 C 末端通过一个二硫键相连。S1 链沿着内腔中心排列成行，S1 链间富含的氢键促使了螺旋桨结构的稳定。有报道显示，天冬氨酸连接糖基化促使了 MVH 结构的折叠并维持稳定[38]。Colf 等研究的 MVH 结构（Edmonston 株）包含了四个潜在的 N 连接糖基化位点。通过这些位点，Colf 等建立了 Asn200 和 Asn215 的聚糖电子密度模型（图 2-6b）。这些延伸自 Asn215 的乙酰葡萄糖胺（NAG）部分与 Glu235、Met251、Asp283、Gly592、His593 等氨基酸残基相互作用，使得 B1、B2 和 B6 的折叠结构更加稳定。

麻疹 MVH 蛋白的结构和功能由流感病毒血凝素衍化而来。基于 Dali 服务器的结构相似性搜索研究表明，MVH 与血凝素和神经氨酸酶折叠而成的结合体（HN）十分相似。这种 HN 结合体也在副流感病毒（PIV）中存在（PDB 1V3C）[39]，其 Z 值为 23.1。不同的是，它们的 Cα 原子有 0.39nm 的均方根（r. m. s.）偏差。尽管在全局折叠构象上非常相似，但如此巨大的位置偏差暗示着 MVH 和 HN 之间可观的结构差异（图 2-7a）。在所有已知的蛋白结构中，PIV 的 HN 蛋白与 MVH 序列相似性最高，一致性达到 12%。同 MVH 相比较，新城疫病毒的 HN 蛋白（PDB 1E8T）和流感病毒血凝素蛋白（PDB 2QWC）的 Z 值分别为 22.8 和 11.5，均方根偏差分别为 0.39nm 和 0.44nm，而序列一致性则分别为 11% 和 6%。结构相似性较差的蛋白还包括人类、寄生虫、细菌和蛭类来源的神经氨酸酶等。

副黏病毒家族中血凝素的序列相似性仅为副粘病毒家族中血凝素的序列相似性仅为 7%。然而，对 MV 血凝素序列进行比对后发现，和大多数 SLAM 受体结合残基一样，组建二硫键的所有半胱氨酸残基都非常保守。CD46 受体结合所必需的残基仅在麻疹疫苗株中是保守的。折叠结构和 SLAM 受体结合靶位的保守性，说明 Colf 等所报道的 MVH 结构代表了一个标准的麻疹病毒属血凝素结构。

虽然 MVH 有神经氨酸酶所有的折叠结构，但它却没有神经氨酸酶活性，实际上是一

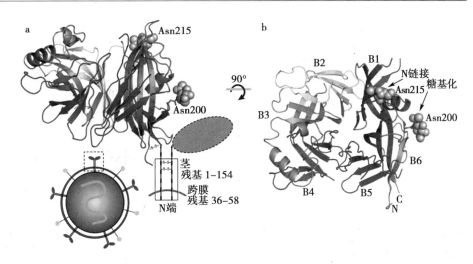

图 2-6　麻疹病毒血凝素蛋白结构（a 和 b）

注：两幅 MVH 的立体卡通结构及其与麻疹病毒颗粒、表面结构的关系图示。
β-螺旋桨结构的各个桨片以不同颜色表示。灰色小球则表示聚糖组分
（图片来源：Colf, et al. Nat Struct Mol Biol, 2007, 14（12）：1227）

个失活了的酶。虽然，在病毒进入宿主细胞时，与唾液酸的结合并不是必须的，但是
MVH 结构中依然保留了深腔，这种类似的深腔结构常见于其他 HN 与唾液酸的结合中
（图 2-7a）[39]。不同于这种与唾液酸的结合，MVH 进化出了与已知血凝素不同的特有能
力：与宿主细胞受体 SLAM 和 CD46 的结合。于是人们提出了三种 MVH 受体识别的机制假
说：①神经氨酸酶与 HN 结构中，特异性识别糖类的唾液酸结合域已经进化，并逐步适应
与蛋白受体的结合；②参与受体 SLAM 和 CD46 结合的是 MVH 上有一块重叠的表面区域；
③受体 SLAM 和 CD46 与 MVH 上不同的结合靶位互作，但在立体结构上又相互排斥另一方
与 MVH 的结合。Colf 等对 MVH 结构上的可见变异和抗体封闭数据进行了图谱绘制
（图 2-7b），涵盖了迄今为止有据可查的变异，包括阻断受体结合的严重变异和轻微有害
的小突变[40,41]。在其他病毒的 HN 蛋白中，用于同糖类结合的深腔靶位距离潜在的 SLAM
受体结合位点大约 28Å，而离潜在的 CD46 受体结合位点则为 5.1nm。与 SLAM 和 CD46 受
体结合相关的关键氨基酸残基位于内腔边界之外，分别位于各自不同的 MVH 表面，相距
约 3.5nm（图 2-7b）。

综上所述，虽然 MV 的血凝素蛋白与其他类型的神经氨酸酶在序列和功能上相似性有
限，但是两类蛋白之间在结构折叠上非常相似。研究发现，SLAM 和 CD46 细胞受体结合
表位相去甚远，在 HN 蛋白的类似位置上与唾液酸结合位点也完全不同。近来宿主上皮细
胞中又有新的受体 Nectin-4 被发现[42]，其与 MVH 结合时的晶体结构也被鉴定[43]。当它
与 MVH 蛋白的结合时，接触位点类似于其他两个受体，且结合区域大多重叠。血凝素向
来是阻断病毒入侵药物的最主要靶标。血凝素蛋白结构的明晰，将促进以结构为基础的药
物设计，靶向性预防 MV 感染。

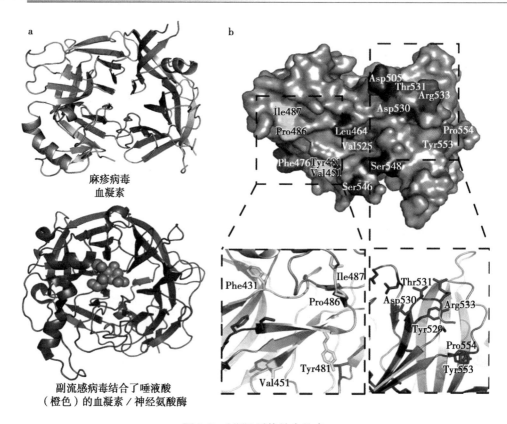

图 2-7 MVH 受体结合位点

注：（a）麻疹血凝素蛋白结构（上图）与人副流感病毒 HN 蛋白结构（PDB 1V3C；下图）的比较，可以直观看到中央空腔结构。橙色表示与唾液酸结合的副流感病毒 HN 蛋白活性位点；（b）MVH 结构上潜在的 SLAM（红色）和 CD46（黄色）受体结合位点。棕色表示与受体结合有少许贡献的氨基酸残基

（图片来源：Colf, et al. Nat Struct Mol Biol, 2007, 14（12）：1227）

二、与细胞受体 SLAM 结合

淋巴细胞激活信号分子是麻疹病毒赖以侵染免疫细胞的主要细胞受体之一，又称 CD150。本段描述了受体结合糖蛋白 MVH 与 SLAM 结合时的结晶结构。

MVH 的头部结构域通过 β 螺旋桨折叠结构的一侧与 SLAM 膜外侧功能区的 β 片层结构相结合（图 2-8）。而其他的副黏病毒的黏附蛋白都是通过 β 螺旋桨结构的顶端与受体结合，两者完全不同。MVH 与 SLAM 的结合接口主要由四个位点连接（图 2-9b）。通过诱变实验已经鉴定，MVH 上的 Ile194、Asp505、Asp507、Asp530、Arg533、Phe552 和 Pro554 残基对结合 SLAM 至关重要[40,41,44]。而这 7 个残基恰恰位于结合交界面上。MVH 上另有 3 个残基（Phe483、Tyr541 和 Tyr543）是病毒感染极化的上皮细胞时所必须[45,46]。MVH 与 SLAM 结合接口给以结构为基础的药物设计提供了靶标，以阻断 MVH 与 SLAM 的互作。例如，由 Tyr541、Tyr543、Phe552 和 Pro554 组成的疏水袋结构位于结合界面的中

心，也是潜在的上皮细胞受体结合位点。靶向于该位点的化合物可以同时阻断由 SLAM 受体和上皮细胞受体介导的 MV 侵染。

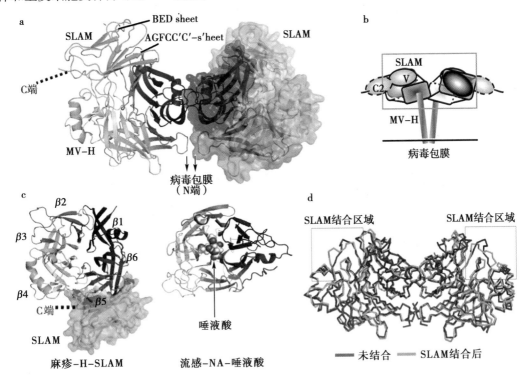

图 2-8　MVH-SLAM 复合体的结构

注：（a）MVH-maSLAM-V 复合体的侧面图．MVH 头部区域展示了 β-螺旋桨的六个片层结构（彩色），并形成了一个同型二聚体。左边的单体为带状图；右边的单体为表面结构图。（b）位于病毒壳层上时，MVH-SLAM 复合体的同型二聚体结构示意图。MVH 的头部功能域含有顶端中央袋状结构，该区域可能被 N 端链接糖所覆盖。（c）MVH-SLAM 复合物以及 NA（神经氨酸酶，流感病毒）-唾液酸（PDB 1NSC）复体物的结构比较示意图。分别从各自的顶端中央 β 螺旋桨向下俯视。可见 MVH 和流感病毒的 NA 各自通过其 β 螺旋桨结构的侧面和顶端与它们的受体结合。（d）同型二聚体中，未结合受体 SLAM 时 MVH 的结构（紫红色）与 SLAM 结合时（青色）的结构重影。框选区域为 SLAM 结合位点

（图片来源：Hashiguchi, et al. Nat Struct Mol Biol, 2011, 18（2）：135）

无论 MVH 还是 MVH-SLAM 复合体，Asn215 附着的聚糖覆盖了 β 螺旋桨头部功能域顶端袋状结构的大部分。结晶结构显示，大部分暴露在外的 MVH 表面位点都参与了复合体的结合。而且，上皮细胞受体的结合位点可能与 SLAM 受体结合位点相近。所有这些表明，因为 MVH 的表面暴露部分非常有限，受体以及大多数中和抗体都结合在重叠的或相近的一些区域。这也就很好地解释了为什么 MV 的侵染是由多种受体介导的，而一种抗体就可以阻断。麻疹病毒无法通过突变或掩饰其暴露在外的受体结合区，所以其无法逃避通过自然感染或疫苗接种激活的免疫系统，而一直呈现单血清型流行的现象[35,47]。

MVH 在缺少茎结构时可以形成同型二聚体[48]，而全长 MVH 可以形成四聚体结构[49]

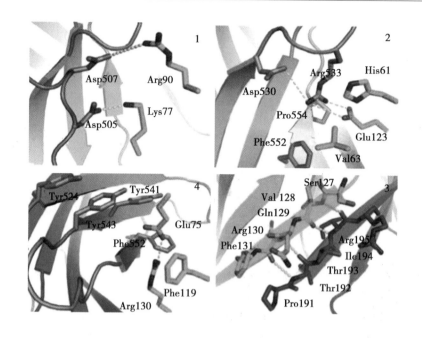

图 2-9 MVH 和 SLAM 互作时接合处位点细节图

（SLAM，青色；MVH，红色或橙色）

（图片来源：Hashiguchi, et al. Nat Struct Mol Biol, 2011, 18 (2)：135）

（图 2-10c）。所以该茎结构很可能与触发四聚体形成密切相关。事实上其他类似蛋白也有相似情况。比如，5 型副流感病毒的 HN 蛋白所含的茎结构可以促使蛋白四聚体的形成[50]，汉尼巴病毒的 G 蛋白也类似[51]。有研究认为，即使没有茎结构，当 MVH 与受体结合时，同样可以触发形成 MVH 四聚体结构[49]。

　　MVH-SLAM 四聚体的形成有两种形式。Ⅰ型 MVH 单体 A 和 C 作为主要角色形成了两个二聚体间的接合界面，接触面积为 1312Å^2（图 2-10a，d），四个单体的 N 末端区域合在一起，而茎结构则位于中央轴上；与Ⅰ型不同的是，Ⅱ型四聚体的形成将两个二聚体结合的界面转移到了单体 B 和 D 的边界上，整个接触面积变为 2099 Å^2（图 2-10b，d），这一改变可以使得茎结构区域转移到侧边来，而为中腔区域留下了更多的空间。

　　在Ⅱ型 MVH-SLAM 四聚体中，SLAM 上的 Lys54 残基与 MVH 非常近（图 2-10a，b，e）。再加上 N53Q 的位点突变数据结果显示，病毒与受体结合后，Ⅱ型四聚体在膜融合过程中扮演了非常重要的角色[49]。四聚体中各单体间的互作相对较弱，在受体结合的触发下，两种形式的切换可能只需要少量能量即可完成。其转换可能接着引起融合蛋白构型的改变，使其进一步造成膜融合反应；或者从钳状结构中释放融合蛋白，并催活其自发的构象改变。总而言之，关于 MVH 四聚体不同形式转换的研究有助于其膜融合触发机制的阐明。

　　综上所述，这一结构的鉴定为抗病毒药物的设计提供了新的思路，给 MV 疫苗的有效性提供了新的解释，同时给免疫调节相关的嗜同种受体反应（SLAM-SLAM）建立了模型。

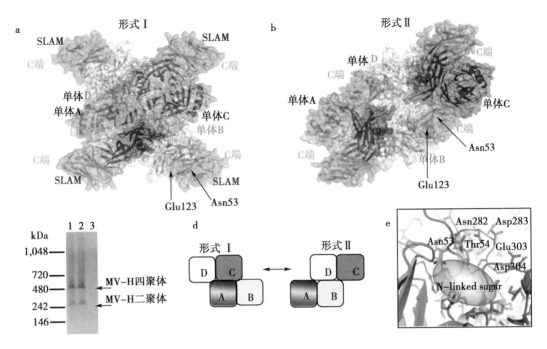

图 2-10　MVH 四聚体结构

注：（a，b）与受体 SLAM 结合形成 MVH 双二聚体结构时的两种形式。MVH 单体 A（彩色）和 B（浅粉色）形成一个二聚体，而单体 C（暗灰色）和 D（浅灰色）则组合成另一个。a 为 I 型结构顶端俯视图（分辨率 0.355nm）；b 为 II 型结构顶端俯视图（分辨率 0.315nm）。（c）BN-PAGE 实验检测 MVH 全长。泳道 1 和 2 分别为野生株 IC-B 和 Edmonston 疫苗株的 MVH 蛋白，泳道 3 则是未感染病毒的细胞作为空白对照。（d）I 型和 II 型 MVH 四聚体的模式图。各个单体的颜色标识同 a 和 b。（e）II 型四聚体中 MV-H（绿色）-SLAM（青色）结合界面，包括了 SLAM 蛋白上的位点 Asn53。Asn53 含有 N 链接糖类（灰色的椭圆），其位置与 MVH 单体 A 或 C 上的酸性结构非常接近

（图片来源：Hashiguchi，et al. Nat Struct Mol Biol，2011，18（2）：135）

结晶结构显示了 MVH-SLAM 四聚体组装的两种不同形式，可能为融合触发机制的阐明提供线索。

三、与细胞受体 CD46 结合

麻疹病毒的入侵，以糖蛋白 MVH 和宿主细胞受体 SLAM 或 CD46 的结合为开端。本段将简述 MVH 与 CD46 结合时的结构特征。

MVH 通过 β 螺旋桨结构一侧凹槽与 CD46 受体结合。SCR1 的 D'D 圆环上有一个脯氨酸在结合界面上发挥了至关重要的作用。MVH-CD46 聚合体结晶结构（图 2-11）表明，这个脯氨酸位于一个类似于疏水栓的结构上，而该结构插入了 MVH 侧面凹槽的一端。凹槽另一端，由于参与了多数的结合界面交互作用，更决定了病毒-受体结合的特异性。

绝大多数 MV 变异株都是通过淋巴细胞特异性 SLAM 受体而侵入宿主细胞。不过，MVH 上单个位点的突变就可能使病毒改为利用 CD46 受体附着细胞，这些位点包括

N481Y、S546G 等。N481Y 突变而产生的酪氨酸侧链，让 MVH 与 CD46 上 SCR1-SCR2 间区域的互作非常精确。这一区间同样在 CD46 与腺病毒结合时也起了关键作用[52]。S546G 位点突变，使得 CD46 受体的结合更容易，因为它使得 β5s3-β5s4 区域更富有柔韧性。

这种受体专一性上的适应，能够让 MV 的组织嗜性更广谱，从而使得 MV 的宿主间传染更加有效。

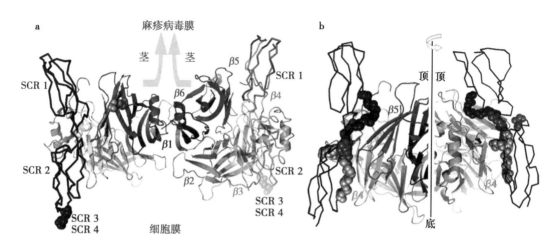

图 2-11 与 CD46 受体结合时 MVH 蛋白的结晶结构

注：（a）晶体结构不对称单元中 MVH-CD46 复合二聚体图示。MVH 分子用丝带状彩图表示，而 CD46 分子则用蓝色表示。图中标明了组成 MVH β 螺旋桨结构的 6 条 β 片层。（b）MVH-CD46 复合体交界面细节图。左右两侧为不同视角，角度差为 120°。界面上参与和 MVH 结合的 CD46 残基分子已标注，用深蓝色圆球表示接触 1 区 SCR1 的 D'D 圆环，用紫红色圆球表示接触 2 区 SCR1-SCR2 间区域，用亮蓝圆球表示接触 3 区 SCR2 上的残基分子

（图片来源：Santiago, et al. Nat Struct Mol Biol, 2010, 17 (1)：124）

四、与细胞受体 Nectin-4 结合

Nectin-4 是最新发现的 MV 血凝素蛋白受体，存在于人上皮细胞。Nectin-4 受体与 MVH 聚合物结构的解析，有助于两者结合模式的阐明。现对 MVH 与 Nectin-4 结合时的结晶结构进行简要描述。

Nectin 又名结合素，包括九大类成员（Nectin-1 至 Nectin-4，以及 Necl-1 至 Necl-5）[46]。Nectin-4 是结合素或类结合素蛋白家族的一种。这一蛋白家族的成员通常带有三个类免疫球蛋白功能区（V-C-C），此结构对介导细胞间附着起到关键作用[53]。通过反式同嗜性附着作用，Nectin-4 参与了粘着结合面的形成。

研究表明，Nectin-4 受体通过其 N 端的 IgV 功能区（Nectin-4v），与 MVH 的 β4-β5 沟槽相结合（图 2-12），且结合专一性非常高。结合表面受分子间疏水交互作用控制。与另外两种细胞受体相比较，其结合表位高度相似，有较多的功能区重叠（图 2-13）。在立体结构中，MVH β4-β5 沟槽中央的疏水口袋参与了所有三种细胞受体与麻疹病毒血凝素

的结合[43]。Nectin-4 的疏水中心与 MVH 结合得更紧密些，预示着此位置上更深层次的疏水交互作用。另一方面也说明了三种受体中，MVH 可能更易结合 Nectin-4，而非 CD46 或 SLAM。

　　研究还发现，可以针对这个疏水口袋来设计抗病毒药物。小分子药物与疏水口袋特异性结合后，可以阻止 MVH 与 Nectin-4 或 CD46、SLAM 受体的结合。所以这一结构对于靶向性抗病毒药物的开发具有非常大的价值。

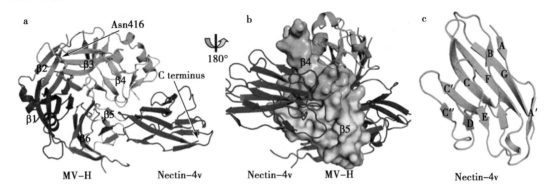

图 2-12　Nectin-4 通过其 N 端 IgV 功能区与 MVH 的 β4 - β5 沟槽相结合

注：（a）Nectin-4v 与 MVH 的结合结构。图中聚合物结晶结构中展示了两分子的 Nectin-4v 和一分子 MVH 受体结合表位。MVH 的 β 片层结构根据其隶属关系和标注已经用不同的颜色标记。Nectin-4v 标记为紫色。（b）a 图结构翻转 180 度后的构象。MVH 的 β4 和 β5 片层已在图中标记，参与构象的 Nectin-4v 环标记为红色。（c）聚合物中 Nectin-4v 分子构型

（图片来源：Zhang，et al. Nat Struct Mol Biol，2013，20（1）：67）

五、中和表位结构与功能

　　麻疹病毒拥有两种类型的表面糖蛋白突触，分别是 H 和 F 蛋白。病毒的入侵始于血凝素蛋白与宿主细胞表面受体的结合，并因此激活了由 F 蛋白介导的病毒包膜与宿主细胞膜的融合。血凝素和 F 蛋白都是中和反应的靶标。不过免疫反应诱导出的抗体更多的是针对于 H 蛋白的。作为与多种不同细胞受体结合的对象，血凝素蛋白是最主要的中和靶点。在 MV 感染人体时，血凝素特异性抗体在中和反应中起了决定性作用。之前有研究显示，血凝素蛋白表面暴露的受体结合位点（RBS）可能是中和表位的主要成员，与自然界中麻疹单一血清型流行密切相关[48]。但后来通过对血凝素上 Ⅰ、Ⅱ、Ⅳ、Ⅴ和Ⅵ五个表位的细节定位研究，表明 RBS 作为一个中和表位的证据还不够充分[54]。通过分子生物学手段，将来自于不同基因型 MV 的 H 基因重组到新的病毒株上，单克隆抗体识别的血凝素蛋白特异性表位则通过这些重组病毒株被一一鉴别。通过分析在中和反应过程中起作用的多个位点突变，鉴定了 H 蛋白结构上五个主要抗原表位的分布。前期数据表明，麻疹病毒 H 蛋白拥有不止两个保守的有效中和表位。其中一个位于受体结合位点（RBS）附近，单克隆抗体通过识别此表位，从而阻断 H 蛋白与受体的结合；另一个中和表位则距离 RBS 较远，所以特异性识别这个表位的单克隆抗体并不抑制其与受体的结合，而是通过影响 H 与 F 蛋

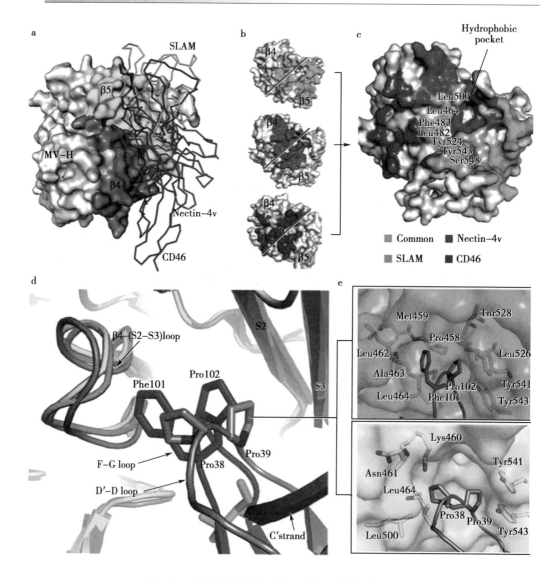

图 2-13 三种细胞受体与 MVH 结合时的结构比较

注：（a）三种受体与 MVH 结合时的聚合物重叠图。其中 MVH 以表面图的形式表示，而受体们则显示为丝带状图。β4 和 β5 片层分别用橘色和黄色区分，Nectin-4v 标为洋红色，SLAM 和 CD46 则分别为青色和蓝色。（b，c）三种受体与 MVH 结合面的比较，疏水中心已经着重标记。（d）疏水中心详图。（e）CD46 和 Nectin-4 两种受体的疏水中心与 MVH 交互作用比较

（图片来源：Zhang, et al. Nat Struct Mol Biol, 2013, 20（1）：67）

白（H-F）的互作间接产生作用。在研究一些基因型的 MV 流行株时，还发现一个非保守的有效中和表位。该表位被 N 端糖链修饰而遮盖。

后来的研究更确信，RBS 本身就是一个有效的保守中和表位（CNE），在血清型变异的约束中起了重要作用[55]。该 CNE 由几个相互作用的受体残基组成，其与 SLAM、CD46 和 Nectin4 等受体相互作用是 MV 致病的关键因素所在。而其位点受体结合活性的丧失，将必然导致中和反应中病毒的免疫逃避，这不应该在自然界中发生。因为在高活力的 MV

流行株中，血凝素蛋白是其与不同类型的蛋白受体互作的介质，所以为了维持这种分子间的相互识别，血凝素蛋白表位上的残基位点必然受到了高选择压力，这也是 MV 保持单一血清型流行的一个因素。

六、血凝素晶体结构对疫苗和药物研发的启示

针对 MV 的疫苗在当前应用下非常成功，但其有效性的合理机制尚未阐明。受体结合的头部区域呈现一个立方形的 β 螺旋桨结构，并形成一个同型二聚体。聚合体表面广泛覆盖了 N 链接聚糖，使得二聚体倾斜于水平面而立。而蛋白表面那些暴露在外的区域，则恰好是潜在的受体结合位点残基所在。这些残基在麻疹各流行株之间高度保守，同时也是中和抗体的抗原决定簇。它们的存在决定了麻疹流行的单一血清型，也确保了当前疫苗的有效性。在 MV 与受体互作以及抗病毒抗体反应时，血凝素上的糖类组分充分显示了其精细的微调作用[48]。

除了当前的活疫苗应用，抗病毒药物也在麻疹患者的治疗中发挥了重大作用。比如 SLAM 结合位点，即为抗病毒药物或抗体阻断 MV 侵染的主要靶标。模型结构显示，Asn215 链接糖类覆盖了血凝素蛋白顶端区域，与 SLAM 受体结合位点非常接近（图 2-14A，B）。无论链接的是寡糖还是更复杂形式的糖类，MVH 的 SLAM 亲和性并无明显差异，可能预示着 SLAM 受体在结合时更迫近于 MVH 侧面。这一发现有利于从附近区域找出更多明确的结合位点，以用于新药物的研发。

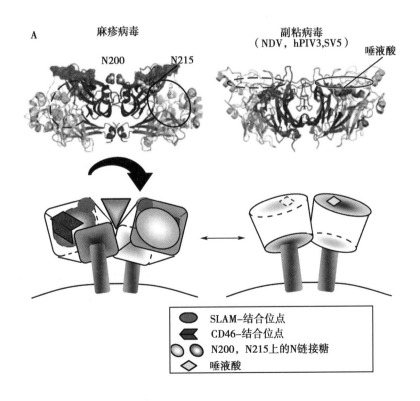

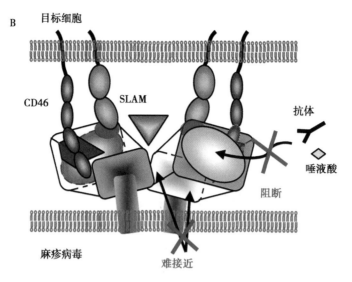

图 2-14 血凝素 HA 或 HN 二聚体的不同形成方式以及 MVH 与其受体互作模型图

注：（A）副黏病毒（NDV、hPIV3 和 SV5）HN 二聚体形成于单体间微转角处，而 MVH
二聚体则与水平面倾斜，指向受体结合位点。其他副黏病毒 HN 上的活性区域，在麻疹
病毒 MVH 的相应位置上则由糖类所覆盖。（B）MVH 与受体互作模型。潜在的 SLAM
（红色）和 CD46（蓝色）受体结合位点来自于病毒表面，易接近于受体。而覆盖的
Asn215 链接糖类（青色环）阻断了顶端袋状结构与抗体、唾液酸以及其他类受体等的
结合

（图片来源：Hashiguchi，et al. Proc Natl Acad Sci USA，2007，104（49）：19535）

第五节 麻疹病毒受体

　　麻疹病毒 H 蛋白和 F 蛋白位于病毒表面。麻疹 H 蛋白首先结合到细胞受体上，启动
病毒对细胞的感染。在 F 蛋白的伴随下诱导复合物构象改变，随后 F 蛋白内部的疏水性融
合肽暴露，并插入到靶细胞的质膜中，从而拉近病毒囊膜与靶细胞质膜的距离，最终导致
膜融合，完成病毒的入侵过程。一般来说，病毒入侵细胞均是通过病毒受体介导的。病毒
与受体结合后其结构发生改变是其入侵细胞的核心机制。病毒受体可定义为位于宿主细胞
表面能被病毒吸附蛋白识别并与之结合，从而引起病毒感染的分子复合物，其本质是蛋白
聚糖、糖蛋白、脂类或糖脂，大多数属于蛋白质。病毒受体可以是单体也可以是多分子复
合物，具有特异性、高度亲和性、结合位点有限性、靶细胞部位有限性及生物学效应。细
胞受体是公认的引发病毒感染宿主细胞的主要决定因素，也是影响病毒宿主特异性和组织
亲嗜性的决定因素。

　　自从 MV 分离成功以来，许多研究者采用 MV 分离株如 Edmonston 株等，以猴子作为
动物模型进行感染试验，但在猴类身上观察不到麻疹的出疹等感染症状。与此不同的是早
期采用麻疹患者的血液、含漱液等进行猴类感染试验时，在猴类身上均可观察到与人同样

典型的麻疹临床症状与病毒血症[56]。

1990 年日本学者小船富美夫等人采用 EB 病毒转入的 B95a 细胞（狨猴淋巴巨细胞），对采集的麻疹患者标本进行病毒分离，采用该细胞分离到的麻疹病毒株与以往不同，在对猴类进行接种时，在猴类身上可见到人类的麻疹出疹等症状[57]。当时把这种 B95a 淋巴细胞分离的麻疹病毒株称为小船病毒，从此开始对麻疹病毒的受体的研究。1993 年，发现 Edmonston 株感染时利用的细胞受体是 CD46，但为什么只有用狨猴 B95a 淋巴细胞分离到的麻疹病毒株，才会使猴类出现出疹等相关特征的原因还是不清楚[58]。2000 年，日本九州大学的柳雄介等人，发现 B95a 淋巴细胞上存在着 SLAM 受体，这是麻疹病毒属病毒感染时最主要的受体[59]。20 世纪 50～60 年代，虽然自然界流行的麻疹病毒所利用的主要受体是 SLAM，但病毒混合体中有少数个体同时对 CD46 受体有较弱的结合能力。以往采用人胚肾、Vero 等仅含 CD46 受体的细胞对麻疹患者标本进行分离，实际上是诱导病毒利用 CD46 受体的驯化过程。由于是驯化过程，当年采用 Vero 等含 CD46 受体的细胞对麻疹病毒分离获得成功也是较为困难的，根据 20 世纪 90 年代初的资料，含 SLAM 受体的细胞对麻疹流行株进行分离时，其敏感度要比含 CD46 受体的 Vero 细胞高 10000 倍[60]。从含 CD46 受体的细胞分离到的麻疹病毒株，与含 SLAM 受体细胞分离到的麻疹毒株，在病原性上是存在差异的，前者感染猴类时不出现麻疹的出疹症状，后者出现人类麻疹感染时的特征。CD46 受体在人类有核细胞上均存在，而 SLAM 受体在未成熟的胸腺细胞、活化的淋巴细胞、成熟的树状细胞等细胞上存在。目前用来分离麻疹病毒的 Vero/SLAM 细胞是一种转基因细胞，含有 CD46 与 SLAM 两种受体，对于上述两类麻疹毒株均敏感。

20 世纪 50～60 年代采用含 CD46 受体细胞分离到的麻疹毒株，如 Edmonston 株、列宁格勒-4 株、沪 191 株，虽然对猴类感染时不出现麻疹症状，但其抗原性与含 SLAM 受体细胞分离到的麻疹毒株相类似，可有效用于麻疹疫苗的预防接种。所以当时在发现这一现象以后，并没有重新更换麻疹疫苗，仍是采用原有的疫苗株。

Yanagi 等 2002 年汇总了不同型 MV 与 CD46 受体和 SLAM 受体的结合模式[61]，见图 2-15，提示除麻疹病毒除 CD46 受体和 SLAM 受体外，疫苗株在鸡胚纤维原细胞上还有其他可能的结合受体。

在过去的 10 年中，已多次研究发现野生型 MV 可不依赖 CD46/MCP 或 CD150/SLAM 受体而感染多种细胞系，为麻疹其他受体的存在提供了证据。研究临床解剖和病理变化发现，野生型 MV 能感染气管、支气管、肺、口腔、咽、食道、小肠、肝和膀胱上皮细胞，并能向外排毒。Noyce RS 等[62]发现了一种新的受体黏附分子 Nectin-4。3 个受体的发现时间，体外表达位置，结构等均有不同（表 2-2）。

一、CD46

（一）CD46 受体功能的发现

1954 年，Enders 和 Peeble 首次分离出 MV，但直到 1993 年，CD46 才被确认为 MV 的受体。Naniche 等人设计了一种单克隆抗体，能阻止 Halle 株 MV 感染人细胞并形成合胞体

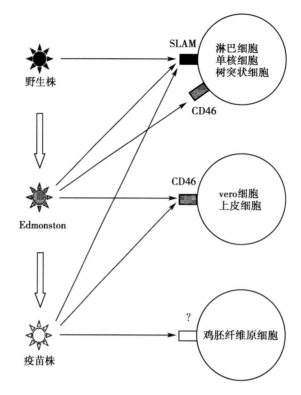

图2-15　麻疹受体（CD46，SLAM）结合模式

（图片来源：Yanagi，et al. Virology，2002，299（2）：155）

表2-2　麻疹病毒3种受体特征比较

受体	发现时间	表达位置	类型	对应毒株
CD46	1993年	所有有核细胞，不同类型的细胞上表达的数量有所不同	Ⅰ型单次穿膜糖蛋白，属于补体激活调节因子（RCA）基因簇的成员	疫苗株和实验室适应株
SLAM/CD150	2000年	未成熟的胸腺细胞、激活的T，B淋巴细胞、巨噬细胞、造血干细胞和成熟的树突状细胞表面	Ⅰ型膜蛋白，属于免疫球蛋白超家族CD2成员	野毒株和疫苗株
Nectin-4	2011年	主要表达在胎儿时期各组织、器官及成人胎盘中。在肺、乳腺、结肠和卵巢腺癌细胞上大量表达；在扁桃体、口腔黏膜、食道、鼻咽和气管的柱状上皮细胞上中等数量表达；在肺巨噬细胞和大脑皮层的神经细胞上少量表达	Ⅰ型单次穿膜糖蛋白，免疫球蛋白超家族（IgSF）的细胞黏附分子	野毒株和疫苗株

（数据来源：Noyce，et al. PLoS Pathog，2011，7（8）：e100224）

的过程。该单克隆抗体通过免疫亲和层析被识别为一种细胞表面糖蛋白，最终被确定为CD46[63]。几乎同时，Dorig 等人通过遗传学的方法也证实，人 CD46 能够充当 Edmonston 株的受体。CD46 可以在人所有有核细胞（除红细胞以外）上表达，因此这些 MV 实验室适应株能在大多数的灵长目细胞上生长良好。而在猴子体内，红细胞也能表达 CD46，这与实验室适应株有凝血活性相一致。当 MV 存在时，非洲绿猴红细胞和 MV 易感的宿主细胞能够形成花环结构，Dorig 等人利用 MV 这种特性将人-鼠体细胞杂交，观察其结合 MV 的能力。结果发现，只含有人完整 1 号染色体的杂交细胞系能和 MV 结合，淋巴细胞标记研究发现可能 CD46 为 MV 的受体。MV 可与表达人 CD46 的仓鼠细胞系结合，被感染的 CD46+细胞产生合胞体和病毒蛋白及针对 CD46 的多克隆抗血清阻止病毒的结合和感染，证实了上述猜想[58]。

与疫苗株和实验室适应株不同的是，从 B95a 细胞和人 B 细胞系中分离的 MV，只在一些淋巴细胞系中生长。而且，在 CD46+的细胞中，从 B 细胞系分离的 MV H 蛋白既不引起 CD46 的下调也不引起合胞体的形成。这些研究表明 B 细胞系分离的 MV 可能利用 CD46 之外的分子作为受体。研究发现，B 细胞系分离的 MV，大多数在体内以 SLAM 为受体而非 CD46[64]。Manchester 等人报道了从外周血单个核细胞中分离获得的临床毒株是以 CD46 作为受体的。但是，这些毒株在表达人 SLAM 的中国仓鼠卵巢细胞中扩增良好，却不能感染表达人 CD46 的中国仓鼠卵巢细胞[65]。因此，在体内 SLAM 是主要的细胞受体，而CD46 是体外 MV 适应株的细胞受体。

（二）CD46 的分子结构

CD46 也叫膜辅助因子蛋白，是补体激活调节因子（RCA）家族的成员。为 I 型跨膜糖蛋白，分子质量为 57~67kDa。H 蛋白的胞外区包括四个短的共有重复序列（SCRs），靠近细胞膜的位置有一富含丝氨酸-苏氨酸-脯氨酸（STP）区域，紧接着是跨膜区（TM）和一个 C-末端胞质尾巴（CYT）。SCR1、2 和 4 有 N-连接的糖基，SCR2 的糖基化与 MV 的结合有关，CD46 的 MV 结合区位于 SCR1 和 SCR2。通过突变、肽图谱及抗体抑制实验证实，CD46 的 SCR1 和 SCR2 与 MV 的相互作用主要有以下的几个氨基酸残基：SCR1 的 Glu24、Arg25、Pro39、Tyr67 和 45-48aa 及 SCR2 的 Asp70 和 85-104aa。CD46 的补体结合功能是源于 SCR2 与 C4B 结合，SCR3、SCR4 与 C3B、C4B 结合。CD46 的 STP 区有 3 个不同的外显子 A、B 和 C，形成一系列的异构体。它的胞内尾部有 16 或 22 个氨基酸残基（图 2-16）。

通过对许多 MV H 蛋白的分析表明，大多数以 SLAM 和 CD46 作为受体的 H 蛋白的第 481 位为酪氨酸，但是大部分 B 细胞系分离的毒株 H 蛋白第 481 位是天冬酰胺。H 蛋白第 481 位由酪氨酸替代天冬酰胺使得 B 细胞系分离的毒株可以以 CD46 作为受体。进一步研究表明，当 B 细胞系分离的这些野生型 MV 在猴肾细胞 Vero 及人宫颈癌细胞 HeLa 连续传代，经常可以发现 H 蛋白第 481 位由天冬酰胺变成了酪氨酸，第 546 位由丝氨酸变成了甘氨酸，H 蛋白即能够利用 CD46 作为受体，病毒转变成这两种细胞的适应株。另有研究发现，H 蛋白第 546 位由丝氨酸变成了甘氨酸可以促进 CD46 的结合能力，而第 548 和 549

位氨基酸残基会降低 CD46 的结合能力[66]。

通过重组病毒实验表明，仅仅 H 蛋白第 481 位酪氨酸替代天冬酰胺，或第 546 位甘氨酸替代丝氨酸，不能引起 B 细胞系分离的 MV 能像 Edmonston 株一样有效利用 CD46 作为受体[67]。要与 CD46 有效地相互作用要求 H 蛋白发生另外的突变[68]。这可能可以解释为什么在活体内很少检测到以 CD46 为受体的病毒。而且，以 CD46 为受体的病毒可能具有生长缺陷因为它们会在外周血单个核细胞中引起 I 型干扰素的高水平表达。因此，以 CD46 为受体的病毒可能在 SLAM⁻ 的培养细胞中存活生长，但是它们可能不能在体内繁殖，因为干扰素系统会抑制它们的生长。

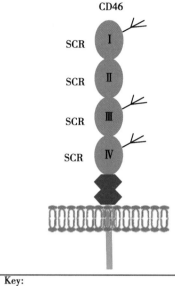

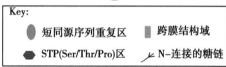

图 2-16　CD46 分子的结构

注：SCR，短的共有重复序列；STP，丝氨酸-苏氨酸-脯氨酸富集区域

（图片来源：Noyce，et al. Trends Microbiol，2012，20（9）：429）

（三）CD46 的功能

现已证实，CD46 分子是 MV 的主要细胞受体，与 MV 的结合区位于 SCR1 和 SCR2，抗 SCR1 和 SCR2 的单克隆抗体可抑制 MV 的感染。CD46 与 MV 结合后可以观察到蛋白酪氨酸激酶的磷酸化，可以认为 CD46 是信号传导型细胞受体。

CD46 可以充当胞浆丝氨酸蛋白酶因子 I （plasma serine protease factor I） 的辅因子，即可与 C3b 或 C4b 结合而促进 I 因子对 C3b 和 C4b 的裂解灭活，从而保护自身宿主细胞免受补体的自溶。但 CD46 与 CD55 不同，CD46 没有衰变加速活性。另外，CD46 与 CD55 仅能与存在于同一细胞膜上的 C3b/C4b 结合，相反，I 型补体受体（CRI 和 CD35） 优先与存在于其他细胞上的 C3b/C4b 结合。因此，CD46 与 CD55 一样被称为"内部调节蛋白"。CD46 的生理功能是与 CD55 一起保护机体免受补体介导的细胞损伤，尽管 CD46 有许多突变体，但这一生理功能是非常保守的。

（四）MV H 蛋白与 CD46 的相互作用及结合模式

CD46 与 MV 的作用可引发一系列的细胞内信号反应，影响 MV 引起的病毒感染和免疫抑制的病理发生。MV H 蛋白与 CD46 高亲和性的相互作用可导致感染细胞表面 CD46 的下调，使得它们对 C3b 介导的补体裂解更为敏感。还可通过信号途径调节引发抗病毒免疫反应，抑制主要起始细胞免疫反应的细胞因子 L-12 在单核细胞中的表达。并且，MV 与 CD46 相结合，可通过 cyt-2 引起细胞内信号，产生 IFN，IFN 在引发早期的抗病毒免疫反应过程中起重要作用。MV 以补体调节蛋白为受体，可影响宿主细胞的功能，使病毒逃避了有效的细胞介导的免疫反应。研究 MV 与 CD46 的相互作用，可进一步了解病毒选择补体调节蛋白作为受体的意义[69]。

为确定 MV H 蛋白中与 CD46 相互作用的氨基酸残基，对 Edmonston 株和 Halle 株的 H 蛋白进行了一系列突变，试验相关残基的改变是否能影响 H 蛋白与 CD46 的结合。研究表明，一些氨基酸残基包括 A428，F431，V451，Y452，L464，Y481，I487，A527，S546，S548 和 F549 与 CD46 相互作用[40,41,44,66]。Tahara 等人表明除了 H 蛋白第 481 位酪氨酸替代天冬酰胺外，第 390 位、416 位、446 位、484 位和 492 位氨基酸残基被替代都有助于 B95a 细胞中分离到以 CD46 作为受体的毒株，说明这些位置的氨基酸残基可能也与 CD46 相互作用[70]。通过点突变实验，目前发现 H 蛋白的芳香氨基酸残基（例如 F483、Y541 和 Y543）对于感染上皮细胞并形成合胞体是很关键的[46]。

2007 年，两个研究小组几乎同时解析了 Edmonston 株 H 蛋白头部的晶体结构。晶体结构显示，H 蛋白的头部结构域形成一个由二硫键衔接的同二聚体，每一个单体是由 6 个叶片（blades β1- β6）组成的 β-螺旋桨形结构，每一个叶片包含 4 个反向平行的 β-折叠片（S1- S4），β-叶片之间通过 S1 和 S4 延伸出来的环（loop）相连，S1 和 S2 组成了中心"裂隙"的底部[36,48]。2010 年，Santiago 等人解析了 Edmonston 株变异体 H 蛋白（第 546 位的丝氨酸被甘氨酸取代，增强了与 CD46 的亲和力）与受体 CD46 的复合物晶体结构[71]。H 蛋白与 CD46 结合之后并不引起 H 蛋白发生明显的构象改变。CD46 通过 SCR1、SCR2 和 Loop 结合于 H 蛋白 β4- β5 叶片之间的沟槽内。二聚体中每一个单体都结合一个 CD46 分子。

MV H 蛋白与受体分子的复合物结构如图 2-17[48,71]。虽然受体分子的结构各异，但都结合于 H 蛋白的 β4/β5 沟槽内。CD46 分子在胞外区的 4 个 SCR 中远端的 SCR1 和 SCR2 "横躺"入 β4/β5 槽内，但因 SCR2 的一面紧靠 β4，因此其结合位点更偏向于 H 蛋白的 β4 桨叶片。三种受体分子都结合于 H 蛋白的 β4/β5 沟槽内，意味着他们的结合位点都存在广泛的重叠。进一步比较发现在该沟槽的中部存在一个高度疏水的口袋，与三种受体分子均有相互作用。CD46 是通过一个双残基序列 D- D loop 顶端的 Pro- Pro 序列插入到该口袋中。该口袋的发现有助于研究和尝试能够特异性结合于该口袋而有效阻断 H 蛋白与受体结合的抗病毒药物设计。

二、麻疹病毒 SLAM 受体

麻疹病毒的感染由 HA 糖蛋白和宿主细胞受体的相互结合而引发。CD46 分子是第一个被鉴定的麻疹病毒受体。但人们发现 EB 病毒转化的狨猴类淋巴母细胞系如 B95-8 及其亚细胞系 B95a 非常容易分离得到 MV，而这些病毒在 Vero 细胞中需长期盲传才能通过细胞表面的 CD46 受体而感染，麻疹病毒的临床分离标本也很难在 Vero 细胞中适应，提示我们是否除了 CD46 分子以外，还有别的病毒受体存在？

（一）SLAM 受体的发现

2000 年，Tatsu 等[59]利用人的外周血单核细胞（PBMC）的 cDNA 文库，构建能表达上述文库质粒的细胞系，从中筛选能够被 MV 野生型毒株 KA（该毒株不能与 CD46 受体结

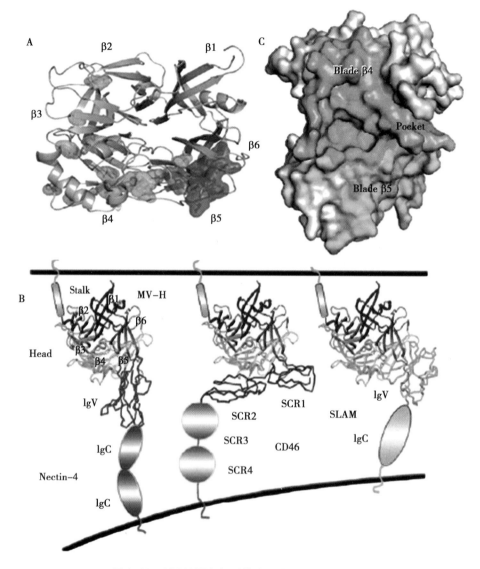

图 2-17 MV H 蛋白与受体分子的复合物结构

注：A：受体结合的 H 蛋白头部结构域包括 6 片围绕螺旋桨轴循环排列的 β-折叠片，形成一个同二聚体；B：MV H 蛋白通过头部结构域的 β4/β5 沟槽结合 3 种受体分子。CD46 以膜远端的短重复序列 SCR1 和 SCR2 "横躺"入 β4/β5 槽内；C：β4/β5 受体结合位点中部保守的疏水口袋，与 3 种受体分子均存在相互作用

（图片来源：Hashiguchi, et al. Proc Natl Acad Sci USA, 2007, 104（49）：19535；Santiago, et al. Nat Struct Mol Biol, 2010, 17（1）：124）

合）感染的细胞系，进而从人的 PBMC 中分离了能与毒株 KA 结合的，至此，第二种 MV 细胞受体被发现并报道，人 SLAM 蛋白是定位于人外周血单核细胞上 MV 细胞受体。该受体能够被麻疹流行株和疫苗株共同识别。

2001 年，我国研究人员利用 B95a 细胞，从麻疹暴发病例中分离获得几株麻疹病毒

（称之为 B95a 型病毒毒株），由于这些毒株 H 基因的突变（H 蛋白的 546 位由 Ser 突变为 Gly），使它们不能和早期毒株一样，与 CD46 受体结合，但却能感染绒猴细胞 B95a[72]。研究人员采用酵母双杂交系统，以 B95a 型毒株突变的 H 蛋白为诱饵蛋白，从狨猴细胞 B95a cDNA 文库中筛选得到了一个能和 H 蛋白相互作用的蛋白 bip（B-lymphoblastoid interaction protein of marmoset），并且证实将 bip 转染 MV 的非允许细胞系 CHO（中国仓鼠卵巢细胞）后，麻疹病毒能够在其中形成特异性 CPE 现象，经序列测定发现 bip 与人 SLAM 分子有高度同源性，是 SLAM 的同功同源分子，我们称为 mSLAM，在 MV 侵入猴 B 淋巴细胞时充当细胞受体。研究表明，麻疹病毒 H 蛋白与 SLAM 的亲和力比 H 蛋白与 CD46 的亲和力高 5 倍[71]，无论疫苗株还是流行株都更倾向于利用 SLAM 作为受体。

（二）SLAM 受体的结构和功能区

SLAM，即信号淋巴细胞活化分子，是一种糖蛋白（也称为 CD150、CDw150 和 IPO-3），是 CD2 免疫球蛋白基因超家族（immunoglobulin gene superfamily，IgSF）成员。SLAM 蛋白分子质量为 70kDa，该蛋白的截断形式为 SLAM2 和 SLAM3。与 CD2 家族的其他成员一样，SLAM 含有两个高度糖基化的免疫球蛋白超家族结构域，一个远膜的 V 型结构域和一个近膜的 C2 型结构域（含 2 个二硫键），然后是跨膜区（TM）和位于胞质的尾部（CY）组成。SLAM 的胞内区含有三段高度保守的富含酪氨酸（tyrosine）的基序（TXXYXXV/I/A），分别分布在第 282-287、第 308-313 和第 328-333 位氨基酸，它能够与 SLAM 相关蛋白（SLAM-associated protein，SAP 或 SH2D1A）结合。SLAM 基因位于人染色体 1Q22-Q23[61]（图 2-18）。

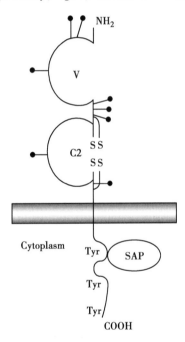

图 2-18 SLAM 受体结构

注：SLAM 包含两个高度糖化的免疫球蛋白超家族结构域，V 和 C2。SLAM 的细胞质尾区含有酪氨酸残基，它被 SH2 域绑定序列所包围，而 SAP 则以磷酸酪氨酸或依附或独立的形式绑定于这个序列

（图片来源：Yanagi, et al. Virology, 2002, 299 (2): 155）

其中位于 N-端的 V 结构域是与麻疹病毒 H 蛋白结合的功能区，介导病毒的黏附。鼠 SLAM 与人 SLAM 具有相似结构（在氨基酸水平约 60% 相同）和功能，但不能作为 MV 的受体，因此，鼠不能感染 MV。为了验证这个功能结构域，Ono 等人构建了嵌合分子研究 SLAM 分子作为 MV 受体的功能[64]。人 SLAM 的 V 结构域与不同的跨膜蛋白融合都可作为 MV 受体，而含鼠 SLAM V 结构域的人/鼠 SLAM 嵌合体则不能作为麻疹病毒的受体。表达人 SLAM V 结构域的可溶性分子可与表达 MV H 蛋白的细胞结合，但不能与表达 MV F 蛋白或其他包膜蛋白的细胞结合，由此可知，SLAM 的 V 结构域与麻疹病毒相

互作用，介导 MV 进入细胞。Ono 等还构建了以小鼠 SLAM 为骨架，含人 SLAM 的 V 结构或 N-末端 1-67aa 或 C-末端 68-139aa 的嵌合体，该嵌合体可在细胞表面表达，但不能作为麻疹病毒受体，可见，人 SLAM 的完整的 V 结构域才有 MV 受体功能。

（三）SLAM 受体的分布与麻疹病毒感染的取向

SLAM 受体在人体以及鼠类的胸腺细胞、激活的淋巴细胞、成熟的树突状细胞（DCs）、巨噬细胞和血小板中均可检测到，并在 T、B 细胞被抗原和促分裂原激活后迅速增加。在人的扁桃体和脾脏中，CD14 $^+$ 单核细胞亦表达 SLAM[3]。SLAM 在 CD4 $^+$ T 细胞中则呈差异性分布，在 Th1 细胞中可以找到高浓度的 SLAM，但在 Th2 细胞中只能检测到极少含量。

在培养细胞中，SLAM 主要分布于抗原特异性 T 细胞复制体中以及由 EBV 转化而来的 B 细胞株中，而在大多数 T 细胞和单核细胞株/巨噬细胞株中不存在 SLAM。在单核细胞、粒细胞以及来自非淋巴细胞器官中没有检测到 SLAM。实验发现，尽管从 PBMC 中刚分离的单核细胞不表达 SLAM，但当它被促分裂原刺激或仅被 MV 刺激时，SLAM 的表达迅速增加。抗 SLAM 抗体能防止被激活的单核细胞、成熟的树突状细胞及 B 细胞的 MV 株受感染。因此，麻疹病毒对淋巴细胞、单核细胞/巨噬细胞、树突状细胞的感染势必通过 SLAM 作为中介。

麻疹病毒是通过气溶胶微粒传播的。在对猕猴感染 MV 病例的研究发现，表达 SLAM 的淋巴细胞和 DCs 为主要受感染的细胞类型[73]，在后期偶尔会感染上皮细胞。近几年的研究中发现，由于肺泡巨噬细胞、DC 细胞表面表达丰富的 SLAM 分子，因此它们才是 MV 早期感染的靶细胞[74,75]。尽管未成熟的 DC 细胞表面不表达 SLAM，但其表面的 DC-SIGN 分子可与麻疹病毒 H 蛋白结合，相互作用后诱导中性和酸性鞘磷脂酶（Sphingomyelinase，SMase）的活化，该活化将 SLAM 从胞内招募到细胞表面，随后病毒 H 蛋白与 SLAM 分子特异性相互作用，介导病毒对 SLAM 高表达淋巴细胞（如 T 细胞、B 细胞等）和 DC 细胞的感染，病毒在这些感染的淋巴细胞中复制，造成初期的病毒血症，随后感染二级淋巴器官如胸腺、脾脏、扁桃体等，导致二级病毒血症和急性免疫抑制[74]。所以，SLAM 受体在麻疹病毒早期感染中扮演重要的角色。

另外，在被 MV 感染后，伯基特淋巴瘤和霍奇金淋巴瘤得到抑制。因为这些淋巴肿瘤中表达了 SLAM，而麻疹病毒的感染杀死了这些肿瘤细胞。

（四）SLAM 受体与麻疹病毒属的关系

Tatsuo 等发现人 SLAM 是 MV 感染细胞的受体后，又研究证实了麻疹病毒属 MV、RPV 和 CDV 都能分别利用人、牛和犬淋巴细胞上表达的 SLAM 作为其受体。因此，将 SLAM 用做受体可能是麻疹病毒属的一种共同特征。这些病毒都是接触性传染的病原体，在各自自然宿主中引起毁灭性疾病，并伴严重的免疫耐受和淋巴瘤[3,76]。

麻疹病毒属一个最显著的生物学特性是具有高度的宿主特异性。Ohish 等[77]测定了 5 个海洋哺乳动物 SLAM 的 cDNA 序列，并模拟出三维结构，推测受体 SLAM 和病毒的相互作用关系。SLAM 胞外的类免疫球蛋白 V 结构域功能区包含有 8 个潜在的 N-糖基化位点和构成 C2 结构域二硫键的 4 个半胱氨酸残基，其中 V 结构域是与病毒蛋白结合的功能区，包含与病毒蛋白结合的 21 个氨基酸残基，其中 8 个（63，66，68，72，84，119，121，130）是麻疹病毒属易感物种共享的，这套氨基酸残基决定宿主与病毒相互作用的特异性，这 8 个关键氨基酸残基分布于 SLAM 与 H 蛋白相互结合形成的 β 折叠面上，PPRV、RPV 和 CDV 的 H 蛋白通过 β 螺旋的顶端与 SLAM 胞外域的 β 折叠相结合，而 MV 的 H 蛋白通过 β 螺旋的侧面与 SLAM 结合。突变分析也显示：人 SLAM 第 60、61 和 63 位氨基酸残基是病毒结合和感染的关键氨基酸[78]。此外，Hu 等利用酵母双杂交系统技术也证实了人 SLAM 分子上的 27-135 位氨基酸区域是与 MV H 蛋白相互作用主要区域，并且利用这段多肽筛选得到了 2 个能抑制 MV 侵染的十肽[38]。

（五）SLAM 在免疫调控中的作用

SLAM 是一类包含有胞质内尾部和特征信号序列的双功能受体，也是调控和促进淋巴细胞增殖、生成免疫球蛋白和分泌 IFN-γ 等细胞因子的共刺激分子，对抗原递呈细胞提供的信息的传递及免疫细胞分泌抗体和细胞因子的调控方面具有重要作用。

麻疹病毒可通过受体上潜在的靶细胞如 Toll 样受体（TLR）2$^+$ 单核细胞和 DCs 中进入。虽然 SLAM 也表达于成熟 DCs 细胞和活化的单核细胞，但它不同于其他单核细胞激活分子，表达于单核细胞的 SLAM 易被 TLR2、TLR4 和 TLR5 配体所感应，这表明表达 SLAM 单核细胞的出现是感染后先天性免疫激活的一个信号，这些单核细胞可能共同刺激 T、B 细胞表达 SLAM。在 TLRs 促效剂、致炎（炎症前）细胞因子或 CD40 连接作用的刺激下，SLAM 表达于成熟 DCs 细胞表面，促进 DCs 细胞启动炎性免疫应答，另外，DCs 在 LPS 和 IL-10 共刺激下也能对 SLAM 产生正向调节效应，提示 SLAM 具有复合性免疫功能调节作用。

SLAM 也调节由脂多糖（LPS）诱导产生的 IL-12、肿瘤坏死因子（TNF）α、老鼠体内的巨噬细胞产生的一氧化氮等[79]。MV 通过血凝素与人 SLAM 的相互作用特异性抑制 DC 中 TLR4 信号介导的 IL-12 的产生[80]。

作为一个辅助刺激分子，SLAM 调节非依赖性 T 细胞的增殖和分泌 IFN-γ。SLAM 的受体是邻近细胞上表达的 SLAM，两者在自然条件下相互作用效率很低，但能引起一系列重要变化。已证实可使 T 细胞和抗原特异性抗体增殖，并使 CD4$^+$T 淋巴细胞产生 IFN-γ，在免疫反应中，SLAM 不仅使抗原特异性 T 细胞增殖，亦使 Th0 和 Th1 增殖[81]。另外，SLAM 信号调节 Th2 细胞因子的产生。

SLAM 可作为自身配体，在它们的胞外区以亲同种抗原的形式发生同型自我结合，该结合诱导胞质尾区的 ITAMs（TXXYXXV/I/A）免疫受体酪氨酸（tyrosine）活化基序（immuno-receptor tyrosine-based activation motifs，ITAMs）的酪氨酸磷酸化，而后与 SLAM 相关蛋白（SLAM-associated protein，SAP 或 SH2D1A）结合。它的运作机制如图 2-19 所示：CD4$^+$T 细胞上表达的 SLAM，与相邻细胞中的另一个 SLAM 分子相互作用，连接导致其绑定到 SAP，这又反过来复原和激活与 Src 相关的蛋白酪氨酸激酶 FynT，从而导致 SLAM 酪氨酸磷酸化。在 T 细胞抗原受体（TCR）的参与下，触发下游效应物，导致

GATA-3 转录因子上调，促使辅助型 T 细胞因子如白细胞介素（IL）-4 和 IL-13 等的产生。Th2 型细胞因子的分泌主要依赖 SLAM-SAP-FynT 通路。

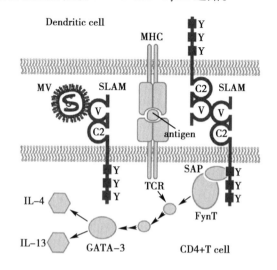

图 2-19　SLAM 的信号转导

注：SLAM 的配位体是出现在相邻细胞的另一个 SLAM。两者连接并绑定到 SAP 上，反过来复原和激活 FynT，导致 SLAM 磷酸化。结合 T 细胞受体（TCR）介导的信号后，触发下游效应物，致 GA-TA-3 上调，促使 IL-4 和 IL-13 的产生。MV H 蛋白与 SLAM 的 V 域结合，启动细胞入口。MHC，主要组织相容性复合体

（图片来源：Griffin, et al. Curr Top Microbiol, 2009, 329: 1）[82]

（六）SLAM 小鼠模型及致病机制的研究

人类是 MV 的唯一天然宿主，其他的灵长类动物也可以被有效感染，特别是绒猴，通常被用来研究麻疹感染的病理过程。但由于灵长类动物具有较高的饲养成本及相对较长的妊娠周期和寿命，开发一个小动物模型来研究 MV 的发病机制或许是更好的选择。随着 MV 细胞受体的相继确定，通过转基因/敲入小鼠研究 MV 的致病机制，近几年取得了很大进展。

然而，CD46 转基因小鼠可能不适合用来做麻疹发病机制的分析，因为 CD46 只是麻疹疫苗株的受体，而非麻疹病人体内大多数病毒的受体。某些实验人员在使用人的 SLAM cDNA 后受非权威启动子的驱使生成 SLAM 转基因小鼠，这表明麻疹病毒可以感染这些小鼠[83]，然而，这些小鼠的 SLAM 表达形式不自然。又有些实验人员用人体基因组 DNA 生成 SLAM 转基因小鼠，其内生的启动子用于转录[84]，这些小鼠表现出人体（转基因）SLAM 的表达形式和人体的 SLAM 相当，然而，这些小鼠既有人体 SLAM 蛋白，又有小鼠 SLAM 蛋白，可能会影响 SLAM 表现细胞的功能，从而修改麻疹病毒感染的发病机制。于是，实验人员培育出基因敲入小鼠，在其体内用人的 SLAM 的 V 区域替代小鼠的 SLAM 的 V 区域，保留余下的蛋白（小鼠 SLAM），以及相关的信号传导途径。人体/小鼠嵌合的

SLAM 如预期的那样分布，在敲入 SLAM 的小鼠体内正常运作，在体内试验中，敲入 SLAM 的小鼠制成 α/β-干扰素受体缺陷（IFNAR）时可允许麻疹病毒进行复制，而 MV 感染的 SLAM 基因敲入小鼠（KI 小鼠）可以再现人类感染的取向和免疫抑制。

Ohno 等[85]发现，嗜淋巴细胞的麻疹病毒在嵌入 KI 小鼠体内和体外都得到很好的复制。免疫系统细胞中存在一个功能性的 SLAM 受体，从而使得这些小鼠在进行鼻内接种后顺利感染 SLAM，这表明 MV 在活体内的第一个目标应该就是呼吸道免疫系统中 SLAM 呈阳性的细胞。其次，KI 小鼠体内 MV 的传播复制了人体感染 MV 的早期阶段，经历鼻内感染后，首先在呼吸道的引流淋巴结中能够检测到该病毒，接下来它传播到整个身体的淋巴器官。这一传播路径和灵长类动物感染麻疹以及狗、雪貂感染犬瘟热病毒后收集到的数据一致。第三、在 KI 小鼠体内发现了淋巴细胞增殖，这一点和麻疹病人相同，随着 KI 小鼠受 MV 株（B95a 分离的野生毒株 IC-B 株）的感染，导致 T 细胞对分裂素刺激的反应减弱。这些实验可部分解释 MV 引发的免疫抑制机制。

Koga 等[86]在进一步的研究中证明，受 MV 感染的 KI 小鼠能产生许多免疫方面的改变。首先，在 KI 小鼠身上 T、B 两种细胞都容易受 MV 的感染，但只有脾脏 T 细胞在受 MV 感染后出现了明显的下降，而在感染了犬瘟热病毒的貂身上的研究也表明，T 细胞比 B 细胞衰减的程度更高[87]。其次，受 MV 感染的 KI 小鼠在接受免疫后，对抗 CD3 抗体表现出 CD4$^+$T 细胞增殖的抑制，并且对 OVA（卵清蛋白）抗原表现出抗体产量的抑制。在人类身上，对淋巴细胞和 T 细胞增殖的抑制以及抗体产量的抑制会在感染后维持数周，而这些表现仅仅在 KI 小鼠感染 MV 后的大约第 5 天就可以完全表现出来。最后，来自感染 MV 的 KI 小鼠的 CD4$^+$T 细胞在 T 细胞的反应上表现出 Th2 的转移，以及 IL-10 产量的增加，类似的情况在人类身上也发生过[88]；来自 KI 小鼠的树突状细胞在感染 MV 后会导致对 IL-12 产量的抑制。也和之前的研究结果是一致的[89,90]。另外，抗小鼠 IL-10 受体（IL-10R）单克隆抗体的使用阻碍了 IL-10，缓解了受感染的 KI 小鼠对接触性过敏性反应的抑制，但没有治愈 T 淋巴球减少症或对 T 细胞增殖产生抑制。因此，在 KI 小鼠身上也观察到除了以 IL-10 为媒介的信号以外的其他机制也会引发免疫抑制，如可能包括不同 MV 蛋白和细胞表面蛋白之间的相互作用等。

所以，KI 小鼠，再包含各种突变的 MV 蛋白、重组的麻疹病毒，有潜力成为一种非常有用工具，为我们解开 MV 引起的免疫抑制之谜。

（七）麻疹病毒 H 蛋白与 SLAM 受体相互作用研究

在 MV 的感染过程中，H 蛋白与宿主特异性受体分子结合，起始病毒对细胞的感染，F 蛋白直接介导病毒与宿主细胞膜的融合，完成病毒的入侵过程。因此，研究和探讨 H 蛋白与 SLAM 受体的相互作用就显得意义重大。

在很多试验中，某些 H 蛋白的氨基酸残基就被定义和 SLAM 相关。H 蛋白的 Ile-194、Tyr-529、Asp-530、Thr-531、Arg-533、Tyr-553 和 Pro-554 是再一次依赖于 SLAM 的融合试验中最早确定的关键氨基酸残基[41]。Massé[40]等又报道 MV H 蛋白 Asp-505、Asp-507 和 Arg-533 最初只是显著减少了 SLAM 下调。Navaratnarajah 等[44]用一种基于模型的方法来预测 MV H 蛋白可能在蛋白质相互作用中起作用的氨基酸残基。研究表明，Ile-194 是依赖于 SLAM 融合中关键的氨基酸，在最初的 SLAM 绑定中出现，而 Tyr-529、Asp-530、Arg-533、和 Tyr-553 支持绑定后的一个步骤，这个步骤对引起 F 蛋白演变以及膜融合必不可少。另外又在特定受体的细胞对细胞融合试验中测试了 D505G 和 D507G 突变，确认了它们会导致依赖于 SLAM 的融合减少三分之二。这些结论和 MV H 晶体结构为动态的 H 蛋白受体相互作用在原子层面的特征提供了舞台。

2011 年，Hashiguchi 等解析了 MV H 蛋白与第 2 个受体 SLAM（猴 SLAM，maSLAM）V 结构域（maSLAM-V）的复合物晶体结构[49]。maSLAM-V 呈现典型的 V-型免疫球蛋白样结构，由 BED 和 AGFCC'C" 两组 β-折叠片组成，通过 Cys32-Cys132 之间的二硫键稳定 A-G 之间的相互作用。而 maSLAM 则通过 IgV 区的"中部"的 AGFCC'C" 折叠片与 H 结合，对 H 蛋白的作用位点分布在 β4，5，6 桨叶片，但以与 β5 的相互作用为主（详见血凝素结构一节）。同时，SLAM 与 H 的作用模式有利于拉近细胞膜与病毒囊膜之间的距离，另外 SLAM（2 个 Ig-like 结构域）相对其他受体在胞外段具有更小的分子大小，这可能使得 MV 更容易通过 SLAM 受体完成膜融合和病毒侵入过程。SLAM 分子靶向 H 蛋白的 β4，5 沟槽，与其他两个受体分子的靶向位置存在重叠，该沟槽的中部存在一个高度疏水的口袋，与三个受体分子均有相互作用，而 SLAM 分子是"横卧"于该疏水口袋之上。这一发现表明，能够特异性结合于这一口袋的小分子药物可以有效阻断 H 蛋白与受体的结合，这给抗 MV 药物的设计提供了很好的思路。

三、麻疹病毒上皮细胞受体 Nectin-4

黏附连接蛋白 Nectin-4 是 Noyce RS 等在 2011 年发现的 MV 的第 3 个细胞受体[62]，又名脊髓灰质炎病毒受体相关蛋白（poliovirus receptor like protein 4，PVRL4），脊髓灰质炎病毒相关受体（poliovirus receptor related，PRR4）。Nectin-4 属于免疫球蛋白超家族（IgSF）的细胞黏附分子，是一种非钙依赖性的细胞黏附分子。Nectin-4 属于 I 型单次跨膜蛋白，由 510 个氨基酸组成，预期分子质量是 55.5ku。Nectin 4 蛋白由胞外区、跨膜区和胞内区 3 部分组成。胞外区由一个可变区和两个稳定区构成，分别是 Ig-V、两个 Ig-C2，随后是跨膜区，胞内区包含一段较为保守的序列（Glu-Ala-X-Tyr-Val）被称为 PDZ 结合超二级结构，Nectin 蛋白通过它与 afadin 蛋白上的 PDZ 结构域结合。野生型麻疹病毒（wtMV）分离株能通过 Nectin-4/PVRL4 受体进入呼吸道上皮细胞的基底侧，麻疹病毒疫苗株也能通过该受体进入培养的细胞。Nectin-4 及 CD46、SLAM 的结构模式图见图 2-20。Nectin-4 通过与丝状肌动蛋白结合蛋白 afadin 上的 PDZ 结构域结合，从而与细胞骨架相连。Nectin-4 是一种胚胎期蛋白，主要表达在胎儿时期各组织、器官及成人胎盘中。研究显示，Nectin-4 是大量表达在肺、乳腺、结肠和卵巢腺癌细胞上的一种蛋白质，被认为是一种新的肿瘤细胞标志物。人蛋白阿特拉斯项目（www.proteinatlas.org）报告了 PVRL4 在人胎盘滋养层，胃腺细胞，肺、乳腺和卵巢腺癌细胞大量表达，在扁桃体、口腔黏膜、食道、鼻咽和气管的柱状上皮细胞上中等数量表达，在肺巨噬细胞和大脑皮层的神经细胞上仅有少量表达。

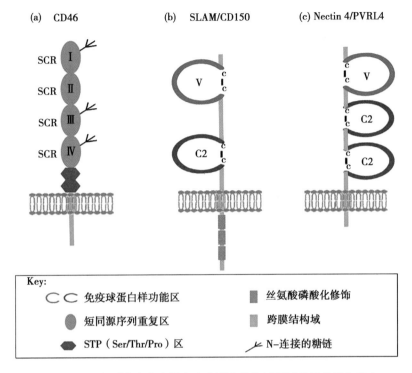

图 2-20　野生型麻疹病毒及麻疹病毒疫苗株以不同的受体进入宿主

注：已证明 MV 疫苗株及实验室适应株（Edmonston）以（a）CD46/MCP 作为受体，该受体被广泛表达在有核细胞表面。该受体是一个补充调整蛋白，包括 4 个 SCR 区，一个丝氨酸-苏氨酸-脯氨酸（STP）富集区，一个跨膜区和一个细胞质区。（b）麻疹病毒流行株以 CD150/SLAM 为受体，该受体在免疫细胞中表达，包括活性淋巴细胞，树枝状细胞和巨噬细胞。它是在含有细胞质络氨酸磷酸化位点的免疫细胞中发现的信号分子，是一个免疫球蛋白超家族中的一员，包括 1 个超变区和 1 个恒变区（C2）（c）野生型 MV 分离株也能通过 Nectin-4/PVRL4 受体进入呼吸道上皮细胞的基底侧，MV 疫苗株也能通过该受体进入培养的细胞。研究发现 Nectin-4/PVRL4 存在于细胞黏附连接处，也是免疫球蛋白超家族中的一员，包含 1 个 V 区和 2 个 C2 区

（图片来源：Noyce，et al. Trends Microbiol，2012，20（9）：429）

（一）麻疹上皮细胞受体 Nectin-4 的发现历史

在过去的 10 年中，已多次研究发现野生型 MV 可不依赖 CD46/MCP 或 CD150/SLAM 受体而感染多种细胞系，为上皮细胞麻疹其他受体的存在提供了证据。研究临床解剖和病理变化发现，野生型 MV 能感染气管、支气管、肺、口腔、咽、食道、小肠、肝和膀胱上皮细胞，并能向外排毒。还发现，原代培养的人小气道上皮细胞（SAEC）在无血清的培养液中生长对野生型 MV 不易感，但是在培养液中加入胎牛血清，SAEC 就变得对野生型 MV 易感了，这些细胞不表达 SLAM 受体，野生型 MV 也不以 CD46 为受体，提示气道上皮细胞上存在第三受体的表达。临床中也观察到 MV 可以感染来源于肺、乳房和结肠等器官腺泡上皮细胞的腺癌细胞，故在临床上作为"溶瘤病毒"用于癌症的治疗。最近，一种间

质上皮细胞在转录阻抑物 SNAIL 作用后失去了紧密连接蛋白，变得对野生型 MV 感染不敏感了，提示紧密连接蛋白可能是病毒进入上皮细胞的受体。此受体位于上皮细胞的基底侧，可与感染的淋巴细胞和 DC 细胞密切接触。

为了寻找存在于上皮细胞中的受体，Noyce RS 等[62] 使用 Affymetrix Human Gene ST 1.0 基因芯片对野生型 MV 的易感细胞（MCF7、MDA-MB-468、T47D、NCI-H358、MGH24、NCI-H125）和非易感细胞（MDA-MB-231、A549）的膜蛋白黏附分子 mRNA 进行比较分析。使用微阵列的方法来分析哪些膜蛋白基因相对于非易感细胞在易感细胞系表达上调。提取乳腺癌细胞（MCF7、MDA-MB-468、T47D、MDA-MB-231）。肺腺癌细胞（NCI-H358、MGH24、NCI-H125、A549）。SAEC（血清和非血清处理）细胞的 mRNA，分析其紧密连接蛋白和黏附连接蛋白的表达量变化，发现许多膜蛋白表达量发生了上调。通过对上调幅度大于 20% 的蛋白进行分析。首先，分析乳腺癌和肺腺癌共同上调的 48 个基因。将这些基因分别构建真核表达载体，转染到对野生型麻疹病毒不敏感的猴肾细胞系 COS-1 中，然后接种 IC323 缺陷的野生型 MV［该野生型 MV 是被基因工程改造过的毒株，可增强表达绿色荧光蛋白（EGFP）受体（wtMV-EGFP）］，结果野生型 MV 感染均没有成功。随后，选取胸腺癌、肺癌和活化的 SAEC 三类共同上调的 11 个基因进行真核载体的构建和感染试验，结果发现人 PVRL4（Nectin-4）基因，对 wtMV-EGFP 易感，可以使非易感细胞 COS-1 获得野生型 MV 感染的能力，说明 PVRL4 可能是 MV 的上皮细胞受体。这个细胞表面糖蛋白表达在原代气道上皮细胞和肺、乳房、结肠原点的腺癌细胞系上。使用商品化抗体的流式细胞计数法揭示这些易感细胞表面表达了 Nectin-4。非易感细胞，包括 COS-1，A549，MDA-MB-231，HeLa，和 OMK（枭猴肾）细胞系，使用编码 Nectin-4/PVRL4 的表达载体转染这些细胞，这些细胞系能够表现出对野生型 MV-EGFP 毒株的易感性。针对 Nectin-4/PVRL4 的特异性抗体和小干扰 RNAs（siRNAs）可阻断易感细胞对麻疹病毒感染，进一步证明了 PVRL4（Nectin-4）是野生型 MV 感染上皮细胞的受体。Nectin 家族的其他成员包括 PVR、PVRL1、PVRL2、PVRL3 都不能使得细胞对麻疹病毒易感。通过免疫组织化学，在扁桃体和肺 penumocytes 中检测到中等数量的 Nectin-4/PVRL4，在肺腺癌、肺鳞状细胞癌和胎盘上，表达有更高数量的 Nectin-4/PVRL4。

Mühlebach MD[42] 工作组使用相似的微阵列方法也证实了 Nectin-4 是麻疹病毒的上皮细胞受体。使用 Gene Expression Omnibus（GEO）microarray data GSE8332 分析了来源于呼吸道上皮细胞的 MV 易感细胞（H358 和 H441）和非易感细胞（H23 和 H522）的膜蛋白基因，发现了 175 个差异膜蛋白基因。根据基因表达量和生物学特征选取了其中的 22 个基因，构建真核表达质粒，转染 MV 非易感细胞 CHO，检测其作为 MV 受体的可能性，结果全部是阴性。随后，将选择范围扩大到 7 个来源于呼吸道和膀胱的上皮细胞，通过基因芯片分析其 mRNA，发现了 222 个表面相关蛋白基因，选取了其中的 16 个进行检测，发现 Nectin-4 能使麻疹病毒感染 CHO 细胞并表达。说明 Nectin-4 能够作为 MV 受体，来感染细胞。

Muhlebach 等用病毒感染食蟹猴，在急性感染高峰期（免疫后 12 天），在与气管相邻的上皮细胞中 Nectin-4/PVRL4 的区域观察到大的感染中心。这个体外呼吸道模型感染实验证实 MV 感染呼吸道上皮细胞必须依赖于 Nectin-4 受体，针对 Nectin-4 的 siRNA 能够阻断 MV 的感染，不能够识别 Nectin-4 的 MV 将不能通过呼吸道排毒。使用区域特异的单克隆抗体，Nectin-4/PVRL4（图 2-20c）的 V 区域表明是受体的黏合区，且具有结合的可逆性。通过表面等离子体共振，H 分析显示与 Nectin-4/PVRL4 具有较 CD150/SLAM 更密切的关系，与 Nectin-4/PVRL4 的 K_d 为 20 nM，而与 CD150/SLAM 的 K_d 为 93.5nM。Nectin-4 受体表达在上皮细胞的结合点之间和上皮细胞的顶部和基底侧。麻疹病毒可以通过Nectin-4 从呼吸道上皮细胞的基底侧感染，并通过细胞侧面进行传播。这些都为 Nectin-4/PVRL4 是 MV 的上皮细胞受体提供了强有力的证据。该受体介导 MV 在肺和气道中上皮细胞中的感染，进一步的研究显示，Nectin-4/PVRL4 还参与其他器官如肝、肠、膀胱、肾和皮肤中上皮细胞的麻疹感染。

（二）Nectin-4 受体的定位

Nectin-4/PVRL4 是 nectin 家族的成员，以黏附连接的模式镶嵌在极化的上皮细胞中。该家族和脊髓灰质炎受体（PVR）具有同族关系。Nectins 能够调节几种细胞活动，包括细胞运动、极化、分化和介导几种病毒进入细胞。在胚胎发生过程中，Nectin-4/PVRL4 的突变能引起胚胎发育不良-并指（趾）综合征，导致手和脚产生蹼化。和其他 nectins 相似，PVRL4 通常和钙黏附蛋白一起位于黏附连接处（图 2-21）。Nectin-4/PVRL4 与自身及

(a)   Nectin 4/PVRL4 的定位

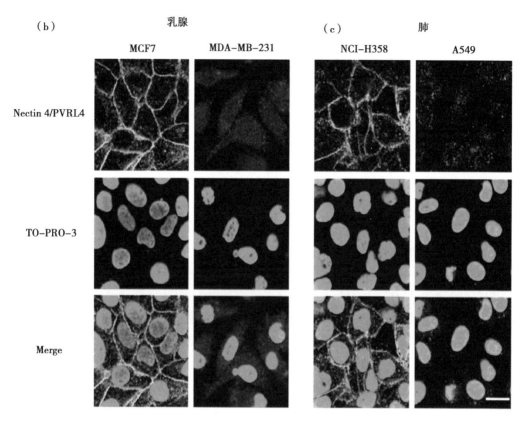

图 2-21 Nectin-4/PVRL4 通常是在相邻上皮细胞的黏附连接处表达

注：（a）Nectin-4/PVRL4 与紧密接头蛋白、claudin 蛋白、胞质紧密粘连蛋白 1（ZO-1）、occludin 蛋白下面的钙黏着蛋白均定位在黏附连接处。Nectin-4/PVRL4 能与其自身相作用，与肌动蛋白结合蛋白 afadin 和整联蛋白 avβ3 相交接。在对野生型麻疹病毒易感的癌细胞中，Nectin-4/PVRL4 在细胞顶部和黏附连接处过量表达。（b）易感的乳房腺癌（MCF7）细胞能在其细胞顶部及黏附连接处表达 Nectin-4/PVRL4，而非易感的 MDA-MB-231 细胞不能。（c）易感的肺腺癌（NCI-H358）细胞能够在其顶部及黏附连接处表达 Nectin-4/PVRL4，而非易感的 A549 细胞不能。这些图像由共聚焦荧光显微镜拍摄；试剂：使用商品化的 Nectin-4/PVRL4 抗体，细胞核染色使用 TO-PRO-3；比例尺 =20mm（图片来源：Noyce, et al. PLoS Pathog, 2011, 7（8）: e1002240; Noyce, et al. Trends Microbiol, 2012, 20（9）: 429）

PVRL1 的 V 区域相互作用，但不和同分子家族的其他成员相作用。它的细胞质尾巴与细胞内的肌动蛋白结合蛋白 afadin 相交接。在人体内，Nectin-4/PVRL4 在胎盘充分大量表达，而在气管内表达量较小。然而在成年鼠中，Nectin-4/PVRL4 的转录产物也可以在脑、肺和睾丸中发现。最近，人蛋白阿特拉斯项目（www. proteinatlas. org）报道 Nectin-4/PVRL4 在胎盘滋养层、胃腺细胞、肺、乳房和卵巢的腺癌中大量表达，在扁桃体、口腔黏膜、食管及鼻咽的呼吸道细胞中弱表达。在很多癌细胞系中，Nectin-4/PVRL4 过量表达，可在细胞的顶部表面发现该蛋白。Nectins 同时能作为其他几种病毒进入细胞的受体。PVR（CD155）是家族的原型 prototype 成员，原是脊髓灰质炎病毒的受体。PVRL1（Nectin-1）

为单纯疱疹病毒（HSV）受体，它是介导所有的 HSV-1、HSV-2 株及动物水痘-带状疱疹病毒进入细胞的主要受体。PVRL2（Nectin-2）也能介导某些疱疹病毒的进入。显然麻疹 H 蛋白与 Nectin-4/PVRL4 的 V 区域的结合是非常特异的，本 V 区域的蛋白序列与 nectin 家族其他成员的 V 区域具有很大不同。Nectin-4/PVRL4 V 区域氨基酸位点专一诱变能够最终证明哪个氨基酸残基与 H 蛋白相作用。

（三）Nectin-4 与麻疹血凝素（H）蛋白的结合模式

麻疹病毒囊膜上含有血凝素（H）蛋白，介导对宿主特异性受体分子的结合，是起始病毒对细胞感染最重要的分子。鉴定 MV H 蛋白与 Nectin-4 的结合模式，对 MV 侵入机制研究和有效药物靶点的发现具有重要意义。研究人员针对这种新发现的病毒受体分子，成功制备出高纯度的蛋白复合物，获得了高质量的晶体，并解析了复合物的分子结构。

研究解析了人类 Nectin-4 细胞膜远端结构域与 MV-H 形成的复合体的结构。分析表明 Nectin-4 通过 N 末端 IgV 结构域独特地结合了 MV-H β4-β5 槽；这一接触界面由疏水性相互作用支配。研究发现 MV-H 的 Nectin-4 结合位点与其他两种受体的结合位点存在广泛重叠。位于 MV-H β4-β5 槽中心的疏水口袋与结合所有三种鉴别的 MV 受体有关，代表了抗病毒药物一个有潜力的靶点。

（四）麻疹的动物模型

麻疹病毒可感染人类和非人灵长类，如恒河猴、狨猴、松鼠猴。恒河猴用于研究 MV 感染有 90 多年的历史了[91]，这个模型最近重新用来研究 MV 发病机制和 MV 感染及释放病毒的途径。在感染早期（5~6 天），大量的 MV 复制发生在原发性淋巴结和肺、气管和支气管等次级淋巴器官。在感染晚期（12 天），气管的大部分感染细胞是淋巴和骨髓来源的，定位在上皮细胞下面的位置。非人灵长类模型很昂贵，且因为伦理学的原因，小的啮齿类动物模型是实验更好的选择，虽然小鼠对麻疹感染显示出天然抗性。现在，病毒的人细胞受体已在啮齿动物中表达，有希望创造一个便利的 MV 小动物感染模型。

现已经有了具有 CD46/MCP 或 CD150/SLAM 受体的基因改造小鼠，CD46 小鼠支持在多种啮齿动物细胞中生长的 MV 实验室株进入体内，但病毒不能高效复制。不同的转基因 CD46 在不同的启动子控制下表达，同时 CD46 基因也经酵母载体转化插入到小鼠体内，使用小鼠体内的启动子表达。在大脑内注射 MV，可诱导产生神经学症状，而只有当孕育小鼠时体内缺乏 α 干扰素受体时，才发现有周围血淋巴细胞的感染。与此相类似，野生型 MV 和 MV 实验室株已被转染到 CD150/SLAM 转基因鼠中增殖。CD150/SLAM 基因产物可在多种启动子或内在的 CD150/SLAM 启动子调控下表达，在大多情况下，野生型 MV 通过鼠淋巴系统感染细胞，特别是当孕育小鼠时体内缺乏 α 干扰素受体或 STAT-1 时。

Niewiesk S 报道[87]发现一个麻疹复制效率较小鼠更高的棉鼠模型。用 MV 疫苗株/实验室株感染棉鼠，仅局限感染上下呼吸道的细胞，而野生型 MV 感染可扩大到纵隔淋巴结、脾、巨噬细胞，可能还有气道上皮细胞。接下来应更进一步地研究这个模型在受体作用和病毒传播方面的应用。犬瘟热病毒，麻疹病毒属中的一员，其分子生物学和受体应用与 MV 相近。感染 CDV 的雪貂也展示了淋巴系统的参与及上皮细胞感染，但中枢神经系统展现了更为严重的感染。CDV 使用 CD150/SLAM 作为受体来感染淋巴细胞和 DCs，可能以 Nectin-4/PVRL4 作为受体感染上皮细胞。使用突变 MV 的方法[45]，将 CDV H 蛋白介入 2 个突变，产生了上皮细胞受体不识别的 CDV。这个病毒能够感染免疫细胞引起白细胞减少症和减少淋巴细胞增生。然而，突变的病毒变弱，不能产生临床疾病症状，不能感染气道上皮细胞，病毒粒子也不能释放出来[92]。总之，这些动物模型已经为规划新的 MV 感染和释放模型提供了关键性的资料。

（五）Nectin-4 在麻疹病毒感染和释放中的作用

直到 2007～2008 年，普遍认为 MV 是经通过气道上皮细胞，由上呼吸道腔面的顶部表面进入灵长目宿主的。麻疹病毒发病机制在过去的 5 年中取得突破性进展。麻疹病毒感染和释放的途径总结在了图 2-22 和图 2-23 中[93]。通过研究 CD150/SLAM 基因改造的小鼠和恒河猴，现在已经清晰表明，肺中定居的肺泡巨噬细胞和 DCs 是麻疹病毒的最主要靶点。肺泡巨噬细胞和 DCs 在其细胞表面表达 CD150/SLAM，这些细胞最初如何精准地感知并吞入 MV 还是个谜团。不成熟的 DCs 能够通过树突从呼吸道中捕捉到 MV（图 2-22a）。这种机能（制）优先存在于内脏和皮肤上皮细胞。直到最近，这些不成熟的 DCs 如何感染病毒的还不是很清楚，既定的 CD150/SLAM 也不是以常态存在于其表面的。C 型植物血凝素 DC-SIGN 最初被鉴定为 MV 到 DCs 的附属受体，当只有 DC-SIGN 在体内表达时，不能介导病毒进入细胞内[94]。事实上，麻疹病毒与 DC-SIGN 最初的绑定导致了细胞神经磷脂酶的活化，致使包括 CD150/SLAM 在内的受体的聚集。这些感染的 DCs 将病毒携带到淋巴节点，感染的单核细胞、T、B 淋巴细胞增殖病毒，产生第一次病毒血症（图 2-22a，图 2-23）。在麻疹病毒感染的恒河猴模型中，感染细胞定位在支气管相关的淋巴组织系（BALT）的区域，这里定居的 CD150+ B-、T- 和骨髓来源的细胞确定能扩大感染。这些 BALT 的结构在幼儿的肺中是普遍存在的[95]，复制后的病毒传播至二级淋巴器官，如胸腺、脾、阑尾和扁桃体，导致宿主的第二次毒血症和急性免疫抑制反应。二级淋巴器官感染后，病毒扩散到了末梢位置，包括皮肤、肾、胃肠道、肝和整个呼吸道。最初的气道上皮细胞可能通过与感染的免疫细胞相接触，经基底侧感染病毒（图 2-21b，图 2-22）。感染了 MV 的 T，B 和骨髓细胞横越内皮细胞黏膜或淋巴管，在这里它们可完全地定植在气道上皮细胞的基底侧，Nectin-4/PVRL4 也是坐落在这个位置[42]。这些感染了病毒的淋巴细胞，它们表面被麻疹病毒糖蛋白和病毒粒子所装饰，引发和 Nectin-4/PVRL4 之间的绑定，介导 MV 进入上皮细胞。然后病毒从上皮细胞的顶部表面成熟脱落到气道腔，病毒粒子以气溶胶的方式经由气道腔排出体外感染其他个体。因此，Nectin-4/PVRL4 在 MV 感染后期介导病毒释放到环境中具有重要作用，而非介导 MV 早期的感染[42,93,96]。Takeda M 等也研究证实，实验感染猴子野生 MV 早期，没有发现或仅有少量的上皮细胞被感染，此时 MV 主要通过 SLAM 受体介导感染肺和呼吸道中的巨噬细胞和 DCs[97]。

(a) 麻疹病毒感染早期

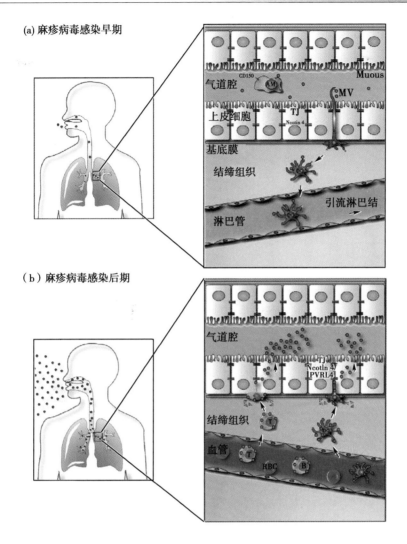

(b) 麻疹病毒感染后期

图 2-22　麻疹病毒侵入和从感染宿主肺内排出的机制

注:(a) 感染初期,从外环境将麻疹病毒颗粒被吸入气道。病毒颗粒进入到上、下呼吸道,分别遇到定居的 SLAM/CD150 阳性肺泡巨噬细胞或气道腔内的 DCs,或气道上皮细胞层下面。通过将 DCs 的树突从上皮细胞层横越到内腔,组成和相邻上皮细胞的紧密连接,DCs 可以采集内腔微环境。然后这些麻疹病毒感染的免疫细胞迁移到邻近的淋巴细胞,感染定居的 T/B 淋巴细胞,扩增病毒,产生第一次病毒血症。接下来,病毒扩散到二级淋巴器官,病毒扩散到了末梢位置,包括皮肤、肾、胃肠道、肝和整个呼吸道。(b) 麻疹病毒感染后期,气道上皮细胞可能通过与感染的免疫细胞相触,经细胞基底侧感染病毒。感染的 T、B 淋巴细胞从血液迁移到肺组织,可产生基底膜的退化,可在相邻的上皮细胞间迁移。病毒与表达在黏附连接处的 nectin 4/PVRL4 结合,进入上皮细胞,病毒从上皮细胞的顶部表面成熟脱落到气道腔,病毒粒子以气溶胶的方式经由气道腔排出体外

(图片来源:Noyce, et al. Trends Microbiol, 2012, 20 (9): 429)

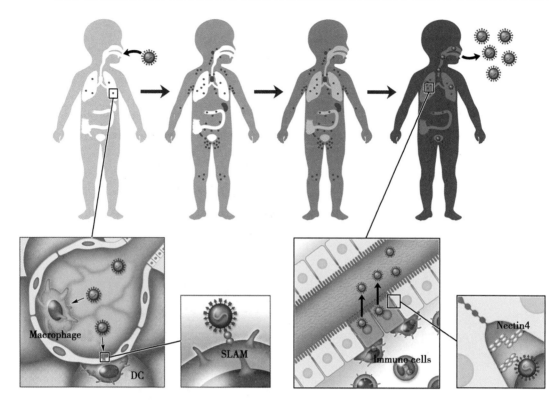

图 2-23 麻疹病毒感染机制（全身图）

注：麻疹病毒最初通过 SLAM 受体介导进入肺泡中的巨噬细胞和 DCs 感染人体。后经在淋巴结复制后，进入血液，在整个淋巴组织中扩散，如脾脏、胸腺、扁桃体、整个身体的淋巴结。当麻疹病毒感染到达高峰，感染麻疹病毒的免疫细胞通过基底侧将病毒转染给上皮细胞。这时，麻疹病毒将 Nectin-4 作为感染受体。成熟的麻疹病毒颗粒得到释放，由呼吸道排出[98]

（图片来源：Takeda, et al. Front Microbiol, 2011, 2：279）

（六）Nectin-4/PVRL4 是麻疹病毒腺癌溶瘤细胞治疗的靶点

Nectin-4/PVRL4 在乳腺、肺和卵巢癌肿瘤中表达上调，表明该受体可作为 MV 溶瘤细胞治疗的靶点[99]。如果这些肿瘤表达 CD150/SLAM，可能是野生型 MV 感染肿瘤，触发对其的免疫攻击。麻疹病毒疫苗株 H 受体之前已被基因改造绑定蛋白来识别癌细胞。其他重组 MV 也有包含治疗基因的，如钠碘转运体[100]。另一个编码中性粒细胞激活蛋白的基因已被重组到 MV 来增强对抗肿瘤的免疫反应[101]。临床试验目前正在梅奥诊所进行，试验使用基因工程改造麻疹病毒来定位卵巢癌、胰腺癌、胶质母细胞瘤、成神经管细胞瘤、黑素瘤和多发性骨髓瘤[102]，以其为作用靶点。麻疹病毒 Nectin-4/PVRL4 天生倾向在肺、乳腺、结肠、膀胱和卵巢腺癌上表达，这很可能用于溶细胞瘤治疗的开发研究。使用 SLAM/CD46 缺失而保持有 Nectin-4/PVRL4 结合能力的 MV 应能够构建一个潜在的治疗性疫苗来对抗腺癌。在考虑临床试验之前，安全问题、背景影响和已存在的麻腮风疫苗抗体的影响将必须先行考虑和处置。

之前的发病机制模型显示病毒是通过接触呼吸道上皮细胞开始感染。新的模型表明，麻疹病毒首先感染肺泡巨噬细胞和 DCs，病毒感染并蔓延到整个淋巴系统，然后以 Nectin-4/PVRL4 为受体感染呼吸道上皮细胞。肺、支气管和气管的上皮细胞复制扩增病毒，病毒颗粒通过咳嗽和打喷嚏以气溶胶的方式传出体外。其他病毒如水痘带状疱疹病毒、EB 病毒和牛痘病毒均可能有类似的感染途径。

迄今为止，研究并没有解决 MV 是否以自由病毒颗粒的形式从感染的淋巴细胞上传播到上皮细胞，或是否是感染的免疫细胞接触了气道上皮细胞的基底侧而感染。定居在黏附连接处的 Nectin-4/PVRL4 正常情况下是低丰度合成的，相对不容易被病毒和细胞所接触。

关于这个受体如何提供 MV 易感性的细节也是缺乏的。另一个问题是，Nectin-4/PVRL4 合成是通过直接接触激活或是免疫细胞的细胞因子产物激活？可能以一种 CD46 和 CD150 非依赖的方式，麻疹病毒也可以感染中枢神经系统的细胞。原代神经细胞培养中，麻疹病毒跨树突传播是通过神经激肽-1 和 F 蛋白的相互作用介导的[102]。

此外，野生型 MV 会以一种 CD46 和 CD150 非依赖的机制感染原代内皮细胞和 CD34$^+$ 造血祖细胞。这引出了一个问题，是否在大脑，内皮和骨髓中存在其他的麻疹病毒受体，或是否少量的 Nectin-4/PVRL4 可以作为这些类型细胞的病毒受体。以 Nectin-4/PVRL4 作为病毒进入细胞的受体，使野生型 MV 可以传播到一些末梢位置如肾脏，肝脏和胃肠道等，这还需要更进一步研究。最近，核仁素被确定为可与呼吸道合胞病毒 F 蛋白相作用的受体[103]。我们也可以推测是否还有其他的辅助受体和 MV 的 F 蛋白相互结合与作用。

小鼠 Nectin-4/pvrl4 可作为转染了含小鼠同源物的 COS-1 猴肾细胞的 MV 受体。问题是这个鼠标受体是否能在存在 CD46/MCP 和 CD150/SLAM 的转基因小鼠中促进 MV 颗粒的释放，至少某种程度上可以释放。根据不同的 MV H 蛋白的序列同源性，连接素 4/pvrl4 应可以作为 CDV、PDV、RPV 和 PPRV 病毒的受体。该研究正在进展中。事实上，连接素 4/pvrl4 在许多腺癌表面高表达，使得该受体成为 MV 溶瘤治疗的一个明显靶点。使用重组 MV 来定位 CD46/MCP 和 CD150/SLAM，该重组 MV 可能可制成对上皮细胞来源的特定肿瘤的一个潜在的治疗性疫苗。

麻疹病毒的 3 个细胞受体和它们与 H 蛋白的相互作用使我们了解了 MV 在宿主内的病毒吸入和传播途径。此外，我们可改造 MV 的受体结合位点，在病毒基因组中引入辅助基因，可将重组病毒转换成一个精良的基因选择性治疗载体。重组 MV 在癌症治疗和疫苗开发领域具有可预见的应用前景。

四、麻疹病毒其他受体

C 型凝集素 DC 特异性细胞间黏附分子-3 结合的非整合素（DC-SIGN）可能在 DCs 感染 MV 中发挥作用。麻疹病毒对 DCs 的黏附和感染在 DC-SIGN 抑制剂存在的情况下会被阻断。然而，即使 DC-SIGN 稳定表达，也不能在 CHO 细胞上传递 MV 的易感性。因此，DC-SIGN 似乎是作为 MV 黏附 DCs 的受体而存在，而不是进入 DCs 的受体。

在罕见的情况下，麻疹病毒持续感染中枢神经系统，引起 SSPE，SSPE 是一种罕见的致命性中枢神经系统退变性疾病。麻疹病毒可在神经元中跨触突传播，基于竞争性抑制研究和基因敲除小鼠实验，现已倾向认同，神经激肽-1（NK-1，P 物质受体）可以作为 F 蛋白受体促进 MV 进入神经元[104]。然而，NK-1 在推动 MV 在神经元间传播的确切的机制仍有待明确。

对表达绿色荧光蛋白（GFP）的重组麻疹病毒的研究表明，非依赖 SLAM 和 CD46 的 MV 可通过多种细胞系吸入机体。这种进入模式产生的是孤立性感染的细胞，通常不诱导合胞体形成，其效率较 SLAM 依赖模式下低 100～1000 倍。这种弱的 MV 受体作用，只介导了低效率的进入，可能不会导致明显的细胞-细胞融合[105]。这种低效率的进入像是由一种广泛表达的分子介导的，因为这可发生在不同的物种几乎所有的细胞上。

据报道，B 细胞系分离的麻疹病毒株有效感染人脐静脉和脑微血管内皮细胞。Shingai 等研究表明，麻疹病毒 SSPE 株假型病毒的 H 和 F 蛋白利用 SLAM 而非 CD46 作为受体，并且他们可以不依赖 CD46 感染多种 SLAM 阴性细胞系。仍有待确定的是，内皮细胞和神经元细胞是通过无处不在的低效的受体感染麻疹病毒还是通过更有效的上皮细胞受体介导的麻疹病毒感染。

（于新芬　李　钧　张　姝　方琼楼　周银燕　吉季梅）

参 考 文 献

［1］苏建青，褚秀玲，马秀亮，等. 麻疹病毒细胞受体研究进展. 动物医学进展，2012，33（9）：95-99.

［2］刁连东. 麻疹. 上海：上海科学技术文献出版社，2011.

［3］Yanagi Y, Takeda M, Ohno S. Measles virus：cellular receptors, tropism and pathogenesis. J Gen Virol, 2006, 87（10）：2767-2779.

［4］Griffin D E, Lin W H, Pan C H. Measles virus, immune control, and persistence. FEMS Microbiol Rev, 2012, 36（3）：649-662.

［5］Blocquel D, Habchi J, Costanzo S, et al. Interaction between the C-terminal domains of measles virus nucleoprotein and phosphoprotein：A tight complex implying one binding site. Protein Sci, 2012, 21（10）：1577-1585.

［6］Shu Y, Habchi J, Costanzo S, et al. Plasticity in structural and functional interactions between the phosphoprotein and nucleoprotein of measles virus. J Biol Chem, 2012, 287（15）：11951-11967.

［7］Jensen M R, Communie G, Ribeiro E A, et al. Intrinsic disorder in measles virus nucleocapsids. Proc Natl Acad Sci U S A, 2011, 108（24）：9839-9844.

［8］冯德杰，高雪军，朱莉萍. 麻疹病毒分子流行病学研究进展. 微生物学免疫学进展，2008，36（1）：17-20.

［9］Johansson K, Bourhis J M, Campanacci V, et al. Crystal structure of the measles virus phosphoprotein domain responsible for the induced folding of the C-terminal domain of the nucleoprotein. J Biol Chem, 2003, 278（45）：44567-44573.

［10］张海瑞，翟军军，才学鹏. 麻疹病毒属病毒非结构蛋白结构及功能研究进展. 中国预防兽医学报，2011，33（7）：577-580.

［11］ 许松涛，张燕，王慧玲，等. 中国 2011-2012 年麻疹野病毒血溶素基因特征分析. 中国疫苗和免疫，2013，19（6）：509-512.

［12］ Duprex W P，McQuaid S，Rima B K. Measles virus-induced disruption of the glial-fibrillary-acidic protein cytoskeleton in an astrocytoma cell line（U-251）. J Virol，2000，74：3874-3880.

［13］ Huber M，Cattaneo R，Spielhofer P. Measles virus phosphoprotein retains the nucleocapsid protein in the cytoplasm. Virology，1991，185：299-308.

［14］ Devaux P，von Messling V，Songsungthong W. Tyrosine 110 in the measles virus phosphoprotein is required to block STAT1 phosphorylation. Virology，2007，360：72-83.

［15］ Fontana J，Bankamp B，Bellini W. Regulation of interferon signaling by the C and V proteins from attenuated and wild-type strains of measles virus. Virology，2008，374：71-81.

［16］ Liston P，Briedis D J. Measles virus V protein binds zinc. Virology，1994，198（1）：399-404.

［17］ Rima B K，Duprex W P. The measles virus replication cycle. Curr Top Microbiol Immunol，2009，329：77-102.

［18］ McIlhatton M A，Curran J，Rima B K. Nucleotide sequence analysis of the large（L）genes of phocine distemper virus and canine distemper virus（corrected sequence）. J Gen Virol，1997，78（Pt 3）：571-576.

［19］ Calain P，Roux L. The rule of six，a basic feature for efficient replication of Sendai virus defective interfering RNA. J Virol，1993，67（8）：4822-4830.

［20］ Sidhu M S，Chan J，Kaelin K，et al. Rescue of synthetic measles virus minireplicons：measles genomic termini direct efficient expression and propagation of a reporter gene. Virology，1995，208（2）：800-807.

［21］ Liu X，Bankamp B，Xu W，et al. The genomic termini of wild-type and vaccine strains of measles virus. Virus Res，2006，122（1-2）：78-84.

［22］ Nishie T，Nagata K，Takeuchi K. The C protein of wild-type measles virus has the ability to shuttle between the nucleus and the cytoplasm. Microbes Infect，2007，9（3）：344-354.

［23］ Iseni F，Baudin F，Garcin D，et al. Chemical modification of nucleotide bases and mRNA editing depend on hexamer or nucleoprotein phase in Sendai virus nucleocapsids. RNA（New York，N Y），2002，8（8）：1056-1067.

［24］ Cattaneo R，Schmid A，Spielhofer P，et al. Mutated and hypermutated genes of persistent measles viruses which caused lethal human brain diseases. Virology，1989，173（2）：415-425.

［25］ Plumet S，Duprex W P，Gerlier D. Dynamics of viral RNA synthesis during measles virus infection. J Virol，2005，79（11）：6900-6908.

［26］ Udem S A，Cook K A. Isolation and characterization of measles virus intracellular nucleocapsid RNA. J Virol，1984，49（1）：57-65.

［27］ Plumet S，Herschke F，Bourhis J-M，et al. Cytosolic 5'-triphosphate ended viral leader transcript of measles virus as activator of the RIG I-mediated interferon response. PLoS ONE，2007，2（3）：e279.

［28］ Takeda M，Nakatsu Y，Ohno S，et al. Generation of measles virus with a segmented RNA genome. J Virol，2006，80（9）：4242-4248.

［29］ Zuniga A，Wang Z，Liniger M，et al. Attenuated measles virus as a vaccine vector. Vaccine，2007，25

（16）: 2974-2983.

［30］Yoshikawa Y, Yamanouchi K. Effect of papaverine treatment on replication of measles virus in human neural and nonneural cells. J Virol, 1984, 50 （2）: 489-496.

［31］Carsillo M, Kim D, Niewiesk S. Role of AKT kinase in measles virus replication. J Virol, 2010, 84 （4）: 2180-2183.

［32］Watanabe A, Yoneda M, Ikeda F, et al. Peroxiredoxin 1 is required for efficient transcription and replication of measles virus. J Virol, 2011, 85 （5）: 2247-2253.

［33］Sato H, Masuda M, Kanai M, et al. Measles virus N protein inhibits host translation by binding to eIF3-p40. J Virol, 2007, 81 （21）: 11569-11576.

［34］Prodhomme E J F, Fack F, Revets D, et al. Extensive phosphorylation flanking the C-terminal functional domains of the measles virus nucleoprotein. J Proteome Res, 2010, 9 （11）: 5598-5609.

［35］Griffin D. in Fields Virology 5th edn ［M］//KNIPE D M. Lippincott Williams & Wilkins, Philadelphia. 2006: 1551-1585.

［36］Colf L A, Juo Z S, Garcia K C. Structure of the measles virus hemagglutinin. Nat Struct Mol Biol, 2007, 14 （12）: 1227-1228.

［37］Gong J, Xu W, Zhang J. Structure and functions of influenza virus neuraminidase. Curr Med Chem, 2007, 14 （1）: 113-122.

［38］Hu A, Cattaneo R, Schwartz S, et al. Role of N-linked oligosaccharide chains in the processing and antigenicity of measles virus haemagglutinin protein. J Gen Virol, 1994, 75 （Pt 5）: 1043-1052.

［39］Lawrence M C, Borg N A, Streltsov V A, et al. Structure of the haemagglutinin-neuraminidase from human parainfluenza virus type III. J Mol Biol, 2004, 335 （5）: 1343-1357.

［40］Masse N, Ainouze M, Neel B, et al. Measles virus （MV） hemagglutinin: evidence that attachment sites for MV receptors SLAM and CD46 overlap on the globular head. J Virol, 2004, 78 （17）: 9051-9063.

［41］Vongpunsawad S, Oezgun N, Braun W, et al. Selectively receptor-blind measles viruses: Identification of residues necessary for SLAM- or CD46-induced fusion and their localization on a new hemagglutinin structural model. J Virol, 2004, 78 （1）: 302-313.

［42］Muhlebach M D, Mateo M, Sinn P L, et al. Adherens Junction Protein Nectin-4 is the Epithelial Receptor for Measles Virus. Nature, 2011, 480 （7378）: 530-533.

［43］Zhang X, Lu G, Qi J, et al. Structure of measles virus hemagglutinin bound to its epithelial receptor nectin-4. Nat Struct Mol Biol, 2013, 20 （1）: 67-72.

［44］Navaratnarajah C K, Vongpunsawad S, Oezguen N, et al. Dynamic interaction of the measles virus hemagglutinin with its receptor signaling lymphocytic activation molecule （SLAM, CD150）. J Biol Chem, 2008, 283 （17）: 11763-11771.

［45］Leonard V H J, Sinn P L, Hodge G, et al. Measles virus blind to its epithelial cell receptor remains virulent in rhesus monkeys but cannot cross the airway epithelium and is not shed. J Clin Invest, 2008, 118 （7）: 2448-2458.

［46］Tahara M, Takeda M, Shirogane Y, et al. Measles virus infects both polarized epithelial and immune cells by using distinctive receptor-binding sites on its hemagglutinin. J Virol, 2008, 82 （9）:

4630-4637.

［47］ Ruigrok R W H, Gerlier D. Structure of the measles virus H glycoprotein sheds light on an efficient vaccine. Proc Natl Acad Sci U S A, 2007, 104 (52): 20639-20640.

［48］ Hashiguchi T, Kajikawa M, Maita N, et al. Crystal structure of measles virus hemagglutinin provides insight into effective vaccines. Proc Natl Acad Sci U S A, 2007, 104 (49): 19535-19540.

［49］ Hashiguchi T, Ose T, Kubota M, et al. Structure of the measles virus hemagglutinin bound to its cellular receptor SLAM. Nat Struct Mol Biol, 2011, 18 (2): 135-141.

［50］ Yuan P, Thompson T B, Wurzburg B A, et al. Structural studies of the parainfluenza virus 5 hemagglutinin-neuraminidase tetramer in complex with its receptor, sialyllactose. Structure (London, England : 1993), 2005, 13 (5): 803-815.

［51］ Bossart K N, Crameri G, Dimitrov A S, et al. Receptor binding, fusion inhibition, and induction of cross-reactive neutralizing antibodies by a soluble G glycoprotein of Hendra virus. J Virol, 2005, 79 (11): 6690-6702.

［52］ Persson B D, Reiter D M, Marttila M, et al. Adenovirus type 11 binding alters the conformation of its receptor CD46. Nat Struct Mol Biol, 2007, 14 (2): 164-166.

［53］ Ogita H, Takai Y. Nectins and nectin-like molecules: roles in cell adhesion, polarization, movement, and proliferation. IUBMB Life, 2006, 58 (5-6): 334-343.

［54］ Tahara M, Ohno S, Sakai K, et al. The receptor-binding site of the measles virus hemagglutinin protein itself constitutes a conserved neutralizing epitope. J Virol, 2013, 87 (6): 3583-3586.

［55］ Tahara M, Ito Y, Brindley M A, et al. Functional and structural characterization of neutralizing epitopes of measles virus hemagglutinin protein. J Virol, 2013, 87 (1): 666-675.

［56］ Lucas W P, Prizer E L. An experimental Study of Measles in Monkeys. J Med Res, 1912, 26 (1): 181-194.

［57］ Kobune F, Sakata H, Sugiura A. Marmoset lymphoblastoid cells as a sensitive host for isolation of measles virus. J Virol, 1990, 64 (2): 700-705.

［58］ Dorig R E, Marcil A, Chopra A, et al. The human CD46 molecule is a receptor for measles virus (Edmonston strain). Cell, 1993, 75 (2): 295-305.

［59］ Tatsuo H, Ono N, Tanaka K, et al. SLAM (CDw150) is a cellular receptor for measles virus. Nature, 2000, 406 (6798): 893-897.

［60］ 小船富美夫. 麻疹ウイルス研究の最近の進歩-細胞による野外麻疹の性状研究. 臨床とウイオルス, 1994, 22 (4): 233-245.

［61］ Yanagi Y, Ono N, Tatsuo H, et al. Measles virus receptor SLAM (CD150). Virology, 2002, 299 (2): 155-161.

［62］ Noyce R S, Bondre D G, Ha M N, et al. Tumor cell marker PVRL4 (nectin 4) is an epithelial cell receptor for measles virus. PLoS Pathog, 2011, 7 (8): e1002240.

［63］ Naniche D, Varior-Krishnan G, Cervoni F, et al. Human membrane cofactor protein (CD46) acts as a cellular receptor for measles virus. J Virol, 1993, 67 (10): 6025-6032.

［64］ Ono N, Tatsuo H, Hidaka Y, et al. Measles viruses on throat swabs from measles patients use signaling lymphocytic activation molecule (CDw150) but not CD46 as a cellular receptor. J Virol, 2001, 75 (9):

4399-4401.

[65] Manchester M, Eto D S, Valsamakis A, et al. Clinical isolates of measles virus use CD46 as a cellular receptor. J Virol, 2000, 74 (9): 3967-3974.

[66] Masse N, Barrett T, Muller C P, et al. Identification of a second major site for CD46 binding in the hemagglutinin protein from a laboratory strain of measles virus (MV): potential consequences for wild-type MV infection. J Virol, 2002, 76 (24): 13034-13038.

[67] Seki F, Takeda M, Minagawa H, et al. Recombinant wild-type measles virus containing a single N481Y substitution in its haemagglutinin cannot use receptor CD46 as efficiently as that having the haemagglutinin of the Edmonston laboratory strain. J Gen Virol, 2006, 87 (Pt 6): 1643-1648.

[68] Tahara M, Takeda M, Seki F, et al. Multiple amino acid substitutions in hemagglutinin are necessary for wild-type measles virus to acquire the ability to use receptor CD46 efficiently. J Virol, 2007, 81 (6): 2564-2572.

[69] 杨敬, 陈振文. 麻疹病毒受体研究进展. 国际病毒学杂志, 2002, 9 (5): 155-159.

[70] Tahara M, Takeda M, Seki F, et al. Multiple amino acid substitutions in hemagglutinin are necessary for wild-type measles virus to acquire the ability to use receptor CD46 efficiently. J Virol, 2007, 81 (6): 2564-2572.

[71] Santiago C, Celma M L, Stehle T, et al. Structure of the measles virus hemagglutinin bound to the CD46 receptor. Nat Struct Mol Biol, 2010, 17 (1): 124-129.

[72] 李凌云, 齐义鹏. 麻疹病毒血凝素基因 H 的点突变与血凝作用的转变. 生物化学与生物物理学报: 英文版, 1998, 5: 488-494.

[73] de Swart R L, Ludlow M, de Witte L, et al. Predominant infection of CD150 + lymphocytes and dendritic cells during measles virus infection of macaques. PLoS Pathog, 2007, 3 (11): e178.

[74] Lemon K, de Vries R D, Mesman A W, et al. Early target cells of measles virus after aerosol infection of non-human primates. PLoS Pathog, 2011, 7 (1): e1001263.

[75] Ferreira C S A, Frenzke M, Leonard V H J, et al. Measles virus infection of alveolar macrophages and dendritic cells precedes spread to lymphatic organs in transgenic mice expressing human signaling lymphocytic activation molecule (SLAM, CD150). J Virol, 2010, 84 (6): 3033-3042.

[76] Pawar R M, Dhinakar Raj G, Balachandran C. Relationship between the level of signaling lymphocyte activation molecule mRNA and replication of Peste-des-petits-ruminants virus in peripheral blood mononuclear cells of host animals. Acta Virol, 2008, 52 (4): 231-236.

[77] Ohishi K, Ando A, Suzuki R, et al. Host-virus specificity of morbilliviruses predicted by structural modeling of the marine mammal SLAM, a receptor. Comp Immunol Microbiol Infect Dis, 2010, 33 (3): 227-241.

[78] Ohno S, Seki F, Ono N, et al. Histidine at position 61 and its adjacent amino acid residues are critical for the ability of SLAM (CD150) to act as a cellular receptor for measles virus. J Gen Virol, 2003, 84 (Pt 9): 2381-2388.

[79] Wang N, Satoskar A, Faubion W, et al. The cell surface receptor SLAM controls T cell and macrophage functions. J Exp Med, 2004, 199 (9): 1255-1264.

[80] Hahm B, Cho J-H, Oldstone M B A. Measles virus-dendritic cell interaction via SLAM inhibits innate

immunity: selective signaling through TLR4 but not other TLRs mediates suppression of IL-12 synthesis. Virology, 2007, 358 (2): 251-257.

[81] Dhiman N, Jacobson R M, Poland G A. Measles virus receptors: SLAM and CD46. Rev Med Virol, 2004, 14 (4): 217-229.

[82] Griffin D E, Oldstone M B A. Measles. History and basic biology. Introduction. Curr Top Microbiol Immunol, 2009, 329: 1.

[83] Sellin C I, Davoust N, Guillaume V, et al. High pathogenicity of wild-type measles virus infection in CD150 (SLAM) transgenic mice. J Virol, 2006, 80 (13): 6420-6429.

[84] Shingai M, Inoue N, Okuno T, et al. Wild-type measles virus infection in human CD46/CD150-transgenic mice: CD11c-positive dendritic cells establish systemic viral infection. J Immunol, 2005, 175 (5): 3252-3261.

[85] Ohno S, Ono N, Seki F, et al. Measles virus infection of SLAM (CD150) knockin mice reproduces tropism and immunosuppression in human infection. J Virol, 2007, 81 (4): 1650-1659.

[86] Koga R, Ohno S, Ikegame S, et al. Measles virus-induced immunosuppression in SLAM knock-in mice. J Virol, 2010, 84 (10): 5360-5367.

[87] Nielsen L, Sogaard M, Jensen T H, et al. Lymphotropism and host responses during acute wild-type canine distemper virus infections in a highly susceptible natural host. J Gen Virol, 2009, 90 (Pt 9): 2157-2165.

[88] Yu X-l, Cheng Y-m, Shi B-s, et al. Measles virus infection in adults induces production of IL-10 and is associated with increased CD4 + CD25 + regulatory T cells. J Immunol, 2008, 181 (10): 7356-7366.

[89] Marie J C, Kehren J, Trescol-Biemont M C, et al. Mechanism of measles virus-induced suppression of inflammatory immune responses. Immunity, 2001, 14 (1): 69-79.

[90] Servet-Delprat C, Vidalain P O, Bausinger H, et al. Measles virus induces abnormal differentiation of CD40 ligand-activated human dendritic cells. J Immunol, 2000, 164 (4): 1753-1760.

[91] Blake F G, Trask J D. Studies on measles: I. Susceptibility of monkeys to the virus of measles. J Exp Med, 1921, 33 (3): 385-412.

[92] Sawatsky B, Wong X-X, Hinkelmann S, et al. Canine distemper virus epithelial cell infection is required for clinical disease but not for immunosuppression. J Virol, 2012, 86 (7): 3658-3666.

[93] Noyce R S, Richardson C D. Nectin 4 is the epithelial cell receptor for measles virus. Trends Microbiol, 2012, 20 (9): 429-439.

[94] Avota E, Gulbins E, Schneider-Schaulies S. DC-SIGN mediated sphingomyelinase-activation and ceramide generation is essential for enhancement of viral uptake in dendritic cells. PLoS Pathog, 2011, 7 (2): e1001290.

[95] Pabst R, Tschernig T. Bronchus-associated lymphoid tissue: an entry site for antigens for successful mucosal vaccinations? Am J Respir Cell Mol Biol, 2010, 43 (2): 137-141.

[96] Racaniello V. Virology. An exit strategy for measles virus. Science (New York, N Y), 2011, 334 (6063): 1650-1651.

[97] Takeda M, Tahara M, Nagata N, et al. Wild-Type Measles Virus is Intrinsically Dual-Tropic. Front Microbiol, 2011, 2: 279.

［98］ Takeda M, Tahara M, Nagata N, et al. Wild-type measles virus is intrinsically dual-tropic. Front Microbiol, 2012, 2: 1-7.

［99］ Derycke M S, Pambuccian S E, Gilks C B, et al. Nectin 4 overexpression in ovarian cancer tissues and serum: potential role as a serum biomarker. Am J Clin Pathol, 2010, 134 (5): 835-845.

［100］ Li H, Peng K-W, Russell S J. Oncolytic measles virus encoding thyroidal sodium iodide symporter for squamous cell cancer of the head and neck radiovirotherapy. Hum Gene Ther, 2012, 23 (3): 295-301.

［101］ Iankov I D, Allen C, Federspiel M J, et al. Expression of immunomodulatory neutrophil-activating protein of Helicobacter pylori enhances the antitumor activity of oncolytic measles virus. Mol Ther, 2012, 20 (6): 1139-1147.

［102］ Lech P J, Russell S J. Use of attenuated paramyxoviruses for cancer therapy. Expert Rev Vaccines, 2010, 9 (11): 1275-1302.

［103］ Tayyari F, Marchant D, Moraes T J, et al. Identification of nucleolin as a cellular receptor for human respiratory syncytial virus. Nat Med, 2011, 17 (9): 1132-1135.

［104］ Makhortova N R, Askovich P, Patterson C E, et al. Neurokinin-1 enables measles virus trans-synaptic spread in neurons. Virology, 2007, 362 (1): 235-244.

［105］ Hasegawa K, Hu C, Nakamura T, et al. Affinity thresholds for membrane fusion triggering by viral glycoproteins. J Virol, 2007, 81 (23): 13149-13157.

第三章

麻疹病毒起源与进化

<<<<<

第一节　麻疹病毒起源

长期以来，人们一直致力于麻疹的预防、控制，以及病毒基因结构等方面的研究，而对MV 的起源却涉及较少。由于病毒不像其他生物有化石或遗体可供参考，对于病毒起源的研究较为困难。截至目前，有关 MV 的起源研究，主要包括起源物种和起源时间两个方面。

一、麻疹病毒的物种起源

麻疹病毒属于副黏病毒科，麻疹病毒属。除 MV 外，麻疹病毒属还包括犬瘟热病毒、牛瘟病毒、小反刍兽疫病毒、鲸麻疹病毒和海豹瘟热病毒。早期研究通过单克隆抗体技术，首次分析了 MV、犬瘟热病毒和牛瘟病毒之间的亲缘关系，并提出 MV 在抗原性上与引起牲畜疾病的牛瘟病毒最为相似的结论[1]。随着分子生物学技术的发展，国外学者通过对副黏病毒科病毒的 P、F 和 M 基因序列，以及 MV 和牛瘟病毒的 H 和 N 基因序列构建系统进化树，从基因水平和遗传学角度证实，麻疹病毒与牛瘟病毒间的亲缘关系最近，两种病毒可能拥有共同的祖先[2-4]。另外，Furuse 还提出，麻疹病毒与牛瘟病毒的共同祖先可能来自于非人类物种（如同 HIV 来自其他灵长类动物一样），既感染牛畜，又感染人类引起人畜共患病，并于 11 ~ 12 世纪开始在人类中流行传播[3]。

二、麻疹病毒的起源时间

对于 MV 的起源时间，目前主要采用贝叶斯-马尔科夫链-蒙特卡洛（Bayesian-Markov Chain Monte Carlo，Bayesian-MCMC）方法进行推断（Bayesian-MCMC 法对 MV 进化时间的分析见第十一章），即以病毒基因序列信息为基础，采用分子钟模型来估算 MV 祖先的进化历史。估算分化时间的基本方法是计算物种之间的遗传距离，然后使用校准率（预期数量单位内的遗传改变）将遗传距离转变为时间。

早期研究认为，麻疹病毒的出现时间为史前时代[5,6]。Furuse 等人以牛瘟病毒和 MV 基因序列为基础，采用贝叶斯方法推算得出，麻疹病毒与牛瘟病毒分化于 11 ~ 12 世纪，而目前 MV 的共同祖先（time for the most recent common ancestor，TMRCA）出现在 20 世纪早期[3]。其中，根据 N 基因核苷酸序列推算出 MV 和牛瘟病毒的最近共同祖先出现在 1171 年（95% HPD：678-1612），麻疹病毒出现时间可能为 1921 年（95% HPD：1895-1945），见图

3-1。根据 H 基因核苷酸序列推算出 MV 和牛瘟病毒的最近共同祖先出现在 1074 年（95% HPD：437-1576），麻疹病毒的最近共同祖先出现在 1916 年（95% HPD：1889-1944）。

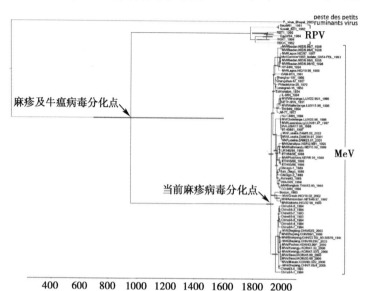

图 3-1　麻疹病毒和牛瘟病毒 N 基因核苷酸序列构建的 MAP 树

注：标记的时间为采样时间

（图片来源：Furuse, et al. Virol J, 2010, 7（1）：52）

Pomeroy 等对同属副黏病毒科的 MV、腮腺炎病毒、犬瘟热病毒进行起源研究表明，三种病毒均出现于 20 世纪[7]，且共同祖先的 TMRCA 非常接近，即腮腺炎病毒出现于 1908 年（95% HPD：1850-1966），犬瘟热病毒出现于 1943 年（95% HPD：1894-1974），麻疹病毒 N 基因推算的 TMRCA 为 1926 年（95% HPD：1863-1966），H 基因推算的 TMRCA 为 1943 年（95% HPD：1913-1967）。理论上，得到三种病毒之间进化时间接近的可能原因包括：替代率和分化时间的错误估算、近期的跨物种传播、大规模的或全球的人口瓶颈（可清除已存在的遗传多样性），以及发生在一个小范围有效人群中的中性进化[7]。通常情况下，副黏病毒科和其他 RNA 病毒的核苷酸替代速率为 $10^{-3} \sim 10^{-4}$ 替代/位点/年[8-11]，因此，由核苷酸替代率和分化时间的错误估算造成进化时间接近的可能性很小。其次，由于近期的跨物种传播造成也不太可能，因为麻疹已经在人类中流行近千年[12,13]。Pomeroy 等认为，对于三种病毒的共同祖先均在 20 世纪出现，最为合理的解释是中性进化。假设麻疹每代流行时间为 9 ~ 13 天，麻疹病毒 TMRCA 可能为 90 000 ~ 130 000 天，或者大约 250 ~ 300 年（存在很大的差异）。因此，中性基因的漂移足以引起副黏病毒科三种病毒间小的遗传多样性。

第二节　麻疹病毒进化时间

麻疹病毒为单一血清型病毒。疫苗前时代，全球 MV 分离株均为 A 基因型，但随着疫苗的广泛使用，在自然界中至少检测到 24 种基因型的 MV，且部分基因型病毒已经不再流行[14,15]。研究表明，不同基因型流行株的分化时间不尽相同，根据不同基因序列得出的 MV 进化时间也不一致。

一、H 基因组麻疹病毒的进化时间

在 B95a 细胞引入 MV 的研究后，中国于 1993 年分离到第一株 H 基因组（H1 和 H2 基因型）MV 流行株[16]。其后，H1 基因型 MV 成为中国的绝对优势流行株，引起大量麻疹疫情的发生[17]。即使在 2009 年加强麻疹病原学监测后，中国监测到由 D4、D7、D9 和 D11 基因型病毒引起的输入病例[18]，但 H1 基因型 MV 在我国麻疹的流行中仍占主导地位。

（一）基于 H 基因序列推算的进化时间

Saitoh 等首先从 MeaNS 数据库中，选择了 23 个基因型 162 株 MV 的 H 基因核苷酸全序列，采用 Bayesian-MCMC 方法推算了不同基因型 MV 的进化时间，结果见表 3-1 和图 3-2。在其研究中，H 基因组 MV 的 TMRCA 出现在 1966 年（95% HDP：1950-1979），而 H1 基因型 MV 的 TMRCA 出现在 1977 年（95% HDP：1968-1984）[19]。近期，日本学者 Kimura 以 24 个基因组 297 株 MV H 基因序列为基础，推算得出的 H1 基因型 MV 进化时间为 1978 年（95% HDP：1971-1984），而 H2 基因型 MV 的进化时间为 1986 年（95% HDP：1977-1991）（表 3-1）[20]。我国学者将 61 株中国 H1 基因型 MV 分为两个基因簇 cluster1 和 cluster2，以 H 基因核苷酸序列为基础，得到的 H1 基因型 MV 的 TMRCA 为 1985 年（95% HDP：1979-1989），其中 cluster1 可能出现于 1988 年（95% HDP：1984-1991），而 cluster2 的分化时间为 1992 年（95% HDP：1987-1994）（表 3-1）[21]。

表 3-1　基于 H 基因的 MV 进化时间与核苷酸替换率

研究者	序列数量	基因型	分化时间		核苷酸替换率（×10⁻⁴ s/s/y）
			TMRCA	95% HDP	
Saitoh 等，2012	162	H1	1977	1968-1984	
Xu 等，2014	61	H1	1985	1979-1989	7.50（5.10-9.20）
		Cluster1	1988	1984-1991	
		Cluster2	1992	1987-1994	
Kimura 等，2015	297	H1	1978	1971-1984	
		H2	1986	1977-1991	
本书编者	229	H1	1982	1974-1990	7.31（6.16-8.50）

为了分析我国麻疹优势流行株的进化特征，本书编者也从 GenBank 和 DDBJ 数据库选择了 B3、D4、D8 和 H1 基因型 MV H 基因序列共 229 条，采用 Bayesian-MCMC 法进行麻疹流行株进化时间的推算。在核苷酸序列选择中，仅选择引起急性麻疹的病毒序列，排除麻疹疫苗株、SSPE 毒株，以及同一年份同一地区相同序列的毒株。结果表明 H1 基因型 MV 的共同分化时间为 1982 年（95% HDP：1974-1990），与 Xu 等结果基本一致，见表 3-1。在 MCC 树上（图 3-2），第一簇由 A 和 B3 基因型毒株组成，位于 MCC 树顶端；中间的一簇为 H1 基因型；最下面一簇为 D4 和 D8 基因型毒株。综合上述结果，H1 基因型 MV

的共同祖先可能出现于 20 世纪 70 至 80 年代。

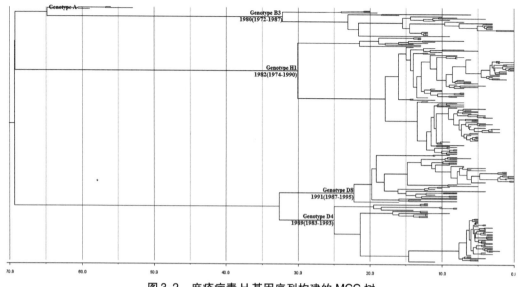

图 3-2　麻疹病毒 H 基因序列构建的 MCC 树

注：采用 Bayesian-MCMC 法对 229 株 B3、D4、D8 和 H1 基因型 MV H 基因

序列构建的 MCC 树，节点处标记为各基因型 MV 的进化时间与 95% HDP

（二）基于 N 基因序列推算的进化时间

麻疹病毒 N 基因羧基末端 450nt 不仅是全基因组上变异最大的区域，也是分子流行病学研究的靶序列。由于 GenBank 数据库中各基因型 MV N 末端 450nt 序列最多，除了 H 基因外，国内外学者常常以该段序列为基础，进行 MV 进化时间的推算。

我国吉林省学者首先通过 450 株 MV N 基因羧基末端 450nt 序列，进行了各基因组 MV 进化时间的分析，结果表明 H 基因组 MV 出现的可能时间为 1975 年[22]。Xu 等得到的结果为，H1 基因型 MV 的分化时间为 1987 年（95% HDP：1982-1994），其中 cluster 1 的进化时间为 1989 年（95% HDP：1985-1992），cluster 2 的进化时间为 1992 年（95% HDP：1983-1994），见表 3-2。本书编者采用 78 条 N 基因全序列进行了 MV 进化时间的推算，结果表明 H1 基因型 MV 分化时间为 1978 年（95% HDP：1969-1987）（表 3-2），与 Wei 等得到的 H 基因组分化年代基本一致，但早于以羧基末端 450nt 推断出的 H1 基因型分化时间近 10 年。

表 3-2　基于 N 基因的 MV 进化时间与核苷酸替换率

研究者	序列数量	基因组/基因型	分化时间		核苷酸替换率（×10⁻³s/s/y）
			TMRCA	95% HDP	
Wei 等，2012	450	H	1975	1968-1984	
Xu 等，2014	61	H1	1987	1982-1994	1.65（1.19-2.11）
		Cluster1	1989	1985-1992	
		Cluster2	1992	1983-1994	
本书编者	78	H1	1978	1969-1987	0.56（0.41-0.71）

综上所述，以 N 基因全序列为基础，H1 基因型 MV 进化时间为 20 世纪 70 年代末期，而以 N 基因羧基末端 450nt 序列为基础，H1 基因型 MV 的进化时间与以 H 基因序列为基础推断的结果基本一致。

（三）基于其他基因序列推算的进化时间

除抗原性相关的 H 和 N 基因外，F 基因序列也被用于 H1 基因型 MV 的进化分析（表 3-3）。Xu 等认为，H1 基因型 MV 进化时间为 1989 年（95% HDP：1978-1996），Cluster1 和 Cluster2 同时分化于 1994 年（95% HDP：1987-1998）[21]。而本书编者根据 41 条 F 基因全序列估算的结果表明：H1 基因型 MV 分化年代为 1979 年（95% HDP：1970-1988），早于 Xu 等的推算结果。另外，以 P，L 和 M 基因序列为基础，H1 基因型 MV 共同祖先为 1977 年（95% HDP：1967-1987），1981 年（95% HDP：1975-1986）和 1983 年（95% HDP：1972-1992），见表 3-3。

表 3-3 基于 F，P，L 和 M 基因的 MV 进化时间与核苷酸替换率

研究者	基因	基因组/ 基因型	分化时间		核苷酸替换率
			TMRCA	95% HDP	（×10^{-3}s/s/y）
Xu 等，2014	F	H1	1989	1978-1996	1.07（0.54-1.75）
		Cluster1	1994	1987-1998	
		Cluster2	1994	1987-1998	
本书编者	F	H1	1979	1970-1988	
	P	H1	1977	1967-1987	
	L	H1	1981	1975-1986	
	M	H1	1983	1972-1992	

（四）基于全基因序列推断的进化时间

除 6 个结构基因外，本书编者还以 32 株 MV 流行株全基因组序列为基础，推算出 H1 基因型 MV 的分化时间可能是 20 世纪 60～80 年代（TMRCA：1979；95% HDP：1971-1986）（图 3-3），这与 Saitoh 等人通过 H 基因序列（TMRCA：1977；95% HDP：1968-1984）[19]，以及本书编者采用 N 基因全序列（TMRCA：1978；95% HDP：1969-1987）推断算出的结果基本一致，而与 Xu 等以 N 基因 450nt 计算得出的结果不同（TMRCA：1987；95% HDP：1982-1994）[21]。据此认为，麻疹病毒不同的基因分化时间是不一致的，不是任意基因都可以代表全序列的进化情况。结合国内外其他研究结果，H 基因全序列或 N 基因全序列推算出的 MV 进化时间对全基因组序列进化情况代表性较好。

另外，除 H1 基因型外，本研究也采用 B3、D4 和 D8 基因型 MV 全序列对其进化时间进行分析，但由于序列太少，分析结果不准确。从 MCC 树上（图 3-3）可以看出，D 基

因组中部分基因型毒株分化最早，B3 基因型分化最晚，这与 N 基因序列的计算结果一致。
而在 MCC 树上，B3 基因型与 A 基因型病毒存在最近亲缘关系，但节点间的距离却显示 D
基因组 MV 出现早于 B3 基因型病毒，提示各基因型 MV 间的亲缘关系和进化时间没有绝
对的相关性。

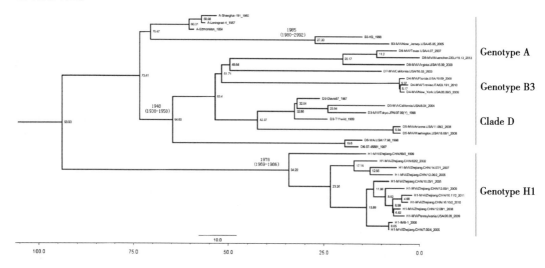

图 3-3　麻疹病毒全基因组序列构建的 MCC 树

在 20 世纪 50 ~ 60 年代，全球的 MV 流行株均分离于人胚肾或 Vero 细胞[23]，但随着
MV 的变异，及其所利用细胞受体位点的改变，很难再采用 Vero 细胞进行 MV 流行株的分
离[24,25]。因此，在 20 世纪 70 ~ 80 年代，全球鲜有 MV 流行株分离得到。随着一个新的细
胞系 B95a 的引入，中国于 1993 年分离到第一株 H1 基因型 MV[16]。但是，Bayesian 分析
结果表明 H1 基因型 MV 分化或出现于 1978 年。由于没有连续监测，且 70 ~ 80 年代中国
没有分离到 MV，目前很难得到当时 MV 流行的真实情况。根据 Bayesian 分析，我们只能
推测 H1 基因型 MV 在被分离到的 10 年前，可能已经在自然界中流行。

在 Bayesian 分析中，以不同基因序列推算出的 MV 进化时间是不一致的，即使采用同
一基因序列，得到的结果也不完全一致，如许松涛等通过 H 基因得出的 H1 基因型分化时
间为 1985 年，而 Kimura 等认为是 1978 年[20,21]。再者，研究中所选其他基因型序列对目
标基因型的分析也产生一定影响。Bayesian- MCMC 法是根据碱基的平均替换速率来推算麻
疹基因的分歧时间，同时对多个基因型，或仅对几个基因型进行计算时，因碱基替换速率
不完全相同[26]，最终所取的速率是各基因型间的平均值，必然导致推算结果存在差异。
其次，Bayesian 分析中 Modeltest 软件给出的最佳替代模型的选择可能造成结果的不一致。
如本书编者分析过程中发现，Modeltest 给出的 P 和 M 基因最佳替代模型分别为 TIM + G 和
TrN + I + G，而 Bayesian 分析中没有上述模型，只能选择其他替代模型 GTR + G 和 GTR + I +
G 进行分析，结果可能不是最优。另外，就 N 基因分析结果看，由于选择序列的长度不一
致，也导致得出的结果有差异，全基因组序列是否更具有代表性，还需要进一步研究，并
与其他基因进化时间比较。

二、其他基因型麻疹病毒进化时间

除 H1 基因型外，Kimura 等以 297 株 MV H 基因全序列为基础，全面研究了 24 个基因型 MV 的分子进化特征[20]。结果表明，麻疹病毒在约 250 年前由牛瘟病毒分化而来，24 个基因型形成 3 个谱系，其共同祖先出现在 1915 年（95% HPD：1882-1941），见图 3-4。谱系 1 包括 A、B1、B2、B3、C1、C2、E 和 F 基因型，其共同祖先出现于 1915 年（95% HPD：1882-1941）；谱系 2 包括 G 和 H 各基因型，其共同祖先出现于 1954 年（95% HPD：1937-1969）；谱系 3 包括 D1-D11 基因型，其共同祖先出现于 1940 年（95% HPD：1927-1953）。麻疹病毒各基因型具体的分化时间见表 3-4。

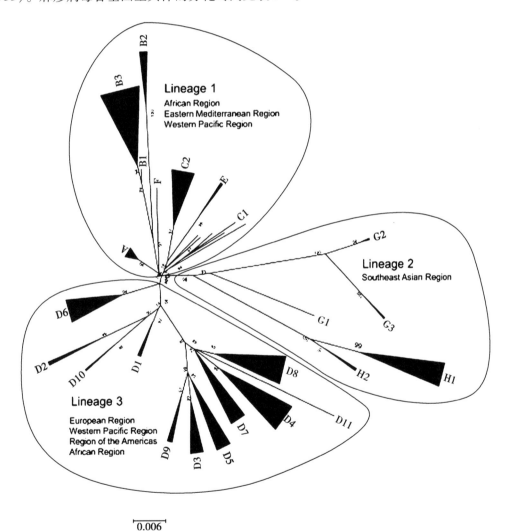

图 3-4 麻疹病毒 H 基因序列构建的 ML 树

（图片来源：Kimura, et al. Sci Rep, 2015, 5（1）：11648）

表 3-4 各基因型 MV 分化时间

基因型	分化时间	
	TMRCA	95%HPD
A	1948	1941-1952
B1	1974	1966-1980
B2	1980	1976-1982
B3	1979	1972-1984
C1	1942	1930-1950
C2	1969	1959-1975
D1	1951	1943-1957
D2	1979	1971-1985
D3	1977	1972-1982
D4	1974	1968-1980
D5	1978	1971-1985
D6	1973	1957-1984
D7	1966	1960-1971
D8	1983	1975-1989
D9	1988	1979-1994
D10	1992	1983-1997
D11	1976	1965-1986
E	1955	1937-1965
F	1943	1932-1950
G1	1965	1951-1976
G2	1994	1991-1995
G3	1993	1990-1996
H1	1978	1971-1984
H2	1986	1977-1991

（数据来源：Kimura, et al. Sci Rep, 2015, 5 (1)：11648）

在 Kimura 的研究中，麻疹病毒于 18 世纪从牛瘟病毒中分化而来，而 Furuse 等根据 N 基因进行麻疹的起源研究指出，麻疹病毒与牛瘟病毒的分化时间是 11~12 世纪，两者的不同提示麻疹 H 和 N 基因的进化史可能不同。另外，24 个基因型 MV 均出现于 20 世纪 40~90 年代之间。其中 C1 基因型出现最早，G2 基因型出现最晚，目前主要流行的 B3、D4、D8、D9 和 H1 基因型出现于 20 世纪 70~80 年代。

第三节　麻疹病毒进化速率

自 1954 年 Enders 和 Peebles 首次用人肾细胞旋转培养技术从麻疹患者急性期血中分离到 MV 后[27]，相继发现了多种在遗传性状不同的麻疹毒株。根据 N 基因羧基末端 450nt 和 H 基因全序列的分析结果，这些纷繁复杂的 MV 被分为不同的基因型。到目前为止，WHO 将 MV 划分为 8 个基因组（A-H），24 个基因型（A，B1-B3，C1-C2，D1-D11，E，F，G1-G3，H1-H2），其中 B1、D1、E、F、G1 基因型已消失[15,28]。与此同时，在 GenBank 数据库中，存储着数千条 MV 序列。那么，是什么原因使得 MV 具有如此大的分子多态性呢？目前，科学家从基因结构、进化速率，以及进化压力等方面进行 MV 进化规律的研究。

病毒基因突变（包括核苷酸的插入、缺失、转换、颠换、重组、核酸节段之间的重配、病毒基因和宿主基因的重配等）和自然选择是病毒进化的基础，也是病毒多样化的基础。比较目前 GenBank 数据库中的所有麻疹毒株的全基因序列，发现 MV 整个基因组均为 15894 个核苷酸，在 6 个结构基因上仅发生核苷酸和氨基酸的替换，未见插入和缺失。MV 各个基因以及基因的各个部分在进化上具有不同的进化特征，主要表现为 MV 的核蛋白和血凝素蛋白变异较快，其他蛋白相对稳定；核苷酸和氨基酸的变异趋势不同（在核苷酸水平上，N 基因平均变异率最大；而在氨基酸水平上，P 蛋白的平均变异率远远大于其他基因），以及 MV 的基因位点存在多种形式的突变模式等。就 N 和 H 基因序列来看，基因的转换（A→G，G→A，C→T，T→C）比率均远远高于颠换（A→C，A→T，G→C，G→T）的比率，符合生物中化学性质相近的碱基之间的取代频率较高的原则。N 蛋白和 H 蛋白的基因位点间可变速率的 Gamma 密度分布的形状函数 α 各不相同，分别为 0.7680 和 0.4045，均小于 1，表明两个基因的 Gamma 分布密度函数同为倒置"L"形，大部分位点的置换率都非常低，但是这两个基因又不完全相同。N 基因的最佳碱基替换模型为 GIR + I + G，表明除少数位点外，核苷酸序列及结构中的大部分位点的碱基置换率比较低或者几乎不变；而 H 基因的核苷酸序列的碱基替换模型为 GTR + G，表明在这些序列中不存在不可变位点，有少数位点的置换率很高[19]。

高频率的基因突变是病毒进化的基本条件。Rima 等计算 1992-2000 年英国分离的 230 株麻疹毒株的 N、H 基因突变率是 7.8×10^{-3}/年，1993 年西班牙分离的 C2 株毒株的 H 基因突变率是 6×10^{-3}/年，而此前分离到的毒株 H 基因突变率达 5×10^{-4}/年[26]；李海峰等利用遗传距离法计算 1965-1994 年和 1994-2005 年中国流行株 H 基因的氨基酸平均变异率分别为 0.95×10^{-3}/年和 1.33×10^{-3}/年，后近 10 年变异率为前 30 年的 1.4 倍，1965-1999 年和 2000-2005 年中国流行株 N 基因的氨基酸突变率分别为 1.01×10^{-3}/年和 1.90×10^{-3}/年，后 5 年的变异率为前 30 年的 1.8 倍[29]。

在采用 Bayesian MCMC 法进行 MV 分子进化分析时，麻疹病毒的进化速率也得以分析。早期研究以部分基因型 MV 为基础，得到的 H 基因的进化速率为 7.28×10^{-6} 至 $5.57 \times$

10^{-4}替代/位点/年[19,30]，而 Kimura 根据 24 个基因型 MV 序列得到的 H 基因进化速率为 9.02×10^{-4}替代/位点/年[20]。Pomeroy 等计算的所有基因型 MV 的 N 和 H 基因变异速率分别为 8.693×10^{-4}替代/位点/年和 6.585×10^{-4}替代/位点/年[7]。而就 H1 基因型 MV 而言，H 基因的进化速率为 7.50（5.10 ~ 9.20）$\times 10^{-4}$替代/位点/年（表 3-1），N 基因的进化速率为 1.65（1.19 ~ 2.11）$\times 10^{-3}$替代/位点/年（表 3-2），F 基因的进化速率为 1.07（0.54 ~ 1.75）$\times 10^{-3}$替代/位点/年（表 3-3）[21]，提示 MV N 基因的变异速率要快于 H 基因。

病毒进化比一般生物快得多，病毒基因变异的频率是其他生物的 $10n$ 倍，其病毒的繁殖也是以 $10n$ 倍的速度进行，病毒的大量繁殖也加速了病毒的变异。由于病毒变异比一般生物要快得多，所以病毒实际上是以群居（population）或者准种（quasispecies）的形式存在于宿主体内，而不是以均一的形式存在，这种大致相同但略有差异的病毒粒子的核苷酸序列即为主序列和变异谱，主序列与变异谱之间随着时空的转移而不断变化的过程就是病毒的进化过程。20 世纪 50 ~ 60 年代世界各国分离的麻疹野毒株均与 Edmonston 株（Wild-type Edmonton，wt-Edm）具有相似的遗传背景，由此推测当时可能只有 A 基因型的 MV 在流行，为 MV 的主序列，1974 年以后分离到的毒株才发现有其他基因型的 MV 流行。许文波等对中国 1993-1994 年 MV 流行株进行分析，仅发现一株 A 基因型毒株（China93-5），其余流行株均属于 H 基因组。目前麻疹 H 基因组主要流行于中国，同时日本、越南和朝鲜等地也有部分病例。中国大陆主要流行 H1 基因型，近年来 H1a 为绝对优势基因亚型，A 基因型逐渐转为弱势基因型。当前世界上主要流行 B 基因组、D 基因组和 H 基因组[15]，可能的原因为各国使用的疫苗不同，从而造成各地区流行的麻疹基因型的生态位差异。中国使用的疫苗来源于 1960 年上海麻疹流行时分离的沪 191 株，该疫苗株与同为 A 基因型的世界各国的其他疫苗株相差较大，在 N 基因编码氨基酸的第 518 位、F 基因的第 238 位和 287 位及 H 基因的 133 位、506 位等均有独特改变[31,32]。

病毒的进化既有一定的随机性，又受自然选择的压力而呈现一定的方向性和稳定性。分析某一特定的 MV 在进化过程中是否收到选择压力的影响，最常用的方法是分析无氨基酸替换的同义突变和有氨基酸替换的非同义突变。当非同义替换/同义替换的比值大于 1 时表明存在正向选择，而比值小于 1 时和等于 1 则分别表明存在负向选择和中性选择。正向选择是有利于生物个体适应环境的一种选择，病毒为逃避人体的免疫压力而产生的变异就是其中一种；中性选择是指突变基因在选择上是中立的，既无害又无益；负向选择是指功能重要的基因在进化过程中非常保守，维持功能和结构的氨基酸序列变异很小。目前研究选择压力应用的主要软件包括 PAML 软件的 codeml 程序和 HyPhy 在线软件包（http：//www. datamonkey. org）的 maximum likelihood SLAC（single likelihood ancestor counting）方法[33]。从文献报道来看这两种方法的结果基本一致，麻疹病毒各基因位点的变异属于基因漂移，不表现为免疫压力驱动下的基因进化[7]。Kimura 采用 SLAC、FEL 和 IFEL 对 MV H 基因进行的选择性压力分析后表明，H 基因上存在一些正向选择位点（表 3-5）。而早期研究也指出 50 株不同基因型 MV 的 H 上存在 14 个正向选择位点[8]，而 D3、D5、D9 和 H1 基因型 MV H 基因上存在 8 个正向选择位点[19]。其中，第 476 和第 575 位氨基酸被多种方法确认为正向选择位点。由于 H 蛋白上第 463-477 位氨基酸和第 561-575 位氨基酸能与 H 蛋白单克隆抗体反应，而第 463-477 位氨基酸可能是 CD46 受体的可能结合位点[19]，因此第 575 位氨基酸受到正向选择可能有利于 MV 的传播。但 H 基因上存在的多个负向选择位点，提示 MV H 蛋白结构和功能的变化有限，这可能也是现行麻疹疫苗仍然对野毒株有保护效力的原因。

表 3-5　麻疹病毒 H 基因上正向选择位点

方法	阳性选择位点	dN/dS 率
SLAC	S546G，G546S	0.25
	Q575L，Q575K	(95% CI 0.23 ~ 0.27)
FEL	S240N，S240G，N240Y，N240S	
	F476L，F476I，F476V，L476F	
	K477R，K477N	
	N481Y，N481S，N481D	
	S546G，G546S	
	Q575L，Q575K	
IFEL	S240N，S240G，N240Y，N240S	
	N282G，N282K，N282H，N282D，N282S，N282Y	
	K315E，K315R，K315Q	
	Q575L，Q575K	

（数据来源：Kimura, et al. Sci Rep, 2015, 5 (1)：11648）

　　麻疹病毒的起源和进化研究有助于揭示麻疹的演化特征和方向，对于预防和控制麻疹具有重要意义。但是，在研究病毒的起源和进化规律时，由于不同氨基酸位点和不同碱基位点的突变概率不一致导致不同统计模型间的结果差异，所以用一个时空均匀的统计模型来刻画生物的进化过程具有多方面的局限性。而 MV 的不断变异，新基因型或亚型的不断出现，以及易感人口的频繁流动等又为麻疹的进化动态研究带来新的挑战。因此，麻疹监测和起源、动态进化规律研究仍需加强和进一步深入。

（冯　燕　金青青）

参 考 文 献

[1] Sheshberadaran H, Norrby E, McCullough K C, et al. The antigenic relationship between measles, canine distemper and rinderpest viruses studied with monoclonal antibodies. J Gen Virol, 1986, 67 (Pt 7): 1381-1392.

[2] Barrett T. Morbillivirus infections, with special emphasis on morbilliviruses of carnivores. Vet Microbiol,

1999, 69 (S1-2): 3-13.

[3] Furuse Y, Suzuki A, Oshitani H. Origin of measles virus: divergence from rinderpest virus between the 11th and 12th centuries. Virol J, 2010, 7 (1): 52.

[4] Westover K M, Hughes A L. Molecular evolution of viral fusion and matrix protein genes and phylogenetic relationships among the Paramyxoviridae. Mol Phylogenet Evol, 2001, 21 (1): 128-134.

[5] Black F L. Measles endemicity in insular populations: critical community size and its evolutionary implication. J Theor Biol, 1966, 11 (2): 207-211.

[6] Keeling M J. Modelling the persistence of measles. Trends Microbiol, 1997, 5 (12): 513-518.

[7] Pomeroy L W, Bjornstad O N, Holmes E C. The evolutionary and epidemiological dynamics of the paramyxoviridae. J Mol Evol, 2008, 66 (2): 98-106.

[8] Woelk C H, Jin L, Holmes E C, et al. Immune and artificial selection in the haemagglutinin (H) glycoprotein of measles virus. J Gen Virol, 2001, 82 (Pt 10): 2463-2474.

[9] Jenkins G M, Rambaut A, Pybus O G, et al. Rates of molecular evolution in RNA viruses: a quantitative phylogenetic analysis. J Mol Evol, 2002, 54 (2): 156-165.

[10] Woelk C H, Pybus O G, Jin L, et al. Increased positive selection pressure in persistent (SSPE) versus acute measles virus infections. J Gen Virol, 2002, 83 (Pt 6): 1419-1430.

[11] Hanada K, Suzuki Y, Gojobori T. A large variation in the rates of synonymous substitution for RNA viruses and its relationship to a diversity of viral infection and transmission modes. Mol Biol Evol, 2004, 21 (6): 1074-1080.

[12] Webster R, Granoff A. Encyclopedia of virology. Measles virus. New York: Academic Press. 1994.

[13] Carbone K, Wolinsky J. Virology. Mumps virus. Philadelphia: Lippincott Williams & Wilkins. 2001.

[14] Rota P A, Bellini W J. Update on the global distribution of genotypes of wild type measles viruses. J Infect Dis, 2003, 187 (Suppl 1): S270-276.

[15] Rota P A, Brown K, Mankertz A, et al. Global distribution of measles genotypes and measles molecular epidemiology. J Infect Dis, 2011, 204 (Suppl 1): S514-523.

[16] Xu W, Tamin A, Rota J S, et al. New genetic group of measles virus isolated in the People's Republic of China. Virus Res, 1998, 54 (2): 147-156.

[17] Xu S, Zhang Y, Zhu Z, et al. Genetic characterization of the hemagglutinin genes of wild-type measles virus circulating in china, 1993-2009. PLoS One, 2013, 8 (9): e73374.

[18] Zhang Y, Ding Z, Wang H, et al. New measles virus genotype associated with outbreak, China. Emerg Infect Dis, 2010, 16 (6): 943-947.

[19] Saitoh M, Takeda M, Gotoh K, et al. Molecular evolution of hemagglutinin (H) gene in measles virus genotypes D3, D5, D9, and H1. PLoS One, 2012, 7 (11): e50660.

[20] Kimura H, Saitoh M, Kobayashi M, et al. Molecular evolution of haemagglutinin (H) gene in measles virus. Sci Rep, 2015, 5 (1): 11648.

[21] Xu S, Zhang Y, Rivailler P, et al. Evolutionary genetics of genotype H1 measles viruses in China from 1993 to 2012. J Gen Virol, 2014, 95 (Pt 9): 1892-1899.

[22] Wei C, Shi J, Liu B, et al. Molecular characterization of the measles virus genotypes in JiLin Province, China. PLoS One, 2012, 7 (10): e46011.

[23] Xiang J Z, Chen Z H. Measles vaccine in the People's Republic of China. Rev Infect Dis, 1983, 5 (3): 506-510.

[24] Dhiman N, Jacobson R M, Poland G A. Measles virus receptors: SLAM and CD46. Rev Med Virol, 2004, 14 (4): 217-229.

[25] Yanagi Y, Takeda M, Ohno S. Measles virus: cellular receptors, tropism and pathogenesis. J Gen Virol, 2006, 87 (Pt 10): 2767-2779.

[26] Rima B K, Earle J A, Baczko K, et al. Sequence divergence of measles virus haemagglutinin during natural evolution and adaptation to cell culture. J Gen Virol, 1997, 78 (Pt 1): 97-106.

[27] Enders J F, Peebles T C. Propagation in tissue cultures of cytopathogenic agents from patients with measles. Proc Soc Exp Biol Med, 1954, 86 (2): 277-286.

[28] WHO. New genotype of measles virus and update on global distribution of measles genotypes. Wkly Epidemiol Rec, 2005, 80 (40): 347-351.

[29] 李海峰, 卢亦愚, 严菊英, 等. 我国麻疹病毒流行株的 H 和 N 基因变异速率探讨. 中国病毒学, 2006, 21 (6): 541-545.

[30] Munoz-Alia M A, Fernandez-Munoz R, Casasnovas J M, et al. Measles virus genetic evolution throughout an imported epidemic outbreak in a highly vaccinated population. Virus Res, 2015, 196, 122-127.

[31] Zhang Y, Zhou J, Bellini W J, et al. Genetic characterization of Chinese measles vaccines by analysis of complete genomic sequences. J Med Virol, 2009, 81 (8): 1477-1483.

[32] Bankamp B, Takeda M, Zhang Y, et al. Genetic characterization of measles vaccine strains. J Infect Dis, 2011, 204 (Suppl 1): S533-548.

[33] Pond S L, Frost S D. Datamonkey: rapid detection of selective pressure on individual sites of codon alignments. Bioinformatics, 2005, 21 (10): 2531-2533.

第四章

麻疹病毒感染机制和免疫应答

<<<<<

第一节　麻疹的自然感染过程

一、人类麻疹病毒的自然感染过程

典型麻疹患者的前驱期症状为发热、咳嗽、流涕和结膜炎[1]（图4-1）。前驱期可见柯氏斑（Koplik' spot）。在皮疹出现之前，这些前驱症状会逐渐加剧。随后，特征性的红斑疹和斑丘疹会首先出现在面部和耳后，而后逐渐蔓延至躯干和四肢。皮疹持续 3~4 天，然后以与皮疹出现相同的顺序消退。一些儿童，特别是营养不良的儿童，有可能出现深色素皮疹，之后在恢复期脱落。麻疹的皮疹是细胞免疫应答的结果，因此细胞免疫受损者，如获得性免疫缺陷综合征（艾滋病）患者将不会出现典型的麻疹皮疹[2]。

麻疹病毒通过呼吸道飞沫传播，首先侵入易感宿主的呼吸道上皮细胞，潜伏期为 10~14 天，在此期间，麻疹病毒在宿主体内复制并扩散[1]，见图4-1。感染后第 1~2 天，病毒在入侵的局部病灶黏膜细胞中迅速繁殖，并侵入局部淋巴组织，进入白细胞，引起第一次病毒血症（1~3 天）。病毒随血循环由单核白细胞携带，散播到肝、脾、骨髓、淋巴结等网状内皮组织及其他脏器的淋巴组织中大量繁殖扩散，第 3~7 天时发生第二次大量的病毒血症。血液中受病毒侵犯的主要为单核白细胞，病毒在 T 细胞、B 细胞中也都繁殖良好。机体的上皮细胞和内皮细胞都可受病毒感染，引起炎症和坏死。受感染的组织广泛，包括肝、脾、胸腺、淋巴结、皮肤、眼结合膜，整个呼吸系统从上呼吸道直到肺部等，此时临床症状达到高峰（前驱期）。随呼吸道卡他症状出现 1~3 天后，口腔黏膜出现柯氏斑，继而皮肤发生斑丘疹。此时麻疹病毒在入侵细胞内增生，破坏细胞，引起炎症，导致明显临床症状（第 11~14 天），症状也可由于炎症产物引发过敏所致。目前认为麻疹发病机制：①麻疹病毒侵入细胞直接引起细胞病变；②全身性迟发型超敏性细胞免疫反应：皮肤血管内皮细胞中 T 细胞诱导病毒抗原发生迟发超敏反应，当 MV 在淋巴样器官不断增殖时，使 T 淋巴细胞和 B 淋巴细胞致敏，当血中的 T 淋巴细胞与被 MV 感染的血管内皮细胞及其他组织相互作用，引发迟发型超敏反应，使受感染细胞破坏，并释放淋巴因子，在局部形成纤维素样坏死和血管炎，表现周身性发疹并伴有全身反应。临床上 T 细胞缺陷者感染 MV 后常不出现皮疹，而无丙种球蛋白血症患者感染 MV 后则照样出疹。第15~17 天

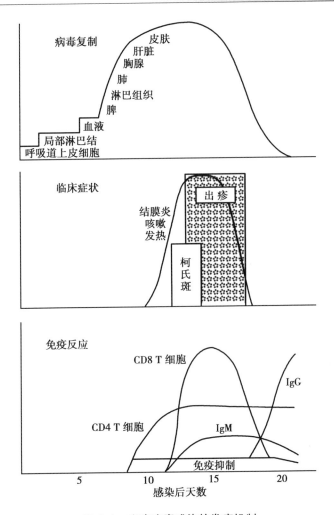

图 4-1 麻疹病毒感染的发病机制

(图片来源：Griffin DE. Lippincott Williams & Wilkins，2001：1401-1441)

时，各脏器、血液内的 MV 量随体内特异性抗体的上升而迅速下降，直至消失，基本进入恢复期。感染者通常在皮疹出现前 2～3 天和之后的 4 天内具有传染性[3,4]。

综合以往研究资料，对人感染 MV 的过程（按日计算），可概括如表 4-1。

表 4-1 人感染麻疹病毒的过程

感染日	程序
第 1 日	侵入呼吸道上皮细胞内并增殖
第 1 + 日	病毒进入局部淋巴结
第 2 + 日	出现第一次病毒血症
第 3-5 日	病毒在淋巴样组织（肝、脾、淋巴结）及呼吸道上皮细胞内继续增殖
第 5 + 日	出现第二次病毒血症
第 7 + 日	麻疹病毒在皮肤上感染的建立，此时病毒可能经血行引起脑的病变

续表

感染日	程序
第 10 + 日	开始出现前驱期症状
第 13 + 日	出现皮疹，进入出疹期
第 15 + 日	皮疹开始消退，病毒消失，抗体出现
第 17 + 日	全身症状改善，体温正常，皮疹退尽

（数据来源：王凝芳，等. 人民卫生出版社，1988）

二、自然感染麻疹病毒的动物模型及其病理改变

1905 年，Hektoen 在易感的志愿者上用急性期麻疹患者的血清接种后出现麻疹[5]。1911 年，Anderson 及 Goldberger 两人用麻疹患者的血清或咽洗液接种猕猴，约有半数发生麻疹的临床症状。1954 年 Enders 与 Peebles 等采集麻疹患者的血清与咽洗液接种人肾细胞与猴肾细胞分离 MV 获得成功。Edmonston 株即为 Enders 等人于 1954 年分离得到的，自此 MV 的研究有了很大的进展[6,7]。

（一）猴类模型——感染过程

Sergiev 等报道了使用 14 只 11 ~ 17 月龄的雄性猕猴，4 只注射麻疹患儿前驱期血清 3 ~ 5ml，其余的 10 只猕猴接种该 4 只实验猴感染第 8 ~ 9 天（前驱期）的血液，接种除主要采用皮下接种外，还将剩余的血液采用滴入鼻腔、眼结膜和口腔黏膜的方式进行联合接种[8]。猴类的麻疹实验发现其感染过程可分为 3 个时期，每期都有各自不同复杂的临床症状以及血清学、病毒学和形态学特征，相互间有着密切联系，并与麻疹实际的发病过程一致。第 1 期持续 5 ~ 6 天，此期产生中等程度的初次病毒血症，并常伴有短暂的白细胞数减少症的倾向。约在感染第 5 ~ 6 天，病毒血症一般下降，但淋巴系统和脾脏内的病毒量却升高。Grist 等认为，感染后初期的病毒血症是由于 MV 在淋巴和网状内皮系统（扁桃体、淋巴结、脾脏及各种器官和组织的淋巴组织）中定居和繁殖的结果。在第 2 期（从第 5 ~ 6 天起到第 9 ~ 11 天）时，病毒血症有更明显的增高，紧随着有白细胞减少及麻疹前驱期特殊症状的出现，淋巴组织中的病毒量不断增加，并伴随形态学进展，形成了特殊的巨细胞[9]。同一动物中找不到不同发育阶段的巨细胞，显示在整个二次病毒血症增高期中，淋巴组织具有可释放病毒的新病灶，且在有规则地相继成熟着。临床的第 3 期开始于斑点丘疹状皮疹的出现（第 9 ~ 11 天）。此期的特征是：在血液及组织，包括以前存在于淋巴细胞内的病毒量均急剧下降；抗体水平迅速升高，直至第 15 ~ 21 天为止，巨细胞坏死。病毒血症的初次上升与淋巴及网状内皮组织中病毒的积聚，以及后者广泛的增生有关，第 2 次病毒血症时，血液内病毒含量的增长是与前述组织和眼、口腔、鼻咽、肺脏等黏膜内病毒浓度，以及淋巴小结中特异的麻疹巨细胞形成相平行。于第 2 次病毒血症高峰时，覆盖于黏膜的表皮内出现巨细胞反应，并有表现为皮疹和黏膜疹的病灶性浸润性炎症形成。以上研究均是利用麻疹患者的咽部与血液标本，直接感染猴类的试验获得的，但采

用当时分离的 MV 接种猴类，进行麻疹发病模拟试验，均未获得成功。

（二）猴类模型——病理改变

对麻疹从感染后整个过程的病毒血症及由病毒引起的全身各器官的病理改变较全面而系统的研究应是 1962 年 Сергаиев л. г. 等人的研究[3]。他们以麻疹感染 20 只猴子，通过皮下注射及接种在鼻内、咽黏膜、眼结膜等方法，分别在感染后第 3、5、7、8、9、10、11、15 和 17 天处死取材做病毒学及组织学检查。感染后第 3 天，发现在被处死猴类的各个部位淋巴结内，病毒量已达到咽、鼻黏膜上感染时的浓度，在感染后第 5~7 天血中病毒量通常下降，但淋巴系统及脾脏内的病毒量在逐渐增加。猴感染后的潜伏期是 5~6 天，卡他期是 2~3 天，潜伏期内，病毒在上呼吸道、肺门、消化道等处的淋巴样组织以及脾脏等网状内皮组织中繁殖，使这些组织出现滤泡状增生，这是病毒侵入后引起的一种非特异性形态学改变。从第 5~11 天，当临床卡他症状明显时，病毒不但在这些组织内繁殖增长，并使这些组织内出现多核巨细胞，大小从 15μm 至 50~100μm，核数目多在 50~80 个，有时甚至达 100 个以上，其核类似淋巴细胞的核，圆形或椭圆形，排列如葡萄。在肺内，病毒从淋巴管到达淋巴结，并通过间质扩散，侵入整个气管壁，引起气管上皮细胞的萎缩，前驱期末，呼吸道及肺间质均表现炎症水肿及淋巴细胞和多核巨细胞浸润，在肠内反应亦相似，从肠系膜淋巴结至整个肠壁发生水肿及类似的细胞浸润。感染的第 9~11 天，在血及组织内病毒量很快减少。出疹初期多核巨细胞开始坏死，其核被吞噬，在多核细胞坏死时，核中心出现网状纤维并伴有蛋白性的液体，故有时在出疹期扁桃体上可见到纤维素性伪膜或出血，其周围水肿。感染第 15 天以后，由于机体免疫功能增强，各部位的炎症迅速消退。从以上各期检查浅表淋巴结均有不同程度的肿大，有半数的猴伴有脾脏肿大。总的来说，已证明易感者在接触麻疹后血内即有病毒，其量逐渐增加，至接触后 7~8天即潜伏期末出现一个高峰，继之稍有下降，至 10~13 天（前驱期末和出疹第一天）血中病毒量又达一个高峰，故麻疹的病毒血症有两个高峰。出疹第二天病毒量开始明显减少，至第 3~4 天病毒即不能检出[3]。

（三）猴类模型——临床反应

猴类对 MV 有很高的易感性，自然感染状态下与人感染麻疹相同，均出现全身出疹。虽然用麻疹患者的血液等作为感染源接种猴类可获得人类麻疹的类似症状，然而以往如采用分离到的 MV 接种猴类，在猴身上并不出现麻疹的出疹现象。因此，在开展麻疹病原学研究时，只有人类的临床病毒学资料。1990 年，日本国立预防卫生研究所的麻疹研究者小船富美夫采用 B95-8 细胞（EB 病毒转化的狨猴淋巴母细胞）以及该细胞的亚株 B95a，使用这种细胞分离得到的麻疹野毒株，感染猴类时可出现与人类相同的出疹状况。如在麻疹发病初期（出疹当日）采集患者的末梢血，进行淋巴细胞分离，或采集鼻咽拭子、脊髓液，采用 B95a 细胞进行 MV 接种分离，则分离的阳性率可高达近 100%；如果到出疹第 6 天，分离率下降到 40% 左右，到出疹一周后，血中抗体上升，分离很难获得阳性。采用 B95a 细胞分离到的 MV 接种恒河猴（cynomolgus monkey），可以很好地建立以往无法建立的 MV 动物感染模型[10]。以后的研究发现，以前采用 Vero 等细胞分离到的病毒与 1990 年后小船等人采用 B95a 细胞分离到的病毒，分别利用了细胞 CD46 与 CD150（slam）受体，这两类病毒虽然在抗原性上差异不大，但在病原性上存在一定差异[11]。

日本在 20 世纪 90 年代初，采用该模型进行了以下研究[10]。研究所用的麻疹毒株分别有：①采用麻疹患者咽拭子在 B95a 细胞上分离的 IC-B 株（滴度为 $10^{5.5}TCID_{50}/ml$）以及同一咽拭子在 Vero 细胞上分离到的 IC-V 株（滴度 $10^{6.0}TCID_{50}/ml$）；②采用从患者末梢血淋巴细胞中分离得到的 HL 株（$10^{6.0}TCID_{50}/ml$），EN 株（$10^{5.0}TCID_{50}/ml$），Hyo90 株（$10^{6.0}TCID_{50}/ml$）；③采用疫苗株 FF-8 株（$10^{6.25}TCID_{50}/ml$）；④实验室内的麻疹传代株，1950 年的 Toyoshima 株（$10^{5.25}TCID_{50}/ml$）。该研究观察到的结果如下：

（1）猴类感染后的临床症状：实验用猴采用 2~8 岁的猕猴。对猴类进行麻疹毒株皮下接种后第 6 天，猴口腔黏膜出现柯氏斑，并伴有全身性出疹，感染十天以后结痂，疹子消退；此外，对 11 只绿猴、松鼠猴等进行感染试验，也观察到同样的临床症状。如通过经鼻接种，则症状出现比皮下接种延迟 1~2 天。

（2）白细胞数的变化：对 IC-B 株与 IC-V 株各皮下接种 3 头猕猴，然后逐日观察末梢血中的白细胞数。对 IC-B 株的接种猴类，末梢血中的白细胞数在接种 4 天后开始减少，到接种第 6 天时只有接种前的 34%~40%，直至第 10 天后才逐步恢复，到第 14 天时达到原来的 86%~121%。血液涂片标本中，淋巴细胞的百分比也显著减少，接种 6 天时，仅为接种前对照的 11.1%~16.3%，至接种后 14 天，淋巴细胞数才恢复到接种前的 40.4%~91.2%。由于麻疹的感染，猴体内淋巴细胞下降至少维持 14 天以上，中性粒细胞在 MV 接种后 6~10 天时，虽然也有减少的倾向，但到第 14 天时再次升高（达 114.7%~150.5%），总的白细胞数的增加如同中性粒细胞。另一方面，采用 Vero 细胞分离的 IC-V 株接种的猴类，接种 6 天后淋巴细胞数量下降到接种前的 84.7%~90.9%，比采用 IC-B 毒株接种的白细胞数的下降幅度要小。接种 IC-B，IC-V 病毒株后外周白细胞数量的变化情况见表 4-2。

表 4-2　接种 IC-B，IC-V 病毒株后外周血白细胞数量的变化

毒株	猕猴编号	天数	白细胞数（%）			
			总计	淋巴细胞	中性粒细胞	其他
IC-B	2594	接种前	6200（100.0）	3400（100.0）	2418（100.0）	372（100.0）
		6	2100（33.9）	378（11.1）	1554（64.3）	168（45.2）
		10	2100（33.9）	524（15.4）	1302（53.9）	273（73.4）
		14	5300（85.5）	1378（40.4）	3657（151.2）	265（70.7）
	2595	接种前	5700（100.0）	2951（100.0）	4260（100.0）	114（100.0）
		6	2300（40.4）	483（16.4）	1633（38.8）	184（161.4）
		10	3400（59.6）	1020（34.6）	2178（51.1）	204（178.9）
		14	6900（121.1）	2691（91.2）	3933（92.3）	276（242.1）

续表

毒株	猕猴编号	天数	白细胞数（%）			
			总计	淋巴细胞	中性粒细胞	其他
	2597	接种前	5500（100.0）	1870（100.0）	3300（100.0）	330（100.0）
		6	1900（34.5）	304（16.3）	1482（44.9）	114（34.5）
		10	2000（36.4）	400（21.4）	1440（43.6）	160（48.5）
		14	5200（94.5）	988（52.8）	3778（114.5）	416（126.1）
IC-V	1241	接种前	9500（100.0）	5455（100.0）	3910（100.0）	135（100.0）
		6	9000（94.7）	4620（84.7）	4216（107.8）	162（120.0）
		10	8600（90.5）	4100（75.2）	4304（110.1）	196（145.2）
		14	9600（101.1）	4870（89.3）	4484（114.7）	246（182.2）
	1305	接种前	8900（100.0）	5110（100.0）	3588（100.0）	202（100.0）
		6	9200（103.4）	4600（90.0）	4466（124.3）	134（66.3）
		10	8800（98.9）	4760（93.2）	3928（109.5）	156（77.2）
		14	9500（106.7）	4988（97.6）	4176（116.4）	336（166.3）
	1306	接种前	7200（100.0）	3376（100.0）	3660（100.0）	164（100.0）
		6	5400（75.0）	2732（90.9）	2446（66.8）	222（135.4）
		10	7200（100.0）	2960（87.7）	3970（108.5）	270（164.6）
		14	7600（105.6）	3410（101.0）	3988（109.0）	202（123.2）

（数据来源：小船富美夫. 臨床とウイルス，1994，22（4）：233-245）

（3）CD4$^+$/CD8$^+$：对 IC-B 株麻疹病毒接种前，接种后 6 天，10 天时采集猴类的末梢血用流式细胞仪测定 CD4$^+$ 与 CD8$^+$ 细胞数的变化，CD4$^+$ 细胞数在感染后 6 天下降，到第 10 天时上升，与此相反，CD8$^+$ 的细胞数在感染 6 日时上升。因此，CD4$^+$/CD8$^+$ 的比例在感染第 6 日时出现一过性下降，到第 10 天时再上升。麻疹野毒株感染猕猴时末梢血中 CD4$^+$、CD8$^+$ 细胞的变化见图 4-2。人感染麻疹时，CD4$^+$/CD8$^+$ 的变化，由于样本采集困难，相关资料较少。

（4）组织的病变：猕猴接种 IC-B 株麻疹病毒后，在胸腺可见到一部分伴随巨细胞病变的坏死。此外，在脾脏，肠间膜淋巴结，以及其他的表层淋巴结有特征性的巨细胞形成。

（5）病毒的靶标脏器：选择 4 株麻疹野毒株 IC-B、IC-V、EN、HL 株以及麻疹疫苗株 FF-8，分别接种若干只猕猴，接种后 7，10，14 天在肠间膜淋巴结、脾脏、胸腺、骨髓中均可检测到病毒的增殖。接种第 7 天，在胸腺、脾脏、肠间膜淋巴结有大量的病毒增殖，数量达 $10^{2.5} \sim 10^{5.5} TCID_{50}/ml$。此外，IC-B 株与 HL 株感染 7~10 天时，在骨髓中也可看到病毒的增殖（$10^{1.5} \sim 10^{2.0} TCID_{50}/ml$）；但如采用从 Vero 细胞上分离的野毒株 IC-V 株接种，则病毒的增殖量仅为 $10^{1.0} \sim 10^{1.75} TCID_{50}/ml$，要比从 B95a 细胞分离的 IC-B 株低

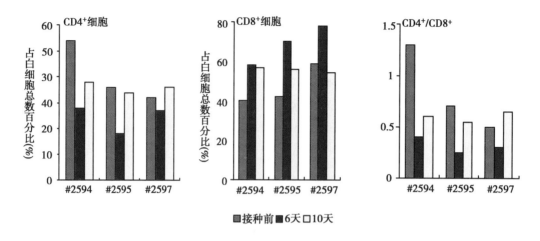

图 4-2 麻疹野毒株感染后猕猴末梢血中 CD4⁺、CD8⁺ 细胞的变化

（图片来源：小船富美夫．临床とウイルス，1994，22（4）：233-245）

得多，而且在骨髓中看不到病毒的增殖。至于疫苗株 FF-8 接种 7 天时，仅在肠间膜淋巴结与胸腺可以看到有少量的病毒增殖，增殖量仅 $10^{1.0} \sim 10^{1.5}$ TCID$_{50}$/ml，见图 4-3。

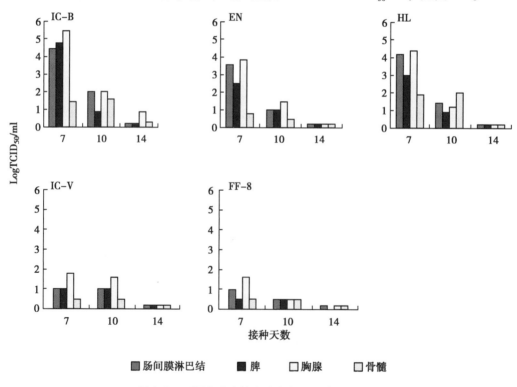

图 4-3 不同麻疹毒株在猕猴淋巴细胞中的增殖

（图片来源：小船富美夫．临床とウイルス，1994，22（4）：233-245）

（6）麻疹病毒的脑部侵入：为了探讨麻疹脑炎，SSPE 的发病机制，首先要对通常麻疹发病时有否病毒侵入脑部进行探讨，为此采用各类麻疹毒株对若干只猕猴皮下接种，在接种后 6、10 和 12 天时，取猕猴的脑部组织用 B95a 细胞进行病毒分离，结果表明除 IC-B 株，FF-8 株，Toyoshima 株以外，HL 株，EN 株，Hyogo 株接种猕猴，在接种后 6 日时大脑的前头部，头顶部，后头部，视床部均可分离到病毒，明确了麻疹发病时病毒的脑部侵入。麻疹毒株对猕猴进行皮下接种后猕猴体内的病毒分离状况见表 4-3。

表 4-3　麻疹毒株对猕猴进行皮下接种后猴内的病毒分离状况

麻疹病毒株	临床症状	接种后天数	病毒分离	
			分离率	部位
IC-B	皮疹（＋＋）	2	0/2	
	柯氏斑（＋＋）	7	0/4	
		10	0/2	
		14	0/2	
EN	皮疹（＋＋）	7	2/3	脑部顶叶（3*）
				脑室周侧（5）
				额叶（3）
HL	皮疹（＋＋）	2	0/2	
	柯氏斑（＋＋）	7	3/4	脑部顶叶（2）
				脑室周侧（4）
				额叶（3）
				枕叶（3）
		10	0/3	
		14	0/3	
92-01	皮疹（＋＋）	7	1/2	脑室周侧（1）
FF-8	－	7	0/2	
Toyoshima	－	7	0/2	

注：* 部位数（资料来源：小船富美夫. 臨床とウイルス，1994，22（4）：233-245）

（7）急性脱髓鞘脑炎的诱变：从上述研究中可以证实 MV 的脑部侵入，因此，采用 HL 毒株接种松鼠猴脑部，在病毒接种后的第 9 日，无菌状态下取出猴的全脑，胸腺，脾脏。将脑的正中一分为二，分别做病理检查与病毒分离。病理检查可观察到猴脑部发生的病变，在脑白质的血管周围发现炎性细胞浸润，大脑第Ⅲ部脑室壁下、脉络丛、套层细胞层，发现有巨细胞，且侧脑室白质、颈髓白质明显形成脱髓鞘的病变。特别可观察到在白质内形成的脱髓鞘病巢内，有炎性细胞浸润，以及麻疹抗原阳性的巨细胞。其他还可以观察到明显的胸腺病变，髓质的脱落与坏死。与此相反，IC-B 株接种的状况下的病变，以围管性细胞浸润为主，脱髓鞘病变完全不产生，胸腺病变也很轻微[10]。

上述结果提示日本分离到的麻疹野毒株中，有不同致病性的病毒混杂在一起。

麻疹疫苗初免成功后，因体内麻疹抗体消退而感染者，由于相对发病程度会轻一些，日本称为修饰麻疹。为了解这种情况是由于宿主的免疫状况所导致，还是由于 MV 的病原性所导致，日本有人从麻疹疫苗免疫成功后的麻疹发病者上分离麻疹病毒株，进行猴类的皮下接种。其结果表明被接种的猴类，同样出现麻疹的柯氏斑，全身性出疹等临床症状，表明修饰麻疹的出现，并非是毒株的原因，而是由宿主的免疫状况所决定[10]。

（8）麻疹感染与机会性感染：上述猴类的 MV 感染试验中，明确证实在猴类的骨髓，胸腺，脾脏等免疫中枢有病毒增殖并形成病变，推测这将对宿主的免疫防御体系带来重大影响。如由于 MV 的感染，而伴随很强的免疫抑制；如因为持续感染，也可能将导致再次的机会性感染与不明原因的其他疾病。

（四）麻疹毒株毒力比较的动物模型

Goffe 等以 Edmonston 株进行猴体试验，发现其强毒株与弱毒株均不使猴子呈现明显的症状，对其中枢神经系统病变方面亦缺乏有意义的差异，且弱毒株亦可产生病毒血症[12]。因此，20 世纪 60 年代，用细胞或鸡胚分离得到的麻疹毒株，难以用猴体试验来测定 MV 的毒力。

1962 年，美国的 Buynak 对不同麻疹毒株进行了比较与鉴别，他使用了三种不同的麻疹毒株，这些毒株的不同在于弱毒株适应于鸡胚及鸡胚细胞培养生长，而强毒株则不能在鸡胚上培养生长。Edmonston 株的强毒株与弱毒株的传代过程分别为：Edmonston 强毒株，原代人肾细胞 24 代→原代人羊膜细胞 29 代→传代人羊膜细胞 8 代；Edmonston 弱毒株，原代人肾细胞 24 代→原代人羊膜细胞 28 代→鸡胚 12 代→原代鸡胚细胞 19 代。强毒株 phila26 由美国 Buynak 实验室分离，其不适应在鸡胚上生长，对人类的毒性也不清楚。

对非洲猴子不论采用皮下接种（0.5ml），还是脑丘内（每边 0.5ml），脑池内（0.2ml），鼻内（1ml）接种，无论使用上述强毒株还是弱毒株，都不发生任何麻疹症状，也没有一只猴子出疹和在唇部或颊黏膜上有柯氏斑。各组猴子都未出现体温升高或白细胞数的改变。然而虽没有临床反应，但实质上已感染了 MV，而且都产生了麻疹中和抗体和补体结合抗体[13]。非洲猴接种强毒或弱毒株后的血清反应见表 4-4。这里要说明的是因当时的试验病毒株是由猴肾与人肾分离得到的，用这类毒株作猴类感染试验，不会出现人类感染麻疹时的症状。

表 4-4 非洲猴接种麻疹强毒或弱毒株后的血清反应

毒株	接种途径	接种后的血清学反应 中和抗体										血清阳性数/总数	血清阳性率（%）	全组几何平均数
		<1	1	2	4	8	16	32	64	128	256			
强毒 Phila. 26	丘部及脑池						2	5	5			12/12	100	76
	皮下				4	4	1	2	1			12/12	100	20
强毒 Edmon.	丘部及脑池	1		2	2	3	3	1				11/12	92	6
	皮下	1		1	2	4			2	2		11/12	92	11
	鼻内				1		1	3	3			8/8	100	59

续表

毒株	接种途径	<1	1	2	4	8	16	32	64	128	256	血清阳性数/总数	血清阳性率（%）	全组几何平均数
		接种后的血清学反应（中和抗体）												
弱毒 Edmon.	丘部及脑池			1		4	2	1	4			12/12	100	18
	皮下			1	3	4	2		1		1	12/12	100	11

毒株	接种途径	<5	5	10	20	40	80	160	320	640	1280	+	血清阳性数/总数	血清阳性率（%）	全组几何平均数
		补体结合抗体													
强毒 Phila. 26	丘部及脑池								3		9		12/12	100	905
	皮下					2	5	2	3				12/12	100	160
强毒 Edmon.	丘部及脑池	3	1		4		3	1					9/12	75	18
	皮下	1					3	3	1	3			10/11	91	91
	鼻内								1	6	1		8/8	100	640
弱毒 Edmon.	丘部及脑池						1	1	5	5			12/12	100	333
	皮下					2	5	1		3			11/11	100	127

注：每试验组 6 只猴子

（数据来源：Buynak, et al. Am J Dis Child, 1962, 103 (3): 460-473）

　　Buynak 认为未适应鸡胚的毒株不能在鸡胚细胞中培养引起细胞病变或增殖，这是早年判别麻疹弱毒株与否的重要检定依据。Buynak 还认为麻疹弱毒株不能很好地在 WISH 系人羊膜细胞内传代，他报道，Edmonston 强毒株无论在猴肾还是鸡胚上，均不形成空斑，而 Edmonston 弱毒株在猴肾上形成的空斑是长形的（长至 5mm），在鸡胚上形成的空斑则是疏散的与圆形的（2～3mm）[14]。麻疹 Edmonston 强毒株和弱毒株在不同细胞上于 36℃ 或 32℃ 培养下的病毒滴度比较见表 4-5。

表 4-5　Edmonston 强毒株和弱毒株在不同细胞上于 36℃ 及 32℃ 培养的毒力滴度

毒株	培养细胞	毒力滴度 TCID$_{50}$/0.1ml	
		36℃*	32℃*
强毒 Edmon	传代人羊膜细胞（WISH）	$10^{2.75}$	$10^{1.5}$
	猴肾	<10^0	<10^0
	鸡胚	<10^0	<10^0
弱毒 Edmon	传代人羊膜细胞（WISH）	<10^0	$10^{0.5}$
	猴肾	$10^{0.25}$	$10^{2.0}$
	鸡胚	$10^{1.5}$	$10^{2.75}$

注：*36℃培养在第 7 天判定结果，而 32℃培养在第 11 天判定结果

（数据来源：Buynak, et al. Am J Dis Child, 1962, 103 (3): 460-473）

三、人类自然感染麻疹的病程变化和发病机制

人类自然感染麻疹后，绝大多数于第 10 ~ 12 天出现前驱期症状：发热、流涕和结膜炎。其详细程序是先发热，出现眼部症候，再经 12 小时出现上呼吸道卡他症状，再经 12 小时许出现麻疹黏膜斑，再经 36 小时许才出现皮疹，有规律性。

Suringa 等在 8 例麻疹病人的出疹皮肤和口腔黏膜柯氏斑的活检材料的观察中发现，两者的组织学特征极其相似，均可见到多核巨细胞[15]。电镜下，在这些多核巨细胞的核内和浆内均可见到微管的聚集，而这种内径为 10 ~ 15nm，外径为 15 ~ 20nm 的小管是副黏液病毒的特征，与麻疹病毒组织学培养中所见难以区别，进一步证明麻疹的发疹和口腔黏膜的变化是病毒在这些部位的上皮细胞内直接增殖所致。中尾亨池田祐辅等对麻疹病人发疹皮肤进行活检，池田祐辅用麻疹 P 蛋白的单克隆抗体进行免疫组化研究，发现麻疹病毒分布在患者的表皮、毛囊与真皮血管周围。而这些区域均出现了以细胞浸润为主的界面性皮炎。中尾亨发现在出疹第一天主要表现真皮乳头的显著水肿和单核细胞的浸润，出疹第二天，上述现象在表皮到处可见，明显的海绵层水肿及单核细胞浸润，几乎见不到嗜中性白细胞[16,17]。中尾亨对发疹前和发疹第一天的皮肤活检标本作电镜观察，发现表皮内的细胞浸润主要是单核细胞和淋巴样细胞，细胞浆中有宽 20nm 左右的纤维样结构，其末端与小泡体相连接。用直接荧光抗体染色法证实，在真皮乳头部位的单核细胞的胞浆内有特异抗原存在。认为这种纤维样结构与 Suringa 所见到的微管可能是一致的，如果这种纤维样结构就是麻疹病毒的核衣壳或者与麻疹病毒感染有密切关系，则可认为麻疹的发疹是病毒性血管炎[3]。

Brunet 关于麻疹的发疹是病毒抗原所引起的一种迟发型变态反应的假说已被大多数学者所承认[18,19]。当 MV 在淋巴样器官不断增殖时，使 T 淋巴细胞和 B 淋巴细胞致敏。当血中的 T 淋巴细胞与被 MV 感染的血管内皮细胞及其他组织细胞相互作用，引起迟发型过敏反应，使受感染细胞破坏，并释放淋巴因子，在局部形成纤维素样坏死和血管炎，表现周身性发疹并伴有全身反应[3,20]。

感染麻疹时，从鼻黏膜到支气管上皮细胞的弥漫性炎症反应，淋巴组织增生及支气管周围单核细胞浸润，其细胞病变主要是形成多核巨细胞和胞核及胞浆内出现嗜酸性包涵体。通常认为多核巨细胞有两种不同类型，上皮巨细胞（见于呼吸道上皮组织）和网状内皮巨细胞，即 Warthin-Finkeldey 巨细胞（W-F 巨细胞，见于淋巴样组织）。麻疹病毒不是致死性病毒，感染细胞后进行增殖形成包涵体，刺激产生抗体，但没有早期细胞破坏和病毒释放。多核巨细胞的形成可能是由于上皮细胞或淋巴细胞受病毒感染后，在细胞融合因子的作用下细胞膜发生改变与邻近的细胞融合，病毒亦可通过这种细胞间的途径传播。上皮多核巨细胞，直径一般在 30 ~ 70μm 左右，形态不规则，胞浆多呈伊红色，胞核数个或数十个不等，核呈圆形或椭圆形，染色较深，在胞核和胞浆内常可见嗜酸性包涵体，巨细胞性肺炎的病人肺组织中所见到的即是这种巨细胞。W-F 巨细胞可能是由淋巴样细胞聚集和溶解而形成，多在淋巴结和网状内皮系统见到。体积大小较悬殊，可自 15 ~ 100μm 不

等，其核少者仅 3~5 个，多者 25~30 个，甚至可达 100 个。在前驱期，患者的呼吸道分泌物或上皮细胞中均可见到巨细胞，因而将此项检查作为前驱期麻疹的重要诊断依据，病后 5~7 天迅速消失。在阑尾、扁桃体、淋巴结、胸腺和脾脏几乎每个淋巴样器官中都能发现巨细胞[3]。Sherman 等曾在一例出疹后 7 天的患者的膀胱黏膜发现多核巨细胞，患者尿中常可查到上皮型巨细胞，维持时间较久[21]。

第二节　麻疹感染的免疫应答

宿主免疫应答是清除病毒、临床康复及建立长期保护性免疫应答的基础。麻疹病毒的免疫应答包括固有性免疫应答和适应性免疫应答。麻疹临床的恢复和此后对再次感染的抵抗主要依靠细胞免疫、特异性抗体和干扰素的产生，三者同时在疾病早、中、晚期发生复杂的互动作用。单纯免疫球蛋白缺乏者如患麻疹，其疾病过程仍如一般正常人，病愈后一般也不易出现再次感染发病的情况；而细胞免疫低下者患麻疹即使采用大剂量免疫球蛋白治疗，其麻疹病程常较严重、迁延不愈，常因而致死，故认为在麻疹恢复过程中细胞免疫所起的作用可能比体液免疫更为重要，然而在预防麻疹感染中血清抗体却起着重要作用。因此，对麻疹病毒的免疫应答应该是机体综合免疫功能的体现。

一、固有免疫应答

固有免疫应答，即非特异性免疫应答，是机体与生俱有的抵抗体外病原体侵袭、清除体内抗原性异物的一系列防御能力，主要发生在疾病前驱阶段。参与固有性免疫应答的物质主要包括：组织屏障、固有免疫细胞和固有免疫分子，以抗原非特异性方式识别和清除病原体。在抗病毒的固有免疫应答中，自然杀伤细胞（NK 细胞）和巨噬细胞及其分泌的细胞因子具有重要的抗病毒功能。巨噬细胞可以产生具有抑制病毒复制作用的 α/β-干扰素（INF-α/β），同时也能增强 NK 细胞溶解病毒感染细胞的能力[22]。

在适应性免疫应答发生前，麻疹病毒和麻疹疫苗均可激活机体固有免疫应答。固有免疫应答有助于控制 MV 的复制，主要包括 NK 细胞的活化和抗病毒蛋白 α-干扰素（INF-α）和 γ-干扰素（INF-γ）的分泌增加。通常情况下疫苗株诱导产生的干扰素比麻疹流行株更加有效[2]。

在参与固有免疫应答的免疫细胞和免疫分子中，起到关键作用的分别是细胞因子和抗原提呈细胞（APC），前者例如浆系来源的树突状细胞（pDC）分泌的 I 型干扰素（IFN-I），可作为体内重要的抗病毒、抗肿瘤的高效细胞因子[23]，在疫苗免疫应答过程中，不仅发挥激活树突状细胞（DC），提高 DC 抗原提呈能力的作用，还促进 T 和 B 细胞的分化和成熟，更与保护性抗体的生成有关。Kim 等人研究发现，在麻疹疫苗免疫过程中，IFN-I 是 B 细胞转化为浆细胞的必要信号，缺失 IFN-I 虽然能够产生抗原特异性 B 细胞，但是 B 细胞不能进一步活化产生中和抗体[24]。

感染初期，IL-8 会水平急剧上升，当适应性免疫被激活后，活化的 T 细胞分泌 IFN-γ 和 IL-12，进一步促进淋巴细胞分化增殖，诱导巨噬细胞成熟，增强其吞噬能力，而后期的淋巴细胞开始则开始分泌 IL-4、IL-10 和 IL-13[25]。同时固有组织中的树突状细胞（DC）和巨噬细胞等拥有抗原提呈能力的免疫细胞，将摄取到的病毒蛋白加工成分子量更小的抗原肽，提呈给 T 细胞，为适应性免疫应答的激活和活化做好准备。但是有研究发现，在微生物感染过程中发挥重要作用的抗体依赖的细胞介导的细胞毒性作用（AD-CC），在麻疹感染中没有体现出关键的保护作用，但在病毒清除过程中可能起到作用[26]。

疫苗激活的机体固有免疫与自然感染大同小异，但麻疹减毒活疫苗接种未见有如同自然感染一样的两次病毒血症，亦即疫苗接种后它没有病毒在局部病灶上繁殖侵入淋巴组织所致的第一次病毒血症，而且由病毒在网状内皮组织及脏器淋巴组织大量繁殖所致的第二次病毒血症，其出现时间也较自然感染要提早 2~3 天，这也成为麻疹感染后的预防发病即实施应急接种的依据。为什么没有第一次病毒血症，其确切机制至今尚无定论，有可能是减毒株和野生株不同，考虑到 MV 作为 RNA 病毒，在体外培养的高突变性，同时在培养过程中细胞的多选择性（人肾胚细胞和 Vero 细胞没有 SLAM 受体），因此获得的减毒株病毒蛋白均出现不同程度的突变。以 Edmonston 株为亲代的疫苗株为例，均在血凝素 H 蛋白上出现 N481Y 和（或）S546G 突变（该蛋白突变后可能和减毒株能以 CD46 作为入侵细胞的途径有关）[27]。突变后的减毒株除了以细胞表面 SLAM 为受体外，还能以 CD46（补充调节分子家族中的一员）作为入侵细胞的途径[28]。自然感染的麻疹以 SLAM 为受体，而 SLAM 广泛表达于激活的淋巴细胞和抗原提呈细胞上[25]，野生型麻疹感染机体后通过第一病毒血症到达全身淋巴组织，以 SLAM 为受体进入免疫细胞并大量增殖，而 CD46 表达于人体所有有核细胞表面，当减毒株通过血液到达淋巴组织后可能由于受体分布和亲和性原因，无法像野生株那样大量增殖形成第二次病毒血症，因而也不会像自然感染那样出现明显的临床症状。

二、适应性免疫应答

适应性免疫应答是机体在长期与外源性病原微生物接触过程中，对特定病原微生物（抗原）产生识别与后续效应，最终将其清除体外的防御功能，其特征为特异性、多样性、记忆性、特化作用、自我限制和自我耐受。适应性免疫应答的成分为淋巴细胞及其产物，具有特异性应答能力的淋巴细胞分为 B 淋巴细胞和 T 淋巴细胞。依据其参与成分和功能，适应性免疫应答可分为体液免疫应答和细胞免疫应答[22]。

在抗病毒的适应性免疫应答中，病毒特异性抗体可有效中和胞外游离病毒。在病毒感染早期和裂解型病毒从宿主细胞释放时期，特异性抗体对于病毒清除非常关键，此时病毒游离于细胞外，可被特异性抗体有效中和，失去感染力。抗体结合病毒后，可促进巨噬细胞对病毒的调理吞噬；SIgA 类黏膜抗体对经消化道、呼吸道、生殖道等入侵的黏膜感染病毒具有重要的中和清除作用，通过激活补体还可有效裂解包膜病毒。对于已建立感染的病毒以及非裂解细胞型病毒，CTL 发挥最为关键的抗感染作用。CTL 还可以特异性杀伤病毒感染靶细胞，使病毒失去复制环境而死亡。病毒特异 CTL 主要是 CD8$^+$T 细胞，其激活依赖 CD4Th1 细胞的辅助。CTL 的抗病毒效应通过以下机制：穿孔素-颗粒酶机制裂解病毒；FasL 介导的凋亡机制使感染细胞凋亡；分泌 INF-γ 等细胞因子发挥抗病毒作用[22]。

（一）体液免疫应答

体液免疫应答主要由 B 细胞介导，借 B 细胞合成和分泌的抗体执行。在初次接受抗原刺激时，机体发生初次免疫应答，再次接受相同抗原时，机体产生二次免疫应答。

体液免疫应答在抵抗 MV 感染中发挥着至关重要的作用。临床资料显示婴儿的母传抗体、暴露后注射麻疹免疫血清球蛋白对 MV 感染具有保护作用，证实了 MV 特异性抗体的保护效果[29]。机体对 MV 的体液免疫应答，表现在感染后血循环中的特异性血凝抑制（HI）抗体、补体结合（CF）抗体和中和（NI）抗体的出现和增高。补体结合抗体通常在皮疹出现后一日内可测得，一周后达高峰，两个月后开始下降。血凝抑制抗体与补体结合抗体几乎同时出现，而中和抗体的出现稍晚，但与血凝抑制抗体一起长期持续存在[3]。

从分子生物学分析中观察到病毒各种基因编码的结构蛋白在感染机体后都可引起各自相应的抗体，其消长动态也各不相同。麻疹病毒最大量、最迅速产生的抗体为针对核蛋白（N）的抗体，它的缺乏是 MV 抗体缺乏最准确的指标[2]。抗 N、P 蛋白抗体在麻疹出疹时就能检测到。抗 H 蛋白抗体能阻止病毒吸附于敏感的宿主细胞，在皮疹出现时也已可检出，2~3 周内滴度明显上升。抗 F 蛋白抗体能阻止病毒在细胞间扩散，其血液中抗体滴度始终稳定在较低水平，H 血凝抑制抗体和 F 血溶抑制抗体有助于中和病毒，与防止 MV 感染最具有相关性[2]。在 MV 抗原的刺激下，机体最早产生的特异性抗体为 IgM，随后以 IgG1 和 IgG4 为主导[30]，IgA 抗体多发现于黏膜分泌物中。在初次感染的早期，血中即可查到特异性 IgM，逐渐增多，于两周内达到高峰，以后迅速下降。此时特异性 IgG 开始上升，第 4~6 周达到高峰，此后稍有下降，病后多年 IgG 仍可维持在较高水平。特异性抗体的产生，能使病毒失去传染性，消除血液中的病毒，阻止病毒与易感细胞的受体结合，抑制病毒的扩散。麻疹病毒-抗体结合物与补体结合后，补体能够顺序地被激活，致使病毒感染细胞溶解。在补体的协助下，抗体中和感染性病毒的作用能扩大 1~100 倍。对于病毒的中和作用 IgG 较强，IgM 较弱，而固定补体的能力则 IgM 比较强，IgG 比较弱。通常情况下，IgM 抗体在再暴露或再接种时不会出现，因而 IgM 抗体可作为初次感染的标志。

麻疹疫苗可以像麻疹野病毒感染一样引发体液和细胞免疫应答。疫苗诱导的特异性抗体有 IgA、IgM 和 IgG。IgA 含量最少，主要分布于黏膜和分泌物中，血液中可一过性的出现 IgM 抗体，真正起到保护作用的是 IgG 抗体，在接种疫苗 12~15 天后开始出现，21~28 天时达到高峰，IgG 抗体会在血液中持续存在多年，而且会随着时间推移而亲和力增加[31]。尽管麻疹疫苗同样可诱导体液免疫和细胞免疫，但是与麻疹野病毒感染引起的反应相比，其强度低，持续时间短[32]。接种麻疹疫苗后，若机体免疫能力下降而失去保护时也可感染发病（称为临床型再感染），表现为继发性抗体反应，在发病初期 IgM 不出现，或虽然出现，但滴度低，时间短，呈一过性。反之，IgG 出现比较早，滴度也较高。而接种疫苗失败，感染麻疹后，仍与未接种者一样，表现为原发性抗体反应，首先出现较高的 IgM，而后再出现 IgG。

患麻疹后能长期保持抗 MV 的免疫力，其机制至今尚不十分清楚，有人认为与患病后曾反复再接触 MV 有关。再接触 MV 后往往不发生明显症状而呈隐性感染，但体内抗体滴度可再次上升，增强特异免疫力。此外，麻疹病毒产生的细胞免疫在预防麻疹再感染中也发挥着重要作用，即使在抗体水平下降到最低时也能保护机体不发生再感染。

（二）细胞免疫应答

细胞免疫应答，即 T 淋巴细胞介导的免疫应答，其作用可分为三个阶段，T 细胞特异性识别抗原阶段，T 细胞活化、增殖和分化阶段，效应 T 细胞的产生及效应阶段。CD8$^+$T 淋巴细胞主要功能是特异性直接杀伤靶细胞。初始 CD4$^+$T 淋巴细胞可分化为 Th1、Th2、Th3 细胞，Th1 细胞可通过分泌细胞因子 INF-γ、IL-2 等增强吞噬细胞介导的抗感染机制，主要介导细胞免疫。Th2 细胞分泌 IL-4、、IL-5、IL-6、IL-9、IL-10、IL-13 等细胞因子，辅助 B 细胞的增殖、分化和抗体的生成，主要辅助体液免疫。Th3 细胞主要通过分泌 TGF-β 抑制 Th1 细胞、B 细胞、CTL 细胞和 NK 细胞的增殖和功能[22]。

1. 麻疹病毒和麻疹疫苗诱导的细胞免疫应答 以往认为麻疹疾病的恢复和对再感染的抵抗主要是由于体内特异性抗体的维持，在麻疹感染的早期注射恢复期患者的血清或者丙种球蛋白，均能使易感者免于发病或减轻症状。但大量的临床病例观察结果证实了细胞免疫应答在麻疹的病后免疫中起着更为重要的作用。存在细胞免疫缺陷的患儿在感染 MV 后往往比患有丙种球蛋白缺乏症（先天不能产生抗体）的儿童更易发展为严重甚至致命的疾病[33]。应用猕猴作为研究动物模型，发现暴露于麻疹野病毒后 CD8$^+$T 淋巴细胞缺乏的猴子比对照组产生了更为广泛的皮疹、在麻疹复制高峰时产生更高的病毒载量和更长时间的病毒血症，进一步证明了细胞免疫应答对于 MV 清除的重要性[34]。

麻疹病毒感染宿主细胞后，使 T 细胞致敏，产生对 MV 特异的 I 和 II 类具有细胞毒的 T 细胞，引起细胞病变，释放淋巴细胞活性因子，导致单核细胞浸润、多核巨细胞形成和受侵细胞的坏死，同时也使病毒感染终止。麻疹感染过程中，CD8$^+$ 和 CD4$^+$T 细胞被激活，参与清除病毒和导致出疹的过程。

野生型 MV 侵入机体后，主要通过 SLAM 进入细胞，而 CD46 和 SLAM 均可介导减毒病毒进入人体细胞。在未受到感染的情况下，CD46 在初始 T 细胞表面以 CD3 分子作为共刺激分子，激活胞内信号调节激酶（ERK），同时还促进细胞的形态学变化和肌动蛋白重定位[35]，在胞内募集一系列信号分子复合物，激活 T 细胞，改变 T 细胞应答的极性化[35,36]。而主要分布于免疫细胞表面的 SLAM 除了激活 ERK 外，似乎还可以诱导 p21 活化激酶（PAK）[37]。

　　细胞受到病毒感染后，会在膜表面表达麻疹 F/H 蛋白或者没有活性的病毒粒子，使细胞周期停留在 G_1 期[38,39]，病毒蛋白可以通过经典的 MHC-I 和 MHC-II 类途径同时激活 CD4+ 和 CD8+ T 淋巴细胞。麻疹发作出疹时，麻疹病毒特异性的 CD8+ T 淋巴细胞被激活并广泛分布于外周血中，在儿童麻疹急性感染期，血浆中可溶性的 CD8+ T 淋巴细胞和 β_2 微球蛋白均升高[40]。有研究表明 CD8+ T 细胞在呼吸道 MV 的清除中发挥重要作用，而 CD4+ T 淋巴细胞不参与肺部 MV 的清除，不具有保护作用，仅在小鼠脑炎模型研究中表现出保护作用[41]。然而，多项研究显示 CD4+ T 细胞在维持和唤醒效应 CD8+ T 细胞的免疫记忆中发挥着关键作用[42-45]。

　　针对 MV 感染的反应也激活了 CD4+ T 淋巴细胞，并分泌能够调节体液和细胞免疫应答的活性细胞因子（图 4-1）。虽然 CD4+ T 淋巴细胞和 CD8+ T 细胞被同时活化，但是 CD4+ T 淋巴细胞的激活时间更长。在急性期，血清细胞因子分布表现为 INF-γ 水平增加，随后在恢复期转换为高水平的白细胞介素-4（IL-4）和 IL-10[46]。最初占主导的 I 型反应（以 INF-γ 为特征）是病毒清除的基础，其后的 II 型反应（以 IL-4 为特征）则促进了 MV 特异性抗体的产生[47]。

　　针对 MV 的细胞免疫反应亦可以先天获得。有学者对婴儿的脐带血标本进行研究[48]，发现被 MV 抗原致敏的淋巴细胞在婴儿出生前就已存在。这可能是 MV 抗原通过胎盘使其胎儿的淋巴细胞致敏，或者由于母体 T 细胞的免疫可溶性介质传递给了婴儿，而母体的致敏淋巴细胞或其亚细胞成分经胎盘输入的可能性也不能排除。由母体传给婴儿的这种先天性获得的对麻疹的细胞免疫反应，在少数婴儿可维持到出生 10 ~ 20 周以后。研究者还根据非典型麻疹综合征发生的机制推测，如果这种先天获得的对麻疹特异性细胞免疫反应持续存在，直至从母体获得的麻疹抗体降低至失去保护的时候，这种婴儿若感染了麻疹，将可能发生类似较大个体所经历的非典型麻疹综合征时的情况。这也许可以解释为何 1 岁以内的婴儿麻疹的严重性增加[3]。

　　2. 细胞免疫与抗体反应之间的关系　　细胞免疫对抗体反应可产生一定的影响。许多学者发现，死于麻疹的感染者大多由于细胞免疫功能低下，而这些小儿生前血清中的抗体水平也是很低的。Gallghe 等对麻疹患者和疫苗接种者的血清抗体和淋巴细胞转化反应进行研究[48]，发现在 80% ~ 90% 范围内细胞免疫反应和特异性抗体的产生是一致的，认为机体细胞免疫反应的充分是维持麻疹终身免疫的前提。同时，动物实验也证明，感染麻疹后可使机体产生特异性抗体的功能受到抑制，其原因可能是由于抑制了辅助 T 细胞的功能，而非对 B 细胞的直接抑制作用。

　　抗体依赖细胞介导的细胞毒作用（ADCC），是需要效应细胞和抗体同时参与的一种特殊的免疫反应。其效应细胞是巨噬细胞、NK 细胞、中性粒细胞等，其细胞膜上带有 Fc 受体。能引起这种反应的抗体称为淋巴细胞依赖抗体（LD 抗体），这种抗体大多为 IgG，有时也可以是 IgM。这些效应细胞与特异性抗体的 Fc 段结合成特异性的抗原-抗体复合物，导致靶细胞被破坏。对于麻疹病毒的 ADCC 的研究，已有少数报道。Whittle 等采用 51Cr 释放试验证明在患麻疹的不同时期，末梢血单核细胞在抗体参与下对麻疹病毒感染的 Hela

细胞的杀伤作用无明显改变[49]。自家血浆对其单核细胞的 ADCC 功能有抑制作用（尤其在急性期），这可能与循环免疫复合物结合于 NK 细胞的 Fc 受体有关。脇口宏等观察麻疹患者血清与末梢血单核细胞对 MV 感染的 Hela 细胞的 ADCC 效应，发现麻疹患者在出疹 4～6天，除1例外，其效应细胞功能全部低于正常人，但随着病程的恢复，此功能逐渐上升[50]。对于具有 ADCC 活性的 LD 抗体，脇口宏等进行了比较细致的研究，发现大多数病例于出疹早期 LD 抗体就迅速上升，出疹 4 日后全部病人均可测得 45%～100% 高值范围的 LD 抗体。将麻疹患者和健康者（未患麻疹或已患麻疹）的血清 LD 抗体、中和抗体和补体结合抗体进行比较，LD 抗体和中和抗体几乎同时出现于出疹早期，病程中两种抗体的水平也大致相平行，中和抗体和补体结合抗体之间则无一致关系。LD 抗体比补体结合抗体出现早，阳性维持时间也长。出生后 7 个月内尤其是出生 3 个月内的婴儿，血清中检出特异 LD 抗体的阳性率很高，这无疑是来自母体的被动抗体，这种先天获得的特异 LD 抗体在麻疹的防御机制中起着重要作用[3]。

3. 细胞免疫对麻疹病程和预后的影响　麻疹急性期淋巴细胞（主要是 T 细胞）数量的减少及功能减弱的程度可能影响着病程和预后。有研究者对出疹后 48 小时内末梢血淋巴细胞显著减少和正常的患者进行观察，发现末梢血淋巴细胞显著减少的患者病程延长，且预后差。在麻疹病程中，淋巴细胞的显著减少大多是暂时的，如果持续到出疹后 15 天以上，往往预后较差。死于患麻疹的病人，病理检查常常见到胸腺萎缩，因而生前末梢血中 T 淋巴细胞的补充会受到影响[51]。

营养不良的儿童，由于机体细胞免疫功能低下，感染麻疹的严重性大大增加。有研究者对营养不良麻疹患儿和营养良好的麻疹患儿做了对比观察，30 例营养不良患儿 12 例血液或鼻分泌物中查到麻疹病毒，对麻疹抗原和念珠菌抗原的细胞免疫反应低下，且 3 例在出疹后 6～20 天死于严重感染，而 25 例营养良好的麻疹患儿均未检测到麻疹病毒[52]。将营养良好和营养不良（未曾患过麻疹）两组儿童的末梢血单核细胞在体外感染 MV 的研究证实：营养不良儿童单核细胞中的病毒含量明显地多于营养良好的儿童，但两组单核细胞受麻疹病毒刺激后产生干扰素的量和对 MV 的 Hela 细胞的杀伤能力无明显差异，而营养不良儿童的单核细胞对念珠菌抗原和 PHA 刺激后淋巴细胞转化反应受到抑制，推测营养不良儿童对麻疹感染严重性增加，很可能与机体的免疫应答低下有关[3]。

三、再次接种疫苗后的免疫应答

疫苗能否成功诱导机体识别外来抗原，并产生中和抗体和（或）细胞免疫反应，是疫苗对抗微生物感染是否成功的关键。疫苗免疫后能产生足够的中和抗体的群体比例和母源抗体的抑制、免疫系统的成熟以及疫苗剂量和疫苗毒株等息息相关[53]。此外遗传因素如人类免疫应答基因（TAP2，HLA DQA-1）的核苷酸多态性[54,55]，以及基因与其他因素的相互作用（比如环境、宿主等因素）在疾病易感性、抵抗性和发生发展上发挥着显著作用[56,57]。

　　理论上，初免后获得稳定免疫力的人群是不需要进行第二剂次的疫苗免疫，但是要达到消灭麻疹的目的，就需要95%以上的人群具有免疫力，仅仅通过一剂次的疫苗免疫是完全达不到要求的（除非初免率达到100%，并且推迟初免的月龄，待婴儿免疫系统功能发育完善后再作接种）。目前世界上没有一个国家能通过一剂次的麻疹疫苗来达到消灭麻疹的目的，因此针对麻疹病毒给予两剂次免疫的方案，是目前公认的在人群中维持高水平免疫力以及保护机体抵御病毒感染、消灭麻疹的最有效方法[58]。

　　据统计，在疫苗接种的过程中，对于初次免疫失败的儿童（原发性免疫失败者），即使再次免疫后，其患病的风险仍高于初次免疫成功者。但是，再次免疫对于初免失败（包括无法检出保护性抗体以及抗体滴度过低的群体）的个体仍是一项补救措施[59]。大多数人首次接种麻疹疫苗后出现原发性免疫应答，即产生特异性IgM抗体，随后产生高水平的特异性IgG抗体。如果婴儿初免月龄太小，免疫系统尚未发育完善，则可能出现低水平的免疫应答。对于小于12月龄首次接种未产生保护性抗体的儿童，在1岁以后进行复种，大部分都可以获得保护性抗体[2]。这是一种再免反应，其抗体出现的时间往往比初次免疫后出现的时间更早，抗体滴度也更高，IgG抗体在接种后5~6天便可检测出，大约12天时达到高峰，但还是远远不及自然感染过程产生的抗体滴度[60]。复种后产生的抗体往往会在几个月或几年内回落到复种前的水平[2]，但细胞介导的免疫应答可能会持续存在[61]。在经过两次疫苗免疫后，血清抗体阳转并达到保护水平者，其抗体保护时间有限，但抗体量下降并不意味着这些人群成为易感者，因为再免已经使机体建立了免疫记忆，当再次受到麻疹感染时，机体将通过二次应答在短时间内迅速产生高亲和力IgG[62]。目前对于机体维持高水平中和抗体的免疫机制仍然未知，可能和免疫记忆有关。

　　免疫记忆是免疫系统所具有的一个重要特性，是机体再次遇到初次致敏的抗原时，会出现一个二次增强性应答，包括体液免疫和细胞免疫。这一应答由长寿命的记忆性淋巴细胞承担。记忆细胞的形成和维持，是产生免疫记忆的关键。麻疹病毒的免疫记忆既包括麻疹病毒特异性抗体的持续产生，也包括MV特异性CD4+、CD8+T淋巴细胞的循环[63]，虽然抗麻疹病毒抗体的水平会随着时间递减，但是机体具有迅速激发继发性体液和细胞免疫应答的能力，为保护免受感染提供了重要保障。一般认为麻疹野病毒感染后产生的保护性免疫是终生存在的。1846年Peter Panum在孤岛法罗群岛上的麻疹流行过程中观察到，麻疹野病毒感染可获得长期的保护性免疫。此后的数十年内该地区出现两次麻疹流行，曾在儿童时期感染过麻疹的在65年后再次暴露时并未再次发病。麻疹病毒持续保护性免疫应答的机制尚不完全清楚，但产生和维持免疫记忆的基本原理可能与此过程有关。塞内加尔共和国的研究表明，抗体水平的亚临床提高可能是由频繁暴露在MV出现的地区所导致的，但是目前并没有证据表明重复接触MV是产生长期免疫应答所必需的[64]。

四、免疫抑制

1908 年 Pirquet 首先注意到麻疹患儿对结核菌素皮肤试验的反应性降低，以后许多学者也观察到麻疹患者或麻疹疫苗接种者对纯化结核菌素，念珠菌抗原和植物血凝素（PHA）的皮肤试验均可能暂时转阴。在麻疹病程的前两周，患者末梢血中的淋巴细胞对麻疹病毒抗原和 PHA，纯化结核菌素抗原刺激的淋巴细胞转化反应均明显受到抑制，且同时期淋巴细胞计数和 T 细胞相对百分比均有减少。原患有结核病的患者，在麻疹感染期间，结核病可能复发或者加重。麻疹患者期间对单纯疱疹病毒感染的敏感性增加。以上情况表明麻疹感染对机体细胞免疫反应的抑制[3]。

麻疹病毒感染时伴有的对其他抗原产生的抑制反应，可持续至恢复后的数周至数月。这种免疫抑制状态增加了对继发性细菌和病毒的易感性，而这些继发性感染可引起肺炎和腹泻，并可增加麻疹相关并发疾病的发病率和死亡率[65]。麻疹病毒感染后，回忆抗原如结核菌素等引起的迟发型过敏反应受到抑制，针对新抗原的细胞和体液免疫应答也被减弱。患麻疹之后肺结核病的复发和自身免疫性疾病的缓解被归因于这种免疫抑制状态。麻疹病毒感染之后同时也会出现先天免疫应答和特异性免疫应答的异常情况。儿童感染 MV后，表现出了短暂的淋巴细胞减少，同时 CD4+、CD8+T 淋巴细胞也出现了减少，这可能反映了淋巴细胞除细胞死亡之外转向淋巴组织的一种再分布现象[66]。同时还发现了一些功能异常的免疫细胞，包括淋巴细胞的增殖反应降低。主要表现为：作为主要的抗原呈递细胞的树突细胞很难成熟，失去了刺激淋巴细胞增殖反应的能力，并在受到体外 MV 感染时死亡[67]。从麻疹感染中恢复的儿童，其主导的 II 型反应会抑制 I 型反应，并提高对细胞内病原体的敏感性[68]。对 I 型免疫应答的产生具有重要意义的 IL-12 在与 CD46 受体结合后产生的数量变少，并且会在感染麻疹的儿童中保持数周的低水平[69]。这种 IL-12 产生能力的降低可能会限制对其他病原体的 I 型免疫应答的产生。免疫调制细胞因子在 MV 感染后的免疫抑制作用目前已被证实，其证据为感染麻疹的儿童血清中 IL-10 的水平升高，该细胞因子能够抑制免疫应答[46]。

麻疹感染时细胞免疫受到抑制，主要原因可能是由于 MV 在活化的 T 淋巴细胞内增殖的结果。当病毒在 T 淋巴细胞内增殖，则 T 细胞作为靶细胞受到破坏，T 细胞数量减少，功能低下，导致细胞免疫抑制。有研究表明 MV 能够在活化的淋巴细胞内增殖[70]，同时，3′-氯胸腺嘧啶核苷掺入试验证实这种被 MV 感染的淋巴细胞约有一半在血循环中可被自家血清或补体所破坏，从而造成麻疹急性期末梢血液中 T 淋巴细胞的数目明显减少，且淋巴细胞在自家血清中对 PHA 增殖反应减弱，进而推测在急性期患者血清中存在一种淋巴细胞抑制因子，这种抑制因子的存在，可能是细胞免疫低下的原因之一。此外，在麻疹急性期，中性白细胞的移动指数很高，体外试验中，麻疹病毒也能抑制纯化结核菌素的白细胞移动抑制现象，这表明淋巴细胞产生白细胞移动抑制因子的功能亦有缺陷[3]。

与自然感染 MV 相似，疫苗同样会引起机体发生短暂的免疫抑制，CD4+ 和 CD8+T 淋巴细胞表面上调 FAS（CD95）和膜联蛋白 V，伴随着淋巴细胞发生凋亡[66]，而这些凋亡的细胞主要是病毒未感染的细胞。目前许多研究企图对这一现象作出解释，比较公认的可能有两种机制能够解释麻疹免疫抑制现象的发生，但在机体感染过程中，减毒株并不完全和野生株机制相似，有学者提出以下假设理论说明减毒株导致机体免疫抑制的可能性途径：麻疹的减毒株由于基因突变，其血凝素 H 蛋白可以和细胞表面 CD46 分子结合，通过单核细胞的 CD46 分子交联下调 IL-12 的分泌量从而抑制细胞免疫反应[71]。体外实验证实，IL-12 对于形成 Th1 型免疫应答至关重要，同时对于迟发型超敏反应产生也是必不可少的。而在感染麻疹的孩子体内也同样发现 IL-12 持续处于抑制状态[72]。另外受到感染的单核细胞分泌肿瘤坏死因子（TNF-α）量大幅下降，可能使淋巴细胞对丝裂原的刺激敏感性下降，从而增殖缓慢[73]。这种免疫抑制可能会导致一部分孩子发生不可逆的严重后果，而不少研究中发现，2 岁内感染麻疹的孩子给予维生素 A 支持治疗可以显著减少死亡率[74,75]，受损的免疫应答可以得到改善，具体的免疫机制仍未可知，但确实可以提高淋巴细胞的数量和麻疹特异性 IgG 抗体的含量[76]。

第三节　疫苗时代的麻疹感染类型

一、麻疹的显性感染

麻疹病毒侵入人体后，先在呼吸道上皮细胞增殖，然后入血形成第一次病毒血症，并经血流扩散至淋巴组织和单核吞噬细胞系统进一步增殖释放入血，引起第二次病毒血症，继而侵袭皮肤黏膜、眼结膜、口腔、呼吸道及中枢神经系统，从而出现一系列临床表现。在麻疹疫苗问世前，除新生儿短时期内受母传特异性抗体保护外，人人易感。同时，由于其传染性极强，几乎所有的人在一生中（多数在儿童时期）都要患一次麻疹，而且几乎100% 的患者都出现发热、皮疹等显而易见的临床表现，称其为显性感染。早年认为麻疹的临床表现，如发热、卡他、柯氏斑和皮疹等症状，或者全有或者全无，称其为全有或全无的病毒性传染病，不存在隐性感染；多年来麻疹一直被认为是传染病中一个只有显性感染而没有隐性感染的典型。现已证明，麻疹的显性感染绝大多数发生在易感者初次感染麻疹病毒，血清学也证实其为原发性免疫反应[77]。

二、麻疹的隐性感染

麻疹的隐性感染，完全依赖实验室检测作出诊断，感染者无任何临床症状和体征。目前，一般认为，暴露后与暴露前相比，血清 HI 抗体呈 4 倍或 4 倍以上升高，但无任何麻疹临床表现者称为麻疹隐性感染；既无临床表现，又无血清抗体 4 倍及 4 倍以上升高者为不感染；既有血清抗体 4 倍及 4 倍以上升高，又有麻疹临床表现者为显性感染。麻疹隐性感染的前提是机体曾经受过 MV 感染，可以是麻疹野病毒，也可以是麻疹疫苗病毒。当第一次感染（或成功的免疫接种）后机体一般获得较为持久的免疫力。随着时间的推移，机体免疫力不断衰退，当免疫力衰退到很低，但还没有完全消失，此时若再次感染麻疹病毒，就容易产生隐性感染。由于机体微量免疫力的存在，又系再次感染，机体的免疫应答异常迅速而强烈，未待临床症状出现，新产生的机体免疫力就把麻疹病毒杀灭了，所以麻疹的隐性感染发生在再感染的情况下[78]。目前认为，麻疹显性感染者的 HI 抗体临界水平，不论其免疫史如何，或免疫是否成功，均为 <1:2。而隐性感染者的抗体水平在 <1:2 ~1:16，尤以 1:2 ~1:4 隐性感染率最高[79]。当暴露人群 HI 抗体均在 1:2 ~1:4 时，几乎都表现为隐性感染；如果暴露人群 HI 抗体≥1:32，虽密切接触多表现为不感染（既无隐性感染亦无显性感染）；但当暴露人群 HI 抗体为 <1:2 时，可因其造成抗体 <1:2 的原因不同而有所区别。原发性免疫失败所致抗体 <1:2 者，暴露时多数表现为显性感染；而继发性免疫失败或病后免疫力下降所致抗体 <1:2 者，暴露时可出现显性感染、隐性感染和不感染三种结果。究其原因，可能继发性免疫失败或病后免疫力下降者，在麻疹 HI 抗体 <1:2 时不一定都成为麻疹易感者；有人对 55 名麻疹疫苗免疫成功后继发性免疫失败者（麻疹 HI 抗体降至 <1:2）进行中和抗体测定，结果发现 HI 抗体阴转 1 ~5 年的 33 人中，有 27 人（82%）中和抗体阳性；阴转 6 ~10 年的 12 人中有 5 人（42%）中和抗体阳性；而阴转11 年的 10 人中，无 1 人中和抗体阳性[80]。因此，可以认为只有那些真正失去免疫力的人才会产生显性感染。

三、麻疹的隐性感染普遍存在

疫苗时代麻疹的隐性感染普遍存在，吴霆等曾在一所小学的一次麻疹流行中观察到，在局部人群（他们在 12 年前曾接受麻疹疫苗接种，且经实验室检测确认为麻疹疫苗免疫成功者）麻疹隐性感染率在 18.5% ~75.0% 之间，平均达 45.1%。人群中显性感染与隐性感染的多寡，取决于人群麻疹 HI 抗体水平的分布，有资料显示[81]，某人群中麻疹 HI 抗体 <1:2 者占 47.1%，1:2 ~1:4 者占 11.8%，全体暴露于自然麻疹后，其显性感染与隐性感染者之比为 4:1；另一人群中麻疹 HI 抗体 <1:2 者占 3.9%，1:2 ~1:4 者占 53.9%，暴露于自然麻疹后，其显性感染与隐性感染者之比为 1:6。由于麻疹疫苗的广泛应用，麻疹的发病率十分显著地下降，多数地区下降幅度均在 90% 以上，显性感染已很少见。但目前多数地区仍存在麻疹散发病例，甚至点状暴发。因此，多数麻疹疫苗免疫成功者，在其免疫力完全消失前，总有机会获得隐性感染，而不出现显性感染，所以，隐性感染已成为疫苗时代麻疹最常见的感染类型。事实上，疫苗前时代麻疹的隐性感染也是普遍存在的。

麻疹患者病后获得较为持久的免疫力，但当时麻疹在各地无例外地存在着每隔 1 ~2 年流行的周期，因此大多数人都存在暴露的机会。麻疹患者在患病后的一段时间内，由于体内保护性抗体水平较高，即使暴露于麻疹病毒，也不会感染，在其免疫力逐步下降的过程中，总有机会获得隐性感染，造成其体内抗体再次升高，因此，很少有人会再次罹患麻疹（显性感染），给人以麻疹病后终身免疫的假象，这是多次麻疹隐性感染的结果。

四、麻疹隐性感染的流行病学意义

麻疹隐性感染的流行病学意义已被确认，它客观上起着巩固和提高疫苗免疫人群免疫水平的积极作用。首先，它可以实现麻疹病后或麻疹疫苗接种后的终身免疫；换句话说，一旦不能保证经常有隐性感染的机会，那么麻疹患者完全可能再次得病（显性感染），麻疹疫苗接种成功者也同样可以再得麻疹。有资料证明[82]，麻疹野病毒感染者（包括显性或隐性感染）、麻疹疫苗免疫后再感染者（包括显性或隐性感染），以及麻疹疫苗接种者，在 3 年后的抗体水平是不一致的，以野病毒感染者最高，疫苗接种者最低。且前二者在 3 年内均未见麻疹 HI 抗体阴转，而后者在 1 年后就出现麻疹 HI 抗体阴转者，提示麻疹野病毒感染后产生的免疫水平和免疫持久性均要优于疫苗接种，亦即没有野病毒的（再）感染（显性或隐性），要想单纯用现有麻疹疫苗接种来产生持久而牢固的免疫力是困难的。浙江省麻疹疫苗免疫持久性研究基地及周围经 9 年系统观察[83]，麻疹发病率从内到外依次为：麻疹疫苗免疫持久性研究基地（约 10 万人口）无麻疹，基地外围（约 100 万人口）发病率为 6/10 万和麻疹联防协作区（约 800 万人口）发病率为 71/10 万；而人群的麻疹 HI 抗体水平（GMT），前两地较接近，基本维持在 1:5～1:10 之间，后者则较高，在 1:10～1:20 范围。有研究表明，由于存在隐性感染，人群麻疹 HI 抗体阳性率经过多年仍可维持在较高水平，提示利用隐性感染来巩固人群免疫屏障的可能[84]。因此，20 世纪 90 年代有人提出，在一时不能消灭麻疹的情况下，应充分运用麻疹隐性感染的积极流行病学作用，可把麻疹的发病率控制在一个较低（而不是越低越好）的水平，以达到事半功倍的目的[85]。

第四节　疫苗免疫抗体消退模型及初免起始月龄对免疫效果的影响

一、麻疹疫苗免疫人群中抗体阳性率的消退模型

人群中的麻疹抗体水平高低与麻疹发病率之间有着密切的关系。在疫苗前时代，由于麻疹发病率很高，它不仅使大量易感者因感染而获得抗体，而且使低抗体人群因隐性感染而获得高滴度的抗体。在疫苗时代也同样，随着时间的推移，麻疹疫苗免疫人群抗体阳性率逐年下降，抗体转阴的人数增多，但只要当地还有着麻疹的局部流行与散发，就会存在麻疹感染带来抗体转阴者的再次阳转，以及低抗体人群由隐性感染而产生的抗体"跳高"现象。这种状况使疫苗免疫人群，在若干年后体内的麻疹抗体仍维持在一定的水平或使其阴转速度延缓。麻疹发病率越高，人群与患者的直接与间接接触的机会越多，感染与隐性感染的几率就大，如当麻疹处于消除或基本消除状态，人群与 MV 的接触机会就很小甚至失去感染与隐性感染的机会。麻疹发病率与疫苗免疫人群的抗体阳性率消退之间，究竟存在何种定量关系，卢亦愚等[84]曾在 1990 年时，以沪 191 麻疹疫苗免疫人群为例，用建立数学模型的途径对麻疹疫苗免疫人群中麻疹 HI 抗体的消退问题进行过探讨，数学模型如下：

设麻疹疫苗免疫后人群中某一时刻麻疹抗体阳性人数为 A，人群中的麻疹年发病率为

I，在一定年麻疹发病率条件下麻疹疫苗免疫者抗体年转阴率为 S，则每年抗体阴转人数为 AS，而抗体已转阴者中再次阳转与感染与隐性感染有关（不考虑疫苗的再免），则阳转人数为 ALI（L 为常数）。又因为麻疹疫苗免疫后人群抗体消退状况不仅与疫苗种类有关，主要与当地麻疹发病引起的隐性感染有关，对此进行校正，令 S = N – KI，其中 N 为无麻疹发病状况下疫苗免疫者的抗体自然年消退率，K 为常数，KI 即为一定麻疹年发病条件下疫苗免疫人群的隐性感染率，由于 KI 的存在延缓了免疫人群麻疹抗体阳性率的消退。

可得
$$\frac{dA}{dt} = - AS + ALI$$
$$= - A（N – KI）+ ALI$$

即
$$A = A_0 e^{（- N + KI + LI）t}$$

设 K + L = M，又令 $\frac{A}{A_0} = P$

P 则为麻疹疫苗免疫人群经过不同时间后保持抗体阳性的比例，简称为抗体阳性率，

即
$$P = e^{（- N + MI）t}$$

式中，P < 1 时，表明免疫人群抗体阳性率随 t 增大而减小。P = e^0 = 1 时，免疫人群抗体阳性率随 t 增大而不变（处于动态平衡之中），但实际上阳性率 P 最大值之只能为 1，因为当 P > 1 时，应理解为此时人群中的抗体阳性转和隐性感染已经饱和，再增加发病率对提高免疫人群的麻疹抗体阳性率也不会产生效应。根据全国麻疹协作组 20 世纪 70 年代在浙江省诸暨地区的麻疹疫苗免疫持久性研究基地的近 3000 人逐年 HI 抗体消长与当地麻疹发病资料，通过计算机拟合归纳出 t 在不同时刻的阳性率。求出上述参数 K，L 与 N。

得
$$P = e^{（- 0.014 + 34.85I）t}$$

按此式代入不同时间 t 值与对应的发病率 I 得抗体阳性率的理论值 P，反映出麻疹抗体阳性率的消退趋势与人群麻疹发病率的关系（见图 4-4）。

为了检验模型的通用性和稳定性，该研究将河北、诸暨等地的资料代入模型进行验证，均有较好的拟合度。如河北省在 1979 年调查麻疹发病率在 10/10 万以下的县，预防接种 10 年后测得抗体阳性率为 86%，免疫成功率按 95% 估计，免疫成功人群 10 年后抗体阳性率为 90.5%（86/95）。以该模型进行验证，河北省的发病率在 10/10 万以下。如设其发病率为 8/10 万（即 0.00008），求麻疹疫苗免疫成功者 10 年后抗体阳性率的情况，根据 $P = e^{（- 0.014 + 34.85I）t}$，以 I = 0.00008，t = 10 代入，P = 0.894，说明该地区免疫成功者中，10 年后的抗体阳性率为 89.4%，这与实际抗体阳性率 90.5% 较为一致。从国外看，英国的 Miller 等报道了在英格兰等地对 3 万多名儿童观察免疫效果[86]，接种 Schwarz 疫苗后连续 21 年进行追踪，其 15 年抽检 47 份血清，麻疹血凝抑制抗体的阳性率为 100%，以 Miller 资料中计算得到的年发病率代入数学模型进行推算，则其 15 年后抗体阳性率应在 99.9%，这与实际情况也相符合。

　　由此出发把自然感染（包括显性感染与隐性感染）与免疫人群的抗体消退关系作了定量探讨，以建立微分方程模型的方法，对存在与一定发病率条件下麻疹疫苗免疫人群的抗体逐年消退情况进行研究，表明采用这种新的模型，在考察麻疹免疫人群抗体动态中不失为一种有用的工具。

　　从建立的 $P = e^{(-N+MI)t}$ 的模型可以看出，当 $N > MI$ 时，N 与 MI 之间的差值越大，麻疹抗体转阴速度就愈快，当 $I = 0$ 时，差值达到最大值，此时的 P 即为无麻疹发病也即消灭麻疹状态下的免疫人群抗体阳性率的自然消退状况；当 $N = MI$ 时，$P = 1$，可将这个界限看作临界点，在本模型中，当 $N = MI$ 时，$I = 0.0004$，也即：当麻疹发病率达 40/10 万时，麻疹疫苗免疫人群的抗体阳性率水平长期不衰退也即处于动态平衡中一直不变，这提示在消除麻疹的起步阶段，在人群中利用隐性感染来建立持久免疫屏障的可能性，也同时解释了在麻疹疫苗免疫实施的早期，由于麻疹时常发生，群体接触到麻疹感染的机会较多，许多人一次疫苗免疫后几乎可长期保持较高麻疹抗体水平不衰退的现象。

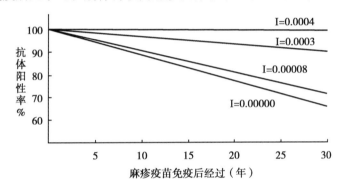

图 4-4　免疫人群在不同麻疹发病率（I）情况下的麻疹抗体阳性率消退趋势

二、麻疹疫苗接种的起始月龄

　　早在 20 世纪 80 年代，Orenstein 等学者认为麻疹疫苗合适的初次免疫时间由两个因素决定[87]：感染麻疹的风险和接种疫苗后血清阳转率，指出发达国家麻疹暴露危险要小于发展中国家，因此相对来说前者的麻疹疫苗初次接种时间可以更晚一些，但权衡的结果必须是达到最佳的保护效果。自 1963 年麻疹疫苗应用至今，普遍认为其免疫起始月龄与儿童免疫系统发育水平、体内母传抗体衰减程度与疾病流行强度等因素相关。

　　1. 母传抗体对麻疹疫苗免疫起始月龄的影响　各项研究表明，母源抗体的水平和疫苗的效果呈现负相关，因此理论上在母源抗体完全消失的 12 月龄婴儿中接种疫苗可算是最佳的时间[88-90]。但考虑到各国的实际情况，对于初免和再免的年龄界定和间隔时间选择会有所不同，一般低风险国家选择将初免月龄延后（选择 12 月龄），而高风险的个别发展中国家甚至将初免年龄提前到 6 月龄。WHO 推荐初免月龄为 9 月大婴儿，而我国选择给予 8 月龄婴儿第一次麻疹疫苗免疫。婴儿出生 1 年内，由于体内含有来自母体的保护性中和抗体，能够抵御外界微生物的感染，然而随着时间的推移，抗体滴度逐渐减低，增加了其感染的风险[91]。初免婴儿体内，尽管母源抗体不断减弱，但是仍然干扰了 B 细胞产生中和抗体的能力[89]，使疫苗诱导 B 细胞应答过程受到母源抗体的影响[92]。母源抗体浓度过高会导致应答受抑，无法产生足够滴度的抗体，母源抗体影响疫苗效果的原因可能是由于抗体封闭了 B 细胞表面抗原识别表位[93]。从生物学角度解释这种现象是一种保护机制，当机体内已经存在抗体时，B 细胞无法产生相同抗体，这是为了避免过激的抗体应答反应。利用棉花鼠模型发现：母源抗体的抑制作用是由于麻疹病毒-中和抗体（IgG）形成的复合物导致 B 细胞受体（BCR）和 FcγIIB 受体发生交联[94]。和利用 IgG 抗体激活免疫应答相似，在体内，母源抗体启动了一系列 B 细胞应答的调节机制。

母传抗体可以通过胎盘以及哺乳等方式提供婴儿早期对传染性疾病的免疫力，是导致麻疹初次免疫失败的最重要影响因素之一。新生儿被动获得的抗体，可在机体产生足够的免疫力前中和疫苗病毒，从而降低血清阳转率[95-98]。在麻疹疫苗应用的早期阶段，新生儿母传抗体主要来自于母体自然感染。研究显示自然感染母亲所生的新生儿体内母传抗体可持续至出生后 11 个月[97]。但 Lennon JL 和同事发现，1958 年前与 1963 年后的母亲所生的新生儿体内母传抗体的衰减速度和持续时间两者存在差异，前者至 11 个半月后成为麻疹易感人群，后者只需 8 个半月[99]。波兰的研究者将自然免疫母亲和接种疫苗母亲分成两组进行比较，发现婴儿 7 月龄时前者血清抗体水平滴度明显高于后者，具有保护水平婴儿的比例前者是 50%，后者仅有 18.2%（$P < 0.05$）[100]，类似结果在多个人群中均获得证实[101-103]。早在 1972 年就有学者预言，接种疫苗获得免疫力的母亲所生的新生儿麻疹免疫程序将和以往有所不同[104]，至今麻疹起始月龄仍然存在争议，但其合理性应该根据免疫效果来进行评价[105]。

2. 麻疹疫苗接种月龄的确定依据 麻疹疫苗接种成功与否，除了与是否存在母传抗体干扰有关之外，还与被接种者的免疫功能是否完善密切相关。新生儿和婴儿免疫系统发育尚不成熟，表现为 B 细胞储备受限，抗原提呈和 T 细胞的辅助机制效率较低[88,106]，不仅抗体阳转率低、维持时间短，而且使再免所产生的抗体水平也低，维持时间也短。

确定麻疹疫苗最佳免疫接种月龄需要考虑麻疹疫苗接种后血清阳转率随月龄增加而升高的特点，以及感染者的年龄分布。在麻疹高流行区，感染的平均年龄较小，因此最佳策略就是尽可能早的接种麻疹疫苗（通常为 9 月龄）。相比之下，在 MV 传播已经得到控制的地区，麻疹疫苗常规免疫的起始月龄可以延长到 12 月龄甚至更晚。由于存在母传抗体的抑制作用和免疫系统的发育不成熟，在大约 15 月龄前，麻疹疫苗的应答会随着月龄的增加而增加（图 4-5）。在推荐起始免疫年龄时，必须兼顾初次免疫失败和接种疫苗前感染麻疹这两种风险，前者随着起始免疫年龄的增长而降低，而后者则随着起始免疫年龄的增长而增加。6 月龄婴儿母传抗体水平较高从而抑制免疫保护作用，而在 9 月龄进行疫苗接种成功率较高。一些研究表明，母传抗体的水平具有较高的地域差异，某些地区的婴儿的母传抗体在 6 月龄已经消失，在 4.5 月龄进行疫苗接种也可获得成功[107]，这种地域差异可能由于母亲暴露于麻疹野毒株获得较高的抗体滴度，从而有更高的抗体提供给婴儿[108]。母亲接种过疫苗的婴儿母传抗体水平比自然感染过麻疹病毒母亲的抗体水平要低，并且下降快[109]。

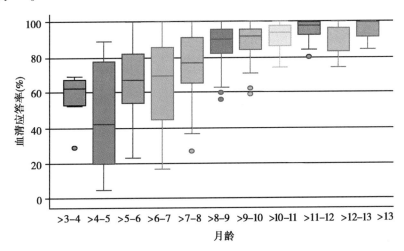

图 4-5　接种标准麻疹疫苗后出现血清抗体阳转儿童的接种年龄的比例箱型图

（图片来源：WHO. The Immunological Basis for Immunization Series，Module 7：Measles，update 2009）

3. 不同起始月龄接种麻疹疫苗的免疫效果观察　麻疹接种疫苗和自然感染类似，会产生体液免疫、细胞免疫和产生干扰素。目前尚未有标准化的细胞免疫的检测方法，同时有研究证实抗体滴度测定与麻疹临床保护效果相关[60]，因此其免疫效果评估常通过检测抗体滴度的方法，采用的方法包括中和抗体试验、补体结合试验和酶联免疫法，由于灵敏且易实施，酶联免疫法是近年来使用最多的方法。表 4-6 至表 4-8 列举了不同地区不同月龄儿童接种标准滴度麻疹疫苗后的血清转化情况。

Cutts 和同事对之前的 30 个麻疹疫苗不同起始月龄的研究结果进行了系统综述，结果显示同样是标准滴度的疫苗，接种 6 月龄的 Edmonston-Zagreb 株抗体阳转率为 67% ~ 96%，而 Schwarz 株的抗体阳性率为 56% ~ 79%；而 8 月龄接种时，Edmonston-Zagreb 病毒株的阳转率分别为 85% 和 98%，Schwarz 病毒株分别为 82% 和 84%；综述发现婴幼儿随着月龄增大接种后的抗体阳转率呈上升趋势，至 9 月龄时均在 90% 以上[53]。婴幼儿到 12 月龄后接种，这时候免疫效果往往要比小月龄具有更高的抗体滴度水平和阳转率[110-112]。我国使用的麻疹疫苗一直为沪 191 株，其效果被证明要优于高免疫原性的 Edmonston-Zagreb 株[113]。关于沪 191 株的最佳起始月龄也曾进行过探讨，曾有人建议在我国实施 6 月龄接种的策略[114,115]。黄铭华等利用 meta 分析发现 8 月龄比 6 月龄的免疫成功率超出 6%，平均抗体滴度前者是后者的 1.77 倍；认为 6 月龄接种虽然可以使得部分对象提前获得免疫力，但成功率不高和抗体滴度不足，并不适合我国消除麻疹的现状[116]。

麻疹疫苗不同的初次免疫月龄，还可以对机体再次免疫应答产生影响。在一项研究中，10 月龄之前免疫失败的儿童，再次免疫 3 周后，有 95.9% 产生了 HI 抗体，与 15 月龄初次免疫对象的结果无统计学差别（99.2%），而 8 个月后再检测时发现，再免对象中仅 52.1% 仍可检测到 HI 抗体，较 15 月龄免疫对象 97.6% 的 HI 检出率要低（p < 0.001）；但 96.7% 的对象血液中可以检测到中和抗体[117]。另一项研究将 15 月龄再免效果（6 月龄初免）与 15 月龄初免效果进行比较，发现在完成接种 1 个月后，再免对象血液未检出 IgM，15 月龄初免对象 71.4% 阳性；但两者 IgG 抗体水平相当[110]。因此，较早月龄的初次免疫失败可以通过再次免疫予以补充。一般来说，婴幼儿体液免疫发育水平晚于细胞免疫，早期的抗原刺激可以引起机体有效的细胞免疫。动物实验模型证实猕猴在被动获得的抗体干扰下接种麻疹疫苗仍可引起有效的 T 淋巴细胞反应[118]。研究证实 6 月龄婴幼儿在体内存在母传抗体的情况仍可产生麻疹病毒特异性 T 细胞而产生免疫记忆[90,119,120]，因此美国儿科学术委员会曾推荐在疫情暴发时或出国旅行前为 6 月龄婴幼儿接种 MMR 疫苗[121]。Hayley 等研究者通过接种麻疹、风疹联合疫苗比较了 6 月、9 月和 12 月龄儿童的免疫反应，发现不论是否有被动抗体的干扰，3 类月龄接种的儿童细胞免疫效果指标 CD4$^+$、IFN-γ 相当，而体液免疫水平 6 月与 9 月龄低于 12 月龄，并认为这可能与婴儿体内 B 细胞发育水平相关[89]。同时有研究指出，早接种麻疹疫苗可能会产生免疫抑制现象。早在 1979 年 Wilkins 发现 8 月龄前免疫失败的婴儿 1 年后再次免疫 51% 检测不出 HI 抗体，而周岁接种的婴儿到 1 年后检测不到 HI 抗体的比例仅为 6.8%[122]，并且这些对象进行第三次接种仍有部分儿童检测不出保护性抗体[123]。Black 随访了 79 名周岁前完成接种的巴西儿童，其中 17% 因免疫失败感染麻疹，约 1 年半后 46% 检测不出 HI 抗体且中和抗体水平低下，该部分儿童再次接种后 IgM 未检测到，虽然均可检出 IgG，但 3 个月后又恢复至具有感染风险的水平[124]。

上述研究提示，在 1 岁以内进行麻疹疫苗接种，其接种后近期抗体阳性率与抗体水平虽然与 1 岁及 1 岁后接种者的差异不大，但其免疫持久性不能令人满意，即使再次进行免疫，抗体仅呈一过性升高，又很快下降，达不到保护机体免受侵袭的能力。

根据免疫应答机制，麻疹疫苗的免疫起始月龄不能过早，适当延后，即在 12 月龄以后接种更有益于人体免疫抗体的持久性。人群体液免疫状况在抵抗 MV 感染上发挥着至关重要的作用，它决定了人群在麻疹暴露后发生的不感染、隐性感染与显性感染三种不同的感染类型。而机体的细胞免疫反应则是充分维持麻疹持久性免疫的前提，CD8$^+$ T 细胞在清除麻疹病毒中发挥着重要作用，而 CD4$^+$ T 细胞在维持和唤醒 CD8$^+$ T 细胞的免疫记忆中起到了关键的作用，急性期淋巴细胞的数量与功能可能对麻疹患者的病程和预后产生影响。此外，人体在存在微量免疫力状况下受到 MV 感染时往往会产生隐性感染，从而巩固与提升原有的免疫水平，使人体免受麻疹病毒的侵袭。麻疹疫苗初免成功后由于抗体消退而再次复种，虽然接种后抗体升高很快，但升高的抗体保护时间有限，仅仅是一过性的，往往会在几个月或 1 ~ 2 年内回复到复种前的水平，并不能建立持久的免疫屏障。

（张玲玲　卢亦愚　胡雪娜）

表4-6 非洲地区不同月龄儿童接种标准滴度麻疹疫苗后血清转化情况

国家	年份	疫苗株	检测方法	不同月龄儿童接种疫苗后血清阳转比例（%）（括号内为研究儿童人数）										
				>3-4	>4-5	>5-6	>6-7	>7-8	>8-9	>9-10	>10-11	>11-12	>12-13	>13
尼日利亚	1973	Schwarz	HI	-	-	-	64（22）	-	-	-	89（66）	-	-	-
科特迪瓦	1975	未提及	HI	-	-	-	84（127）	-	-	-	-	-	-	-
南非	1975	Moraten	CF	-	-	2（13）	45（11）	57（14）	86（7）	71（7）	86（7）	80（5）	-	-
津巴布韦	1976	Beckenham	HI	-	-	-	40（15）	-	-	-	-	-	-	-
肯尼亚	1979	Schwarz	HI	-	24（29）	54（37）	43（35）	93（28）	90（29）	-	100（38）	-	-	-
坦桑尼亚	1981	Schwarz	HI	-	17（6）	-	44（41）	-	63（43）	-	74（34）	-	83（18）	8（24）
尼日利亚	1981	Moraten	HI	-	5（18）	25（24）	28（14）	54（11）	60（10）	-	-	-	-	-
坦桑尼亚	1985	Schwarz	HI	-	-	-	46（37）	-	64（39）	-	78（32）	-	83（18）	91（23）
尼日利亚	1985	Moraten	HI	-	-	-	74（39）	75（24）	88（9）	-	85（21）	-	-	84（13）
冈比亚	1988	Edmonston-Zagreb	PRN	-	73（40）	-	-	-	-	-	-	-	-	-
科特迪瓦	1989	Schwarz	HI	-	-	-	93（33）	-	-	96（27）	-	-	-	-
多哥	1989	AIK-C	HI	-	85.8（190）	-	-	-	-	90.6（32）	-	-	-	-
冈比亚	1990	Schwarz	HI	-	-	-	-	-	95（105）	-	-	-	-	-

续表

国家	年份	疫苗株	检测方法	不同月龄儿童接种疫苗后血清阳转比例（%）（括号内为研究儿童人数）										
				>3-4	>4-5	>5-6	>6-7	>7-8	>8-9	>9-10	>10-11	>11-12	>12-13	>13
南非	1990	Schwarz	ELISA	-	-	-	-	-	89.2(176)	-	-	-	-	-
科特迪瓦	1992	Schwarz	HI	-	-	-	-	-	98(343)	-	-	-	-	-
几内亚	1992	Edmonston-Zagreb	HI	-	-	-	91	-	-	-	-	-	-	-
南非	1991	Edmonston-Zagreb	ELISA	-	31(26)	-	71(14)	63(8)	-	-	-	-	-	-
南非	1991	Schwarz	ELISA	-	25(20)	-	41(17)	27(11)	-	59(27)	-	-	-	-
几内亚比绍	1994	Schwarz	HI	-	-	-	-	-	-	96(74)	-	-	-	-
几内亚比绍	1994	Schwarz	ELISA	-	-	-	-	-	-	100(96)	-	-	-	-
加纳	1994	Schwarz	HI	50	50	37.5	86.7	100	92.3	92.3	87.5	100	-	-
喀麦隆	1995	Connaught	ELISA	52.9(17)	77.8(18)	82.4(17)	87.5(8)	100(3)	-	-	-	-	-	-
喀麦隆	1995	Schwarz	ELISA	62.5(16)	57.1(7)	87.5(8)	50(6)	66.7(3)	-	-	-	-	-	-
几内亚比绍	2001	Edmonston-Zagreb	HI	-	-	95.1(81)	-	-	98.6(211)	-	-	-	-	-
几内亚比绍	2001	Schwarz	HI	-	-	78.3(106)	-	-	97.1(310)	-	-	-	-	-

（数据来源：WHO. The Immunological Basis for Immunization Series，Module 7：Measles，update 2009）

表 4-7 拉丁美洲地区不同月龄儿童接种种标准滴度麻疹疫苗后血清转化情况

国家	年份	疫苗株	检测方法	不同月龄儿童接种疫苗后血清阳转比例（%）（括号内为研究儿童人数）										
---	---	---	---	>3-4	>4-5	>5-6	>6-7	>7-8	>8-9	>9-10	>10-11	>11-12	>12-13	>13
巴西	1978	Schwarz	HI	-	-	-	17(6)	67(6)	75(4)	71(7)	88(8)	100(7)	-	-
智利	1982	Moraten	HI	-	-	64(1)	74(43)	84(61)	82(22)	83(6)	100(1)	100(2)	-	-
厄尔多瓜	1982	Moraten	HI	-	-	65(31)	77(30)	91(33)	91(32)	92(24)	86(21)	100(23)	-	-
巴西	1982	Moraten	HI	-	-	55(53)	70(50)	85(52)	90(40)	95(41)	94(32)	97(34)	-	-
巴西	1982	Moraten	HI	-	-	72(58)	83(58)	87(63)	91(74)	96(48)	98(43)	100(31)	-	-
巴西	1982	Moraten	HI	-	-	52(79)	52(71)	73(59)	84(49)	92(37)	94(49)	93(41)	-	-
巴西	1982	Moraten	HI	-	-	48(42)	68(57)	86(44)	75(16)	91(11)	100(8)	100(8)	-	-
墨西哥	1984	EZ-Mx	PRN	29(13)	20(9)	77(10)	-	-	-	-	-	-	-	-
墨西哥	1984	EZ-Mx	PRN	69(13)	89(9)	100(10)	-	-	-	-	-	-	-	-
海地	1985	Moraten	HI	-	-	45(51)	71(52)	77(39)	85(58)	94(53)	95(40)	100(40)	-	-
危地马拉	1989	Schwarz	HI	-	-	-	-	81(11)	89(66)	96(46)	98(45)	92(39)	100(32)	100(19)
危地马拉	1989	Moraten	HI	-	-	-	-	100(10)	89.1(55)	100(38)	96.7(60)	100(44)	96.2(26)	100(19)
秘鲁	1990	Connaught	ELISA	-	-	-	-	-	94(34)	-	-	-	-	-
墨西哥	1990	EZ-M	PRN	-	-	82(151)	-	97(171)	-	-	-	-	-	-
墨西哥	1990	Schwarz	PRN	-	-	57(146)	-	85(128)	-	-	-	-	-	-
墨西哥	1990	EZ-M	PRN	-	-	92(151)	-	96(171)	-	-	-	-	-	-
墨西哥	1990	Schwarz	PRN	-	-	66(146)	-	87(128)	-	-	-	-	-	-
墨西哥	1990	EZ-M	PRN	-	-	66(151)	-	79(171)	-	-	-	-	-	-
墨西哥	1990	Schwarz	PRN	-	-	49(146)	-	82(128)	-	-	-	-	-	-
巴西	2002	BIKEN-CAM	ELISA	-	-	-	31(126)	37(102)	56(65)	62(67)	84(73)	84(57)	74(62)	-

（数据来源：WHO. The Immunological Basis for Immunization Series, Module 7: Measles, update 2009）

表 4-8 亚洲地区不同月龄儿童接种标准滴度麻疹疫苗后血清转化情况

国家	年份	疫苗株	检测方法	不同月龄儿童接种疫苗后血清阳转比例(%)(括号内为研究儿童人数)										
				>3-4	>4-5	>5-6	>6-7	>7-8	>8-9	>9-10	>10-11	>11-12	>12-13	>13
中国台湾	1983	Moraten	HI	-	-	82(17)	92(13)	94(16)	100(22)	100(19)	100(14)	100(12)	-	-
巴布亚新几内亚	1984	Schwarz	HI	-	-	-	-	-	100(12)	100(12)	92(13)	100(15)	-	100(23)
印度	1984	Moraten	HI	-	-	74(31)	87(38)	100(28)	97(37)	88(24)	96(27)	95(19)	-	100(26)
马来西亚	1985	Schwarz	HI	-	-	-	-	-	95(107)	94(158)	98(92)	99(89)	-	99(240)
孟加拉国	1987	EZ-Z	HI	-	53(19)	62(21)	100(2)	-	-	-	-	-	-	-
孟加拉国	1987	Schwarz	HI	-	17(30)	50(32)	-	-	-	-	-	-	-	-
中国台湾	1990	Schwarz	ELISA	-	-	-	-	-	-	84(118)	-	88(104)	-	-
印度尼西亚	1992	Schwarz	HI	-	-	-	-	-	97(33)	-	-	-	-	-
巴布亚新几内亚新几内亚	1992	EZ-Z	ELISA	67(15)	83(12)	100(5)	100(7)	-	-	-	-	-	-	-
沙特阿拉伯	1992	EZ	间接免疫荧光	-	-	96(27)	-	-	-	-	-	-	-	-
沙特阿拉伯	1992	Schwarz	间接免疫荧光	-	-	56(25)	-	-	70(53)	-	-	-	-	-

续表

国家	年份	疫苗株	检测方法	不同月龄儿童接种疫苗后血清阳转比例（%）（括号内为研究儿童人数）											
				>3-4	>4-5	>5-6	>6-7	>7-8	>8-9	>9-10	>10-11	>11-12	>12-13	>13
印度	1994	Schwarz-MMR	HI	-	-	-	-	-	80（49）	-	-	98（47）	-	-
印度	1994	Schwarz-MMR	ELISA	-	-	-	-	-	93（48）	-	-	89（46）	-	100（27）
乌兹别克斯坦	1994	EZ-SK	HI	-	-	67（142）	-	-	91（154）	-	-	-	-	-
乌兹别克斯坦	1994	L-16	HI	-	-	75（151）	-	-	95（137）	-	-	-	-	-
乌兹别克斯坦	1994	AIK-C	HI	-	-	83（125）	-	-	94（156）	-	-	-	-	-
泰国	2000	Schwarz	ELISA	-	-	-	-	-	100（14）	-	-	-	-	-
孟加拉国	2001	EZ-Z/Schwarz	PRN	-	-	56（23）	-	-	83（21）	-	-	-	-	-
孟加拉国	2001	EZ-Z/Schwarz	PRN	-	-	70（23）	-	-	93（21）	-	-	-	-	-
印度	2001	未提及	HI	-	-	41（17）	50（32）	65（26）	74（49）	86（22）	100（4）	-	-	-
中国	2001	沪-191	ELISA	-	-	81（65）	91（62）	-	-	-	-	94（355）	-	-

注：HI：血凝抑制试验；PRN：蚀斑减少中和试验；ELISA：酶联免疫吸附试验；CF：补体结合试验
（图片来源：WHO. The Immunological Basis for Immunization Series，Module 7：Measles，update 2009）

参考文献

［1］Griffin D. Measles Virus. Fields Virology. Lippincott Williams and Wilkins，2001.

［2］WHO. The Immunological Basis for Immunization Series Module 7：Measles Update 2009，2009.

［3］王凝芳，陈菊梅，姚家佩. 麻疹. 北京：人民卫生出版社，1988.

［4］彭文伟. 传染病学. 第6版. 北京；人民卫生出版社. 2004.

［5］Hektoen L. Experimental measles. Journal of Infection disease，1905，2（2）：238-255.

［6］Enders J F，Peebles T C. Propagation in tissue cultures of cytopathogenic agents from patients with measles. Proc Soc Exp Biol Med，1954，86（2）：277-286.

［7］Anderson J F，Goldberger J. Experimental measles in the monkey：a supplemental note. 1911. Public Health Rep，2006，121 Suppl 1（51-57）：50.

［8］Sergiev P G，Riazantseva N E，Smirnova E V. Development of the method of active immunization against measles in monkeys. Vopr Virusol，1959，4：558-562.

［9］Grist N R. The pathogenesis of measles：review of the literature and discussion of the problem. Glasgow Med J，1950，31（12）：431-441.

［10］小船富美夫. 麻疹ウイルス研究の最近の進歩-細胞による野外麻疹の性状研究. 臨床とウイオルス，1994，22（4）：233-245.

［11］田原舞乃、竹田誠. 野生型麻疹ウイルスの二つのレセプター. ウイルス，2011，61（2）：249-256.

［12］Goffe A P，Laurence G D. Vaccination against measles. I. Preparation and testing of vaccines consisting of living attenuated virus. Br Med J，1961，2（5262）：1244-1246.

［13］Buynak E B，Peck H M，Creamer A A，et al. Differentiation of virulent from avirulent measles strains. American Journal of Diseases of Children，1962，103（3）：460-473.

［14］E. B. Buynak H M P，A. A. Creamer，et al. Differentiation of Virulent from Avirulent Measles Strains. Am J Dis Child，1962，103（3）：460-473.

［15］Suringa D W，Bank L J，Ackerman A B. Role of measles virus in skin lesions and Koplik's spots. N Engl J Med，1970，283（21）：1139-1142.

［16］中尾亨，植田浩司. ウイルス性皮膚疾患. 現代皮膚科学大系，第6巻. 東京；中山書店，1983.

［17］池田祐輔，小倉美代子，永田茂樹. 麻疹. 風疹の病理組織学的ウイルス学的検討. 昭和医会誌，1998，58（3）：248-255.

［18］Burnet F M. Measles as an index of immunological function. Lancet，1968，2（7568）：610-613.

［19］Burnet F M. A modern basis for pathology. Lancet，1968，1（7557）：1383-1387.

［20］Brunell P A，Weigle K，Murphy M D，et al. Antibody response following measles-mumps-rubella vaccine under conditions of customary use. JAMA，1983，250（11）：1409-1412.

［21］Sherman F E，Ruckle G. In vivo and in vitro cellular changes specific for measles. AMA Arch Pathol，1958，65（6）：587-599.

［22］周光炎. 免疫学原理. 第1版［M］. 上海：上海科学技术出版社，2007.

［23］Belnoue E，Fontannaz P，Rochat A-F，et al. Functional Limitations of Plasmacytoid Dendritic Cells Limit Type I Interferon，T Cell Responses and Virus Control in Early Life. PloS one，2013，8（12）：e85302.

［24］Kim D，Martinez-Sobrido L，Choi C，et al. Induction of type I interferon secretion through recombinant Newcastle disease virus expressing measles virus hemagglutinin stimulates antibody secretion in the presence of maternal antibodies. J Virol，2011，85（1）：200-207.

［25］Moss W J，Griffin D E. Measles. Lancet，2012，379（9811）：153-164.

［26］Forthal D N，Landucci G，Katz J，et al. Comparison of measles virus-specific antibodies with antibody-dependent cellular cytotoxicity and neutralizing functions. J Infect Dis，1993，168（4）：1020-1023.

［27］Parks C L，Lerch R A，Walpita P，et al. Comparison of predicted amino acid sequences of measles virus strains in the Edmonston vaccine lineage. J Virol，2001，75（2）：910-920.

［28］Yanagi Y，Ono N，Tatsuo H，et al. Measles virus receptor SLAM（CD150）. Virology，2002，299（2）：155-161.

［29］Black F L，Yannet H. Inapparent measles after gamma globulin administration. JAMA，1960，173：1183-1188.

［30］Isa M B，Martínez L，Giordano M，et al. Comparison of immunoglobulin G subclass profiles induced by measles virus in vaccinated and naturally infected individuals. Clinical and diagnostic laboratory immunology，2002，9（3）：693-697.

［31］Narita M，Yamada S，Matsuzono Y，et al. Immunoglobulin G avidity testing in serum and cerebrospinal fluid for analysis of measles virus infection. Clin Diagn Lab Immunol，1996，3（2）：211-215.

［32］Ward B，Boulianne N，Ratnam S，et al. Cellular immunity in measles vaccine failure：demonstration of measles antigen-specific lymphoproliferative responses despite limited serum antibody production afterrevaccination. Journal of Infectious Diseases，1995，172（6）：1591-1595.

［33］Nahmias A J，Griffith D，Salsbury C，et al. Thymic aplasia with lymphopenia，plasma cells，and normal immunoglobulins. Relation to measles virus infection. JAMA，1967，201（10）：729-734.

［34］Permar S R，Klumpp S A，Mansfield K G，et al. Role of CD8（+）lymphocytes in control and clearance ofmeasles virus infection of rhesus monkeys. J Virol，2003，77（7）：4396-4400.

［35］Zaffran Y，Destaing O，Roux A，et al. CD46/CD3 costimulation induces morphological changes of human T cells and activation of Vav，Rac，and extracellular signal-regulated kinase mitogen-activated protein kinase. J Immunol，2001，167（12）：6780-6785.

［36］Veillette A. SLAM-family receptors：immune regulators with or without SAP-family adaptors. Cold Spring Harb Perspect Biol，2010，2（3）：a002469.

［37］Detre C，Keszei M，Romero X，et al. SLAM family receptors and the SLAM-associated protein（SAP）modulate T cell functions. Semin Immunopathol，2010，32（2）：157-171.

［38］Engelking O，Fedorov L M，Lilischkis R，et al. Measles virus-induced immunosuppression in vitro is associated with deregulation of G1 cell cycle control proteins. J Gen Virol，1999，80（Pt 7）：1599-1608.

［39］Erlenhoefer C，Wurzer W J，Loffler S，et al. CD150（SLAM）is a receptor for measles virus but is not involved in viral contact-mediated proliferation inhibition. J Virol，2001，75（10）：4499-4505.

［40］Griffin D E，Ward B J，Juaregui E，et al. Immune activation during measles：beta 2-microglobulin in plasma and cerebrospinal fluid in complicated and uncomplicated disease. J Infect Dis，1992，166（5）：1170-1173.

［41］Pueschel K，Tietz A，Carsillo M，et al. Measles virus-specific CD4 T-cell activity does not correlate with protection against lung infection or viral clearance. J Virol, 2007, 81 (16): 8571-8578.

［42］Shedlock D J, Shen H. Requirement for CD4 T cell help in generating functional CD8 T cell memory. Science, 2003, 300 (5617): 337-339.

［43］Homann D, Teyton L, Oldstone M B. Differential regulation of antiviral T-cell immunity results in stable CD8 + but declining CD4 + T-cell memory. Nat Med, 2001, 7 (8): 913-919.

［44］Sun J C, Bevan M J. Defective CD8 T cell memory following acute infection without CD4 T cell help. Science, 2003, 300 (5617): 339-342.

［45］Janssen E M, Lemmens E E, Wolfe T, et al. CD4 + T cells are required for secondary expansion and memory in CD8 + T lymphocytes. Nature, 2003, 421 (6925): 852-856.

［46］Moss W J, Ryon J J, Monze M, et al. Differential regulation of interleukin (IL) -4, IL-5, and IL-10 during measles in Zambian children. J Infect Dis, 2002, 186 (7): 879-887.

［47］Moss W J, Ota M O, Griffin D E. Measles: immune suppression and immune responses. Int J Biochem Cell Biol, 2004, 36 (8): 1380-1385.

［48］Gallagher M R, Welliver R, Yamanaka T, et al. Cell-mediated immune responsiveness to measles. Its occurrence as a result of naturally acquired or vaccine-induced infection and in infants of immune mothers. Am J Dis Child, 1981, 135 (1): 48-51.

［49］Whittle H C, Werblinska J. Cellular cytotoxicity to measles virus during natural measles infection. Clin Exp Immunol, 1980, 42 (1): 136-143.

［50］脇口宏. 麻疹ウイルス感染細胞に対する Antibody Dependent Cell-Mediated Cytotoxicity （ADCC）に関する研究-2-Lymphocyte Dependent Antibody と各種麻疹抗体との相関およびガンマグロブリン製剤のADCCに与える影響. The Journal of the Japan Pediatric Society, 1981, 85 (6): 721-730.

［51］Coovadia H M, Wesley A, Brain P. Immunological events in acute measles influencing outcome. Arch Dis Child, 1978, 53 (11): 861-867.

［52］Dossetor J, Whittle H C, Greenwood B M. Persistent measles infection in malnourished children. Br Med J, 1977, 1 (6077): 1633-1635.

［53］Cutts F T, Grabowsky M, Markowitz L E. The effect of dose and strain of live attenuated measles vaccines on serological responses in young infants. Biologicals, 1995, 23 (1): 95-106.

［54］Hayney M S, Poland G A, Dimanlig P, et al. Polymorphisms of the TAP2 gene may influence antibody response to live measles vaccine virus. Vaccine, 1997, 15 (1): 3-6.

［55］Hayney M S, Poland G A, Jacobson R M, et al. Relationship of HLA-DQA1 alleles and humoral antibody following measles vaccination. Int J Infect Dis, 1998, 2 (3): 143-146.

［56］Bodmer J. World distribution of HLA alleles and implications for disease. Ciba Found Symp, 1996, 197 (233-253; discussion 253-238.

［57］Singh N, Agrawal S, Rastogi A K. Infectious diseases and immunity: special reference to major histocompatibility complex. Emerg Infect Dis, 1997, 3 (1): 41-49.

［58］Gay N J. The theory of measles elimination: implications for the design of elimination strategies. J Infect Dis, 2004, 189 Suppl 1: S27-35.

［59］Mathias R G, Meekison W G, Arcand T A, et al. The role of secondary vaccine failures in measles outbreaks. Am J Public Health, 1989, 79 (4): 475-478.

[60] Chen R T, Markowitz L E, Albrecht P, et al. Measles antibody: reevaluation of protective titers. J Infect Dis, 1990, 162 (5): 1036-1042.

[61] Ward B J, Boulianne N, Ratnam S, et al. Cellular immunity in measles vaccine failure: demonstration of measles antigen-specific lymphoproliferative responses despite limited serum antibody production after revaccination. J Infect Dis, 1995, 172 (6): 1591-1595.

[62] Hickman C J, Hyde T B, Sowers S B, et al. Laboratory characterization of measles virus infection in previously vaccinated and unvaccinated individuals. J Infect Dis, 2011, 204 Suppl 1: S549-558.

[63] Ovsyannikova I G, Dhiman N, Jacobson R M, et al. Frequency of measles virus-specific CD4 + and CD 8 + T cells in subjects seronegative or highly seropositive for measles vaccine. Clin Diagn Lab Immunol, 2003, 10 (3): 411-416.

[64] Whittle H C, Aaby P, Samb B, et al. Effect of subclinical infection on maintaining immunity against measles in vaccinated children in West Africa. Lancet, 1999, 353 (9147): 98-102.

[65] Greenberg B L, Sack R B, Salazar-Lindo E, et al. Measles-associated diarrhea in hospitalized children in Lima, Peru: pathogenic agents and impact on growth. J Infect Dis, 1991, 163 (3): 495-502.

[66] Ryon J J, Moss W J, Monze M, et al. Functional and phenotypic changes in circulating lymphocytes from hospitalized zambian children with measles. Clin Diagn Lab Immunol, 2002, 9 (5): 994-1003.

[67] Servet-Delprat C, Vidalain P O, Azocar O, et al. Consequences of Fas-mediated human dendritic cell apoptosis induced by measles virus. J Virol, 2000, 74 (9): 4387-4393.

[68] Griffin D E, Ward B J. Differential CD4 T cell activation in measles. J Infect Dis, 1993, 168 (2): 275-281.

[69] Atabani S F, Byrnes A A, Jaye A, et al. Natural measles causes prolonged suppression of interleukin-12 production. J Infect Dis, 2001, 184 (1): 1-9.

[70] Whittle H C, Dossetor J, Oduloju A, et al. Cell-mediated immunity during natural measles infection. J Clin Invest, 1978, 62 (3): 678-684.

[71] Karp C L, Wysocka M, Wahl L M, et al. Mechanism of suppression of cell-mediated immunity by measles virus. Science, 1996, 273 (5272): 228-231.

[72] Fine P. Commentary: an unexpected finding that needs confirmation or rejection. BMJ, 2000, 321 (7274): 1439.

[73] Leopardi R, Vainionpaa R, Hurme M, et al. Measles virus infection enhances IL-1 beta but reduces tumor necrosis factor-alpha expression in human monocytes. J Immunol, 1992, 149 (7): 2397-2401.

[74] Coutsoudis A, Broughton M, Coovadia H M. Vitamin A supplementation reduces measles morbidity in young African children: a randomized, placebo-controlled, double-blind trial. Am J Clin Nutr, 1991, 54 (5): 890-895.

[75] Hussey G D, Klein M. A randomized, controlled trial of vitamin A in children with severe measles. N Engl J Med, 1990, 323 (3): 160-164.

[76] Coutsoudis A, Kiepiela P, Coovadia H M, et al. Vitamin A supplementation enhances specific IgG antibody levels and total lymphocyte numbers while improving morbidity in measles. Pediatr Infect Dis J, 1992, 11 (3): 203-209.

[77] 吴霆. 麻疹的隐性感染. 浙江预防医学, 2001, 13 (6): 1-2.

[78] 迮文远. 计划免疫学. 上海：上海科学技术文献出版社，1997.

[79] 吴霆，王绍良，项永中，等. 麻疹免疫人群隐性感染的观察研究. 中华流行病学杂志，1996，17（2）：70.

[80] 方捍华，戴斌，潘雯. 麻疹活疫苗免疫后血凝抑制抗体和中和抗体的比较. 生物制品杂志，1990，3（1）：37.

[81] 吴霆，郭承荫，项永中，等. 诸暨麻疹疫苗免疫持久性研究基地一次麻疹流行情况的调查. 中华流行病学杂志，1987，8（2）：92.

[82] 吴霆，项永中，陈志慧，等. 麻疹疫苗免疫人群麻疹流行病学特征的研究. 中华流行病学杂志，1989，10（特1）：21.

[83] 吴霆，徐福根，陈用琴，等. 诸暨麻疹联防区麻疹流行特征研究. 中华流行病学杂志，1984，5（2）：68.

[84] 卢亦愚，徐宝祥. 麻疹疫苗免疫人群中 HI 抗体消退模型的研究. 中华流行病学杂志，1990，11（特2）：29.

[85] 吴霆. 中国防制麻疹的历史和现状. 中华流行病学杂志，2000，21（2）：143.

[86] Miller. Live measles vaccine：a 21 year follow up. Br Med J，1987，295（6589）：22.

[87] Orenstein W A，Markowitz L，Preblud S R，et al. Appropriate age for measles vaccination in the United States. Dev Biol Stand，1986，65：13-21.

[88] Gans H A，Arvin A M，Galinus J，et al. Deficiency of the humoral immune response to measles vaccine in infants immunized at age 6 months. JAMA，1998，280（6）：527-532.

[89] Gans H，Yasukawa L，Rinki M，et al. Immune responses to measles and mumps vaccination of infants at 6，9，and 12 months. J Infect Dis，2001，184（7）：817-826.

[90] Gans H，DeHovitz R，Forghani B，et al. Measles and mumps vaccination as a model to investigate the developing immune system：passive and active immunity during the first year of life. Vaccine，2003，21（24）：3398-3405.

[91] Griffin DE P C-H，. Measles：old vaccines and new vaccines. In：Measles-Pathogenesis and Control. Griffin DE，Oldstone MBA（Eds）. Springer Verlag，Heidelberg，Germany，2009；191-212.［M］.

[92] Siber G R，Werner B G，Halsey N A，et al. Interference of immune globulin with measles and rubella immunization. J Pediatr，1993，122（2）：204-211.

[93] Siegrist C A. Mechanisms by which maternal antibodies influence infant vaccine responses：review of hypotheses and definition of main determinants. Vaccine，2003，21（24）：3406-3412.

[94] Kim D，Huey D，Oglesbee M，et al. Insights into the regulatory mechanism controlling the inhibition of vaccine-induced seroconversion by maternal antibodies. Blood，2011，117（23）：6143-6151.

[95] Peter G. Measles immunization：recommendations，challenges，and more information. JAMA，1991，265（16）：2111-2112.

[96] Markowitz L E，Albrecht P，Rhodes P，et al. Changing levels of measles antibody titers in women and children in the United States：impact on response to vaccination. Kaiser Permanente Measles Vaccine Trial Team. Pediatrics，1996，97（1）：53-58.

[97] Albrecht P，Ennis F A，Saltzman E J，et al. Persistence of maternal antibody in infants beyond 12 months：

mechanism of measles vaccine failure. J Pediatr, 1977, 91 (5): 715-718.

[98] Hayden G F. Measles vaccine failure. A survey of causes and means of prevention. Clin Pediatr (Phila), 1979, 18 (3): 155-156, 161-153, 167.

[99] Lennon J L, Black F L. Maternally derived measles immunity in era of vaccine-protected mothers. J Pediatr, 1986, 108 (5 Pt 1): 671-676.

[100] Szenborn L, Tischer A, Pejcz J, et al. Passive acquired immunity against measles in infants born to naturally infected and vaccinated mothers. Med Sci Monit, 2003, 9 (12): CR541-546.

[101] Pabst HF S D, Marusyk RG, et al. Reduced measles immunity in infants in a well-vaccinated population. Pediatr Infect Dis, 1992, 11 (7): 525-529.

[102] Brugha R, Ramsay M, Forsey T, et al. A study of maternally derived measles antibody in infants born to naturally infected and vaccinated women. Epidemiol Infect, 1996, 117 (3): 519-524.

[103] Linder N, Tallen-Gozani E, German B, et al. Placental transfer of measles antibodies: effect of gestational age and maternal vaccination status. Vaccine, 2004, 22 (11-12): 1509-1514.

[104] Wilkins J, Wehrle P F, Portnoy B. Live, further attenuated rubella vaccine. Serologic responses among term and low birth weight infants. Am J Dis Child, 1972, 123 (3): 190-192.

[105] Gans H A, Maldonado Y A. Loss of passively acquired maternal antibodies in highly vaccinated populations: an emerging need to define the ontogeny of infant immune responses. J Infect Dis, 2013, 208 (1): 1-3.

[106] Crowe J E, Jr. Influence of maternal antibodies on neonatal immunization against respiratory viruses. Clin Infect Dis, 2001, 33 (10): 1720-1727.

[107] Szenborn L, Tischer A, Pejcz J, et al. Passive acquired immunity against measles in infants born to naturally infected and vaccinated mothers. Medical science monitor: international medical journal of experimental and clinical research, 2003, 9 (12): CR541-546.

[108] Gagneur A, Pinquier D, Aubert M, et al. Kinetics of Decline of Maternal Measles Virus-Neutralizing Antibodies in Sera of Infants in France in 2006? . Clin Vaccine Immunol, 2008, 15 (12): 1845-1850.

[109] Niewiesk S. Maternal antibodies: clinical significance, mechanism of interference with immune responses, and possible vaccination strategies. Front Immunol, 2014, 5: 446.

[110] Johnson C E, Nalin D R, Chui L W, et al. Measles vaccine immunogenicity in 6-versus 15-month-old infants born to mothers in the measles vaccine era. Pediatrics, 1994, 93 (6 Pt 1): 939-944.

[111] Johnson C E, Darbari A, Darbari D S, et al. Measles vaccine immunogenicity and antibody persistence in 12 vs 15-month old infants. Vaccine, 2000, 18 (22): 2411-2415.

[112] Kumar M L, Johnson C E, Chui L W, et al. Immune response to measles vaccine in 6-month-old infants of measles seronegative mothers. Vaccine, 1998, 16 (20): 2047-2051.

[113] 孔健, 刘伟. Edmonston-Zargreb 和沪 191 麻疹疫苗免疫婴儿的血清学研究. 中国生物制品学杂志, 1994, 7 (1): 39-42.

[114] Liu B Y, Feng Z X, Xu A Q. [A study on the level of antibody against measles through maternal-fetal transfer and the immuno-response to measles vaccine among 4 to 7 month olds]. Zhonghua Liu Xing Bing Xue Za Zhi, 1995, 16 (5): 263-265.

[115] 王联君, 胀超, 周剑惠, 等. 麻疹疫苗最佳免疫月龄的研究. 中国计划免疫, 2001, 7 (1):

10-11.

［116］黄铭华, 王海, 李放军, 等. 麻疹减毒活疫苗初次免疫月龄对免疫效果影响的 Meta 分析. 中国计划免疫, 2007, 13 (2): 417-421.

［117］Stetler H C, Orenstein W A, Bernier R H, et al. Impact of revaccinating children who initially received measles vaccine before 10 months of age. Pediatrics, 1986, 77 (4): 471-476.

［118］van Binnendijk RS P M, van Amerongen G, et al. Protective immunity in macaques vaccinated with live attenuated, recombinant, and subunit measles vaccines in the pres-ence of passively acquired antibodies. J Infect Dis, 1997, 175 (3): 524-532.

［119］Gans H A, Maldonado Y, Yasukawa L L, et al. IL-12, IFN-gamma, and T cell proliferation to measles in immunized infants. J Immunol, 1999, 162 (9): 5569-5575.

［120］Gans H A, Yasukawa L L, Alderson A, et al. Humoral and cell-mediated immune responses to an early 2-dose measles vaccination regimen in the United States. J Infect Dis, 2004, 190 (1): 83-90.

［121］Pediatrics A A o. Measles. In Pickering LK, (ed.). 2006 Red Book: Report of the Committee on Infectious Diseases, 27th edn. Elk Grove Village, IL: American Academy of Pediatrics. 2006, 441-452.

［122］Wilkins J, Wehrle P F. Additional evidence against measles vaccine administration to infants less than 12 months of age: altered immune response following active/passive immunization. J Pediatr, 1979, 94 (6): 865-869.

［123］Linnemann C C, Jr., Dine M S, Roselle G A, et al. Measles immunity after revaccination: results in children vaccinated before 10 months of age. Pediatrics, 1982, 69 (3): 332-335.

［124］Black F L, Berman L L, Libel M, et al. Inadequate immunity to measles in children vaccinated at an early age: effect of revaccination. Bull World Health Organ, 1984, 62 (2): 315-319.

第五章

麻 疹 疫 苗

<<<<<

第一节　疫苗研制历史

在麻疹疫苗使用前，全球每隔 2~3 年发生一次麻疹暴发。1959 年，中国的麻疹报告病例数将近 1000 万，鉴于在无疫苗时代几乎人人都会感染麻疹，实际感染人数可能会大于此报告病例数。大约 50% 的儿童在 6 岁之前感染过麻疹，约 90% 以上的儿童在 15 岁之前感染过麻疹。从某种程度上讲，麻疹曾影响着几乎每个人的生命。

自人类用文字记载麻疹以来，预防和控制麻疹的发生和流行一直是医学研究中的重要问题。人工免疫预防麻疹的研究虽已超过 260 年的历史，但是，麻疹疫苗研制成功距今仅有 50 多年的历史。

一、研 制 简 史

中国清代医学家叶霖在《痧疹辑要》中主张用《泰西方鉴》介绍的泰西牛痘种疹预防牛痘的方法来预防麻疹。据此书记载，用患者血液、眼泪、鼻涕沼蘸棉插鼻，或贴于皮肤，或以患者贴身衣物遍摩种者之身。几乎是在同一时期，苏格兰内科医生 Francis Home 将麻疹患者血液或呼吸道分泌物给易感儿做皮上划痕接种，被划痕者并没有出现像一般麻疹患者表现出来的临床表现，但却产生了对麻疹的抵抗力[1]。后来，美国斯克利普斯研究院免疫学和微生物学教授 Michael B. A. Oldstone 在《病毒、瘟疫和历史：过去、现在和将来》[2]一书中对此事件这样描述："1758 年，Francis Home 通过模拟人痘接种过程试图诱导人体产生中等程度麻疹的症状。他成功接种了 12 个健康人中的 10 个人。"

上述两个实验提示麻疹患者血液或呼吸道分泌物中存在着麻疹病毒，这为人工免疫奠定了理论基础。20 世纪初期，法国的两名医学博士 Charles Nicolle 和 Ernest Conseil 首次提出，麻疹患者的血液中存在麻疹特异性抗体，该抗体可预防麻疹的发生。类似的发现使许多学者认识到研制麻疹疫苗的可行性，但由于无法进行麻疹病毒的分离培养，使得疫苗的研制停滞不前。

（一）美国麻疹疫苗研制历程

真正意义上的麻疹疫苗研究，始于 1953 美国科学家 John F. Eenders 和 Thomas C. Peeble 成功分离到麻疹病毒。在旋转试管培养技术和苏格兰 Home 医生研究成果的启发

下，美国哈佛医学院儿童医院细菌学和免疫学 Enders 教授（图5-1）和其博士研究生 Pee-
bles，利用人和猴的肾上皮细胞从一位麻疹患者（David Edmonston，11 岁）血清中成功分离出麻疹病毒（根据患者姓名命名为 Edmonston 株）[3]。Enders 教授也因此于1954 年获得诺贝尔奖，成为 20 世纪最伟大的病毒学家。

在研制麻疹疫苗的初始阶段，Enders 教授大胆提出了 MV 可通过减毒方式来感染非人灵长类动物的想法。经过多年努力，成功地建立了 MV 减毒株的选育体系，即：将分离出来的麻疹病毒在人肾组织（human kidney tissue）培养 24 代→人羊膜细胞（human amniotic membrane cell）培养 28 代→接种鸡受精卵（fertilized

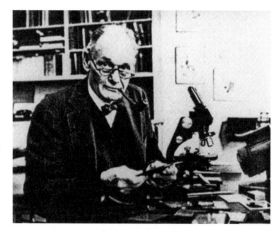

图5-1　美国哈佛医学院教授 John F. Enders
（图片来源：Oldstone MB. Oxford
University Press，Inc. 2010[2]）

hens' eggs）培养6 代→鸡胚细胞（chick embryo cell）培养 13 代。在利用易感猴类进行疫苗临床前试验时，该麻疹减毒活疫苗接种后呈现出良好的免疫原性和安全性，结果令人满意[4]。在 1958 年 10 月的疫苗临床试验中，Katz 博士对 11 名儿童接种了第一批麻疹减毒活疫苗，虽然每个孩子体内均产生了较高滴度的麻疹抗体，但有 9 名儿童表现出类似轻型麻疹的临床特征，提示还应对该疫苗进行进一步减毒。1960 年 8 月，Katz 博士对 23 名儿童接种了进一步减毒的麻疹疫苗。虽然，疫苗接种后仍观察到很多轻微副反应，但在接种 6 周后该学校出现的麻疹暴发中，接种疫苗的孩子没有一人罹患麻疹。至此，Enders 教授等发表了关于"疫苗可以预防麻疹"的研究进展[5]；同期，Katz 博士也对研制出人类历史上的第一株麻疹减毒活疫苗株，即 Edmonston B 病毒株进行了报道[6]。此后，麻疹病毒减毒株疫苗的研制工作从"一枝独秀"进入到"百花竞开"的阶段。

1963 年，由 Edmonston B 减毒株和灭活病毒株制作的麻疹疫苗，获得了美国政府的注册和批准。接下来的 12 年（1963～1975 年）中，约有 1800 多万人接种了 Edmonston B 麻疹疫苗。虽然，当时的麻疹疫苗可以有效预防麻疹的发生，但接种者同时需要注射丙种免疫球蛋白以减少因疫苗接种引起的发热和出疹，所以，美国政府在 1975 年撤销了由 Edmonston B 病毒株制作麻疹疫苗的许可。在后续疫苗接种过程中，由于发现灭活疫苗对易感者不具备保护力，美国政府于 1967 年停止了灭活疫苗的生产。

1968 年，默克公司的 Maurice Hilleman 博士和 Pitman Moore-Dow 公司的 Anton Schwarz 博士开始寻找 MV 的高度减毒株[7]。最终，麻疹病毒经鸡胚细胞进行 40 多次和 90 多次传代后，获得了毒力进一步降低的 Moraten 株（或称 Edmonston-Enders 株）和 Schwarz 株，获得美国政府的生产许可。

Edmonston B 株麻疹疫苗可在 80%～85% 的人群中产生有效抗体。后期改进的 Schwarz

株疫苗较 Edmonston B 株疫苗不良反应轻，但抗体阳转率可达85%～99%，且不需同时接种丙种球蛋白。与 Schwarz 株或 Edmonston B 株相比，Moraten 株接种后的发热率较低，抗体阳转率与 Schwarz 株基本相同，但显著低于 Edmonston B 株[8]。故美国已经不再继续使用 Schwarz 株，目前得到广泛使用的仅有 Moraten 株[9]。

1971 年，麻疹腮腺炎风疹联合疫苗（Measels，Mumps and Rubella vaccine，MMR）开始生产使用。随后，麻疹腮腺炎风疹水痘四联疫苗（Measles，Mumps，Rubella，and Varicella vaccine，MMRV）也得到应用。

（二）中国麻疹疫苗研制历程

中国麻疹疫苗的研制时间略迟于美国。1955 年，卫生部生物制品研究所病毒学家汤飞凡，在阅读了 Enders 教授发表的组织细胞培养技术分离 MV 的相关文献后，于 1958 年采用人胚细胞和猴肾细胞，成功分离出中国历史上的第一株麻疹毒株 M9（或称麻 9 毒株）[10]，为研制麻疹疫苗奠定了坚实的理论基础[11]。

此后，卫生部上海生物制品研究所张箐等学者在 1960 年冬季上海麻疹流行期间，从一名患有麻疹的 2 岁男孩血液标本中分离出麻疹病毒，经接种原代人胎肾细胞，继而在人胎肾细胞上连续传代 33 代，适应于原代人羊膜细胞再连续传 39 代，然后适应于鸡胚细胞传至第 5 代，将培养温度由 37℃降至 31℃，再由鸡胚细胞传至第 10 代，经各项检定和经动物安全性试验，并在人体进行了临床反应性和免疫原性试验，建立了中国第一株可以广泛接种于人群的麻疹减毒活疫苗株，即沪 191 株（或称上海 191 株或称 S191 株）[12]。1960 年后，卫生部北京生物制品研究所和卫生部长春生物制品研究所在引入前苏联 Leningrad-4（L4）株的基础上，相继在单层鸡胚细胞传代培育出北京 55 和长春 47 减毒疫苗株。1962 年，浙江医科大学传染病研究所王季午等学者从一名典型麻疹患儿的咽拭标本中成功分离到杭 M13 麻疹毒株[13]。杭 M13 株 MV 是首先经人胚肾细胞传 18 代，不经人羊膜细胞与鸡胚传代而直接适应于鸡胚细胞，将其鸡胚细胞传 10 代后收集病毒液，再经易感猴实验等检定合格后试制成功的麻疹减毒活疫苗。

研发麻疹减毒活疫苗的同时，中国科学家也开展了麻疹灭活疫苗的研制。例如，1961 年，中国医学科学院病毒研究所黄祯祥等人利用福尔马林处理的麻疹疫苗获得了麻疹灭活疫苗[14]，并开始对麻疹灭活病毒的致病性和免疫性进行了深入研究，最终证实人体接种麻疹灭活疫苗后，免疫原性不佳。麻疹灭活疫苗的研制，加快了中国学者在 MV 血凝素、麻疹疫苗的佐剂等方面的研究进程。

此外，中国科研人员还不断尝试改进麻疹减毒活疫苗的生产工艺。1969 年开始改用大瓶培养法生产沪 191 鸡胚细胞减毒株；1971 年，开始将疫苗稳定剂全部改用球蛋白；1975 年开始研制冻干疫苗；1985 年全部改为冻干剂型；1987 年改用胎盘白蛋白或人血白蛋白作为疫苗稳定剂。1991 年开始，麻疹减毒活疫苗按 WHO 要求实现病毒滴度双通过。1992 年，与荷兰合作，将沪 191 株纯化为无鸡白血病病毒污染的纯化毒株，进一步提高了麻疹疫苗的安全性和有效性。自 1993 年开始，使用无特定致病因子（specific pathogen free，SPF）鸡胚生产疫苗，并且将疫苗的生产工艺改为转瓶多次收液或微载体发酵罐培养。至今，由沪 191 毒株作为母株生产的麻疹减毒活疫苗已经成为目前全球产量最大的麻疹疫苗之一[15]。

近年来，中国除了生产单一成分的麻疹疫苗之外，还研发了与风疹疫苗、腮腺炎疫苗共同配制的多成分联合制剂。1980年，成功研制出由沪191株和S79株配制的麻疹腮腺炎二联减毒活疫苗[16]；1994年，成功研制出由沪191株与BRD II株配制的麻疹风疹二联减毒活疫苗；2002年，成功开发由沪191株、S79株和BRD II株联合组成的MMR三联减毒活疫苗；2004年，成功开发由沪191株和Wm84株配置的麻疹腮腺炎二联减毒活疫苗。目前，在MMR的成功经验基础上，中国正加紧研制MMRV四联疫苗。

（三）其他国家的麻疹疫苗研制历程

20世纪60年代中后期，世界各国相继选育了一些新疫苗株。1965年，前苏联学者报告在彼得格勒成功分离了麻疹病毒Leningrad-4株[17]，并通过人胚肾细胞、人羊膜细胞、鸡胚细胞的适应和连续传代制成疫苗[18]；而后，前苏联学者又成功分离出Leningrad-16株[19]。20世纪80年代，日本学者从Tanabe株研制出TD97株[20]和CAM70株[21]，相继研发成功疫苗并用于免疫预防。

（四）不同麻疹疫苗间反应性与免疫原性比较

临床试验证实，采用不同毒株制备的减毒活疫苗，其临床反应差异很大，免疫持久性也不相同。如果麻疹疫苗在临床试验中的不良反应，如高热率和出疹率的比例较高，其抗体阳转率和抗体的几何平均滴度也相应较高，该疫苗的免疫力也更持久。因此，在疫苗研发的过程中，需在疫苗的反应性（安全性）和免疫原性这两者间找到最佳平衡点。

王凝芳等人总结了中国1962~1968年期间使用不同毒株制备的麻疹减毒活疫苗的反应性和免疫原性（详见表5-1）[22]。与国外的Edmonston株、Schwarz株、Moraten株以及国内的长春12株、北京55株、北京60株和杭M13株相比，沪191株和长春47株具备较佳的免疫原性和安全性。1965年5月，沪191株和长春47株同时通过国家检定，成为中国正式的疫苗制备株。

表5-1　不同毒株的麻疹减毒活疫苗反应性和免疫原性比较（1962~1968年）

毒株	高热率（%）	出疹率（%）	抗体阳转率（%）	几何平均滴度
Edmonston 株	18.1~89.6	16.0~51.0	92.0~100.0	25.0~415.0
Schwarz 株	2.7~16.2	5.0~28.4	95.0~100.0	10.0~283.0
Moraten 株	4.1~10.0	7.0~20.2	98.0~100.0	16.0~91.0
长春 47 株	4.4	-	98.7	60.0
沪 191 株 B	3.3		94.5	131.7
沪 191 株 C	3.0		92.6	193.1
长春 12 株	1.2	-	96.6	18.0
北京 55 株	2.6		94.8	15.4
北京 60 株	21.6	-	98.5	108.8
杭 M13 株	18.5		100.0	46.6

（数据来源：王凝芳，等. 人民卫生出版社，1988）

20 世纪 70 年代初，由中国药品生物制品检定所、浙江省卫生防疫站（现浙江省疾病预防控制中心）、诸暨市卫生防疫站（现诸暨市疾病预防控制中心）、上海生物制品研究所、长春生物制品研究所以及浙江医科大学（现浙江大学医学院）等 6 个单位组成浙江省诸暨麻疹疫苗免疫持久性研究协作组[23-25]。该协作组在浙江省诸暨县建立了对麻疹减毒活疫苗免疫持久性的研究观察基地。

协作组首先通过对基地外围地区上百万人进行麻疹疫苗接种工作，成功建立了人群免疫屏障。然后，在基地范围内，选择无麻疹患病史、无麻疹疫苗接种史以及麻疹 HI 抗体小于 1:2 的 8～27 月龄儿童为对象，共计 3200 例，分组接种了中国生产的不同麻疹减毒活疫苗（沪 191 株、长春 47 株和杭 M13 株）和国外生产的麻疹减毒活疫苗（美国 Schwarz 株与前苏联 Ll6 株）。接种后每年采血测定 HI 抗体，连续跟踪监测 9 年，并在第 14 年再次进行监测，计算抗体阳转率、抗体几何平均滴度及累计抗体阴转率，以观察儿童接种麻疹减毒活疫苗的免疫持久性。

该项研究结果显示：①用沪 191 株、长春 47 株、美国 Schwarz 株和前苏联 Ll6 株麻疹疫苗进行了 8.5 年的比较观察表明，沪 191 株和长春 47 株麻疹疫苗在初免后一个月的抗体阳转率显著高于美国 Schwarz 株疫苗；在初免 8.5 年后，沪 191 株和长春 47 株麻疹疫苗的抗体 GMT 滴度显著高于前苏联的 Ll6 株麻疹疫苗；②沪 191 株、长春 47 株和杭 M13 株麻疹减毒活疫苗在初免 15 年后，仍有近 85% 的儿童体内 HI 抗体 ≥1:8，高于美国 Schwarz 株麻疹疫苗初免 16 年后的免疫效果。上述结果说明，就接种人群而言，如果保证初免质量，至少 15 年内不用再次接种麻疹疫苗仍具有对麻疹的免疫力；③沪 191 株、长春 47 株和杭 M13 株麻疹减毒活疫苗在初免 25 年后，仍有 50%～80% 人群的 HI 抗体为阳性，与美国 Schwarz 株麻疹疫苗初免后 16 年后的免疫效果报道结果接近。

从 1973 年开始，在没有自然麻疹感染的相对封闭农村地区，中国学者陈志慧等建立了观察不同国产病毒株来源麻疹减毒活疫苗免疫持久性的研究基地。该基地在中国东部沿海地区的浙江省象山县高塘岛乡，此乡位于象山半岛最南端，四面环海，陆地面积 58.8km², 共有 28 个村，2 万多人。在该研究中，其中有 8 个村的 726 名 8～36 月龄健康儿童于 1973 年接种了沪 191 株麻疹减毒活疫苗，并进行了长达 16 年（1973～1989 年）的免疫效果观察[26,27]。这一研究结果表明：①1973 年观察对象的 HI 抗体阳转率为 95.7%，到 16 年后仍有 83.2% 的人群持续为抗体阳转。②初次免疫成功后的几何平均抗体滴度 GMT 水平呈逐年下降趋势，前 6 年下降的幅度最大，可从初次免疫后 1 个月的 1:60.3 降到 1:7.8；其后 6 年基本稳定在 1:5.8-1:5.3 水平，到第 16 年为 1:3.6。③虽然用于初次免疫的麻疹减毒活疫苗剂型不同，不管是液体剂型还是冻干剂型，也不论接种滴度大小（从 $10^{2.5}TCID_{50}/0.1ml$ 到 $10^{3.5}TCID_{50}/0.1ml$），其抗体效应和抗体持久性都能达到令人满意的结果，疫苗质量良好[28,29]。这些结果提示沪 191 株麻疹疫苗具备良好的免疫原性。沪 191 株因此于 1978 年获得了中国科学大会奖。

自 20 世纪 80 年代中期，原卫生部上海生物制品研究所、武汉生物制品研究所、兰州生物制品研究所、成都生物制品研究所和北京生物制品研究所均以沪 191 株生产麻疹减毒活疫苗，年产总量在 1 亿人份以上。除沪 191 株外，长春 47 株也比长春 12 株、北京 55 株、北京 60 株和杭 M13 株具备较长的免疫持久性[27,30-32]，主要用于东北地区。

二、麻疹疫苗毒株来源及培养

目前，来源于不同毒株的麻疹减毒活疫苗已在世界各地广泛应用，其中多数疫苗来源于 Edmonston 株，如 Edmonston-Zagreb、Schwarz 及 Moraten 株；其次，也有来源于非 Edmonston 株的其他一些疫苗，如沪 191、Leningrad16、CAM70 和 TD97 等。

美国早期使用的 Edmonston 株是在 36~37℃ 培养条件下，经原代人胚肾细胞（human embryonic kidney cell，HK）传 24 代、原代人羊膜细胞（human amniotic cell，HA）传 28 代、鸡胚羊膜腔（chick embryo amnioticsac，CE）传 6 代、原代鸡胚细胞（chick embryonic cell，CEC）传 5~8 代建立。美国早期和欧洲目前仍在使用的 Schwarz 株是由 Edmonston 株继续在鸡胚纤维细胞（chick embryonic fibroblast，CEF）上 32℃ 培养至 85~103 代建立。Moraten 株是由 Edmonston 株继续在 CEF 上 32℃ 培养传至 40~43 代建立。Edmonston-Zagreb 株来源于人二倍体细胞（Wistsar Institute 38 cell，WI-38）。

俄罗斯等东欧国家使用的 Leningrad16 株是由前苏联于 1968 年用原代豚鼠肾细胞（guinea pig kidney cell，GPK）和日本鹌鹑胚细胞（Japan quail embryonic cell，JQ）传代培养 28 代建立。日本使用的 CAM70 株是由原代猴肾细胞（monkey kidney cell，MK）传 3 代、HK 传 8 代、CE 传 90 代、鸡胚绒毛尿囊膜（chick embryo chorioallantoic membrane，CAM）传 35 代、CEC 上 36℃ 培养蚀斑纯化传 3 代、CEC 上 32℃ 培养传 26 代建立。AIK-C 株是日本于 1976 年用 Edmonston 株经羊肾细胞（sheep kidney cell，SK）和 CEF 培养多次传代获得。中国的沪 191 株也是经 HK 细胞、HAM 细胞和 CEC 连续传代所获得的[33]。麻疹疫苗减毒株来源及其在细胞培养中的减毒传代过程详见图 5-2。

不同厂家使用不同的麻疹减毒株进行疫苗的生产，见表 5-2[34]。美国默克公司和荷兰使用 Moraten 株，法国赛诺菲巴斯德公司、比利时史克公司、意大利和巴西均使用 Schwarz 株，日本的武田制药公司使用 Schwarz F88 株、北里制药公司使用 AIK-C 株，瑞士伯尔尼生物科技公司、印度的血清研究所和克罗埃西亚的免疫所用 Edmonston-Zagreb 株。还有一些国家使用其他一些野生病毒株来制作疫苗。如俄罗斯的莫斯科生物制品工厂使用 L16 株，中国的生物制品有限公司如北京天坛、兰州、上海和武汉的生物制品公司用沪 191 株，长春生物制品有限公司则用长春 47 株，日本必肯公司用 CAM70 株。尽管来源于 Edmonston 株的各疫苗是通过不同类型的细胞培养生产获得，并且传代次数不同，但是对这些疫苗进行核苷酸序列分析显示其差异很小（小于 0.6%），基因型均相同，同属基因型 A[35,36]。非 Edmonston 株的其他野生病毒株，如 CAM70、Leningrad16、TD97 与 Edmonston 株相比则序列差异较大[36]。

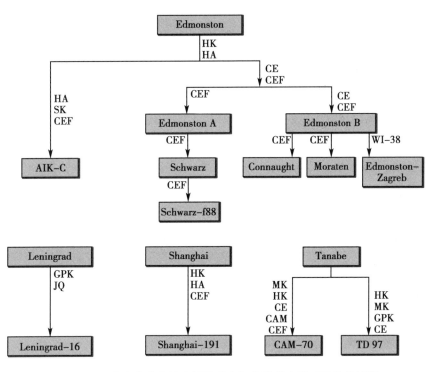

图5-2 麻疹疫苗减毒株来源及其在细胞培养中的减毒传代过程

注：HK：人肾细胞；HA：人羊膜细胞；CE：鸡胚羊膜腔；CEF：鸡胚成纤维细胞；WI-38：人二倍体细胞；SK：羊肾细胞；GPK：豚鼠肾细胞；JQ：日本鹌鹑胚细胞；MK：猴肾细胞；CAM：鸡胚绒毛尿囊膜
（图片来源：Stanley，et al. Elsevier Pte Ltd，2011[34]）

表5-2 麻疹疫苗厂家及其疫苗株

厂家	疫苗株
Merck（美国）	Moraten
Netherlands Vaccine Institute（荷兰）	Moraten
Sanofi-Pasteur（加拿大）	Schwarz
Sanofi-Pasteur（法国）	Schwarz
Glaxo-Smith-Kline（比利时）	Schwarz
Chiron（意大利）	Schwarz
BioManguinhos（巴西）	Schwarz
Takeda Chemical Industries，Ltd（日本）	Schwarz F88
Berna Biotech（瑞士）	Edmonston-Zagreb
Serum Institute of India（印度）	Edmonston-Zagreb
Institute of Immunology（克罗埃西亚）	Edmonston-Zagreb
Birmex（墨西哥）	Edmonston-Zagreb
Biken（日本）	CAM-70

厂家	疫苗株
BioFarma（印度尼西亚）	CAM-70
The Kitasato Institute（日本）	AIK-C
The Razi State Serum Institute（伊朗）	AIK – HDC[†]/Schwarz
Chiba – Serum（日本）	TD97 – Tanabe
Moscow Plant of Biological Preparations（俄罗斯）	Leningrad-16
北京生物制品有限公司（中国）	Shanghai-191
兰州生物制品有限公司（中国）	Shanghai-191
上海生物制品有限公司（中国）	Shanghai-191

（数据来源：Stanley，et al. Elsevier Pte Ltd，2011）

三、麻疹减毒活疫苗制造

麻疹减毒活疫苗有冻干粉剂和液体状态两种。中国于 1985 年前主要生产液体疫苗而在 1985 年后全部改为冻干疫苗。所以，目前使用最多的是冻干麻疹减毒活疫苗，其系用麻疹病毒减毒株接种原代鸡胚细胞，经培养、收获病毒液后，加入适宜稳定剂冻干制成。以下为冻干麻疹病毒沪 191 株的制造过程（摘自《中华人民共和国药典》2015 版）：

1. 基本要求　生产和检定用设施、原材料及辅料、水、器具、动物等应符合"凡例"的有关要求。

2. 制造

2.1　生产用细胞　毒种制备及疫苗生产用细胞为原代鸡胚细胞。选用 9 日-11 日龄鸡胚，经胰蛋白酶消化、分散细胞，用适宜的培养液进行培养。

2.2　毒种

2.2.1　名称及来源　生产用毒种为沪 191 株麻疹病毒减毒株。

2.2.2　种子批的建立　沪 191 主种子批应不超过第 28 代，工作种子批应不超过第 32 代；长春 47 主种子批应不超过第 34 代，工作种子批应不超过第 40 代。

2.2.3　种子批毒种的检定　工作种子批应至少进行鉴别试验、病毒滴定、无菌检查、分枝杆菌检查、免疫原性检查等方面的检定。

2.3　原液　经细胞制备、病毒接种与培养、病毒收获等环节并进行检定。

2.4　成品　分批应符合"生物制品分批规程"规定。通过外观、水分、pH 值、渗透压摩尔浓度等方面的检定后，按照规定要求分装及冻干并包装。

四、疫苗的有效期、保存与成分

中国在 1984 年之前生产的是液体疫苗，保存及运输条件要求较高，疫苗稳定性差，有效期仅 3~6 个月。1985 年起改为冻干疫苗，稳定性大幅提高，有效期（疫苗自病毒滴定之日起开始计算）延长至 18 个月。

　　麻疹疫苗在使用前，需要用无菌稀释液（其质量应符合《中国药典》规定）复溶疫苗。一般来说，如果是需要短时间保存疫苗的话，应该将冻干疫苗贮存于冷藏状态下；如果需要长时间保存，则需将其贮存于 −70℃ 至 −20℃ 的低温冰箱。疫苗的稀释液一般不应冷冻保存。复溶后的疫苗对温度和光照均非常敏感，复溶后的麻疹疫苗如果在室温放置一小时后，其效价降低大约 50%，如果在 37℃ 放置一小时，其效价将全部丧失。因此需将其置于深色玻璃瓶中避光、温度在 2℃ 至 8℃ 范围内保存，并且在 6 小时之内使用完毕，如在规定时间内没有使用完，应弃之。

　　每剂疫苗（0.5ml）含有 ≥1000 个疫苗病毒感染单位，还含有作为稳定剂的山梨醇或水解明胶和 25μg 新霉素，不含硫柳汞。麻疹疫苗通常皮下注射，但是肌内注射时也有效，如葛兰素史克公司生产的 Priorix 疫苗（商品名为普祥立适）。

第二节　疫苗免疫程序

　　根据当地的疾病流行情况、人体状况（主要指母传抗体和后天获得抗体的消长情况）以及现有疫苗的性能，在尽可能减少人力、物力和财力的条件下，安排适当时间给人体进行免疫接种，以期达到最佳的免疫保护性、持久性和安全性，这就是免疫程序或称免疫计划。免疫程序的内容主要包括：免疫起始月龄、接种剂量、接种次数、接种时间、接种途径、加强免疫、联合免疫以及特殊人群的免疫接种等。

　　麻疹疫苗的免疫程序随着麻疹发病水平、麻疹疫苗免疫学效果、麻疹的流行病学特征等因素变化而发生改变。在麻疹疫苗使用之前，许多国家和地区的麻疹发病水平很高；而在麻疹疫苗使用后，麻疹的发病水平显著下降。2013 年，据 WHO 报告结果显示，与麻疹相关死亡病例数已从本世纪初的 54.68 万例降低到 2014 年的 11.49 万例，下降幅度达 79%；在 2000 年至 2011 年期间，第一剂次麻疹疫苗的全球覆盖率从 2000 年的 72% 提高到 2011 年的 84%；全球麻疹新发病例数从 85.35 万例下降到 35.5 万例，下降了 58%[37]。再以中国为例（图 5-3），根据国家卫生部的统计，1950～1965 年未进行麻疹疫苗大规模接种前，全国年均麻疹报告发病率为 200/10 万～1500/10 万。1965 年我国开始普遍推广使用液体剂型麻疹疫苗以后，麻疹发病率不断下降，至 20 世纪 70 年代中期，报告发病率在 200/10 万～600/10 万之间波动。1978 年将麻疹疫苗纳入计划免疫中，8 月龄儿童可免费接种 1 剂次麻疹疫苗。1986 年开始将麻疹疫苗改为有效期较长的冻干疫苗，对 8 月龄和 7 周岁的儿童实施 2 剂次免疫程序。此后，报告发病率波动在 4/10 万～12/10 万之间。1998 年，我国政府提出加速麻疹控制的目标，加强麻疹疫苗的常规免疫，提高疫苗接种率，当年麻疹报告发病率为 4.5/10 万。2000～2009 年期间，年平均发病率为 6.8/10 万。2005 年，中国政府承诺到 2012 年达到消除麻疹的目标，因此在全国范围内开展了一系列的加速消除麻疹的活动。此时制定的消除麻疹战略计划包括：①将第二剂次的接种年龄从 7 周岁提前至 18 月龄，要求分别在 8 月龄和 18～24 月龄接种 2 剂次麻疹疫苗，疫苗剂量由原来的 0.2ml/剂次调整为 0.5ml/剂次；②入学查验接种证，要求入学时儿童已完成 2 剂次麻疹疫苗的接种；③开展强化免疫接种活动；④开展在实验室网络大力支持下的病例监测活动。自 2006 年以来，全国的麻疹报告发病率维持在 2/10 万 ~5/10 万之间。2007 年我国实施扩大免疫规划，疫苗由原来的麻疹单价疫苗改为使用麻疹类联合疫苗。8 月龄接种 1 剂次麻疹-风疹联合疫苗（简称麻风疫苗），麻风疫苗不足部分继续使用麻疹疫苗；18 ~24 月龄接种 1 剂次 MMR 疫苗，MMR 疫苗不足部分使用麻风疫苗，麻风疫苗不足部分使用麻疹-流行性腮腺炎联合疫苗（简称麻腮疫苗），麻腮疫苗不足部分继续使用麻疹疫苗。随着全国消除麻疹策略措施的逐步落实，2009 年全国麻疹报告发病率下降至 3.95/10 万。2010 年全国开展麻疹疫苗强化免疫活动，随后全国报告发病水平持续下降。

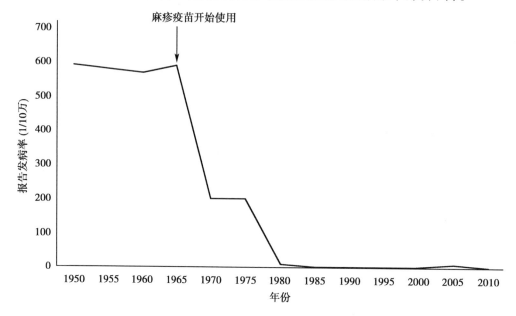

图 5-3　麻疹疫苗使用后中国的麻疹报告发病率下降显著

（图片来源：马超. 中国麻疹流行病学与消除麻疹免疫策略研究，2014[38]）

一、基 础 免 疫

（一）第一剂次

儿童接种首剂麻疹疫苗的月龄会因不同国家或地区的麻疹流行特点和麻疹疫苗的覆盖率不同而不同。从全球范围看，在 MV 流行程度较低、婴儿感染风险低的高接种率的国家，一般推荐对 1 岁左右的儿童进行初次免疫（即初免）。在 MV 持续传播且婴儿死于麻疹的风险比较高的国家，一般推荐对较小月龄儿童（但不小于 8 月龄）进行初免。比如，在麻疹疫苗高接种率的且已经宣布消除了麻疹的美国，推荐对所有 12 ~15 月龄的儿童进行第一剂次麻疹疫苗的接种；在麻疹接种率较高的欧洲国家如德国推荐对所有 11 ~14 月龄儿童进行第一剂次接种；在一些麻疹流行的欠发达国家如非洲的埃塞俄比亚、东南亚的朝鲜等国家推荐对所有 9 月龄儿童进行第一剂次的接种；而在 20 世纪 60 年代麻疹较高程度流行的中国，则推荐对 8 月龄儿童进行初次免疫，以便于确保婴儿易感期获得最佳的保护效力。

随着麻疹疫苗的广泛应用，麻疹的发病年龄发生了明显变化。在中国进入麻疹消除阶段，虽然全人群麻疹发病率在下降，但其发病特点发生变化，即由以往的以 2~14 岁儿童青少年为主转变为 <8 月龄的儿童和 ≥20 岁成人。

为了更好地保护 <8 月龄的儿童免于发病或为了降低 <8 月龄儿童的发病风险，许多学者开始探讨麻疹疫苗的初次免疫月龄提前以及对育龄妇女进行麻疹疫苗接种以提高所生儿童麻疹抗体阳性率的可行性研究。在尝试将初免月龄提前的研究中，Gans 等人对不同月龄（6 月龄、9 月龄和 12 月龄）婴儿进行首剂麻疹疫苗的接种[39]，观察到：对于 6 月龄婴儿来说，其接种麻疹疫苗 5~10 年后的 IgG 水平、IgG 亲和度和细胞免疫水平等 3 项指标均要弱于 9 月龄，而 9 月龄的上述 3 项指标要低于 12 月龄。还有学者对一起麻疹暴发进行回顾性调查发现[40]，与 ≥15 月龄接种第一剂次麻疹疫苗儿童相比，12 月龄接种第一剂次麻疹疫苗的儿童在暴发中罹患麻疹发病风险要增加 2~4 倍。国内学者秦伟等人对初免时间为 6 月龄和 8 月龄的免疫效果进行 Meta 分析[41]，该研究纳入了 2003~2013 年发表涉及 7 个省市的中文文献，其结果显示，8 月龄初免之后的麻疹抗体阳转率比 6 月龄高 5%，且 8 月龄儿童的 GMT 水平也比 6 月龄儿童要高将近 50%。以上信息提示，麻疹疫苗首剂次接种的月龄不同，机体对麻疹疫苗免疫应答不同，过早接种疫苗并不能产生较佳的免疫效果。全球范围内大量研究也显示[36]，给 ≤6 月龄的婴儿接种麻疹疫苗后通常会因此时婴儿自身的免疫系统尚未成熟且体内存在有母传抗体而不能产生血清抗体阳转；在 8~9 月龄接种第一剂麻疹疫苗的婴儿中，出现血清抗体阳转的中位数为 89.6%（四分位距为 82%~95%）；在 11~12 月龄接种第一剂麻疹疫苗的婴儿中，出现血清阳转的中位数为 99%（四分位距为 93%~100%）。所以，一般认为，6 月龄或 9 月龄接种麻疹疫苗的抗体亲和力要低于 12 月龄接种者。因此，2009 年 WHO 在麻疹疫苗立场文件中建议，在麻疹持续传播的国家，接种麻疹疫苗的初始月龄为 9 月龄，而在麻疹发病率和感染风险低的国家，则建议将麻疹疫苗的初始月龄推迟到 12 月龄。中国目前实施的接种麻疹初始月龄为 8 月龄，此为世界上接种首剂麻疹疫苗月龄最小的国家。接种月龄越小，意味着会发生更高比率的接种麻疹疫苗后的免疫无应答率。所以，当麻疹流行特点转变为 <8 月龄婴儿所占比率增大，国内专家们依然认为，不应推荐将免疫程序的初始接种月龄提前，其依据是《中华人民共和国药典》和麻疹疫苗说明书规定的 8 月龄接种麻疹疫苗第一剂次的规定[42]。

除此之外，有学者尝试从提高育龄期妇女的麻疹疫苗接种率和麻疹抗体角度来研究是否可以提高所生婴儿在 8 月龄之内的保护力，但是研究结果不尽相同。马瑞等人对宁波市母婴麻疹抗体水平进行调查时观察到，母亲自然感染麻疹后所生婴儿与母亲接种麻疹疫苗后所生婴儿在 0~8 月龄期间的抗体阳性率无统计学差异，虽然母亲自然感染后婴儿体内的麻疹抗体滴度要显著高于母亲疫苗接种后的婴儿[43]。Leuridan 等研究认为，通过接种麻疹疫苗获得免疫力的母亲所生婴儿在 6 月龄时仅有约 4% 为抗体阳性[44]。这与中国学者调查结果相似，不论是在麻疹自然流行年代还是为母亲接种麻疹疫苗，所生婴儿体内的麻疹阳性抗体率均在 6 月龄时显著下降，且成为易感儿。

针对目前的麻疹疫苗在婴儿体内存在母传抗体时较难产生有效的体液免疫应答，Mitragotri 等人提出对新一代麻疹疫苗，如 DNA 疫苗，亚单位疫苗、植物疫苗、重组病毒载体疫苗等，应具备在体内残留母传抗体的条件下可激发有效的体液免疫应答和细胞免疫，能使婴儿 6 月龄之前接种并获得有效保护[45]。

（二）第二剂次

一般认为，在推荐年龄首次接种减毒活疫苗时即能产生长期持久的保护或终生免疫，加强免疫并非必须，增加剂次的目的是提高原发性免疫失败者的免疫反应几率或覆盖首剂疫苗漏种儿童。举例来说，95% ~98% 的受种者单次接种麻疹疫苗一个月后会即会产生免疫反应，给予第二剂以确保几乎 100% 的儿童被免疫（即第二剂是"保险"），因为大多数第一剂次麻疹疫苗接种后没有免疫应答反应的儿童，在第二剂次接种后有 99% 以上儿童经血清学检测证实疫苗免疫成功。为此，WHO 建议所有儿童要有两次麻疹免疫接种的机会，这样可以减少未免疫和免疫后没有产生抗体（初免失败）儿童的人数。

在麻疹流行并且婴幼儿因麻疹死亡危险仍然很高的国家，应在 9 月龄接种第一剂麻疹类疫苗（measles containing vaccine，MCV）。及时接种第一剂 MCV（MCV1），对于确保在幼年的易感时期就获得最佳保护力有重要公共卫生学意义。因为很多麻疹病例发生在 >12 月龄未接种的儿童中，所以 MCV1 的常规接种不应只局限在 9 ~12 月龄儿童，应利用儿童与卫生服务中心接触的每一次机会，为所有 ≥12 月龄的未接种儿童提供 MCV1 接种。在麻疹发病率低（即几乎消除麻疹的国家）且婴幼儿患麻疹的危险较低的国家，应在达到 12 月龄时接种 MCV1 以获得较高的血清抗体阳转率。接种第二剂 MCV（MCV2）的最佳时间宜根据接种能达到 MCV2 最大覆盖率，由此实现最佳群体免疫效果来决定，一般认为 15 ~18 月龄儿童 MCV2 的接种有助于确保早期保护并降低易感儿童的累积。但是 MCV2 最早可以在 MCV1 后的一个月进行，这取决于当地的疾病流行情况和免疫程序。

二、加强免疫与强化免疫

目前麻疹的初次疫苗接种失败率（即免疫后无法产生保护性抗体或称原发性免疫失败）一般在 2% ~10% 之间，而再次接种后估计可使原发性免疫失败率降至 0.25% 左右。自然感染麻疹病毒后产生的保护性抗体一般认为可以持续一生，尽管麻疹疫苗可诱导与自然感染相当的抗体阳性率，但产生的抗体滴度要比自然感染较低、持续时间也因人而异，估计约有 5% 左右的儿童在 10 ~15 年后会产生继发性免疫失败的情况。

很多国家为了解决初次免疫原发性免疫失败者以及既往未接受过疫苗免疫者的麻疹免疫，通过针对整个相关年龄人群开展大规模的麻疹疫苗加强免疫或强化免疫来迅速提高人群免疫水平，阻断 MV 的传播。定期的强化免疫（supplementary immunization activities，SIAs），是提高人群免疫力、阻断病毒传播的有效措施。定期的强化免疫为儿童提供再次接种麻疹疫苗的机会，以便使常规免疫中未接种的儿童可以得到接种。然而，SIAs 影响的时间是有限的，除非能有长时期维持高质量的免疫来防止后续易感儿童的积累。

近十多年来，我国麻疹疫苗免疫覆盖率达95%以上，浙江和其他许多省市的免疫覆盖率已达97%~99%以上。然而，在这种麻疹疫苗高免疫覆盖率的状况下，全国包括浙江省的麻疹局部暴发和流行时有发生，且患者主要集中在<8月龄的婴儿与>15岁的成人组。为了解决15岁以上成人抗体水平普遍偏低，以及部分人群免疫空白的问题，全国各地均开展了大规模的麻疹疫苗强化免疫或对初中学生的加强免疫，这对减少免疫空白人群，提升人群的免疫水平，减少麻疹发病率，短期内起到了很好的效果。

冯燕等对浙江省嘉兴市84例15~16岁初中学生进行麻疹疫苗加强免疫，并采集免疫前、免疫后一个月以及免疫后一年的血清标本，分别进行麻疹IgG检测。结果（表5-3）显示：加强免疫前一个月的血清标本中，抗体<200IU/ml为12份，阴性率达14.3%，抗体>800IU/ml为26份，说明免前仅30.95%具有保护性抗体；强化一个月后，84份血清全部为IgG抗体阳性，抗体水平>800IU/ml的例数增加到70份，占83.33%；而到免后一年时，出现5份IgG抗体阴性标本（阴性率为6.0%），抗体>800IU/ml降低为28份，保护性抗体阳性率为33.33%。该项研究说明：加强免疫后人群麻疹抗体可能出现一过性增高，免疫一年后IgG抗体水平的下降接近于疫苗免疫前的水平。同时，对嘉兴市学生进行了加强免疫前、免疫后一个月以及免疫后一年的HI抗体的观察性研究，也发现同样的结果（表5-4），即加强免疫后一年的抗体水平降低至免前水平，说明加强免疫或强化免疫的抗体持久性不理想。

表5-3 嘉兴市麻疹疫苗加强免疫前后人群抗体水平动态变化

分组	例数	IgG 抗体（IU/ml）				保护性抗体阳性率%
		<200	200~	800~	3200~	
免前一月	84	12	46	23	3	30.95
免后一月	84	0	14	55	15	83.33
免后一年	84	5	51	25	3	33.33

注：保护性抗体阳性定义为：IgG抗体≥800IU/ml

表5-4 麻疹疫苗加强免疫前后人群血清HI抗体动态变化

分组	人数	HI 抗体水平							
		<2	2	4	8	16	32	64	GMT
加强免疫前	115	17	44	31	14	5	3	1	3.12
加强免疫后一个月	115	1	2	11	30	42	25	4	13.43
加强免疫后一年	115	8	39	41	20	4	3		3.59

浙江省宁波市的研究也得出了相似的结果。对当地14~15岁的中学生217人进行了麻疹疫苗加强免疫，连续采集免疫后半年、一年半（18个月）以及两年半（30个月）时的血清标本，进行麻疹IgG抗体检测，加强免疫后虽然IgG抗体迅速增高，但下降也迅速，一年后基本上已回复到加强免疫前水平，见表5-5。

表5-5 宁波市麻疹疫苗加强免疫后人群 IgG 抗体动态变化

组别	例数	IgG 抗体 （IU/ml）					保护性抗体阳性率%
		<200	200 ~	800 ~	3200 ~	GMC	
加强免疫后半年	217	0	29	149	39	1668.4	86.64
加强免疫后一年半	240	2	109	119	10	1119.2	53.75
加强免疫后两年半	102	2	44	49	7	1200.7	54.0

注：保护性抗体阳性定义为：IgG 抗体 ≥800IU/ml

从流行病学资料来看，河北省石家庄市 2007 年开展过大规模的麻疹疫苗强化免疫工作，强化免疫人数达 139 万，其中在校学生 83.9 万人[46]，2008 年和 2009 年当地麻疹发病率大幅下降，但到了 2010 年，又再次出现麻疹大暴发，发患者数达 1900 多例，发病率达 20.61/10 万[47]。浙江省于 2005 年曾发生过麻疹大流行，因此，在 2005 年开展了全省大规模的麻疹强化免疫活动，共接种 399 万人次，其中流动儿童 99.8 万人次，经快速评估常住儿童和流动儿童的接种率均 >95%[48]。虽然当年与其后两年中，麻疹的发病率显著降低，但 2008 年浙江省再次出现麻疹流行，发患者数达 12695 例，发病率达 25.26/10 万[49]，表明麻疹疫苗的加强免疫与强化免疫虽然具有短期提高人群免疫水平的效果，但无法在人群中建立真正长期有效的免疫屏障。

三、基础免疫儿童抗体动态变化

目前，我国采用的麻疹基础免疫方案为，对出生 8 个月龄儿童进行麻疹风疹二联疫苗的初次接种，对 18 ~ 24 月龄儿童进行 MMR 疫苗的复种。

冯燕等于 2012 年分别在浙江省东部、南部、西部与北部四个县，选择部分婴儿进行麻疹疫苗接种后的抗体动态变化观察，分别于 7 月龄和 9 月龄（初免前、后一个月），以及 17 月龄和 19 月龄（复种前、后一个月）进行血清标本采集和麻疹 HI 抗体检测，结果见表5-6。

表5-6 麻疹疫苗常规免疫儿童抗体动态变化

县市	月龄（m）	人数	HI 抗体分布								GMT 值
			< 2	2	4	8	16	32	64	128	
A 县	7	22	22								0
	9	22			1	2	1	13	5		29.11
	17	22		1		5	7	8	1		17.04
	19	22			1	3	6	8	4		22.63
B 县	7	5	5								0
	9	5				1		1	3		36.76
	17	5				3	1	1			12.13
	19	5				1	1	1		2	36.76

续表

县市	月龄（m）	人数	HI 抗体分布								GMT 值
			< 2	2	4	8	16	32	64	128	
C 县	7	24	24								0
	9	24	1	3	1	1	5	7	6		17.45
	17	24	4	3	3	6	5	3			5.99
	19	24				1	9	10	2	2	27.70
D 县	7	22	22								0
	9	22			1	3	5	7	6		24.87
	17	22			4	4	7	5	2		14.56
	19	22				1	3	9	8	1	37.46
合计	7	73	73								0
	9	73	1	3	3	7	11	28	20		22.52
	17	73	4	4	7	18	20	17	3		11.26
	19	73	0		1	6	19	28	14	5	29.10

4 个县共 73 名儿童初免前的血清 HI 抗体均为阴性，第一针麻疹疫苗免疫后一个月，HI 抗体阳性例数为 72 例，阳性率 98.6%，GMT 值为 22.52；免疫后一年，即麻疹疫苗复种前，73 位儿童中有 4 人 HI 抗体转为阴性，且 GMT 值降低为 11.26，仅为免疫后一个月时 HI 抗体 GMT 值的 1/2；麻疹疫苗复种后，HI 抗体阳性率为 100%，GMT 值增加至 29.10，略高于初次免疫后一个月时的 GMT 值水平。从各地区来看，初次免疫一年后麻疹 HI 抗体均呈下降趋势，GMT 值降低为初次免疫后一月时抗体滴度的 0.33 ~ 0.59 倍；疫苗复种后，虽然 HI 抗体有所增加，但仅为初次免疫一月时 GMT 值的 0.78 ~ 1.59 倍。提示复种可对原发性免疫失败人群起到补充免疫作用，但对初次免疫成功者来讲，复种并不能提升个体的免疫持久性。

四、世界各国麻疹疫苗接种策略

麻疹疫苗的接种方针和服务提供策略在各国差异很大。"扩大免疫规划"初期曾建议仅接种一剂次 MCV。不过，如果仅在 9 月龄接种一剂次麻疹疫苗，原发性免疫失败率可高达 10% ~ 15%，因此，该接种策略已被证实不足以防止麻疹暴发。

中国于 1965 年首次使用麻疹疫苗，于 1978 年纳入计划免疫，对 8 月龄儿童进行免费接种 1 次。1986 年国家卫生部规定麻疹疫苗实施 2 剂次免疫程序：8 ~ 12 月龄进行 1 剂次基础免疫，7 周岁再加强接种 1 剂次。2005 年，国家卫生部对麻疹疫苗免疫程序进行修订，第一剂次年龄仍为 8 月龄，第二剂次提前到 18 ~ 24 月龄进行。同时，将接种剂量从 0.2ml 调整到 0.5ml。

自 2008 年以来,WHO 的 193 个成员国中 192 个提供两剂次麻疹疫苗的免疫策略;其中 132 个国家使用常规两剂次的免疫程序;有 49 个国家开展定期全国性"补充免疫活动"(SIAs);有 39 个国家开展补种一剂次工作;有 44 个国家只采用两剂次常规接种;另外,60 个国家采取常规接种第 1 针,再定期开展 SIAs 的免疫策略。

MCV1 和 MCV2 接种策略及时间安排在各个国家地区间有所不同。一般来说,在免疫规划历史悠久的国家,一般倾向于在婴幼儿年龄更大一些的时候接种这两针疫苗,同时主要依靠常规免疫服务来提供疫苗。卫生基础薄弱或卫生资源缺乏的国家使用 SIAs 来进行 MCV2 接种。这是因为 SIAs 的特定服务对象主要针对常规免疫未覆盖的儿童。

由于各国麻疹发病率、麻疹传播强度、麻疹防控目标(如是降低死亡率还是消除麻疹)、卫生服务资源、覆盖不同年龄儿童的能力等方面不相同,导致其 MV 免疫程序也不同。WHO 6 个区域部分成员国使用 MCV 的免疫程序详见表 5-7。

表 5-7 WHO 6 个区域部分成员国 MCV 免疫程序

区域	国家	疫苗	免疫程序	剂次	备注
非洲	阿尔及利亚	Measles	M9 + Y6	2	
	埃塞俄比亚	Measles	M9	1	
	毛里求斯	MMR	M12 + Y5	2	
	塞舌尔	MMR	M15 + Y6	2	
	南非	Measles	M9 + M18	2	
美洲	阿根廷	MMR	Y1 + Y6	2	
	巴西	MMR	M12 + Y4	2	
	加拿大	MMR	M12 + M18	2	
	哥伦比亚	MMR	Y1 + Y5	2	
	哥斯达黎加	MMR	M15 + Y6	2	
	美国	MMR	M12 − M15 + Y4 − Y6	2	
东地中海	阿富汗	Measles	M9 + M18	2	
	伊拉克	MMR	M15 + Y4	2	
	科威特	MMR	Y1 + Y2 + Y12	3	第三针只对女性
	巴基斯坦	Measles	M9 + M15	2	
	沙特阿拉伯	MMR	M12 + Y6	2	
	索马里	Measles	M9	1	
欧洲	法国	MMR	M12 + M13 − M24	2	
	德国	MMR	M11 − M14 + M15 − M23	2	和 1970 年之后出生成年人
	意大利	MMR	M13 − M15 + Y5 − Y6	2	
	荷兰	MMR	M14 + Y9	2	

续表

区域	国家	疫苗	免疫程序	剂次	备注
	挪威	MMR	M15 + Y11	2	
	西班牙	MMR	M12 - M15 + Y3 - Y6	2	
	瑞典	MMR	M18 + Y6 - Y8	2	
东南亚	朝鲜	Measles	M9 + M15	2	
	印度	Measles	M9 - M12 + M16 - M24	2	
	印度尼西亚	Measles	M9 + Y6	2	
	缅甸	Measles	M9 + M18	2	
	斯里兰卡	MMR	Y1 + Y3	2	
	泰国	MMR	M9 + Y7	2	
西太平洋	澳大利亚	MMR	M12 + Y4	2	
	中国	MR/MMR	M8 + M18 - M24	2	
	日本	MR	Y1 + Y5	2	
	韩国	MMR	M12 - M15 + Y4 - Y6	2	
	新加坡	MMR	M12 + M15 - M18	2	

注：Measles：麻疹疫苗；MR：麻疹风疹联合疫苗；MMR：麻疹风疹腮腺炎联合疫苗；MMRV：麻疹风疹腮腺炎水痘联合疫苗。Y：岁；M：月龄

（数据来源：WHO. http：//apps. who. int/immunization_ monitoring/globalsummary/diseases？dc ［t］ = d&dc ［given-from］ = 0&dc ［givento］ = 23741&dc ［d］［］ = Measles&commit = Ok + with + the + selection[50]）

第三节 疫苗免疫效果

人类大多数 T 淋巴细胞和少数 B 淋巴细胞表面上有 MV 的结合点，病毒容易在有丝分裂的淋巴细胞中复制，并伴有染色体裂解，在临床上表现为白细胞减少。在早期研究中，岐山幸雄等日本学者就在试管内观察 MV 的免疫抑制效果时，根据病毒对淋巴细胞转化试验及白细胞游走抑制试验，提示 MV 主要作用于 T 细胞。

学者 Mandalenaki 等人利用末梢血的 T 淋巴细胞玫瑰花形成试验观察到，在接种麻疹减毒活疫苗后 15 天内，T 淋巴细胞一时性明显减少，此时的血液中白细胞（包括中性粒细胞与淋巴细胞）总数也减少[51]。Kantoch 等通过测定 HI 和中和抗体水平及其抗体免疫球蛋白的类型来研究减毒活疫苗接种后的免疫反应，结果观察到在麻疹疫苗接种后第 14天测到 HI 抗体和中和抗体，第 30 天可达高峰，血清经葡聚糖凝胶 G-200 或蔗糖密度梯度离心法分层，第 14 天的抗体以 IgM 为主，后来则以 IgG 为主；与此同时，这一研究组还用芸豆球蛋白诱发母细胞转化，在这一试验过程中观察到在麻疹疫苗接种后的第 7天，母细胞转化已见减少，此时的 HI 抗体和中和抗体尚未检测到，但到了接种后第 14

天，母细胞转化进一步减少；接种后第 30 天，有丝分裂指数显著增高。上述现象提示，初次接种麻疹减毒活疫苗的细胞免疫反应与自然麻疹感染过程相似，抗体反应的模式也相同。

麻疹疫苗在免疫成功的受种者体内可以产生模拟麻疹病毒体外感染相似的感染，但一般是不明显或轻微的、无传染性的感染过程。麻疹疫苗可诱导与自然感染相当的体液免疫和细胞免疫。尽管疫苗免疫后产生的免疫反应比自然感染快，但通常疫苗免疫后产生的抗体滴度要比自然感染的较低、持续时间也较短。

1. 初次接种免疫效果 实验室利用抗体分析方法检测接种后的免疫效果（或免疫力）。但是，即使有这种便捷的检测方法，疫苗诱导的免疫结果可能大不相同，这主要取决于使用的抗体检测方法的敏感度。可以用血凝抑制试验，酶联免疫吸附试验，或者补体结合试验等方法来检测免疫力，但检测中和抗体仍是衡量其临床保护力最重要的方法。

接种疫苗诱导体内产生抗体的滴度也会像自然感染一样，随时间而衰减，并最终达到检测不到的水平。Krugman 和其同事们曾对麻疹减毒活疫苗接种后产生的抗体反应做过一项调查[52-54]，该结果显示：麻疹特异性抗体出现的时间随着检测方法选择的不同而不同。抗体首次出现在 12 天（血凝抑制试验和中和试验）或 15 天（补体结合试验），然后在 21～28天达到高峰。抗体水平及短期内持续时间基本与自然麻疹感染一致。

虽然超过95%的受种者不管接种过哪种麻疹疫苗株，均可检测到特异性抗体，但是补体结合试验所测的抗体的 GMT 随着疫苗株的不同而不同。对婴儿分别接种 Edmonston B 株、Edmonston B 与免疫球蛋白、Schwarz 株，以及 Schwarz 株和免疫球蛋白 1 个月后，测到的抗体 GMT 值分别为 1:208，1:96，1:56 和 1:24。儿童自然感染麻疹 1 月后的抗体滴度为 1:128[52-54]。

由于缺乏简单有效的体外试验分析方法，麻疹减毒活疫苗接种后所诱导的麻疹特异性细胞免疫状况尚不清楚。细胞免疫在自然感染过程中扮演很重要的角色，接种麻疹疫苗成功的受种者似乎可同时诱导产生与自然感染相似的特异性 CD8[+]、CD4[+] T 淋巴细胞。Ward 的研究显示[55]，给抗体滴度衰减到较低水平的受种者再次接种麻疹疫苗，其体内仍有很好的淋巴细胞增殖反应。首先，CD8[+] T 细胞被激活，这有利于病毒的清除；然后，在刚开始出疹的时候，CD4[+] T 细胞被激活从而参与抗体的产生。

就像自然感染一样，减毒活疫苗接种后也会抑制细胞免疫功能。如在体外试验中表现为抑制淋巴细胞增殖，在体内试验中表现为皮肤超敏反应发生时间延长等，但是这种抑制反应在接种灭活疫苗时并不产生。

2. 第二剂次免疫效果 第二剂次接种后的免疫效果取决于初次免疫结果。对初免没有任何免疫反应或抗体滴度难以检测到的人群在第二次接种麻疹后会产生体液免疫反应，表现为体内抗体滴度水平的升高和 IgM 抗体的出现，即免疫效应在接种第二剂次后出现增强反应；对体内有一些免疫力水平的人群进行第二剂次接种，其体内免疫反应的出现会比初免时更快，抗体上升的水平可能会超过四倍，且通常没有临床感染症状，表现为免疫效应的继续增强；但是对体内抗体水平较高的人群，第二次接种后则不会出现免疫效应增强现象[56-58]。

第二次麻疹疫苗接种与初免的血清抗体反应不同，后者产生的抗体时间较晚，呈原发性免疫反应，而再次免疫后血凝抑制抗体于接种后的第6天即可检测出，大约12天时达到高峰。可见再免疫后HI抗体出现比初免要提前一周左右，且迅速升高，似乎说明一旦MV再感染，机体就会很快给予强烈的抗体反应，推测再次免疫的原理应是以免疫增强反应为主。

再次免疫时，血清IgM抗体通常检测不到，仅出现IgG抗体的增加或骤升，就像机体自然感染麻疹病毒之后诱导体内产生特异性体液免疫应答一样，麻疹疫苗诱导的特异性抗体浓度经过一段时间后会逐渐下降，甚至检测不到，但再次接种麻疹疫苗后，机体会产生免疫记忆反应，这种现象可在再次接种麻疹疫苗儿童体内的淋巴细胞增殖试验中观察到，表现为持续存在的细胞免疫反应[59]。提示对多数接种过麻疹疫苗的个体来说，一旦日后暴露于麻疹病毒，都会出现免疫保护。

一、麻疹疫苗接种后免疫效果影响因素

麻疹疫苗接种后的免疫效果与宿主、疫苗以及接种技术等多种因素有关。

1. 宿主因素

（1）年龄：年龄是受种者对麻疹疫苗产生免疫效果的重要因素。在胚胎期，母体的麻疹IgG抗体可以通过胎盘的主动转运到胎儿体内。与自然感染（显性/隐性）相比，麻疹疫苗接种后母体内的抗体水平低且持续时间短[60]。婴儿在出生初期的几个月内，由于体内有母传抗体的保护而免受麻疹感染。母传抗体虽然具有保护性，但也会抑制疫苗病毒的复制，影响麻疹疫苗的免疫效果。有研究指出，对较小月龄（＜6月龄）的婴儿进行麻疹疫苗接种，由于受其体内母传抗体和自身免疫系统发育不成熟等因素的影响，其体内产生麻疹抗体水平较低，持续时间较短[61,62]。对6个月龄大小的婴儿注射麻疹疫苗，他们体内可诱导产生相应的体液免疫反应和细胞免疫反应[63,64]，大多数6~9月龄婴儿体内不再存在母传抗体。这些结果提示：对母传抗体阴性或具有较低麻疹抗体水平的婴儿进行麻疹疫苗接种，免疫成功率较高，而对母传抗体阳性的婴儿进行麻疹疫苗接种，免疫成功率低。另有研究指出，对8~9月龄儿童接种第1针麻疹疫苗后，血清抗体阳转率不到90%；对11~12月龄儿童接种血清抗体阳转率大约为99%；对15月龄接种时会比12月龄接种更加有效；但在15月龄之后接种的保护作用不会进一步提高[36]，说明麻疹疫苗免疫效果在一定范围内随免疫月龄的增加而增强。

（2）疾病和营养不良：一般认为，受种者在疫苗接种的时候患病，尤其是上呼吸道感染或营业不良，会使麻疹疫苗保护性抗体的产生受到影响[65]。对于这一问题，许多国家分别进行了研究，得到的结论并不一致。海地的研究结果显示，在接种疫苗后的急性感染患儿和健康儿童的血清阳转率间无差异[66]；乌干达的研究指出，营养不良小儿或患有疟疾小儿在接种麻疹疫苗后，均表现出比正常小儿较低的免疫反应[67]。而美国的研究发现，上呼吸道感染患儿有80%的比例发生血清阳转，而健康儿童有98%发生血清阳转，说明

患儿的免疫系统可能受疾病影响，在接种疫苗后产生抗体阳转的比例要低于健康儿童[68]；对美国的索马里移民儿童研究发现，患有哮喘的儿童接种麻疹疫苗后产生的麻疹特异性抗体水平与正常儿童无统计学显著差异[69]；加拿大和美国的研究发现，在患有上呼吸道感染或营养不良儿童的血清阳转率与健康儿童相似[70,71]。这些研究结果提示，麻疹疫苗接种后的免疫效果不仅取决于受种者所患疾病与其营养状况，可能还受到其他因素的影响。

（3）免疫抑制和 HIV 感染：在接种麻疹疫苗前 1 个月内如果使用免疫球蛋白或其他含抗体的血液制品可能会中和麻疹疫苗的效力（时间可长达 3 ~ 11 个月），而导致免疫失败。

一般情况下，不建议对免疫抑制患者接种减毒麻疹疫苗。通常，无症状 HIV 感染的儿童接种疫苗后所产生的保护力比有症状的 HIV 感染者相对较高，这可能与机体的免疫功能有关。WHO 全球疫苗安全咨询委员会（Global Advisory Committee on Vaccine Safety，GACVS）对麻疹疫苗的安全性和免疫原性进行了系统性回顾和 Meta 分析，结果显示 HIV 阳性感染儿童接种麻疹疫苗后产生严重不良反应的危险度并不高于未感染 HIV 的儿童。对接种后麻疹抗体滴度的血清学分析显示，HIV 感染和无感染的 6 月龄儿童接种麻疹疫苗后均可产生同样的免疫保护水平；HIV 感染的 9 月龄儿童接种后，免疫成功率低于无 HIV 感染的儿童。两个研究结果显示，与正常儿童相比，HIV 感染的儿童接种疫苗后具有抗体水平低，衰减速度较快，且对再次免疫接种的效果较差等特点[72-74]。另外，在非洲亚撒哈拉地区研究显示，对 HIV 暴露但未感染的 10 ~ 11 月龄儿童接种麻疹疫苗后的麻疹抗体阳转率高于 8.5 ~ 10 月龄的 HIV 暴露未感染儿童[75]。但是也有与此不一致的研究结果，比如，在非洲乌干达研究中发现，HIV 感染患儿体内的麻疹抗体并不低于健康儿；如果 HIV 感染的患儿发育不良的话，体内的麻疹抗体水平相对较低；因此，可选择加强 HIV 感染患儿孩童期的营养，而在疫苗策略方面不应有所改变[76]。

（4）遗传因素：尽管目前接种的麻疹减毒活疫苗是安全有效的，但并非十分完美，如：接种两剂次麻疹疫苗的人群中仍有 2% ~ 10% 的原发性免疫失败者[77-85]；接种 1 剂次的麻疹疫苗后，约 10% 的受种者免疫无效，约 10% 的个体免疫高效果，剩余 80% 的个体体内的保护性抗体滴度会随着时间的延长而衰退，最终有的也会引起麻疹感染[86-88]。

有研究提示，宿主的特定类型的人类白细胞抗原（human lymphocyte antigen，HLA）等位基因与麻疹疫苗接种后诱导机体产生体液免疫反应和细胞免疫反应有关联[89-95]。比如：接种 1 剂次麻疹疫苗后，低水平的体液免疫效果与 B^*8、B^*13、B^*44、$DRB1^*03$ 和 $DQA1^*0201$ 等位基因相关[91]；而 HLA I 型等位基因 B^*7 和 II 型等位基因 $DQA1^*0104$ 和 $DPA1^*0202$ 与超高水平的体液免疫效果有关[96]。HLA I 型和 II 型等位基因是纯合子的儿童，在麻疹疫苗接种后表现出低水平；而杂合子的儿童，则表现为高水平的免疫效果[97]。高加索儿童在接种 MMR 疫苗后表现为比其他种族儿童较高水平的免疫效果，且女童比男童接种后的免疫效果水平要高[98]。另外，在索马里的一项研究中显示，MMR 疫苗接种的体液免疫水平还与受种者的细胞因子及细胞因子受体 SNPs 的多态性相关[99]。以上研究结果均提示：麻疹疫苗的免疫效果具有高度的遗传性[100]。

2. 疫苗

（1）疫苗株因素：不同疫苗病毒株之间的免疫效果不同。在 20 世纪 80 年代，Sabin 和他的研究团队通过气雾途径给 6 月龄儿童接种了两种不同病毒株（Edmonston-Zagreb 和 Schwarz）的麻疹疫苗。该接种调查结果显示，与 Schwarz 株相比，Edmonston-Zagreb 株具有较高的血清抗体阳转率[101,102]。后续研究中发现了相似的研究结果，即给 6 月龄儿童通过肌内注射途径接种了以上两种不同病毒株的麻疹疫苗，Edmonston-Zagreb 株可以诱导比 Schwarz 株更高的免疫原性。AIK 株的麻疹疫苗也被发现在较小的婴幼儿中具有比 Edmonston-Zagreb 株和 Schwarz 株较高的免疫原性[103-105]。因此，国外最广泛用于生产减毒株活疫苗的毒株为 Edmonston 株。

在我国建立的麻疹减毒株中，北京 55 株的免疫原性较弱，抗体持久性较短；沪 191 株的免疫成功率在 95% 以上，抗体持久性长，接种后的不良反应较低；且沪 191 株免疫效果与 Schwarz 株效果相近，因此，全国大部分地区均使用沪 191 株。

（2）疫苗接种剂量：小剂量可以有效免疫较大婴儿和儿童，但是对于较小的婴儿来说，接种的疫苗剂量非常重要，直接关系着免疫效果成败和其他感染性疾病的发病风险。

在冈比亚共和国的一项研究中发现，Edmonston-Zagreb 株疫苗剂量从 10 000 提高到 40 000 空斑形成单位（Plaque-forming unites，PFU），4 ~ 6 月龄婴儿的血清阳转率也会从 73% 提高到 100%[106]。在墨西哥，对 6 月龄婴儿疫苗接种的剂量提高 100 倍后，Schwarz 株和 Edmonston-Zagreb 株的血清阳转率均有所提高，其中 Schwarz 株从 66% 提高到 91%，Edmonston-Zagreb 株从 92% 提高到 98%。显然，Schwarz 株比 Edmonston-Zagreb 株提高的幅度大[107]。因此，1991 年 WHO 建议对婴幼儿麻疹发病率仍然较高的国家或地区的 6 月龄婴儿接种较高剂量（最初将较高剂量定义为 >100 000PUF，后来改为 >50 000PUF）的 Edmonston-Zagreb 株疫苗。但是，后来又有研究显示[108]，接种高滴度疫苗（> $4.7logCCID_{50}/0.1ml$）后，女孩的麻疹发病率比那些接种正常剂量的发病率要高；高滴度麻疹疫苗还可引起 4 ~ 6 月龄婴儿感染其他疾病时死亡率增高的趋势。随后，又提出部分发展中国家使用高剂量麻疹疫苗的安全性问题。

尽管后来这个问题并未在发达国家中出现，但已不建议使用高滴度疫苗。目前使用的麻疹疫苗推荐剂量应不小于 0.2ml，也不大于 0.5ml。

（3）疫苗效价和稳定性：由于麻疹疫苗是减毒活疫苗，所以其存活的病毒量是决定疫苗质量和免疫效果（包括抗体阳转率和抗体持久性）的关键因素。并且，进入机体的抗原量还必须是最适宜的量[109]（滴度范围一般在 2.5 ~ 4.0log $CCID_{50}/0.1ml$），过高或过低均不能产生最佳的免疫效果。

麻疹疫苗因其是减毒活疫苗而不耐热。70 年代末 80 年代初科学家通过改液体疫苗为冻干疫苗，才将麻疹疫苗的有效期从在 2 ~ 8℃条件下的 3 个月延长到 1 年。反复冻融和长时间放置于室温均可显著降低麻疹疫苗的效价，因此冷链系统的广泛使用对保证麻疹疫苗的稳定性至关重要，但是实际应用中，在一些偏远的经济落后地区，当冷链系统不能完全保证时，麻疹疫苗的滴度也就相应地难以保证。

3. 接种实施中技术因素 原发性免疫失败，大多是由于疫苗管理或接种时操作不当所引起。例如，冷链故障，疫苗储存未放置低温条件，或储存时间过长导致疫苗效价降低；接种时疫苗液从注射器中流出或接种剂量不足；接种部位用酒精等消毒后尚未擦干，或将皮下注射错误操作为肌内注射等。

二、麻疹疫苗免疫效果

20 世纪 70 年代初，在对上亿儿童进行麻疹疫苗接种，有效控制麻疹流行的同时，人们开始关注单次疫苗接种能否获得与自然麻疹感染相似的免疫力，即疫苗的免疫持久性问题。

麻疹疫苗接种后体内产生的抗体滴度水平比自然感染低，但是这种差异并不会降低其保护免于麻疹感染的能力。曾有研究明确指出，接种麻疹疫苗后的免疫保护持续时间可长达 20 年以上，甚至达到 33 年[110,111]。也有研究学者认为，疫苗诱导的抗体可随着时间衰退至一些方法检测不到的水平。因此，检测方法的选择对抗体持续时间的评价也很重要。当抗体滴度低至检测不到时，受种者再次接种麻疹疫苗或在自然界感染到麻疹病毒后，大多数人仍会表现出对麻疹病毒相应的特异性免疫效果，显示其免疫持久性。有研究证实，正确接种一定剂量的麻疹疫苗后，通常保护力都可持续终生[112]。

Krugman 利用血清流行病学对一个机构范围内儿童进行追踪观察 16 年。没有自然感染或暴露于麻疹病毒环境下，接种麻疹疫苗 1 个月后，70 名受种者的血清 HI 抗体 GMT 为 1:333，16 年后 GMT 值下降到 1:6。受种者 HI 抗体 GMT 值 13% 为 1:4，10% 为 1:2，有 13% 的人群达到检测不到的水平。相反，47 例自然感染麻疹 1 个月后的抗体滴度为 1:410，16 年后为 1:22。只有 4% 的人的抗体滴度为 1:2，没有 1 人达到不能检测的水平。从免后 6~15 年间得到的 16 份血清用 HI 抗体滴度方法测出的范围从 1:2 到 1:4，现在用更敏感的空斑减少中和试验方法重新检测，得到的范围是 1:4 到 1:46。尤其是还分析给 HI 阴性的人进行复种后，其抗体显著上升。

尽管麻疹疫苗诱导的免疫保护性可持续很久，但仍有报告显示，在一些有明确免疫史且抗体阳性的受种者中，后来又出现了麻疹患者；在有免疫史的个体中也出现了实验室确诊的麻疹病例或轻型麻疹病例，且患者体内的 IgM 检测不到[113]，提示存在着继发性免疫失败。

三、麻疹疫苗持久性

在麻疹疫苗免疫持久性观察中发现，接种麻疹疫苗后的免疫保护持续时间各有差异，一般比自然感染麻疹野病毒产生的免疫力持续时间短，但有的也可持续数十年。早期的研究表明，在一些麻疹不再流行的国家，抗体仍可持续数年。在麻疹流行国家或在早期麻疹疫苗接种率较低的研究中，免疫应答可能会因再次暴露于麻疹野病毒而得到加强。疫苗诱导产生的抗体水平会随着时间而降低，但又有免疫记忆的存在，当再次接触 MV 时，大多数接种过疫苗的人会产生麻疹特异性免疫应答，但不表现出临床症状。不同国家儿童在单剂次和再次接种麻疹疫苗后抗体反应和持续时间[114]，见表5-8和表5-9。

表5-8 单剂次接种麻疹疫苗后抗体反应及持续时间

作者，年份	研究国家	接种年龄	疫苗株	检测方法	接种后年数（年）	麻疹抗体获得者比例（%）
Arbeter 等，1972	美国	≥12m	Edmonston B + Ig	HI	6~9	100
Bass 等，1976	夏威夷	–	–	HI	8	83
Yeager 等，1977	美国	≥13m	–	HI	12~14	93
Shasby 等，1977		>12m	–	HI	9	91
Krugman，1977		–	Schwarz	HI	14	99
Krugman，1977		–	Schwarz	HI	12	91
Krugman，1977		–	Edmonston B + Ig	HI	12	100
Balfour 和 Amren，1978		≥14m	Moraten	HI	6.5	95
Weibel 等，1979		–	Schwarz，Moraten	HI	10	100
Weibel 等，1979		–	Edmonston B	HI	10	93
Krugman，1983		3-9y	Schwarz	HI	16	87
Peradze 和 Smorodintsev，1983	前苏联	10m-8y	Leningrad-16	HI	11~15	94
Xiang 和 Chen，1983	中国	8-27m	沪191	HI	8	87
Orenstein 等，1986	美国	>15m	–	HI	10~14	94
Pedersen 等，1986	格陵兰岛	5-68y	Schwarz	EIA	16	70
Isomura 等，1986	日本	3-5y	CAM-70	HI	12	100
Miller，1987	英格兰、威尔士	10m-2y	Schwarz	HI	15	100
Gustafson 等，1987	美国	12-24m	–	EIA	11~17	95
Dai Bin 等，1991	中国	8-12m	沪191	HI	14	87.2/91.9
		13-16m				
Dai Bin 等			长47	HI	14	88.9/89.8
Dai Bin 等			Schwarz	HI	14	84.6/90.3
Dai Bin 等			L-16	HI	14	87.3/80.0
Flugsrud 等，1997a	挪威	2y	Schwarz	ELISA	18	92.3
Whittle 等，1999	塞内加尔	10m	Schwarz	HI	5~7	81
Van den Hof 等，1999	荷兰	14m	MMR	ELISA	6	91.4
Viviani 等，2004	冈比亚	9m	–	HI	3~4/8~9	91.4/96.0

注：a：79%在12~13岁时进行了第二次接种

"–"：未获得数据；HI：血凝抑制试验；EIA：酶免疫试验；ELISA：酶联免疫试验

（数据来源：WHO. The Immunological Basis for Immunization Series，Module7：Measles，update 2009[114]）

表5-9　再次接种麻疹疫苗后的抗体反应

作者	年份	研究国家	初免年龄	复种年龄	人数	复种前麻疹抗体百分比(%)	复种后麻疹抗体百分比(%)	备注
Krugman	1965	美国	/	/	36	0	100	复种1~3年后抗体水平下降
Bass	1976	美国	儿童期	3~18岁	15	0	100	318名在复种前95%血清反应呈现阳性,12名复种后75%在6个月后抗体消失
Deseda	1978	美国	儿童期	<18岁	26	0	100	出现二次反应的儿童(仅出现IgG)抗体水平较低,且在10个月时下降
Linnermann	1982	美国	<10月龄	平均7.8岁	72	/	60	抗体水平测定的平均年龄为12.6岁
Yeager	1983	美国	11~12月龄	/	42	0	86	复种的年龄在6~20岁
Murphy	1984	美国	5~11月龄	14~23月龄	291	/	98	15月龄单剂量接种后有98%出现血清反应阳性
Lampe	1985	美国	7~13月龄	14~18月龄	5	0	100	18名儿童有72%在复种前呈现血清反应阳性
Stetler	1986	美国	<10月龄	15月龄	121	0	96	
McGraw	1986	美国	7~12月龄	15~18月龄	52	89	94	
Wittler	1991	美国	儿童期	4~20岁	183	90	100	易感人群是指在复种后出现4倍以上抗体水平增高的人群
Markowitz	1992	美国	11~24月龄	12~19岁	7	0	100	33名接种前抗体水平较低的儿童90%在复种后出现抗体,但多在6年内消失
Cote	1993	美国	儿童期	16~27岁	37	0	97	
Ward	1995	加拿大	11~36月龄	平均9岁	60	0	100	2/3的复种者在接种后一个月PRN检测到的滴度难以维持到6个月

续表

作者	年份	研究国家	初免年龄	复种年龄	人数	复种前麻疹抗体百分比(%)	复种后麻疹抗体百分比(%)	备注
Mendelson	1996	以色列	/	18~25岁	46	0	78	
Watson	1996	美国	15~17月龄	4~6岁	37	0	97	
Bartoloni	1997	玻利维亚	/	学龄期	26	0	100	一年后有52%出现抗体衰减
Poland	1997	美国、加拿大	平均1.2岁	平均10岁	130	0	82	
Broliden	1998	瑞典	18月龄	12岁	310	98	99	
Khalil	1999	沙特阿拉伯	6月龄	12月龄	93	81	100	
Dilraj	2000	南非	/	平均9y	128	0	81	EZ皮下注射
Dilraj	2000	南非	/	平均8.8y	128	0	73	Schwarz皮下注射
Ceyhan	2001	土耳其	9月龄	15月龄	442	/	70	
Gans	2001	美国	6~9月龄	12月龄	31	/	100	复种后,PRN滴度从267~776mIU升高至487~1994mIU
Hutchins	2001	美国	6~11月龄	≥12月龄	209	/	94	在12月龄后接种单剂量疫苗的儿童有98%获得了保护性抗体
Wong-Chew	2003	墨西哥	/	成年期	7			体内存在高水平抗体的人群出现了细胞免疫应答的升高
Isik	2003	土耳其	9月龄	15	15	0	87	116名儿童初种后有78%出现了血清抗体阳性,复种后82%出现了血清抗体阳转
Rager	2003	以色列	6~23月龄	5~7岁	12	0	92	部分儿童接受了三次疫苗剂量的接种
Saffar	2006	伊朗伊斯兰共和国	儿童期	青少年期成年期	105	0	82	
Kremer	2006	卢森堡	儿童期	青少年期	112	89	90	
Moss	2007	赞比亚	9月龄	11~21月龄	115	95	97	HIV-1未感染
					13	92	92	HIV感染

注:m:月龄;y:岁;/:未获得数据

(数据来源:WHO. The Immunological Basisfor Immunization Series, Module7: Measles, update 2009[114])

四、麻疹疫苗接种不良反应

免疫接种的目的是针对某些特异性抗原产生特异性抗体。接种疫苗后的不良反应（adverse event following immunization，AEFI）也称为副反应，指的是受种者接种疫苗后，在机体产生有益的免疫反应的同时或之后发生的、与预防接种有关的对机体有损害的反应，该反应与接种疫苗产生免疫的初衷无关。

根据反应的性质和程度不同，接种疫苗后的不良反应包括一般反应和异常反应。一般反应是由疫苗本身所固有的特性引起，其临床表现和强度随疫苗而异。反应程度局限在一定限度内，除个别人因机体差异反应略重外，多属轻微；反应过程是一过性的而不是持久性的；反应不会引起不可恢复的组织器官损害，或生理功能上的障碍；没有后遗症。异常反应是指合格的疫苗在实施规范接种过程中或者实施规范接种后所发生的概率极低的，对受种者机体组织器官、功能损害，相关各方均无过错的药品不良反应。

自20世纪60年代使用麻疹减毒活疫苗以来，麻疹疫苗不良反应多表现为轻微的一般反应和罕见的严重异常反应，详见表5-10。

表5-10　麻疹疫苗接种后的不良反应

反应*	发生时间	发生率
注射部位局部反应	0~2天	~10%
发热	6~12天	5%~15%
皮疹	6~12天	~5%
热性惊厥**	6~12天	330/1 000 000
血小板减少	15~35天	30/1 000 000
严重超敏反应	0~2小时	~10/1 000 000
过敏反应	0~1小时	~1/1 000 000
脑病	6~12天	<1/1 000 000

注：*：在接种第二剂次麻疹疫苗的95%的受种者中，一般不发生该类反应（除局部反应和过敏反应外）。**：热性惊厥的高危性主要取决于受种者的年龄

（数据来源：WHO. http：//www.who.int/vaccine_ safety/en/AEFI_ measles_ campaigns.pdf[115]）

1. 一般反应　接种麻疹疫苗后的一般反应主要表现为麻疹疫苗病毒复制带来的局部反应，这些反应普遍较轻并且是短暂的[116]。在接种后24小时内，受种者可能感到注射部位可能会发生轻微的疼痛和触痛，有时可伴有局部淋巴结肿大。大多数情况下，一般在2~3天内自动消失，不用进一步治疗。接种麻疹疫苗后还可能发生轻度全身性反应，如发热和皮疹。在疫苗接种后，约5%~15%易感者在接种后7~12天发生至少可达39.4℃高热，通常多持续1~2天[117]。有时这种发热会引起热性惊厥（发生率约为1∶3000）；在约5%的受种者中可能发生皮疹，皮疹通常在接种后6~12天发生，持续2天左右[115]。在接种后的2~3周内，极少数（约1/30000）引起血小板减少症（即血小板数降低，是任何

病毒感染时都可能发生的，临床表现为瘀斑，通常很轻微，且呈自限性）。这些病例的临床症状通常表现均为短暂性和良性的[118]。

像接种单价麻疹疫苗一样，接种 MMR 疫苗和 MMRV 疫苗后的不良事件多数也是轻微和一过性的。但是，儿童接种第 1 针 MMRV 疫苗后 7~10 天，热惊厥的发生率（7/1000~9/10 000）约为同时分开接种 MMR 疫苗和水痘疫苗的 2~3 倍[119-120]。在接种含有风疹病毒、流行性腮腺炎病毒或水痘病毒的 MCV 后，可能观察到风疹、流行性腮腺炎或水痘的临床症状，但极罕见。接种 MMR 或风疹疫苗后有时会发生短暂的淋巴结病。有超过 25% 的易感妇女接种 MMR 后还发生了关节痛和其他不适的关节症状。以往研究显示，以前曾患免疫性血小板减少性紫癜者在接种后，发生 MMR 相关血小板减少症的风险更高，尤其是在接种第一剂次 MMR 后就多发生血小板减少性紫癜。而自然感染风疹或麻疹后发生血小板减少症的风险要比接种后大得多。

另外，麻疹疫苗的一般反应与疫苗制造过程中的传代次数有关。随着传代代次的增高，其临床反应性降低。对不同传代水平的沪 191 疫苗进行的临床研究显示，早期 CEC 传 10 代以前疫苗的临床反应性较高，发热率达 65%，高热率为 26%，皮疹率是 13%；CEC 传 15~20 代疫苗的平均发热率为 47%，高热率为 4.3%，皮疹率为 5.2%；CEC 传 21~26 代疫苗的平均发热率为 31%，高热率为 3.1%，皮疹率为 0.3%；CEC 传 27~33 代疫苗的平均发热率低于 20%，高热率降至 1.3%，基本无皮疹反应。所有代次疫苗对人体的免疫原性，即抗体阳转率均达到 96%~100%，但抗体 GMT 值随疫苗代次的增加而减低，由早代次（<10 代）的大于 200、中间代次（21~26 代）的 68~138 降至高代次（27~33 代）的 39~62。

2. 异常反应

（1）变应性反应（包括过敏症）：在使用 MMR 疫苗，MR 疫苗或 MCV 疫苗之后极少发生超敏反应，包括注射部位的荨麻疹。过敏性反应极为罕见。过敏症的估计数从分发的含麻疹疫苗每 2 万份 1 例到百万份 1 例不等[121]。

最近研究表明，对麻疹疫苗的过敏性反应不是由剩余卵清蛋白而是由其他疫苗成分（如新霉素，及作为稳定剂使用的水解明胶或山梨醇）引起的。有报告显示，在接种 MMR 后有过敏性反应的个体具有对疫苗生产中使用的一种稳定剂-明胶的免疫球蛋白 E 抗体[122,123]。对鸡蛋过敏者进行接种，严重不良反应的风险是很低的[124-126]。

（2）脑病/脑炎/癫痫发作：麻疹野病毒感染在约千分之一受感染者中引起感染后脑脊髓炎。至少 50% 的受感染者留下永久性中枢神经系统损伤。在极少情况下，使用一种含麻疹的疫苗可引起热性癫痫发作。美国 NIH 研究显示的结果是，尚没有足够证据表明接受麻疹减毒疫苗与微静脉周脱髓鞘损伤和残留癫痫发作疾患之间呈因果关联。有个人或家庭癫痫发作史的儿童面临突发性癫痫的更大风险，但是，在疫苗接种后热性癫痫发作并不增加这些儿童患癫痫或其他神经疾患的可能性。有惊厥史的儿童可能在麻疹、腮腺炎和风疹疫苗接种后更多面临发热性惊厥的风险，但此种风险似乎极小[127]。对美国在麻疹疫苗接种后声称患脑炎的分析发现，事件集中发生在接种后

8～9天。它支持但并不证实该疫苗引起脑炎的可能性[118,128]，其风险为每百万份疫苗不到一例，远比患麻疹风险低一千倍左右。在英国对儿童期脑病研究10年随访的结果也不能确定麻疹疫苗接种后可能增加永久性神经异常的风险；在接种MMR后6～11天因发热性惊厥而住院的患者中，有67%是由疫苗中的麻疹成分引起（风险为每3000份疫苗一例）[129]。

3. 疫苗不良反应的预防和处置 应告知家长孩子在接种麻疹疫苗后6～12天内有可能出现麻疹轻度感染症状，包括告知家长如何处理常见的一般反应和如果遇到严重不良反应时应及时带孩子到医疗机构就诊。解热镇痛药是治疗常见一般反应的有效药物，它可缓解疼痛和降低发热。发热儿童还可用退热贴、温水浴和凉爽的服饰进行物理降温。足量的液体摄入对于发热儿童尤为重要。

4. 疫苗不良反应的报告 在中国，AEFI的报告实行属地化管理。接种单位的工作人员发现责任区域内的AEFI或街道相关报告后，应详细记录反应情况，并及时向所在地的县级卫生行政部门、药品监督管理部门报告。AEFI应在48小时内向所在地的县级疾病预防控制机构报告，如怀疑与预防接种有关的思维、严重残疾、或对社会有重大影响的AEFI应当在2小时内向所在地的县级疾病预防控制机构报告。县级疾病预防控制机构对需要调查的AEFI进行调查时，预防接种单位应协助县级疾病预防控制机构开展调查。必要时，省级疾病预防控制机构也可参与调查。

当接到家长的AEFI报告后，接待人员首先应认真听取家长所反映的主要问题和情况，对家长提出的主要问题和情况根据专业知识进行耐心的解释，并根据家长反映的临床症状给予指导和建议；对于轻微的一般反应，告诉家长做好一般护理即可；对于临床症状需要就诊的情况，应建议家长立即到医疗机构就诊；对于家长提出的合理建议应尽量满足，对其提出的不能立即答复的问题应明确告知其答复的具体时间。

5. 不良反应与免疫原性的关系 越来越多的试验证实，接种麻疹减毒活疫苗之后的不良反应与疫苗减毒株的减毒程度有关。疫苗毒株的免疫原性（如抗体滴度水平与抗体阳转率水平）会随减毒水平增加而降低，不良反应率（如发热率、出疹率）也会随着减毒水平的增加而减少（见表5-11）[130]。例如，Edmonston为初步减毒株，其高热率、出疹率和抗体阳转率都较高，分别为：59.2%、51%、100%；Schwarz株和Moraten株为中等减毒株，高热率（16.2%、10%）、出疹率（28.4%、20%）和抗体阳转率（95%、98%）皆低于Edmonston株；沪191为高度减毒株，其高热率（6.3%）、出疹率（10.7%）和抗体阳转（98.6%）率稍逊于Schwarz株和Moraten株；Leninggrad16为超减毒株，高热率为0.8%，出疹率3.1%，抗体阳转率则<95%。鉴于麻疹减毒疫苗会因毒力水平不同产生不同的不良反应和免疫原性，这对疫苗株的筛选有一定的参考意义。

自20世纪70年代，我国在小范围易感人群中接种麻疹减毒活疫苗开始到目前广泛使用的麻疹减毒疫苗，均系进一步减毒的疫苗毒株。在这个逐步减毒疫苗株的使用过程中，不良反应发生率也随着减毒的逐步进行而降低或减弱，具体表现为首先是口腔黏膜斑即柯氏斑的消失，然后是出疹的减少，最后是发热反应的减轻[131]。

表 5-11　不同减毒水平的麻疹疫苗的不良反应与免疫原性对比情况

病毒类型	柯氏斑	皮疹		发热		免疫原性	
		出疹率（%）	范围与程度	发热率（%）	高热率（%）	GMT	阳性率（%）
强毒	＋＋＋	一般均发热	明显，广泛	100	−100	＞320	100
初步减毒株	＋	−50%	较轻，散在	80±	＞50	＞160	100
中等减毒株	±	−50%	较轻，散在	80±	20±	80	＞95
高度减毒株	−	＜10%	轻，散在	30±	＜10	20-40	＞90
超减毒株	−	＜10%	轻，散在	30±	＜5	＜20	＜90

（数据来源：华东区计划免疫协作委员会. 计划免疫与检测技术 . 1986[130]）

五、麻疹疫苗相关病例

近些年，全中国在大规模强化免疫后，麻疹发病率大幅下降，但是同时有麻疹疫苗免疫史的病例也随之增多。尤其是对于接种疫苗 21 天（麻疹最长潜伏期）内发生的病例来说，如何鉴别野病毒感染与麻疹疫苗相关病例成为重要问题。

仅收集有麻疹疫苗接种史患者的咽拭子和尿液等标本，并对其进行 MV 核酸检测，尚不足以判定这些患者是疫苗相关病例，还是疫苗接种后偶合感染野病毒病例，或疫苗病毒和野病毒的混合感染病例。目前使用的麻疹疫苗均属于 A 基因型，而中国的 MV 流行株属于 H 基因型。基于这一理论，可利用多重荧光定量 RT- PCR 和限制性片段长度多态性聚合酶链反应（RT- RFLP）技术进行疫苗株与流行株的鉴别[132,133]。

六、麻疹疫苗使用有关说明

麻疹类疫苗（包括单价疫苗和二价以及三价联合疫苗）为减毒活疫苗，妊娠期妇女不应接种；育龄妇女接种该疫苗后 3 个月内应尽量避免怀孕。

鸡蛋过敏不是麻疹疫苗接种禁忌证。研究表明对鸡蛋严重过敏的儿童对麻疹疫苗很少发生副反应，这可能是因为麻疹和腮腺炎疫苗病毒并非在鸡蛋而是在鸡胚纤维母细胞内培养生长的原因。最新研究表明，凝胶可能是引起 MMR 过敏反应的原因。因此，ACIP 于1998 年提出，鸡蛋过敏并非是麻疹、腮腺炎疫苗接种的禁忌，鸡蛋过敏儿童在 MMR 接种时可不作皮试。

长期以来，没有证据显示接种麻疹类疫苗导致孤独症或孤独症相关病症。儿童的孤独症常常在其两岁时被父母观察到，而此时接种 MMR 可能刚刚数周或数月。一些已经有孤独症孩子的父母也非常关心 MMR 疫苗和孤独症之间的关系。美国学者采用病例对照进行的最新研究显示，对患有和不患有孤独症同胞姊妹或兄弟的 95000 名儿童进行麻腮风疫苗接种，并进行 15 年的跟踪调查，观察他们患孤独症的风险。结果显示，不论长兄或长姐是否患有孤独症，接种麻腮风疫苗均不会增加同一家庭中其他高危儿童患孤独症病的几率[134]。

第四节　疫苗研究进展

在全球范围内普遍使用的麻疹减毒活疫苗已在过去的近 50 年中证实了其安全性和有效性，显著降低了麻疹的发病率和死亡率。然而，目前使用的疫苗也存在了一定的局限性，由此提出新一代麻疹疫苗研发的重要性。

一、麻疹疫苗存在问题和研发

2000 年，全球范围内与麻疹相关的死亡共计有 53.5 万人，其后的 10 年间，尽管不断提高麻疹疫苗接种率、采取两剂次免疫策略和积极实施其他防控措施，但到 2010 年，仅这一年仍有超过 2 千万的麻疹感染患者，其中有 13.9 万例麻疹患者死亡[135]。绝大多数的死亡病例发生在非洲和亚洲[136]；但是，中等收入和高收入国家仍报道有很多相当规模的麻疹暴发[137]。2008 年，英格兰和威尔士健康保护中心报告麻疹在当地再度流行。2009 年和 2011 年，欧盟和欧洲经济区域中的 29 个国家报告每年大约有 3 万例麻疹患者，且已经远远超过了 2008 年和 2009 年的发患者数的四倍。2011 年美国 CDC 报告全美 31 个州共有 222 例麻疹患者[136]，其中 200 例麻疹患者与感染了从其他国家输入的麻疹病毒相关，一般都是从欧洲方向输入的。同年，CDC 报告了 17 次麻疹暴发，涉及上述 222 例麻疹患者中的 112 例，平均每次暴发就有 6 个病例发生，且延续 18 天。控制麻疹暴发的费用非常之高，2008 年在亚利桑那州的一次暴发中，共出现了 14 个病例，就花费了将近 80 万美元[138]。

目前，在麻疹疫苗的接种上，尚存在着一些问题。如不能保障每一个个体都接种了至少 2 剂次以上的疫苗免疫；不能在部分亚人群（免疫失败者和患有接种禁忌证的个体等等）中接种 2 剂次的疫苗；由于母传抗体的影响而不能在小于 8 月龄儿童中接种疫苗等。此外，还存在疫苗免疫失败，即接种一剂次或两剂次麻疹疫苗后体内产生的麻疹特异性保护抗体水平很低，不足以保护个体免受麻疹感染。上述问题可导致易感人群的不断累积，从而引起麻疹的暴发。国外研究证实，在疫苗免疫人群中也出现了相当数量的麻疹患者[80,81]。

二、第二代麻疹疫苗的研发

理想的麻疹疫苗应该具备以下几个特点：廉价、安全、热稳定性好、便于接种；即使存在母传抗体，在新生儿或较小月龄婴儿体内仍有良好的免疫效果（抗体滴度高和持续时间长）；免疫成功后，个体不会发生再次感染；疫苗免疫不会伴有长期的免疫抑制。

裸基因疫苗（DNA 疫苗）耐高温、廉价，且在母传抗体存在的同时也能诱发抗体应答[139,140]。例如，表达麻疹病毒血凝素和融合糖蛋白基因的 DNA 疫苗接种体内有高水平母传麻疹抗体的幼崽小鼠之后，仍可产生长效和高亲和力的中和抗体[141]。对非典型麻疹猴类模型的研究发现，表达血凝素基因的 DNA 疫苗接种后不能避免发生非典型麻疹[142]。实验证实一些重组疫苗诱导的抗体亲和力相对较差[143]。

新型口服麻疹疫苗也进入了测试阶段[144]。将麻疹病毒的肽整合到小囊技术的口服麻疹疫苗可诱导细胞免疫反应[145]，将腺病毒改装成表达麻疹核壳抗原的口服麻疹疫苗，不仅可诱导体液免疫反应，还诱导产生以细胞毒 T 细胞为基础的细胞免疫反应[146]。

气溶胶麻疹减毒活疫苗的研究已经持续 30 多年了。最近研究显示，气溶胶麻疹疫苗与注射麻疹疫苗相比，具有相当或更佳的免疫原性反应[147]。此外，疫苗的标准化接种技术也有所提高[148]。Edmonston-Zagreb 病毒株做成的气溶胶疫苗作为第二剂次接种给较大年龄组的儿童和成人，产生的加强免疫反应作用要比注射疫苗更强大[149]。Schawarz 病毒株气溶胶疫苗因较弱的免疫反应而已经不再研究。气溶胶疫苗有助于简化疫苗接种操作步骤，尤其适用于以社区为基础的大规模儿童接种运动。目前，由 WHO 成立的麻疹气雾疫苗研究项目组对喷雾型麻疹疫苗开始进行 3 期临床试验[150]，预计很快将获得喷雾型麻疹疫苗的生产许可并在发展中国家得到广泛应用。

三、第三代麻疹疫苗的研发

为了阻止麻疹流行，群体免疫要求必须达到 96% ~98% 水平，但麻疹不太可能在只有 96% ~98% 的群体免疫人群中达到消除。最近一项研究指出，麻疹疫苗从 1960 年到 2010 年间仅表现出 94% 的有效性[151]。因此，要达到麻疹消除目标，就迫切要求考虑到研发新一代麻疹疫苗以克服目前麻疹疫苗的缺陷。

传统疫苗研发遵循着"分离-灭活/减毒-注射"的范式已经有 50 年的历史了，目前科学家提出以遗传基因为切入点的个体化疫苗研究范式，即"发现-复制-证实-应用"[152-156]。为了在疫苗诱导的多种免疫表型中深入探索、创建、分辨、确定适合于我们需求的免疫反应特征和免疫信号，这种新型疫苗组学模式将综合利用转录组学、蛋白组学和免疫表型分析等多种生物学分析、还利用功能性分析和计算机模型分析。

在以后 5 年内，全基因组研究将全面探索人类基因组和确定/重复免疫应答和个别基因之间的关联，继续开展可影响和预测麻疹疫苗引起的免疫反应变异相关的基因途径和遗传网络等研究工作。候选基因间距的图谱研究将更准确定位有关基因变异位点和提高识别病因基因的能力。对确定的遗传因子和基因途径的功能性研究将揭示支配可见免疫表型的潜在机制。一些前沿技术（例如新一代测序）和先进的生物信息/统计方法将现有的知识整合到基因工程学、表观遗传调节、基因表达/调节、蛋白表达和功能等方面，开拓新的思维，阐明疫苗诱导免疫力的免疫遗传因素。这种研究模式仅是第三代麻疹疫苗研发的雏形，目前仍处于实验室探索基因，确定候选碱基的阶段。尽管这些知识和技术不会在将来 5 年内进入临床应用，但这些基础研究所取得的科学贡献将不断提升病毒疫苗领域的研究水平，在推进麻疹疫苗研发，并对最终消除麻疹起着重要的作用。

四、麻疹疫苗后备株筛选

20 世纪 90 年代以来，自然界新分离到的麻疹流行株与使用的疫苗株（早期麻疹流行株）之间，尤其在病毒抗原性相关基因血凝素蛋白氨基酸层面已存在着一定的差异。国内许多研究者提出，中国当前应该考虑新的麻疹疫苗毒株的筛选。

现行的麻疹疫苗株也即以往的麻疹流行株，能在 Vero 细胞上很好增殖与生长，而 Vero 细胞则是 WHO 规定可生产疫苗的细胞。而当前的麻疹流行株也即目前从患者中分离到的麻疹毒株只能引起具有表面 SLAM 受体的 B95a 细胞或 Vero/SLAM 细胞上增殖，而无法感染只含 CD46 受体的 Vero 细胞[157]。含有 SLAM 受体的 B95a 与 Vero/SLAM 细胞均为转基因细胞，不允许被用于疫苗的制备与生产。

为了筛选能适应细胞的新一代麻疹疫苗后备毒株，本书编者选择若干来源清楚的近年麻疹流行株，在 Vero 细胞上连续传代，获得一株毒株 Ningbo05-2[158,159]。原始株在 Vero 细胞上不产生 CPE，经连续传代至第 13 代，传代株在 Vero 细胞上引起不规则融合巨细胞病变，CPE 约 20%。随着传代数增加，每代细胞均出现典型 CPE，且范围逐渐扩大，传代至 18 代，培养第 5 天，Vero 细胞上 CPE 达 75% 以上，结果见图 5-4。提示传代株利用的细胞受体已由 SLAM 转变为 CD_{46}，即体外适应培养导致传代株受体位点改变，传代株与原始株在生物学特征上产生一定程度的差异。

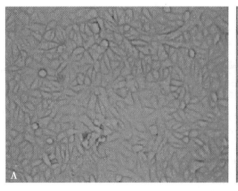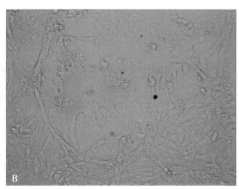

图 5-4 正常 Vero 细胞与后备毒株在 Vero 细胞上形成 CPE

将筛选到的传代株在 Vero 细胞上再连续进行 45 代适应性培养（其中在 33℃ 低温进行 25 代传代），获得在 Vero 细胞上的高滴度的传代株。以原始株、传代株和各基因型参考株 H 蛋白氨基酸序列为基础，构建的基因进化树表明，传代株仍属于 H1 基因型，与原始株位于同一分支（结果见图 5-5）。动物免疫血清交叉中和试验显示，传代株与原始毒株抗原比接近，没有抗原性差异，且不具有对猴红细胞的凝集活性。

对 Ningbo05-2 与传代株的血凝素（H）全序列进行测定和分析（表 5-12）。结果表明：传代株在 312aa 和 314aa 的突变，导致其 H 蛋白二级结构上 311 位的 β 折叠以及 312-316 位 β 转角转变为 α 螺旋，而 546aa 尚未引起二级结构的变化，图 5-6 为 H 蛋白第 176aa-331aa 位氨基酸的二级结构。

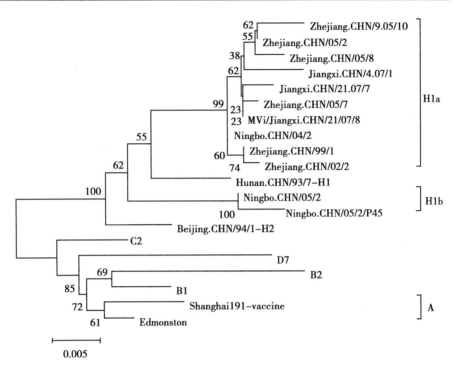

图 5-5 Ningbo05-2 原始株与传代株 H 基因进化分析

表 5-12 Ningbo05 及其诱导株血凝素蛋白的变异分析

毒株名称	H 蛋白				
	312	314	481	546	585
05-2 原始株	G	G	N	S	L
05-2-P18	A	R	N	G	L
05-2-P20	A	G	N	G	L
05-2-P22	A	G	Y	S	L
05-2-P28	A	G	Y	S	F
05-2-P30	A	G	Y	S	F
05-2-P45	A	G	Y	S	F

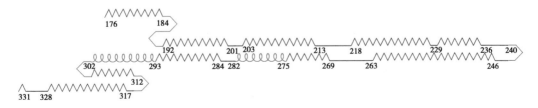

图 5-6a 原始株 Ningbo05-2 血凝素（H）蛋白第 176aa-331aa 二级结构模拟

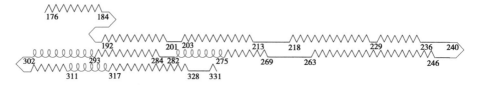

图 5-6b　传代株 Ningbo05-2/P18 血凝素（H）蛋白第 176aa-331aa 二级结构模拟

本书编者筛选出的 MV 传代株能在 Vero 细胞上生长，增殖能力良好。该毒株在 33℃ 下盲传 20 代，性状稳定，且抗原性与当前流行株一致，有望作为疫苗后备毒株进行深入研究。该病毒株具有以下优势：

（1）同时具有 CD46 和 SLAM 配体，与中国现行流行株的基因型与抗原性更为吻合，使低滴度的抗体能对个体产生有效保护。

（2）由于与现行流行株的抗原性一致，新疫苗免疫后将具有更好的免疫持久性，能够减少大规模免疫的频度。

（3）由于免疫持久性的加强，可建立高水平的免疫屏障，使母传保护性抗体水平得到提高，减少 8 月龄以下麻疹患儿的数量。同时，由于免疫持久性的增加，也能减少成人麻疹的发病率。

（王芝芳　朱莹莹）

参考文献

[1] Home F. Medical facts and experiments. London，1759.

[2] Oldstone M. Viruses，Plagues，and History：Past，Present and Future. New York：Oxford University Press，Inc，2010.

[3] Enders J F, Peebles T C. Propagation in tissue culture of cytopathogenic agents from patients with measles. Proceedings of the Society for Experimental Biology and Medicine，1954，86（2）：277-286.

[4] Enders J F, Katz S L, Milovanovic M V, et al. Studies on an attenuated measles-virus vaccine. I. Development and preparations of the vaccine：technics for assay of effects of vaccination. N Engl J Med，1960，263：153-159.

[5] Stanley A. Plotkin, Walter A. Orenstein, Offit. P A. Vaccines. 5th edition ed. Singapore：Elsevier Pte Ltd，2011.

[6] Katz S L, Kempe C H, Black F L, et al. Studies on an attenuated measles-virus vaccine. VIII. General summary and evaluation of the results of vaccination. Am J Dis Child，1960，100：942-946.

[7] Galambos L, JE. S. Networks of Innovation：Vaccine Development at Merck，Sharp，and Dohme，and Mulford，1895-1995. Cambridge：Cambridge University Press，1995.

[8] Dos Santos B A, Ranieri T S, Bercini M, et al. An evaluation of the adverse reaction potential of three measles-mumps-rubella combination vaccines. Rev Panam Salud Publica，2002，12（4）：240-246.

[9] Atkinson W L. Epidemiology and prevention of measles. Dermatol Clin，1995，13（3）：553-559.

[10] 汤飞凡，吴绍元，黄元桐，等. 关于麻疹病毒分离的研究. 科学通报，1958，44（8）：729-734.

[11] 章以浩，吴绍元，卢宝兰，等. 麻疹病毒减毒过程的观察. 微生物学报，1966.

[12] 张箐，陈志慧. 沪191麻疹疫苗株的研究. 沪191株麻疹减毒活疫苗研制和应用30周年论文选编，1995.

[13] 何南祥，陈志慧，张秀芝，等. 杭M_(13) 株麻疹病毒对鸡胚细胞的适应及其减毒活疫苗的试制. 浙医学报，1965，4：9-13.

[14] 黄祯祥，贾秉义，郭可謇，等. 麻疹灭活疫苗一次免疫后的效果观察. 微生物学报，1964，3（10）：350-352.

[15] 吴霆. 中国防制麻疹的历史和现状. 中华流行病学杂志，2000，21（2）：143-146.

[16] 陈志慧. 流行性腮腺炎病毒及其疫苗. 中国疫苗和免疫，2004，10（2）：120-124.

[17] Revenok N D, Smorodintsev A A. Results of the use of the Leningrad-4 measles vaccine during increasing measles morbidity. Tr Leningr Nauchnoissled Inst Epidemiol Mikrobiol, 1965, 28: 361-371.

[18] Smorodintsev A A, Nasibov M N, Jakovleva N V. Experience with live rubella virus vaccine combined with live vaccines against measles and mumps. Bull World Health Organ, 1970, 42 (2): 283-289.

[19] Andzhaparidze O G, Nagieva F G, Maltseva N N, et al. Isolation and properties of hybridomas producing monoclonal antibodies to the Leningrad-16 measles virus. Vopr Virusol, 1989, 34 (2): 204-208.

[20] Suzuki K, Morita M, Katoh M, et al. Development and evaluation of the TD97 measles virus vaccine. J Med Virol, 1990, 32 (3): 194-201.

[21] Ozaki T, Matsui Y, Kajita Y, et al. Clinical and serological studies on CAM-70 live attenuated measles vaccine: an 18-year survey at a pediatric clinic in Japan. Vaccine, 2002, 20 (19-20): 2618-2622.

[22] 王凝芳，陈菊梅，姚家佩. 麻疹. 北京：人民卫生出版社，1988.

[23] 郭承荫. 诸暨麻疹活疫苗免疫持久性研究情况报告. 浙江预防医学，1996，6：11.

[24] 俞素珍，王树巧，王立成. 诸暨市麻疹疫苗免疫持久性25年追踪情况总结. 现代预防医学，2004，31（4）：560-561.

[25] 诸暨麻疹疫苗免疫持久性研究协作组. 麻疹活疫苗免疫持久性研究. 中华医学杂志，1980，60（1）：81-82.

[26] 陈志慧，任西根，杨惠英，等. 沪191株麻疹减毒活疫苗初免后16年的血清流行病效果研究. 中国生物制品学杂志，1989，2：5-9.

[27] 陈志慧，任西根，杨惠英，等. 沪191株麻疹减毒活疫苗免疫持久性研究（初免10年结果）. 上海医学，1985，4（8）：187-191.

[28] 魏锡华. 生物制品生产使用座谈会汇编（上册）. 1976.

[29] Xiang J Z, Chen Z H. Measles vaccine in the People's Republic of China. Rev Infect Dis, 1983, 5 (3): 506-510.

[30] 严有望，程峰. 沪191麻疹疫苗免疫持久性和影响因素的评价. 微生物学免疫学进展，1999，3（27）：48-51.

[31] 孔健，刘伟. Edmonston-Zargreb和沪191麻疹疫苗免疫婴儿的血清学研究. 中国生物制品学杂志，1994，1（7）：39-42.

[32] 上海生物制品研究所. 1972年麻疹疫苗经验总结学习班资料汇编. 1972.

[33] 徐闻青，陈志慧." 沪191"麻疹减毒活疫苗为中国消除麻疹作出贡献. 上海医药，2010，31（2）：59-61.

[34] Stanley A. Plotkin W A O, Paul A. Offit. Vaccines. 5 ed. Singapore：Elsevier Pte Ltd., 2011.

[35] Rota J S, Wang Z D, Rota P A, et al. Comparison of sequences of the H, F, and N coding genes of measles virus vaccine strains. Virus Res, 1994, 31 (3): 317-330.

[36] WHO. Measles vaccines: WHO position paper. Wkly Epidemiol Rec, 2009, 84 (35): 349-360.

[37] WHO. 麻疹死亡人数减少，但消除工作在一些区域受阻. 2013. http://www.who.int/mediacentre/news/notes/2013/measles_ 20130117/zh/

[38] 马超. 中国麻疹流行病学与消除麻疹免疫策略研究. 北京：中国疾病预防控制中心，2014.

[39] Gans H A, Yasukawa L L, Sung P, et al. Measles humoral and cell-mediated immunity in children aged 5-10 years after primary measles immunization administered at 6 or 9 months of age. J Infect Dis, 2013, 207 (4): 574-582.

[40] Defay F, De Serres G, Skowronski D M, et al. Measles in children vaccinated with 2 doses of MMR. Pediatrics, 2013, 132 (5): e1126-1133.

[41] 秦伟, 解少煜, 李开春, 等. 初次免疫月龄对麻疹减毒活疫苗免疫成功率影响的 Meta 分析. 预防医学情报杂志, 2015, 31 (6): 441-444.

[42] 苏琪茹, 徐爱强, Strebel P, 等. 中国消除麻疹的关键技术问题：专家解读共识. 中国疫苗和免疫, 2014, 3 (20): 264-270.

[43] 马瑞, 许国章, 董红军, 等. 宁波市母婴麻疹抗体水平及相互关系. 中国公共卫生, 2008, 24 (6): 747-748.

[44] Leuridan E, Van Damme P. Passive transmission and persistence of naturally acquired or vaccine-induced maternal antibodies against measles in newborns. Vaccine, 2007, 25 (34): 6296-6304.

[45] Mitragotri S. Immunization without needles. Nat Rev Immunol, 2005, 5 (12): 905-916.

[46] 刘维华, 张双宅, 王晓丽, 等. 疫苗强化活动对石家庄市麻疹流行病学特征的影响. 中国卫生检验杂志, 2011, 6 (21): 1529-1530.

[47] 喻文雅, 张晓燕, 史春伟, 等. 2005-2011 年石家庄市麻疹的流行病学特征. 职业与健康, 2012, 28 (16): 2011-2012.

[48] 左树岩, 徐旭卿, 夏伟, 等. 浙江省 2005 年麻疹爆发疫情流行因素分析. 中国疫苗和免疫, 2006, 12 (5): 342-349.

[49] 赵艳荣, 何寒青, 陈恩富, 等. 浙江省麻疹流行特征研究. 浙江预防医学, 2010, 22 (2): 1-3.

[50] WHO. WHO vaccine-preventable diseases: monitoring system. 2015 global summary. 2015.

[51] Mandalenaki-Asfi C, Liakopoulou P, Apostolou M, et al. Rosette-forming lymphocytes and measles vaccination. J Pediatr, 1976, 88 (1): 74-75.

[52] Krugman S, Giles J P, Jacobs A M, et al. Studies with a further attenuated live measles-virus vaccine. Pediatrics, 1963, 31 (31): 919-928.

[53] Krugman S. Present status of measles and rubella immunization in the United States: a medical progress report. J Pediatr, 1977, 90 (1): 1-12.

[54] Krugman S. Further-attenuated measles vaccine: characteristics and use. Rev Infect Dis, 1983, 5 (3): 477-481.

[55] Ward B J, Boulianne N, Ratnam S, et al. Cellular immunity in measles vaccine failure: demonstration of measles antigen-specific lymphoproliferative responses despite limited serum antibody production after revaccination. J Infect Dis, 1995, 172 (6): 1591-1595.

[56] Krugman S, Giles J P, Friedman H, et al. Studies on Immunity to Measles. J Pediatr, 1965, 66 (3): 471-488.

[57] Dai B, Chen Z H, Liu Q C, et al. Duration of immunity following immunization with live measles vaccine: 15 years of observation in Zhejiang Province, China. Bull World Health Organ, 1991, 69 (4): 415-423.

[58] Bautista-Lopez N L, Vaisberg A, Kanashiro R, et al. Immune response to measles vaccine in Peruvian children. Bull World Health Organ, 2001, 79 (11): 1038-1046.

[59] Starr S, Berkovich S. Effects of Measles, Gamma-Globulin-Modified Measles and Vaccine Measles on the Tuberculin Test. N Engl J Med, 1964, 270: 386-391.

[60] Leuridan E, Hens N, Hutse V, et al. Early waning of maternal measles antibodies in era of measles elimination: longitudinal study. BMJ, 2010, 18 (340): c1626.

[61] He H, Chen E F, Li Q, et al. Waning immunity to measles in young adults and booster effects of revaccination in secondary school students. Vaccine, 2013, 31 (3): 533-537.

[62] Liu Y, Tao H, Ma F, et al. Sero-epidemiology of measles in general population in Jiangsu province of China: application of mixture models to interpret the results from a cross-sectional study. Vaccine, 2011, 29 (5): 1000-1004.

[63] Gans H A, Yasukawa L L, Alderson A, et al. Humoral and cell-mediated immune responses to an early 2-dose measles vaccination regimen in the United States. J Infect Dis, 2004, 190 (1): 83-90.

[64] Njie-Jobe J, Nyamweya S, Miles D J, et al. Immunological impact of an additional early measles vaccine in Gambian children: responses to a boost at 3 years. Vaccine, 2012, 30 (15): 2543-2550.

[65] Wheelock E F, Larke R P, Caroline N L. Interference in human viral infections: present status and prospects for the future. Prog Med Virol, 1968, 10: 286-347.

[66] Halsey N A, Boulos R, Mode F, et al. Response to measles vaccine in Haitian infants 6 to 12 months old. Influence of maternal antibodies, malnutrition, and concurrent illnesses. N Engl J Med, 1985, 313 (9): 544-549.

[67] Kizito D, Tweyongyere R, Namatovu A, et al. Factors affecting the infant antibody response to measles immunisation in Entebbe-Uganda. BMC Public Health, 2013, 13 (619): 1471-2458.

[68] Krober M S, Stracener C E, Bass J W. Decreased measles antibody response after measles-mumps-rubella vaccine in infants with colds. JAMA, 1991, 265 (16): 2095-2096.

[69] Patel A R, Zietlow J, Jacobson R M, et al. Asthma and the immune response to MMR vaccine viruses in Somali immigrant children: a cross-sectional retrospective cohort study. Primary Care Respiratory Journal of the General Practice Airways Group, 2013, 22 (3): 278-283.

[70] Ratnam S, West R, Gadag V. Measles and rubella antibody response after measles-mumps-rubella vaccination in children with afebrile upper respiratory tract infection. J Pediatr, 1995, 127 (3): 432-434.

[71] King G E, Markowitz L E, Heath J, et al. Antibody response to measles-mumps-rubella vaccine of children with mild illness at the time of vaccination. JAMA, 1996, 275 (9): 704-707.

[72] Sudfeld C R, Duggan C, Histed A, et al. Effect of multivitamin supplementation on measles vaccine response among HIV-exposed uninfected Tanzanian infants. Clin Vaccine Immunol, 2013, 20 (8): 1123-1132.

[73] Simani O E, Adrian P V, Violari A, et al. Effect of in-utero HIV exposure and antiretroviral treatment strategies on measles susceptibility and immunogenicity of measles vaccine. Aids, 2013, 27 (10): 1583-1591.

[74] al-Attar I, Reisman J, Muehlmann M, et al. Decline of measles antibody titers after immunization in human immunodeficiency virus-infected children. Pediatr Infect Dis J, 1995, 14 (2): 149-151.

[75] Hilgartner M W, Maeder M A, Mahoney E M, et al. Response to measles, mumps, and rubella revaccination among HIV-positive and HIV-negative children and adolescents with hemophilia. Hemophilia Growth and Development Study. Am J Hematol, 2001, 66 (2): 92-98.

[76] Waibale P, Bowlin S J, Mortimer E A, Jr., et al. The effect of human immunodeficiency virus-1 infection and stunting on measles immunoglobulin-G levels in children vaccinated against measles in Uganda. Int J Epidemiol, 1999, 28 (2): 341-346.

[77] Moss W J. Measles control and the prospect of eradication. Curr Top Microbiol Immunol, 2009, 330: 173-189.

[78] Meissner H C, Strebel P M, Orenstein W A. Measles vaccines and the potential for worldwide eradication of measles. Pediatrics, 2004, 114 (4): 1065-1069.

[79] Elliman D, Sengupta N. Measles. Curr Opin Infect Dis, 2005, 18 (3): 229-234.

[80] Poland G A, Jacobson R M. Failure to reach the goal of measles elimination. Apparent paradox of measles infections in immunized persons. Arch Intern Med, 1994, 154 (16): 1815-1820.

[81] Seward J F, Orenstein W A. Editorial commentary: A rare event: a measles outbreak in a population with high 2-dose measles vaccine coverage. Clin Infect Dis. 2012 Aug; 55 (3): 403-5. doi: 10. 1093/cid/cis445. Epub 2012 Apr 27, 2012.

[82] De Serres G, Boulianne N, Defay F, et al. Higher risk of measles when the first dose of a 2-dose schedule of measles vaccine is given at 12-14 months versus 15 months of age. Clin Infect Dis, 2012, 55 (3): 394-402.

[83] Paunio M, Peltola H, Valle M, et al. Explosive school-based measles outbreak: intense exposure may have resulted in high risk, even among revaccinees. Am J Epidemiol, 1998, 148 (11): 1103-1110.

[84] Haralambieva I H, Ovsyannikova I G, OByrne M, et al. A large observational study to concurrently assess persistence of measles specific B-cell and T-cell immunity in individuals following two doses of MMR vaccine. Vaccine, 2011, 29 (27): 4485-4491.

[85] Pannuti C S, Morello R J, Moraes J C, et al. Identification of primary and secondary measles vaccine failures by measurement of immunoglobulin G avidity in measles cases during the 1997 Sao Paulo epidemic. Clin Diagn Lab Immunol, 2004, 11 (1): 119-122.

[86] Hickman C J, Hyde T B, Sowers S B, et al. Laboratory characterization of measles virus infection in previously vaccinated and unvaccinated individuals. J Infect Dis, 2011, 204 Suppl 1: S549-558.

[87] Glass K, Grenfell B T. Waning immunity and subclinical measles infections in England. Vaccine, 2004, 22 (29-30): 4110-4116.

[88] Mossong J, Nokes D J, Edmunds W J, et al. Modeling the impact of subclinical measles transmission in vaccinated populations with waning immunity. Am J Epidemiol, 1999, 150 (11): 1238-1249.

[89] Poland G A, Ovsyannikova I G, Jacobson R M, et al. Identification of an association between HLA class

II alleles and low antibody levels after measles immunization. Vaccine, 2001, 20 (3-4): 430-438.

[90] Jacobson R M, Poland G A, Vierkant R A, et al. The association of class I HLA alleles and antibody levels after a single dose of measles vaccine. Hum Immunol, 2003, 64 (1): 103-109.

[91] Ovsyannikova I G, Jacobson R M, Ryan J E, et al. HLA class II alleles and measles virus-specific cytokine immune response following two doses of measles vaccine. Immunogenetics, 2005, 56 (11): 798-807.

[92] Ovsyannikova I G, Pankratz V S, Vierkant R A, et al. Human leukocyte antigen haplotypes in the genetic control of immune response to measles-mumps-rubella vaccine. J Infect Dis, 2006, 193 (5): 655-663.

[93] Ovsyannikova I G, Ryan J E, Jacobson R M, et al. Human leukocyte antigen and interleukin 2, 10 and 12p40 cytokine responses to measles: is there evidence of the HLA effect? Cytokine, 2006, 36 (3-4): 173-179.

[94] Ovsyannikova I G, Jacobson R M, Vierkant R A, et al. HLA supertypes and immune responses to measles-mumps-rubella viral vaccine: findings and implications for vaccine design. Vaccine, 2007, 25 (16): 3090-3100.

[95] Jacobson R M, Ovsyannikova I G, Vierkant R A, et al. Human leukocyte antigen associations with humoral and cellular immunity following a second dose of measles-containing vaccine: persistence, dampening, and extinction of associations found after a first dose. Vaccine, 2011, 29 (45): 7982-7991.

[96] Ovsyannikova I G, Jacobson R M, Vierkant R A, et al. Associations between human leukocyte antigen (HLA) alleles and very high levels of measles antibody following vaccination. Vaccine, 2004, 22 (15-16): 1914-1920.

[97] St Sauver J L, Ovsyannikova I G, Jacobson R M, et al. Associations between human leukocyte antigen homozygosity and antibody levels to measles vaccine. J Infect Dis, 2002, 185 (11): 1545-1549.

[98] Umlauf B J, Haralambieva I H, Ovsyannikova I G, et al. Associations between demographic variables and multiple measles-specific innate and cell-mediated immune responses after measles vaccination. Viral Immunol, 2012, 25 (1): 29-36.

[99] Dhiman N, Ovsyannikova I G, Vierkant R A, et al. Associations between cytokine/cytokine receptor single nucleotide polymorphisms and humoral immunity to measles, mumps and rubella in a Somali population. Tissue Antigens, 2008, 72 (3): 211-220.

[100] Haralambieva I H, Ovsyannikova I G, Pankratz V S, et al. The genetic basis for interindividual immune response variation to measles vaccine: new understanding and new vaccine approaches. Expert Rev Vaccines, 2013, 12 (1): 57-70.

[101] Sabin A B, Flores Arechiga A, Fernandez de Castro J, et al. Successful immunization of children with and without maternal antibody by aerosolized measles vaccine. I. Different results with undiluted human diploid cell and chick embryo fibroblast vaccines. JAMA, 1983, 249 (19): 2651-2662.

[102] Sabin A B, Flores Arechiga A, Fernandez de Castro J, et al. Successful immunization of infants with and without maternal antibody by aerosolized measles vaccine. II. Vaccine comparisons and evidence for multiple antibody response. JAMA, 1984, 251 (18): 2363-2371.

[103] Tsai H Y, Huang L M, Shih Y T, et al. Immunogenicity and safety of standard-titer AIK-C measles vaccine in nine-month-old infants. Viral Immunol, 1999, 12 (4): 343-348.

[104] Nkrumah F K, Osei-Kwasi M, Dunyo S K, et al. Comparison of AIK-C measles vaccine in infants at 6 months with Schwarz vaccine at 9 months: a randomized controlled trial in Ghana. Bull World Health Organ, 1998, 76 (4): 353-359.

[105] Pabst H F, Spady D W, Carson M M, et al. Cell-mediated and antibody immune responses to AIK-C and Connaught monovalent measles vaccine given to 6 month old infants. Vaccine, 1999, 17 (15-16): 1910-1918.

[106] Whittle H C, Mann G, Eccles M, et al. Effects of dose and strain of vaccine on success of measles vaccination of infants aged 4-5 months. Lancet, 1988, 1 (8592): 963-966.

[107] Markowitz L E, Sepulveda J, Diaz-Ortega J L, et al. Immunization of six-month-old infants with different doses of Edmonston-Zagreb and Schwarz measles vaccines. N Engl J Med, 1990, 322 (9): 580-587.

[108] 郝富勇. 标准麻疹疫苗的接种剂量与免疫应答的关系. 国外医学预防诊断: 治疗用生物制品分册, 1995,

[109] 刁连东. 麻疹. 上海: 上海科学技术文献出版社, 2001.

[110] Dine M S, Hutchins S S, Thomas A, et al. Persistence of vaccine-induced antibody to measles 26-33 years after vaccination. J Infect Dis, 2004, 189 Suppl 1: S123-130.

[111] Ramsay M E, Moffatt D, O'Connor M. Measles vaccine: a 27-year follow-up. Epidemiol Infect, 1994, 112 (2): 409-412.

[112] Markowitz L E, Preblud S R, Fine P E, et al. Duration of live measles vaccine-induced immunity. Pediatr Infect Dis J, 1990, 9 (2): 101-110.

[113] Edmonson M B, Addiss D G, McPherson J T, et al. Mild measles and secondary vaccine failure during a sustained outbreak in a highly vaccinated population. JAMA, 1990, 263 (18): 2467-2471.

[114] WHO. The Immunological Basisfor Immunization Series, Module7: Measles. 2010.

[115] WHO. AEFI measles campaigns, 2002.

[116] Demicheli V, Jefferson T, Rivetti A, et al. Vaccines for measles, mumps and rubella in children. Cochrane Database Syst Rev, 2005, 4): CD004407.

[117] Peltola H, Heinonen O P. Frequency of true adverse reactions to measles-mumps-rubella vaccine. A double-blind placebo-controlled trial in twins. Lancet, 1986, 1 (8487): 939-942.

[118] Duclos P, Ward B J. Measles vaccines: a review of adverse events. Drug Saf, 1998, 19 (6): 435-454.

[119] Klein N P, Fireman B, Yih W K, et al. Measles-mumps-rubella-varicella combination vaccine and the risk of febrile seizures. Pediatrics, 2010, 126 (1): 2010-0665.

[120] CDC. MMR vaccine safety studies. October 2013, 2013.

[121] Salisbury DM, Campbell H, B. E. The national measles and rubella campaign--one year on. Commun Dis Rep CDR Wkly, 1995, 5 (45): 237.

[122] Kelso J M, Jones R T, Yunginger J W. Anaphylaxis to measles, mumps, and rubella vaccine mediated by IgE to gelatin. J Allergy Clin Immunol, 1993, 91 (4): 867-872.

[123] Sakaguchi M, Ogura H, Inouye S. IgE antibody to gelatin in children with immediate-type reactions to measles and mumps vaccines. J Allergy Clin Immunol, 1995, 96 (4): 563-565.

［124］Fasano M B, Wood R A, Cooke S K, et al. Egg hypersensitivity and adverse reactions to measles, mumps, and rubella vaccine. J Pediatr, 1992, 120（6）：878-881.

［125］Kemp A, Van Asperen P, Mukhi A. Measles immunization in children with clinical reactions to egg protein. Am J Dis Child, 1990, 144（1）：33-35.

［126］James J M, Burks A W, Roberson P K, et al. Safe administration of the measles vaccine to children allergic to eggs. N Engl J Med, 1995, 332（19）：1262-1266.

［127］Fenichel G M, Lane D A, Livengood J R, et al. Adverse events following immunization：assessing probability of causation. Pediatr Neurol, 1989, 5（5）：287-290.

［128］Weibel R E, Caserta V, Benor D E, et al. Acute encephalopathy followed by permanent brain injury or death associated with further attenuated measles vaccines：a review of claims submitted to the National Vaccine Injury Compensation Program. Pediatrics, 1998, 101（3 Pt 1）：383-387.

［129］Miller D, Wadsworth J, Diamond J, et al. Measles vaccination and neurological events. Lancet, 1997, 349（9053）：730-731.

［130］华东区计划免疫协作委员会. 计划免疫与检测技术. 北京：人民卫生出版社, 1986.

［131］华东区计划免疫协作委员会, 卫生部上海生物制品研究所. 计划免疫与检测技术. 1986.

［132］陈萌, 黄芳, 陈维欣, 等. 应用多重实时荧光 PCR 技术快速鉴别北京麻疹疫苗病毒与野病毒. 中华预防医学杂志, 2012, 46（10）：942-945.

［133］张帆, 周剑惠, 陈超, 等. 麻疹减毒活疫苗接种偶合麻疹野病毒感染病例的麻疹病毒基因特征分析. 中国生物制品学杂志, 2012, 25（2）：209-211.

［134］Jain A, Marshall J, Buikema A, et al. Autism occurrence by MMR vaccine status among US children with older siblings with and without autism. JAMA, 2015, 313（15）：1534-1540.

［135］Simons E, Ferrari M, Fricks J, et al. Assessment of the 2010 global measles mortality reduction goal：results from a model of surveillance data. Lancet, 2012, 379（9832）：2173-2178.

［136］CDC. Measles - United States, 2011. MMWR Morb Mortal Wkly Rep, 2012, 61：253-257.

［137］CDC. Measles - United States, January - May 20, 2011. MMWR Morb Mortal Wkly Rep, 2011, 20：666-668.

［138］Chen S Y, Anderson S, Kutty P K, et al. Health care-associated measles outbreak in the United States after an importation：challenges and economic impact. J Infect Dis, 2011, 203（11）：1517-1525.

［139］Pan C H, Valsamakis A, Colella T, et al. Modulation of disease, T cell responses, and measles virus clearance in monkeys vaccinated with H-encoding alphavirus replicon particles. Proc Natl Acad Sci U S A, 2005, 102（33）：11581-11588.

［140］Pasetti M F, Barry E M, Losonsky G, et al. Attenuated Salmonella enterica serovar Typhi and Shigella flexneri 2a strains mucosally deliver DNA vaccines encoding measles virus hemagglutinin, inducing specific immune responses and protection in cotton rats. J Virol, 2003, 77（9）：5209-5217.

［141］Capozzo A V, Ramirez K, Polo J M, et al. Neonatal immunization with a Sindbis virus-DNA measles vaccine induces adult-like neutralizing antibodies and cell-mediated immunity in the presence of maternal antibodies. J Immunol, 2006, 176（9）：5671-5681.

［142］Polack F P, Hoffman S J, Crujeiras G, et al. A role for nonprotective complement-fixing antibodies with low avidity for measles virus in atypical measles. Nat Med, 2003, 9（9）：1209-1213.

[143] Song M K, Vindurampulle C J, Capozzo A V, et al. Characterization of immune responses induced by in-tramuscular vaccination with DNA vaccines encoding measles virus hemagglutinin and/or fusion proteins. J Virol, 2005, 79 (15): 9854-9861.

[144] Stittelaar K J, de Swart R L, Vos H W, et al. Enteric administration of a live attenuated measles vaccine does not induce protective immunity in a macaque model. Vaccine, 2002, 20 (23-24): 2906-2912.

[145] Conacher M, Alexander J, Brewer J M. Oral immunisation with peptide and protein antigens by formula-tion in lipid vesicles incorporating bile salts (bilosomes). Vaccine, 2001, 19 (20-22): 2965-2974.

[146] Sharpe S, Fooks A, Lee J, et al. Single oral immunization with replication deficient recombinant adenovi-rus elicits long-lived transgene-specific cellular and humoral immune responses. Virology, 2002, 293 (2): 210-216.

[147] Omer S B, Hiremath G S, Halsey N A. Respiratory administration of measles vaccine. Lancet, 2010, 375 (9716): 706-708.

[148] Higginson D, Theodoratou E, Nair H, et al. An evaluation of respiratory administration of measles vac-cine for prevention of acute lower respiratory infections in children. BMC Public Health, 2011, 11 Suppl 3: S31.

[149] Bellanti J A, Zeligs B J, Mendez-Inocencio J, et al. Immunologic studies of specific mucosal and sys-temic immune responses in Mexican school children after booster aerosol or subcutaneous immunization with measles vaccine. Vaccine, 2004, 22 (9-10): 1214-1220.

[150] WHO. 2012 年 11 月免疫战略咨询专家组会议: 结论和建议, 2012.

[151] Uzicanin A, Zimmerman L. Field effectiveness of live attenuated measles-containing vaccines: a review of published literature. J Infect Dis, 2011, 204 Suppl 1: S133-148.

[152] de Vries R D, Stittelaar K J, Osterhaus A D, et al. Measles vaccination: new strategies and formula-tions. Expert Rev Vaccines, 2008, 7 (8): 1215-1223.

[153] Haralambieva I H, Poland G A. Vaccinomics, predictive vaccinology and the future of vaccine develop-ment. Future Microbiol, 2010, 5 (12): 1757-1760.

[154] Poland G A, Oberg A L. Vaccinomics and bioinformatics: accelerants for the next golden age of vaccinol-ogy. Vaccine. 2010 Apr 30; 28 (20): 3509-10. doi: 10. 1016/j. vaccine. 2010. 03. 031., 2010.

[155] Sirskyj D, Diaz-Mitoma F, Golshani A, et al. Innovative bioinformatic approaches for developing pep-tide-based vaccines against hypervariable viruses. Immunol Cell Biol, 2011, 89 (1): 81-89.

[156] Rinaudo C D, Telford J L, Rappuoli R, et al. Vaccinology in the genome era. J Clin Invest, 2009, 119 (9): 2515-2525.

[157] 李凌云, 齐义鹏. 麻疹病毒血凝素基因 H 的点突变与血凝作用的转变. 生物化学与生物物理学报: 英文版, 1998, 5 (30): 488-494.

[158] 傅燕, 董红军, 高红, 等. 宁波市麻疹病毒血凝素基因的序列分析. 中国卫生检验杂志, 2006, 16 (1): 19-21.

[159] 傅燕, 冯燕, 董红军, 等. 现行麻疹病毒流行株在非洲绿猴肾细胞上连续传代后的性状研究. 中国疫苗和免疫, 2010, 16 (1): 20-24.

第六章

麻疹流行特征及影响因素

<<<<<

麻疹是传染性最强的人类病毒性传染病之一。在 20 世纪使用疫苗前，麻疹在世界各地广泛流行，每年发生 3000 万～4000 万病例，大约有 80 万人死亡。在过去的 150 年中，麻疹造成的死亡人数估计在 2 亿左右，在所有疫苗可预防疾病中，其死亡率位居前列。实施扩大免疫规划后，麻疹的发病与死亡明显减少。1989 年的世界卫生大会以及 1990 年的世界儿童问题首脑会议提出了降低麻疹发病率、死亡率的特别目标。通过实施控制麻疹行动，至 2013 年，全球麻疹的死亡人数已降到 14.57 万，与 2000 年的 54.42 万相比，下降幅度达 75%。目前，全球麻疹报告病例数和死亡数虽仍在持续下降，但是从全球看，麻疹仍是当前疫苗可预防疾病中致死率较高的病种[1,2]。

第一节　麻疹流行病学一般特征

一、传　染　源

麻疹是一种人类传染病，麻疹患者是唯一传染源。从暴露到出现临床症状约为 10 天（7～21 天）。麻疹患者在潜伏期末至出疹后 4 天期间有传染性（免疫缺陷患者或有并发症者传染期会延长），在此期间可从患者眼结膜、鼻、咽、气管分泌物，尿及血液中（特别是白细胞内）分离到病毒。至今尚无任何已知的动物可作为 MV 的宿主（一些灵长类动物会感染 MV，但无流行病学意义）。麻疹病毒只能通过人群中不间断的急性感染使传播链得以维持，至今没有无症状携带者的报告[3]，也没有证据表明隐性感染后可引起病毒传播[4]。恢复期病例不携带病毒。对麻疹有部分免疫力者感染后可表现为轻型麻疹，由于症状轻、病程短，作为传染源的意义不大[5]。

二、传　播　途　径

人体感染 MV 早期，病毒于呼吸道大量增殖，其分泌物（含有感染性病毒脱落细胞）借助于患者咳嗽和喷嚏等方式排出体外，可通过呼吸道飞沫在人与人之间直接传播，也可悬浮于空气中，以气溶胶形式实现空气传播[4]。一般来说，咳嗽，尤其是打喷嚏排出的气溶胶射程可达 1～2m 以上，呈喇叭筒状气溶胶柱，柱中段直径约 50～80cm，每个喷嚏可排出 5 亿~10 亿个气溶胶粒子，其中 70%~80% 的粒子直径在 5μm 以下，气溶胶粒子中的病毒含量取决于患者呼吸道分泌物中的病毒含量。在室温 20~21℃，相对湿度 12%~15% 环境中，气溶胶中的 MV 活性能维持 2 个小时，气溶胶粒子悬浮在空气中，其沉降速度和播散范围与空间通风程度密切相关。一般室内 5μm 粒子的沉降速度为 0.2mm/s。此外，被含病毒气溶胶或飞沫污染的物品也可作为携带工具，在短时间、短距离内起到传播的作用。易感者暴露在被 MV 气溶胶污染的场所经呼吸道感染，也可通过结膜感染。患者曾经较长时间逗留的场所，尤其是公共场所如医院输液室、公共汽车、影剧院等，若通风不良，即使患者离去，易感者进入后仍可被存留的 MV 气溶胶感染。

三、易 感 人 群

人类对 MV 普遍易感，感染以显性发病为主。除婴儿期能够从母体获得数月的被动免疫外，其余各年龄组人群易感性基本一致。任何影响机体免疫力的因素均会造成人群易感性的变化，包括母传抗体、病后免疫和疫苗接种等。麻疹患病后可获得持久免疫力。母体中的麻疹抗体可通过胎盘屏障传给婴儿，其有效保护作用一般为 6 个月。因此，6 个月龄内的婴儿，对 MV 易感性明显较低。随着婴幼儿体内母传麻疹抗体滴度的下降，易感性增加，一周岁以后其易感性与其他年龄组相同。近年研究表明，通过麻疹疫苗获得免疫的母亲与经自然感染获得免疫的母亲相比，其所产的婴儿可更早地成为易感者[6]。

由于 MV 高度致病性和传染力，患麻疹的年龄主要取决于人们的生活环境和习惯，即暴露机会。在疫苗使用前，表现为低龄儿童易感性明显较高，而大年龄人群则因患病后获得持久性免疫力，易感性普遍较低。历史资料记载，法罗群岛在 1846 年前 65 年无麻疹流行，当麻疹传入时，全岛 7782 人中有 6070 人发病，发病人数占总人口的 78%，除 65 年前曾患过麻疹者没有发病外，其余不论年龄大小，凡接触过麻疹患者的人员全部发病。1966 年浙江省在诸暨市开展的人群麻疹患病率调查发现，1 周岁以内儿童罹患率为 20%，1~4 周岁儿童罹患率急剧增高，到 5~6 岁已累积达到 95% 以上。人群年龄与麻疹患病率的关系见图 6-1[7]。

在麻疹疫苗推广应用之前，曾感染麻疹者很少会再次发病，表现为病后终身免疫。患者病后麻疹抗体始终保持在较高水平，这可能与患过麻疹者仍生活在接触 MV 的环境之中，多次暴露引起的隐性感染，使机体对麻疹的免疫不断得到加强有关。一般认为，凡 8 月龄以上未患麻疹者即为麻疹易感者，相反，已患麻疹者为非易感者。在疫苗前时代，为区分易感者作麻疹流行病学调查，常常采用这种方法，实践证明这种方法基本是准确的。疫苗时代易感者存在的最主要原因是部分地区接种率不高和各种原因所致的免疫失败。由于接种麻疹疫苗人群中存在原发性或继发性的免疫失败，仅凭是否接种疫苗已难以完全准确地判断其是否为麻疹易感人群。除已明确未曾患过麻疹，同时又未接种过麻疹疫苗（8 月龄以上）者外，多数需借助于血清学检测指标区别是真正易感者还是非易感者。不同时代麻疹易感性的判断见表 6-1。

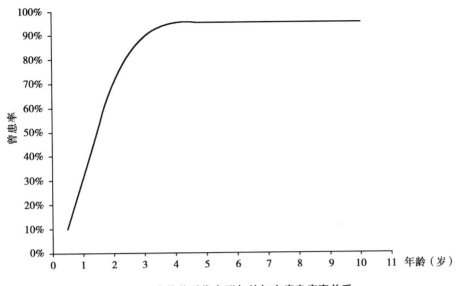

图6-1 疫苗前时代人群年龄与麻疹患病率关系

（图片来源：耿贯一．人民卫生出版社，1982）

表6-1 不同时代麻疹易感性判断参考标准

时代	非易感者	易感者
疫苗前时代	8月龄以下婴幼儿 8月龄以上已患麻疹者 15岁以上人群	8月龄以上未患麻疹者
疫苗时代	8月龄以下婴幼儿 8月龄以上初免成功者 8月龄以上已患过麻疹者[#]	8月龄以上未患麻疹且无疫苗接种史者 8月龄以上有疫苗接种史，但免疫未成功者，即原发性免疫失败[#]。其主要原因有： 　疫苗免疫原性低； 　冷链未达到要求，疫苗失活； 　接种技术不规范，无效接种； 　母传抗体干扰，初免未达到保护水平； 　其他病毒感染干扰，导致免疫失败。 母传抗体提前消失[#] 继发性免疫失败[#]

[#]需经血清学检测做出判断

四、传 染 性

麻疹的传染性很强。在麻疹疫苗使用前，几乎每个人在儿童期都感染过麻疹，家庭内接触的易感者中二代发病率高达90%以上。患者在出疹前4天至出疹后4天均具有传染性，此期病毒在血液和其他体液中浓度最高，咳嗽、鼻炎和喷嚏等症状也最重。麻疹的症状有利于病毒向外界传播，由于在出疹等典型症状出现前已具有传染性，使得隔离措施实施时通常处于滞后状态。平均而言，在无任何干预措施的完全易感人群中，每1例麻疹患者能够传播给周围的其他20个人[8]，即其基本再生数（basic reproduction number）估计值为20。麻疹病毒在空气或物体表面保持活性的时间约为2小时[2]，因而并不一定必须通过直接接触才能实现传播。麻疹的暴露阈值较低，对于有效暴露阈值，英国健康保护局一份指南中将其定义为：任意时间的与病例面对面接触或在同一房间暴露15分钟及以上[5]。麻疹病毒的传播必须具备传染源和易感者，易感者要有足够的时间暴露于有感染浓度的麻疹病毒气溶胶，不过，即使人群中仅有不到10%的易感者存在时，麻疹暴发疫情也有可能发生[9]。

五、潜 伏 期

实验证明，上呼吸道或眼结膜接触病毒后，麻疹病毒在黏膜下或局部淋巴结增殖，2~3天后出现一过性持续时间很短的第一次病毒血症，病毒扩散到淋巴结和全身。第5~6天发生第二次病毒血症和组织感染性炎症。感染后10~11天出现临床症状。麻疹的潜伏期一般为7~18天。从暴露到出现临床症状平均为10天，极少情况下长至19~21天，暴露距出疹时间最常见为14天[2,10]。麻疹的临床过程见图6-2[8]。

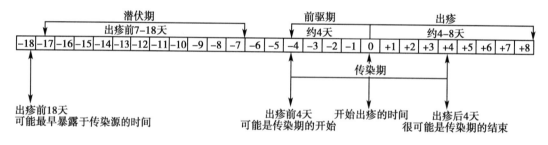

图6-2 麻疹的临床过程

（图片来源：WHO西太区. 消除麻疹现场指南，2004）[8]

六、持续传播与关键人口数

传染病在人群中实现持续传播需要的一定人口规模称为关键人口数，即在没有外来传染源的情况下、疫情得以延续的最小人口数。在疫苗前时代，英格兰和威尔士（1944~1968年）观察到麻疹传播的关键人口数是25万~40万[11]。美国（1921~1940年）观察的结论与之相近，分析美国30个城市的疫情数据显示该关键人口数为25万~30万，或平均每周报告的麻疹病例数达到30例（校正漏报影响）[12]。疫苗应用后，由于易感人群减少，所需的关键人口数相应增大[13]。

七、隐 性 感 染

麻疹疫苗普种以前，麻疹症状典型，病后获得持久免疫力，第2次得病较为罕见，同时感染后几乎人人发病，一直认为基本上不存在隐性感染。而事实上有观察表明，即使在疫苗前时代，也有少部分人似乎不会罹患麻疹。如英国曾观察到与病例密切接触后，有15%的无麻疹患病史的孩子并未发病，在东非1/4的1岁以上儿童从未发生麻疹临床症状，但可检测到抗体。有报道发现少数婴儿在6～12月龄时麻疹血凝抑制抗体突然升高，对该现象的一种解释是体内母传抗体尚未消失，暴露后发生了亚临床感染，通常发生在麻疹呈地方性流行的地区[14]。

麻疹隐性感染指受感染者无任何麻疹临床症状，而实验室检测证明机体确实已被麻疹病毒感染过，麻疹的特异血清抗体从阴性转变为阳性，或抗体水平较感染之前产生4倍或4倍以上升高。隐性感染者无任何临床症状和体征，完全依赖实验室检测做出诊断。麻疹发生隐性感染的前提是机体曾经受过MV感染，可以是麻疹野病毒，也可以是麻疹疫苗病毒，或者是机体内存在被动免疫抗体。

自1964年发现麻疹存在隐性感染以来，对麻疹的感染类型已有较多研究。1972年，徐特璋首次报告了黄海北部F岛发生麻疹暴发获得麻疹显性和隐性感染的抗体临界水平以来，多数研究资料显示，不论其免疫史如何，或免疫是否成功，麻疹显性感染的HI抗体临界水平均为<1:2，而产生隐性感染的抗体临界水平在<1:2～1:16范围内，尤以抗体水平在1:2～1:4者的隐性感染率最高。麻疹隐性感染的流行病学意义在于客观上起着巩固和提高人群免疫水平，尤其对麻疹减毒活疫苗接种人群，实现麻疹疫苗接种后的终身免疫有积极作用。换句话说，一旦不能保证经常有隐性感染的机会，麻疹患者可能再次得病（显性感染），麻疹疫苗免疫成功者也同样可能再患麻疹[15]。

八、病　死　率

造成麻疹病例死亡的原因，一般认为一方面是病毒直接作用，另一方面则是引发继发性细菌感染的结果，特别儿童继发肺炎导致了死亡。不同时代、不同地区、不同人群记录的麻疹病死率差异悬殊（表6-2）[16]。1959～1962年格陵兰麻疹流行中，发现出疹前发生的死亡病例数仅占所有死亡病例的0.6%，推测这部分病例的死亡可能是由病毒感染直接引起的，因此认为由MV感染直接引起死亡的概率不是很高，大多数死亡系由继发细菌感染等合并症所造成。在中国，早期资料显示幼年和老年人中麻疹死亡率最高，1950年以后的资料证实，在缺乏医疗救助地区，该病的病死率较高，有效的医疗服务可以大大降低病死率，良好医疗服务的发达地区病死率约为0.02%。

表6-2　历史上麻疹病死率记录

地区	年份	病例数	病死率（%）
地方性麻疹			
苏格兰格拉斯哥	1908	22000	4.8
智利	1960	93625	2.3
危地马拉农村地区	1960～1963	206	6.8

续表

地区	年份	病例数	病死率（%）
上沃尔特	1963～1964	5701	2.9
英格兰和威尔士	1961	764000	0.02
流行性麻疹			
高加索的法罗群岛	1846	6000	1.3
冰岛	1882	5500	4.5
冰岛	1947～1956	21091	0.12
大洋洲的夏威夷	1848	150000	27
斐济	1873	115000	26
萨摩亚群岛	1911	36000	7.4
澳大利亚沃伯顿地区	1961	206	3.0
美洲印第安人			
阿根廷 Yagan	1884		50
格陵兰 Julianahaab	1951	4320	1.8
加拿大昂加瓦	1952	900	7
加拿大 Baffin 岛	1952	900	2
巴西 Xingu	1954	298	27
巴西 Xingu	1954	356	9.6
格陵兰 Jacobshaven	1959	1178	0.3
格陵兰几个城镇	1962	10722	0.5
委内瑞拉 Yanomama	1968	170	18

（图片来源：Black，et al. Health and Disease in Tribal Societies，1977：115-135）

第二节　不同时期麻疹流行特征

不同地区、不同时期麻疹流行类型、病例平均年龄以及死亡率不尽相同。维持 MV 持续传播需要一定的人口规模，在疫苗前时代，在一些人口有限且与外界隔绝的地区，可长期保持无麻疹疫情，而一旦有传染源引入，即可导致暴发，除既往感染者外各年龄组人群均可发病；在人口规模足够大的地区，麻疹通常呈周期性流行，大部分人在儿童期感染，除少数年份外，麻疹在传染病发病谱中常居首位。

麻疹疫苗的问世和广泛应用，改变了原有的麻疹流行特征，麻疹发病的地区差异主要归因于免疫规划工作实施情况的不同。在疫苗覆盖率高的地区，麻疹传播得到有效控制，麻疹发病数和死亡数显著下降，易感人群积累的速度大大减慢，周期性流行规律多被打破或流行周期明显延长，暴发仅发生于一些集体人群，如学校、军队、监狱中；随着消除麻疹行动的开展，局部地区发病率进一步下降，病例中非疫苗覆盖对象比例相对增加，医院内传播显得较为重要；而在已达到消除麻疹地区，流行高峰将不复出现，输入病例决定疫情面貌，表现为输入性疫情引起的散发病例或有限暴发。

一、疫苗前时代

最早对麻疹作文字描述的可追溯到 9 世纪末，波斯医生 Rhazes 首次记录了麻疹与天花的区别，但在接下来的 500 年间，大多数人仍常常将这两种疾病混为一谈，17 世纪英国伦敦的死亡率年报中则已分别列出了麻疹与天花的死亡数。17 世纪初北美开始有麻疹疫情报道，1657 年美国的第一次麻疹疫情发生在波士顿，此后麻疹作为一种传染病在当地定期流行，随着人口数量的增长，更多的人暴露于该种疾病，麻疹的传染源不再是新来的欧洲移民，而是长期居住在美国的当地居民了。

丹麦医生 Peter Panum 被誉为是对麻疹进行流行病学详细描述的第一人。1846 年，丹麦王国的一个海外自治领地、位于北大西洋相对孤立的法罗群岛发生了一次广泛的麻疹流行，6 个月时间全岛 7782 人中超过 6000 人罹患麻疹。Panum 前往岛上进行了为期 5 个月的调查，亲自访视和接诊过的患者就多达 1000 多个，并写下详细的调查报告[17]。通过查阅教堂记录等资料，证实该岛曾在 1781 年发生过一次麻疹疫情，至 1846 年已连续 65 年无麻疹发生。1846 年的麻疹流行造成 100 多人的超额死亡，该年前 8 个月的死亡数（215 例）是之前 10 年年均死亡数（96 例）的 2 倍多；分年龄组比较显示，死亡数明显升高的为 1 周岁以内儿童和 30 岁以上人群，其中以 50～60 岁最高（5 倍），60 岁以上者超额死亡并不明显，调查发现 65 岁以上人群由于经历过上一次麻疹流行而仍然保留对麻疹的免疫力。之前关于麻疹潜伏期长短的说法不一，Panum 对麻疹的潜伏期进行过专门的调查。由于岛上地域隔离、人际交往少，使对仅有一次明确暴露史的病例进行分析成为可能。调查发现麻疹的潜伏期多为 14 天，Panum 还指出，由于前驱期长短不一，以出疹日期进行计算更为可靠。Panum 否定了麻疹"瘴气"传播的学说，明确指出麻疹是一种传染病，通过人与人接触传播（直接接触或接触患者的衣物）。Panum 发现麻疹出疹期间的传染性最强，而之前则普遍认为脱屑阶段传染性强，Panum 认为，很难确定出疹前及脱屑阶段是否具有传染性，但实际观察到不少继发病例只与出疹前的患者有过接触的情况。由于岛上人口稀少，麻疹在人群中传播的速度相对较慢，Panum 指出居家隔离是阻断麻疹传播的有效措施。

中国大陆（不包括港、澳、台地区）自 1950 年有麻疹疫情统计数据记载以来，1959 年出现大流行，发病率达 1432/10 万，为历史之最。在使用疫苗前，每年麻疹报告发病率在 300/10 万～1400/10 万之间，以省（市）计算，高发时期的年发病率可达 3500/10 万以上。中国 1956～1965 年平均报告发病率为 766/10 万，29 省（市、自治区）平均年报告发病率统计见表 6-3[18]。早期麻疹疫情漏报情况较重，1983 年卫生部对法定传染病漏报进行调查，麻疹漏报率约为 81%。

表6-3 中国29省（市、自治区）疫苗前时代（1956～1965）麻疹报告发病率

	发病率（/10万）	省（市、自治区）
十年平均水平	≥2 000	上海（2080）[1]
	>1 000	北京、天津、浙江、湖南、宁夏[2]
	>500	其余20个省（自治区）
	≤500	江苏（474）、新疆（444）、西藏（130）[3]
年最高记录	≥3 000	上海（3511）、天津（3351）、浙江（3036）
	>2 000	北京、湖南、宁夏、辽宁、湖北、青海
	>1 000	其余16个省（自治区）
	≤1 000	江苏（1000）、内蒙（846）、山西（757）、西藏（487）[3]

注：括号内为每10万人口的报告病例数

（数据来源：吴霆. 中华流行病学杂志，1993，14（特12）：41-43.）

20世纪以来对麻疹有了较为系统的流行病学研究，以下从三间分布着手对这一时期的流行特征进行描述。

（一）时间分布

从长期趋势看，疫苗前时代麻疹周期性流行特征比较明显。一个局部地区通常2～5年出现一波流行高峰。在采用疫苗之前，人群集居的城市约相隔1～2年就可发生一次流行，而在农村、山区等地区两次流行相隔时间可长达5年以上。主要原因是随着新的出生队列（完全易感者）不断加入，人群中易感者比例积累到一定程度时，就可能发生一波较大的疫情，而流行过后，易感人群随之减少。

美国的麻疹疫情常规报告始于1912年[19]。在开始报告最初十年，平均每年报告近30万例（发病率为289/10万），近6000人死亡与麻疹相关。在疫苗问世前的十年（1953～1962年），年均报告病例数增至53万（发病率为310/10万），但年均死亡数降到440人（图6-3）。在疫苗前时代，基于人群调查显示，报告病例数比实际发病数低估了85%～90%，每年的实际发病人数接近一个出生队列（400万人）[20]，每隔2～3年出现一波流行高峰。

1940年英格兰和威尔士开始有麻疹报告统计数据，在1968年疫苗引入之前，年报告病例数在16万～80万之间，流行高峰每隔两年出现一次（图6-4），年均死于麻疹的病例约100例[21]。

中国报告的麻疹病例数没有间隔2～3年高发的特征，而是呈多年的累积升高之后出现高峰，两个比较明显的高峰分别发生在1959年和1965年，发病率分别为1432/10万和1266/10万，1965年引入疫苗后发病数明显下降。以上是就全国范围而言，在县市层面同样可见相隔数年出现高发的周期性特征，由于各地流行年份参差不一，叠加后的效果反而不明显了。

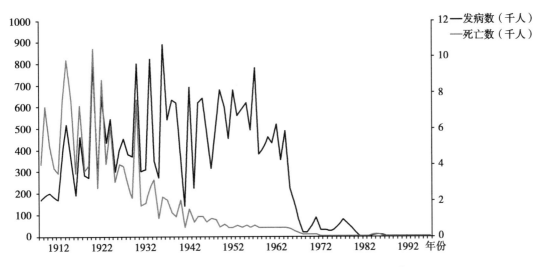

图6-3　1912~2001年美国麻疹报告病例数及死亡数

（图片来源：Hinman, et al. J Infect Dis, 2004, 189：S108-115）

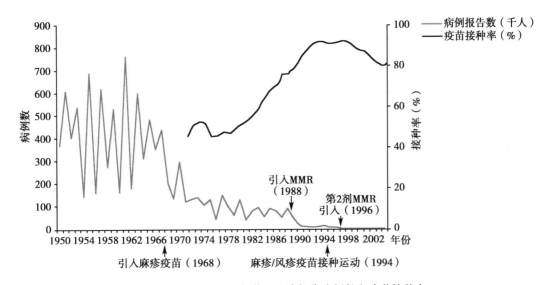

图6-4　1950~2004年英国麻疹报告病例数和疫苗接种率

（图片来源：Department of Health. Immunisation against infectious

disease, 3 edn., Vol. London：The Stationery Office, 2006）

　　中国香港1967年开始使用麻疹疫苗，疫苗引入前周期性特征非常明显，每隔2年发生一次流行（图6-5），发病率>100/10万[22]。

　　从发病季节上看，发达国家麻疹好发于冬春季，高峰为每年的3~4月。此现象与学校学年安排密切相关，导致高峰在晚春季节出现，一进入暑期疫情则很快平息[23]。不过，发展中国家麻疹发病季节高峰通常表现不一致，如在印度发病与湿度高的月份明显相关，在非洲疫情通常起始于旱季中期，雨季开始后下降。不同地区的季节分布差异推测与病毒在外环境中的传播能力、人类活动及生活习惯有关。如在非洲农村，旱季人们有更多的集

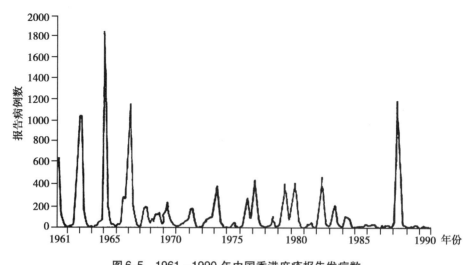

图6-5　1961～1990年中国香港麻疹报告发病数

（图片来源：Lau. J Infect Dis, 1992, 165（6）：1111-1115）

会活动，而到了雨季人们则忙于农事导致人际接触大为减少[24]。DeJong 和 Winkler 研究发现，麻疹病毒在相对湿度40%以下非常稳定。因此，干燥、寒冷空气有利于麻疹病毒传播，再则在寒冷的季节里，人群有极度集聚现象，导致人群相互接触密度增高，这可能也是造成季节性升高的一个不容忽视的因素。在温带地区，全年均有麻疹病例发生，主要集中在冬末和春季，呈现季节性高峰。

（二）地区分布

麻疹病例分布于全球，只要存在足够相互接触的易感个体即可保持病毒的传播。所有人类定居地区都曾有麻疹暴发的历史，除非极偏远或孤立的地区（如海岛）[23,24]。在一些人口处于快速增长期的城市，由于不断地有偏远农村人口进入，源源不断地提供了大量的易感人群，导致疫情持续发生而高峰并不明显。此外，麻疹通常呈现从大城市向农村扩散的传播趋势。在一些相对孤立的地区，麻疹的传入可对其造成较大影响。欧洲人在新大陆建立殖民地不久，麻疹就已成为一个严重健康问题，对美洲原住居民造成毁灭性的影响。1875年麻疹首次引入斐济时，造成了4万人（约占三分之一）居民的死亡[25]。这些地区由于当地居民之前从未有麻疹流行，疫情发生后传播速度极快，不管年龄大小易感者都可发病，有些甚至出现家庭所有成员同时染病，严重影响整个地区及家庭的正常生活和工作秩序[14]。

（三）人群分布

疫苗应用前，麻疹以婴儿和低龄儿童发病为主，主要感染6月龄至5岁儿童。由于麻疹传染性强、易感性高，加之麻疹患病后表现为终身免疫，麻疹的年龄别发病率自8月龄以后开始升高，幼年期达高峰，之后随年龄增长，发病率呈下降趋势，换句话说年龄越小发病率越高，总体麻疹年龄别发病数呈偏态分布。疫苗前时代大多数人在幼年期已患麻疹，平均发病年龄为3.35岁。在幼儿较为分散，以独自在家渡过为主的城市，大多数儿童麻疹发病集中在小学阶段。而在一些不发达的国家里，幼儿跟随母亲接触人群广泛，大多数麻疹发生于 4 岁以下儿童。大约 95% 的未免疫对象迟早会罹患一次麻疹，最早对麻疹进行过描述的 Rhazes 医生曾认为，麻疹为一个人"成长所必需"。

中国香港在 1961～1967 年引入疫苗前，年龄别发病率最高为 1～4 岁组（524/10 万），其次是 1 岁以下儿童（444/10 万），5～9 岁组为 63/10 万，10 岁及以上年龄组极少发病（1.4/10 万）[21]。在发展中国家，麻疹的平均感染年龄明显低于发达国家。1970 年肯尼亚报告的麻疹疫情分析显示，2%～3% 的儿童在 6 月龄前发病，25%～30% 在 12 月龄前发病，55%～60% 在 2 岁前发病，4 岁前几乎所有的人都曾罹患过麻疹[26]。非洲多数人口集中的定居区，麻疹发病的中位数为 24 月龄，边远地区通常会增大几个月；大多数非洲国家死亡者一半为 5 岁以下儿童，而因麻疹引起的死亡约占 10%[27]。

麻疹男女发病率并无差异，但病死率可能不同。一项综述[28]显示，麻疹死亡率存在性别差异，女性高于男性（其他原因导致的死亡率一般女性低于男性）。该差异在小年龄组表现并不显著，0～4 岁组女性略高于男性（+4.2%），5～14 岁组差异达到 10.9%，该差异以育龄期女性最高，15～44 岁年龄组女性麻疹死亡率比男性高 42.6%，其原因研究者推测可能与男女激素水平差异有关。

二、疫 苗 时 代

20 世纪 60 年代初期，随着麻疹疫苗研制成功并逐渐得到广泛应用，麻疹的流行特征发生了显著改变，主要表现为发病率、死亡率明显下降，流行周期延长或消失，发病年龄出现双相移位（成人和婴儿比例增加）、病例以散发为主、局部的暴发疫情对全局的流行水平增长影响加大。目前多数国家和地区的疫情均已得到有效控制，其中部分国家和地区已达到 WHO 提出的消除目标。

（一）发病率、死亡率大幅下降

随着疫苗的广泛使用，麻疹发病得到有效控制并呈持续下降趋势，WHO 因而提出了消除麻疹的目标，并认为通过努力该目标是可以实现的[4]。2000～2014 年全球麻疹报告发病数从 853 479 降至 266 818 例，发病率从 146/100 万降至 37/100 万，下降幅度达 75%（图 6-6）。

但是，分地区看麻疹疫情仍有起伏。如 2008 年以来非洲区、东地中海地区、欧洲区和东南亚地区仍有大规模的麻疹疫情暴发[1]。2009 年 46 个非洲国家报告 36000 例麻疹病例，2010 年发病数则高达 172 824 例，包括在之前已取得很好控制的国家也出现较大的暴发疫情[9]。英国等因之前麻腮风疫苗与儿童自闭症存在关联的错误报道，导致严重的疫苗抵制行动，结果引发了近些年麻疹疫情的再现[29,30]。WHO 美洲区尽管已经宣布消除麻疹，但每年仍有多起因输入病例导致的暴发疫情发生。

中国广泛使用麻疹疫苗以后，麻疹发病率明显下降，尤其是 1978 年实施计划免疫以后一直呈递减趋势，1995 年后基本维持在较低水平（图 6-7）。但自 2005 年开始，中国部分省发病又再度出现回升。2005～2009 年中国大陆共报告麻疹患者 29 075 例，年平均发

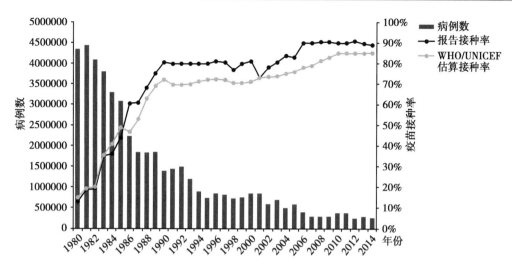

图 6-6　1980~2014 年全球麻疹报告病例数及麻疹疫苗接种率

（图片来源：〔http：//www. who. int/immunization/monitoring_ surveillance/burden/vpd/
surveillance_ type/active/big_ measles_ global_ coverage. jpg？ ua = 1〕）

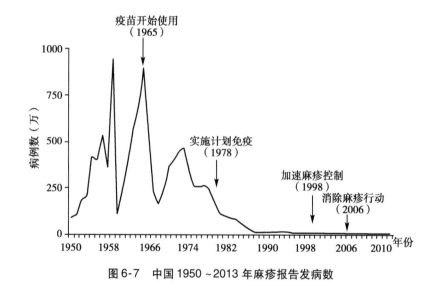

图 6-7　中国 1950~2013 年麻疹报告发病数

病率达 7. 70/10 万，波动在 6. 10/10 万~11. 16/10 万。2009 年以后麻疹发病率又开始下
降，经历 2012 年最低点后，2013 年开始有所回升（图 6-8）[31]。

　　在发病率下降的同时，麻疹引起的并发症及死亡人数也得到明显下降，2013 年全
球麻疹的死亡人数比 2000 年下降了 75%[2]。在使用麻疹疫苗前，中国的麻疹死亡率平
均约在 10/10 万左右，其中 1959 年大流行中麻疹死亡率达 39. 7/10 万。近年来，因麻
疹死亡的病例很少发生，一些省份已多年没有死亡病例报告。2012 年中国报告死亡病
例 27 例，死亡率仅为 0. 002/10 万。麻疹死亡率的明显下降与发病人数降低和医疗水平
提高密切相关。

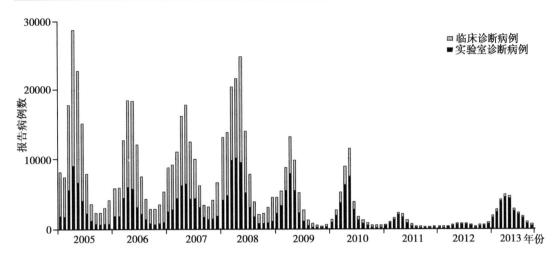

图 6-8　2005 ~ 2013 年中国麻疹分月报告病例数

（图片来源：Ma，et al. Bull World Health Organ，2014，92（5）：340-347）

（二）病例年龄构成比例改变

随着麻疹疫苗接种率的提高，麻疹病例平均年龄发生较大变化，婴儿和成人病例占比明显增大。美国麻疹患者中，0 ~ 9 岁从 1960 ~ 1969 年间占 90% 降至 1989 年的 46.3%；而 ≥10 岁者从 10% 上升至 53.6%。1975 年时，大于 20 岁所占比例极少，此后该比例逐渐增大，在 2000 年以后，有的年份大于 20 岁的病例占比甚至高达一半左右（图 6-9）。

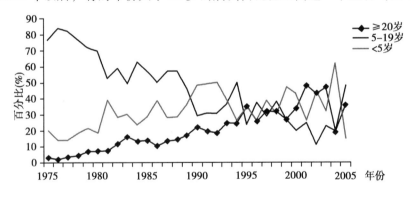

图 6-9　1975 ~ 2005 年美国报告的麻疹病例年龄构成

（图片来源：http：//www. cdc. gov/vaccines/pubs/pinkbook/downloads/12- Meas. pdf）

在中国部分地区，随着 8 月龄 ~ 14 岁儿童麻疹疫苗高覆盖率，和 8 月龄儿童麻疹疫苗首针接种及时率的提高，麻疹患者的年龄别构成比已发生明显的变化，8 月龄 ~ 14 岁患儿占全部病例的比例明显减少，婴儿和成人成为发病主要人群。2011 年，中国 ≤1 岁和 ≥15 岁病例数分别占 54% 和 28%；其中在 <1 岁病例中，<8 月龄者占 50%，占全部病例的 27%[31]。浙江省杭州市麻疹患者中，0 岁 ~、5 岁 ~、10 岁 ~、≥15 岁者，在疫苗使用前分别占 75.6%、21.3%、1.94% 和 1.3%，实行按月（定时开放）接种麻疹疫苗后为 34.2%、20.7%、14.4% 和 31.8%。目前婴儿和成人麻疹发病（占比）增多成为普遍趋

势，研究人员认为其原因有[32,33]：一是目前进入生育年龄的母亲，多为人工免疫获得的免疫力，母传抗体水平较低且提早消退，因此较小月龄婴儿难以得到保护；二是婴幼儿期接种疫苗，随着受种者年龄的增长，免疫力逐渐下降甚至消失；三是疫情降低后，通过隐性感染获得再免的机会减少。江苏省针对近二十年（1990～2010年）各年龄组人群的麻疹发病率分析表明[34]，20世纪90年代，以5～9岁组发病率最高，进入21世纪以来，<1岁组成为发病率最高人群，成人发病率在2005～2009年随全人群发病率上升，其他年份并未观察到显著上升现象（表6-4）。

表6-4 江苏省不同历史阶段麻疹年龄别发病情况

年龄组（岁）	平均发病率（/10万）			
	1990～1999年	2000～2004年	2005～2009年	2010年
0～	22.83	35.00	194.54	34.99
1～	20.65	24.24	47.31	5.28
2～	17.77	12.50	38.19	2.65
3～	22.73	9.26	19.73	2.08
4～	27.51	7.21	19.42	1.09
5～	31.27	9.07	22.14	0.87
6～	42.08	11.26	22.98	0.79
7～	39.75	12.80	20.71	0.17
8～	34.37	11.81	16.39	0.48
9～	22.61	9.46	11.94	0.00
10～	10.45	5.49	8.21	0.13
15～	4.37	2.52	5.57	0.47
20～	1.34	2.38	6.64	0.75
40～	0.03	0.24	0.71	0.14
合计	3.90	2.70	7.18	0.86

（数据来源：贾成梅. 南京医科大学学报，2011，31（9）：1374-1378）

（三）局部暴发疫情左右整个地区的流行面貌

疫苗广泛应用使麻疹发病率普遍大幅度下降，麻疹病例报告绝对数减少，流行范围不断缩小，局部暴发点（村或乡或县）的疫情往往左右着整个地区的流行面貌。浙江省早年的观察发现[35]，一个村或乡的疫情可对一个县产生显著影响，如1987年永康县发生麻疹共32例，其中芝英镇暴发点25例，占全县的78.13%。同年义乌市发生麻疹共32例，其中甘纤乡24例，占全市的66.67%。该乡冷湾村仅21户85人，发生麻疹19例（全村五分之一以上人口），占全乡病例数的79.17%，占全市的52.78%。同样一个县的疫情也对一个市有重大影响，如1987年浙江省发病最多的一个县的病例数占该市病例总数的75.12%；在一个省内少数县的疫情对该省发病率的影响也越来越明显，浙江省60年代麻疹报告发病率在1200/10万左右。每年不少县有较大麻疹流行，但发病数最多的前3位县合计也仅占总数的15%左右。到80年代，发病率降至40/10万左右时，年发病数最多一个县的病例数占全省总病例数的比例明显上升，平均达22.62%，个别年份甚至达30%以上；在此时期，每年麻疹发病数前3位的县合计病例占全省发病数的比例平均在40%以上，个别年份甚至达50%以上（表6-5）。1987年浙江省有6个县发病率超过100/10万，这6个县病例数占全省总病例数的57.47%，其人口仅占全省的5%。进入实施消除麻疹行动计划时代后，病例的地区聚集性现象则更为明显。如浙江省2011年麻疹流行病学特征分析结果[36]显示，11个市中发病数居前的5个市，报告病例数占全省总病例数的84.7%；92个县中发病数居前的20个县，报告病例数占全省总病例数的71.0%；报告病例数≥5的乡镇有58个（占全省乡镇数的3.5%），该58个乡镇报告病例数占全省总病例数达到52.0%。2014年浙江省宁波市报告麻疹病例176例，其中仅一个象山县报告了73例，占全部病例的41.5%，报告病例数居全省各县（市）区第一位。

表6-5 浙江省不同时期麻疹多发县病例占全省总病例数的比例

时期	发病率	占全省总病例数（%）		时期	发病率	占全省总病例数（%）	
年份	（/10万）	最多1个县	最多3个县	年份	（/10万）	最多1个县	最多3个县
1962	1618.92	6.07	14.64	1982	76.08	30.18	54.30
1963	1320.16	4.35	12.71	1983	44.78	24.71	40.72
1964	917.13	4.70	13.60	1984	42.27	12.77	32.08
1965	2000.01	4.14	11.26	1985	28.27	26.57	36.64
1966	1211.28	6.11	15.35	1986	90.22	20.22	38.93
1967	378.91	7.34	20.81	1987	23.04	21.28	48.23
平均	1241.07	5.45	14.73	平均	39.11	22.62	41.82

（四）近十余年中国麻疹流行的特点

通过中国近年麻疹监测数据分析可以发现，麻疹流行病学特征呈现以下几个特点[31,37-41]：

（1）近年麻疹发病水平反弹、麻疹仍呈周期性流行。全国麻疹报告发病水平从2012年底开始持续回升，2014年相比2013年上升了90.2%。虽然整体上发病水平较实施消除麻疹前已有较大降幅，但周期性流行的规律没有改变。以浙江省为例[42]，2004～2011年共发生麻疹病例44 210例，平均年发病率为11.82/10万。各年年发病数分别为6180、14 453、1574、5461、12 850、1623、1133和936例，麻疹年发病率依次为13.50/10万、31.41/10万、3.40/10万、11.72/10万、27.41/10万、3.44/10万、2.39/10万和1.96/10万。麻疹发病率时间分布见图6-10。图中2005年和2008年为麻疹高发年份。

（2）不同省份之间的麻疹发病水平参差不齐，麻疹发病呈明显的地区聚集性。从表6-6可见，在2004～2014年期间，我国西部、东北部和流动人口较高的地区均为发病率较高的地区。

（3）麻疹病例年龄特征较以往发生较大变化。目前，全国仍以<5岁组人群发病率最高，其中，1岁以内儿童发病率明显高于其他年龄组，而且25～39岁成年人发病率则呈逐年增长，2014年≥20岁成年人病例所占构成比达42.78%。近年麻疹发病水平的再度回

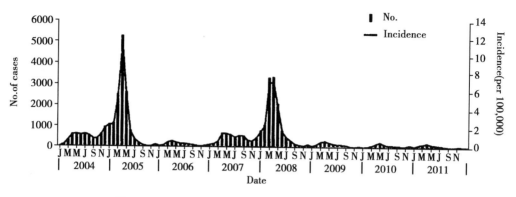

图6-10　2004～2011年浙江省麻疹月发病率及发病数

升，说明人群中易感者的人数仍在不断积累和增加。因此，需要根据当前这些麻疹流行病学的特点，尤其是麻疹不同年龄段人群发病情况，有针对性地采取策略与措施。

表6-6　中国2004～2014年麻疹流行病学特征

年份	报告发病率	发病率较高地区	人群构成及发病率
2004	5.3/10万	西部地区	<15岁病例所占比例较高，<1岁以
2005	9.5/10万	东部地区和东三省	下病例构成比逐年增加
2006	7.67/10万	西南地区和流动人口较高的地区	
2007	8.29/10万	西南地区和流动人口较高的地区	<5岁年龄段发病率最高，20～34岁
2008	9.95/10万	西北部地区和流动人口较高的地区	年龄组发病率出现一个小高峰，1岁
2009	3.95/10万	中部地区及东北部地区	以下儿童麻疹发病率高于其他年龄组
2010	2.86/10万	北部和中部地区	以五岁为一个年龄组统计，<5岁儿
2011	0.74/10万	西部地区	童发病率最高。10岁以内的儿童中，<1岁儿童发病率最高
2012	0.46/10万	西部地区	以五岁为一个年龄组统计，<5岁儿
2013	2.04/10万	西北地区和南部地区	童发病率最高。2岁以下儿童中，<8
2014	3.88/10万	东部地区	月龄婴儿发病率最高。同时，20岁以上成人构成比增大。

（数据来源：马超，等．中国疫苗和免疫，2012，18（3）：193-199；余文周，等．中国计划免疫，2007，12（5）：337-341；马超，等．中国疫苗和免疫，2008，14（3）：208-213；郝利新，等．中国疫苗和免疫，2010，（4）：293-296；马超，等．中国疫苗和免疫，2011，17（3）：242-248；马超，等．中国疫苗和免疫，2014，20（3）：193-199；马超，等．疾病监测，2015，30（10）：818-823）

第三节　影响麻疹发病的因素

与其他传染病类似，影响麻疹发病的因素可概括为社会因素和自然因素两大类。任何造成传染源扩散、易感人群增加和促使传染源与易感者有效接触的因素均会影响麻疹的流行。不同时期麻疹流行病学特征与每个时期的社会经济发展水平、人口流动与分布及采取的麻疹预防控制策略和措施有关。自从有了疫苗作为有效的干预措施，预防接种实施质量成了影响麻疹发病最重要的因素。在麻疹已消除或得到较好控制的地区，随着社区暴露机会的减少，医疗机构已成为麻疹传播、扩散的重要场所。作为一种人传人的传染病，人口密度、人口流动状况等因素对麻疹发病影响极大，本节主要讨论人口-地理因素对麻疹发病的影响。

（一）疫苗免疫覆盖率

疫苗时代麻疹发病率下降的成绩主要归功于麻疹疫苗的普遍接种。美国在实施麻疹疫苗免疫规划的过程中，各地均发现伴随着麻疹疫苗接种率的提高，出现麻疹发病率迅速下降的现象[43,44]，多重回归分析表明，当免疫覆盖率超过79%时，当地麻疹的传播将可能中断[45]。根据美国密尔沃基市对207个超大型地理区域以及对人口密度仅有2878人/km²的低人口密度区域的调查结果也表明，麻疹疫苗的覆盖率都是决定学龄前儿童中是否流行麻疹疫情的最重要决定因素（图6-11）[19]。其他各国的相关研究也发现，出现麻疹流行或发生暴发疫情的地区，均暴露出该地区麻疹疫苗接种率低的问题，这是导致麻疹疫情上升的根本原因[46,47]。

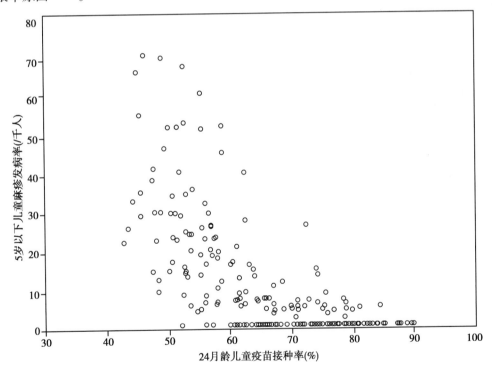

图6-11　1989~1990年威斯康星州密尔沃基市24月龄儿童麻疹
疫苗覆盖率和5岁以下儿童麻疹发病率（n=207）

（图片来源：Hinman，et al. J Infect Dis，2004；189（Supplement 1）：S108-S115）

近些年，一些疫苗高覆盖地区的人群中也不断发生麻疹暴发疫情，因此引起各方的关注。已有资料[9]反映，人群中即使只有不到10%的易感者存在时，也可发生暴发疫情。也有暴发现场调查资料分析表明，过早（12月龄不到）接种含麻疹成分疫苗的保护效果不理想，1984年美国一所中学发生一起暴发疫情，共计发病27例。流行病学调查结果，该人群中麻疹疫苗接种率高达98%，70%的病例有明确的接种史，无免疫史及第一剂不到12月龄接种者罹患率较高，调查还发现罹患率与距疫苗接种时间长短并无统计学关联，提示造成暴发的原因与继发性免疫失败无关[48]。1996年加拿大采用回顾性队列研究方法对一所中学暴发疫情分析表明，与接种2剂相比仅接种1剂疫苗，发生麻疹的相对危险度为5（95% CI：1.25~20.15）[49]。近些年各地虽有在2剂次麻疹疫苗高覆盖人群中出现暴发疫情的报道，但是发病者主要仍属未免疫或未达2剂次全程免疫的人群。如美国圣地亚哥2008年发生的一起社区暴发疫情，尽管群体中2剂次接种率已达到95%，但当传染源引入后，仍导致当地11名未接种疫苗儿童的感染发病，调查发现儿童家长对疫苗不良事件的担忧是儿童未接种疫苗的主要原因[50]。

（二）人口规模及人口密度

自从1864年Panum等首次分析了麻疹在法罗群岛流行情况[17]，很多相似的报道都表明了地理-人口因素对麻疹流行的影响。Bartlett认为麻疹疫情在大城市中周期性流行现象会随着城市人口规模不断降低而逐步消失[12]。Black观察某个独立岛屿的麻疹流行频率与人口规模呈正向关联[51]。Cliff等人分析冰岛麻疹疫情传播特点，发现麻疹从国家首都传播到其他地区的延滞时间是该地的人口规模以及该地与首都的空间距离构成的函数[52]。Jame H. Stark等人研究美国费城流感的发病情况时也发现，人口规模与疾病存在的时间具有明显的相关性，人口数量较小四分位数和较大四分位数与疾病的关联系数分别是0.51和0.75（$P < 0.05$）[53]。接近2亿人口规模的美国，每年都会发生麻疹流行，直到20世纪60年代中期，开始实行麻疹疫苗免疫规划以后才发生改变。1970年有人口为5000万的英国和人口为500万的丹麦，除了麻疹流行周期分别是2年和3年外，流行形式基本相同。而1970年只有20万人口的冰岛，麻疹疫情无规律可循，在流行间隔期超过3年时，也未必有麻疹病例报告，只有通过输入性病例才会引起流行。以上例子可以说明疫苗前时代人口规模对麻疹流行状况的影响。

进入疫苗时代，研究表明在麻疹疫苗接种率低下时，麻疹的流行与否直接取决于当地的麻疹疫苗接种率，与人口和地理因素无关，但当一个国家或地区的麻疹疫苗的覆盖率超过90%时，麻疹的发病率是否还与地理-人口因素无关呢？日本学者吉仓广（Yoshikura Hiroshi）近些年在《日本传染病杂志》上连续发表多篇论著，研究日本及世界各国麻疹发病率与地理-人口因素的关系。他的研究认为当麻疹疫苗覆盖率超过80%~90%时，一个群落的人口规模与麻疹发病率之间呈现正相关，这种正相关不仅表现在单个国家也表现在不同国家构成的地区。

吉仓广对2008~2011年间日本的所有县按照麻疹发病率进行分层，并在人口规模-密度矩阵图上作投影点，以人口密度作为y轴，以人口规模作为x轴（图6-12）。2008年时，日本所有的县，麻疹发病率均超过 5/100 万~10/100 万，经过一年的麻疹疫苗接种率提升后，开始出现麻疹年发病率低于 1/100 万的县，并且此类县的数量从 2009 年的 5 个增加到 2010 年的 15 个，到 2011 年再增加到 19 个。麻疹发病率 <1/100 万的地区处于逐步增加中，2009 年发病率 <1/100 万的县中，都是些人口较少、人口密度不高的地区，其中最大人口规模（S_{max}）和最大人口密度（D_{max}）分别为 180 万和 278/km^2。到 2011 年 S_{max} 增加到 290 万和 D_{max} 增加到 615/km^2。结果提示，麻疹消除的目标首先在低人口规模/密度的地区实现，进而向高人口规模/密度的地区扩展，由此可以推测在高人口规模/密度地区消除麻疹的进程将更为缓慢。

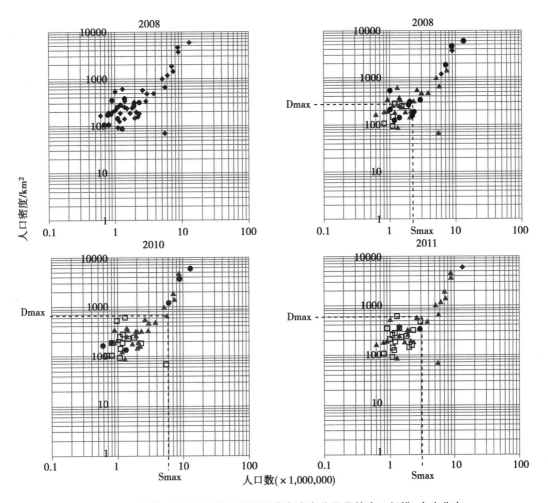

图6-12 2008~2011 年日本根据麻疹发病率分层县的人口规模-密度分布

注：□，I<1/100 万；△，1/100 万≤I<5/100 万；●，5/100 万≤I<10/100 万；◆，≥10/100 万。S_{max}，麻疹发病率 <1/100 万县的最大人口规模；D_{max}，麻疹发病率 <1/100 万县的最大人口密度；I 为年发病率

（图片来源：Yoshikura. Jpn J Infect Dis，2012，65（5）：450-454）

在日本观察到的麻疹发病率受控于人口规模/密度的现象，在世界其他国家和地区是否同样存在呢？吉仓广选择了美洲区、欧洲区、西太区、东地中海地区以及东南亚地区国家，分析人口-地理情况、疫苗接种率与麻疹发病率之间的相关性。以美洲区为例，1995年起美洲区人口规模小于1.3亿的国家已经逐渐完成消除麻疹的目标，到了2001年，几乎所有的国家都已经完成该目标。尽管某些国家保持着相对较低疫苗覆盖率，但直到2011年对保持该目标的持久实现仍未受到明显影响，其中也包括2008年至2011年间该地区疫苗覆盖率低于90%的7个国家（这7个国家占美洲区国家总数的29.2%），见表6-7。

表6-7 美洲区国家麻疹发病率、人口规模/密度和麻疹疫苗覆盖率

国家/地区	人口规模（×百万）	人口密度（/km²）	麻疹发病率（/百万）				疫苗覆盖率（%）
			1989	1992	1995	2001	
美国	295.8	30.7	61.5	7.5	1	0	91
巴西	183.3	21.5	124.6	43.3	4.3	0	98.5
墨西哥	103.9	52.9	196.1	5.1	2.3	0	96.3
哥伦比亚	42.9	37.6	293.7	186	9.6	0	91
阿根廷	38.6	13.9	103.9	532.5	17	0	97
加拿大	32.2	3.2	345.6	85	73.2	1	93.2
秘鲁	27.8	21.6	41.2	812.8	12.6	0	92.8
委内瑞拉	26.6	29.1	382.3	449.6	6.4	0	86.3
智利	16.2	21.5	799.7	0	0	0	93.3
厄瓜多尔	13.2	51.6	276.1	329.6	69.5	0	97.5
危地马拉	12.7	116.5	190	7.6	1.8	0	92
古巴	11.2	102.2	1.1	1.1	0	0	99
玻利维亚	9.4	8.6	71	523.7	8	0	84
海地	9.3	331.9	62.4	0	0	17.1	54.3
多米尼加	9.2	188.3	163.1	829.2	0	12.2	89.8
洪都拉斯	7.2	64.3	882.7	8.1	0	0	98
塞尔瓦多	6	288	0	84.1	0	0	92.5
巴拉圭	5.9	14.5	65.4	146.5	12.4	0	75.5
尼加拉瓜	5.4	41.9	0	427.9	0	0	99
哥斯达黎加	4.3	83.6	7.7	553.4	8.2	0	84
乌拉圭	3.3	18.8	6.5	56.6	1.5	0	95
巴拿马	3.2	43	93.2	261.8	5.8	0	95
牙买加	2.6	241	2160.8	0	5.6	0	88.3
特立尼达多巴哥	1.3	258.8	1677	0	0	0	92.3

（数据来源：Yoshikura. Jpn J Infect Dis, 2013, 66 (2)：165-171）

　　上述观察与分析发现，麻疹发病率与人口规模的相关性高于麻疹发病率与人口密度的相关性（前者 $r = 0.65$，$P < 0.05$；后者 $r = 0.59$，$P < 0.05$）。Suzuki 观察日本战前 1921～1930年间 10 月至 12 月份的麻疹发病死亡情况，发现人口密度与麻疹死亡比例之间存在关联，人口密度越高的地区，麻疹的死亡率也越高[54]。当然对人口密度的分析结果只有当一个群落人口均匀散在分布或人群的活动范围相对固定时（即类似于 20 世纪40～50年代人口流动相对较少时期）才较为准确。当今世界各国都进入了城市化阶段，发达、便捷、快速的交通，以及商业、旅游业的发展促使了人群流动性的加大与加快，麻疹病毒传播的区域已不局限于感染人群居住的小区域，正是基于此，人口密度与发病率之间关联得到减弱，而庞大的人口规模，其中势必存在着更多的易感人群，这也可以解释为什么人口规模与麻疹发病率关联性更为密切的原因[55]。在 21 世纪的今天，同样也能观察到麻疹流行对人口数量的依赖趋势，提示全球在消除麻疹进程中，这一现象不应被忽视[56]。

　　麻疹流行可能是复杂的多个因素交互作用的结果，包括人口规模、大规模的移民以及民族、宗教和经济等因素。如果麻疹发病率真的取决于人口规模和人口密度，那么泛美卫生组织（PAHO）相对容易在较短时期内迅速地完成消除麻疹的目标，因为美洲大陆地广人稀，总人口只有 7.7 亿，是中国人口的一半，而实现消除麻疹目标对于在中国和印度这样的人口大国则要困难得多。理论上 WHO 制订的麻疹消除目标是可行的[57]，然而对于那些规模大、人口密度高的国家而言，降低至零的发病率则近乎苛刻[58]。

（三）人口出生率与人口流动

　　在麻疹疫苗问世前，由于麻疹人人易感，且几乎都表现为显性感染，麻疹的发病率几乎与出生率相当，因此，一个地区出生率的明显改变可对麻疹发病率产生重要影响。在疫苗前时代，有人就不同出生率状况下麻疹的年均发病率作了假设性分析[59]，表 6-8 为假设的在疫苗前时代四个具有相同人口基数的地区，如果出生率的不同亦可导致麻疹发病率的巨大差异的状况。

表 6-8　人口出生率与麻疹发病率的关系（麻疹疫苗前时代）

地区	甲	乙	丙	丁
人口数（万）	100	100	100	100
出生率（‰）	5	10	20	30
平均年发病人数	5000	10 000	20 000	30 000
平均年发病率（/10 万）	500	1000	2000	3000

（数据来源：吴霆，等. 中华流行病学杂志，1989，10（特1）：4-7）

　　丁烨利用浙江省 2004 年至 2011 年各县麻疹监测的有关资料，采用 Spearman 等级相关方法，分别分析这八年的麻疹年均发病率与当地同期人口密度、总流动人口比例（省内流动人口比例、省外流动人口比例）间的相关性[42]，结果见表 6-9、图 6-13 和图 6-14。

表6-9　麻疹发病率与人口密度、流动人口比例的相关性分析

	r_s^1	P 值
发病率-人口密度	0.612	<0.0001
发病率-省内流动人口比例	-0.015	0.8895
发病率-省外流动人口比例	0.748	<0.0001
发病率-总流动人口比例	0.669	<0.0001
发病率-总流动人口比例[2]	0.088	0.4081
发病率-总流动人口比例[3]	0.741	<0.0001

[1] Spearman 等级相关

[2] 扣除省外流动人口比例的影响，发病率与总流动人口比例的偏相关；

[3] 扣除省内流动人口比例的影响，发病率与总流动人口比例的偏相关；

（数据来源：丁烨. 浙江大学，2015）

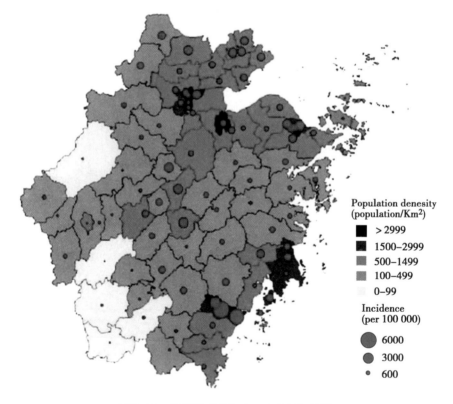

图6-13　麻疹发病率与人口密度的相关性

　　浙江省人口密度最高的地区为杭州上城区，人口密度为19144 人/km²；人口密度最低为丽水景宁县，人口密度为 55 人/km²（表6-10）。Spearman 等级相关分析显示，麻疹发病率与人口密度正相关，相关系数为 0.612（$P<0.0001$），即高人口密度与高麻疹发病率有关，高人口密度的地区麻疹发病率越高。浙江省总流动人口比例最高的为温州瓯海（68.35%），最低为衢州常山（11.66%）；省内流动人口比例最高为丽水莲都

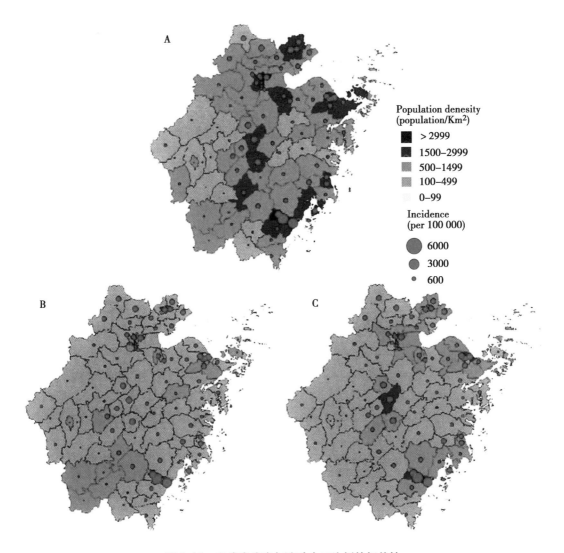

图 6-14　麻疹发病率与流动人口比例的相关性

A. 麻疹发病率与总流动人口的相关性；B. 麻疹发病率与省内流动人口的相关性；

C. 麻疹发病率与省外流动人口的相关性（图片来源：丁烨. 浙江大学，2015）

（36.77%），最低为湖州南浔（5.15%）；省外流动人口比例最高和最低分别为温州龙湾（54.44%）和衢州开化（1.26%）（表 6-10）。Spearman 等级相关分析显示，麻疹发病率与总流动人口比例和省外流动人口比例均呈正相关（$r_s = 0.669$，$P < 0.0001$；$r_s = 0.748$，$P < 0.0001$），但与省内流动人口比例未见相关（$r_s = -0.015$，$P = 0.8895$）。但是，扣除省外流动人口比例的影响，发病率与总流动人口比例出现不相关（$r = 0.088$，$P = 0.4081$）；而扣除省内流动人口比例的影响，发病率与总流动人口比例仍相关（$r = 0.741$，$P < 0.0001$），即发病率与总流动人口比例的相关性主要受省外流动人口比例影响，省外流动人口比例高的地区麻疹发病率也高。

表 6-10　2004～2011 年浙江省各县级市人口密度、流动人口比例概况

	县级市	人口密度 （人/km²）	省内流动人口 比例（%）	省外流动人口 比例（%）	总流动人口 比例（%）	年均发病率 （例/10 万）
杭州	上城	19144	24.88	13.43	38.30	5.22
	下城	16971	27.01	21.05	48.06	9.35
	江干	4756	28.84	35.47	64.30	21.34
	拱墅	6343	34.22	21.92	56.14	14.85
	西湖	2654	27.14	17.44	44.58	10.47
	滨江	4431	28.05	33.16	61.21	60.64
	萧山	10.64	11.49	20.14	31.63	8.33
	余杭	956	13.05	23.01	36.06	11.25
	桐庐	223	12.66	13.37	26.0	34.24
	淳安	76	12.71	2.43	15.14	2.00
	建德	186	11.19	5.06	16.25	1.28
	富阳	392	14.87	15.89	30.76	4.91
	临安	181	14.12	15.82	29.94	6.52
宁波	海曙	12888	31.17	15.22	46.60	20.75
	江东	9649	28.63	18.78	47.41	15.26
	江北	1728	24.35	26.00	50.35	22.25
	北仑	1047	14.40	38.95	53.36	10.56
	镇海	1920	14.31	42.70	57.01	24.60
	鄞州	1024	21.16	30.71	51.87	18.44
	象山	364	12.85	14.92	27.77	7.91
	宁海	335	15.82	17.72	33.54	5.24
	余姚	673	8.59	21.39	29.98	7.05
	慈溪	1074	6.43	31.88	38.31	9.63
	奉化	388	14.15	11.64	25.79	10.44
温州	鹿城	4399	27.66	39.42	67.08	29.70
	龙湾	2686	10.33	54.44	64.77	51.13
	瓯海	1624	19.00	49.35	68.35	59.72
	洞头	877	8.61	10.75	19.36	7.62
	永嘉	295	13.57	24.76	38.33	13.31
	平阳	725	14.24	11.53	25.77	5.29
	苍南	931	15.99	9.71	25.71	6.56
	文成	164	12.98	2.16	15.14	3.44
	泰顺	132	14.05	2.85	16.90	2.86
	瑞安	1121	13.92	31.52	45.44	10.16
	乐清	1136	9.33	32.16	41.49	5.42

续表

	县级市	人口密度（人/km²）	省内流动人口比例（%）	省外流动人口比例（%）	总流动人口比例（%）	年均发病率（例/10万）
嘉兴	南湖	1438	19.53	20.60	40.13	19.13
	秀洲	1087	9.76	37.50	47.27	16.31
	嘉善	1130	8.90	34.28	43.19	16.84
	海盐	848	6.35	18.04	24.39	12.31
	海宁	1173	8.84	20.08	28.91	8.56
	平湖	1251	7.84	28.03	35.87	17.63
	桐乡	1122	8.02	18.56	26.58	11.98
湖州	吴兴	868	16.78	20.28	37.06	26.95
	南浔	749	5.15	17.38	22.53	14.61
	德清	525	9.15	17.20	26.35	7.50
	长兴	463	8.52	9.78	18.30	15.45
	安吉	248	9.05	12.86	21.91	14.82
绍兴	越城	4532	21.83	21.35	43.19	14.88
	绍兴县	912	9.64	35.35	44.99	12.61
	新昌	314	19.95	4.21	24.16	5.63
	诸暨	501	14.17	17.18	31.35	7.36
	上虞	554	8.89	12.82	21.71	5.84
	嵊州	380	11.91	5.67	17.58	5.17
金华	婺城	549	22.99	14.85	37.84	14.11
	金东	477	11.89	15.78	27.67	13.06
	武义	222	14.09	19.95	34.03	8.60
	浦江	478	11.57	22.73	34.30	21.05
	磐安	146	10.01	3.32	13.34	5.30
	兰溪	428	8.11	3.71	11.83	3.47
	义乌	1117	12.76	41.30	54.05	24.94
	东阳	463	10.04	17.07	27.11	7.26
	永康	690	11.61	30.21	41.82	23.21
衢州	衢江	195	10.75	5.23	15.98	2.54
	柯城	763	25.07	4.26	29.33	0.00
	常山	220	9.02	2.63	11.66	1.72
	开化	110	10.68	1.26	11.94	4.96
	龙游	317	13.61	4.89	18.50	1.89
	江山	232	16.44	3.21	19.65	5.07

续表

	县级市	人口密度 （人/km²）	省内流动人口 比例（%）	省外流动人口 比例（%）	总流动人口 比例（%）	年均发病率 （例/10 万）
舟山	定海	816	23.55	19.03	42.59	2.18
	普陀	825	18.61	20.57	39.19	5.78
	岱山	618	10.88	19.67	30.56	1.05
	嵊泗	885	10.99	10.33	21.33	2.53
台州	椒江	2369	18.73	21.45	40.18	12.94
	黄岩	640	12.48	18.90	31.38	15.51
	路桥	2250	10.83	32.34	43.17	16.63
	玉环	1631	5.67	36.83	42.50	17.16
	三门	218	10.94	6.71	17.64	6.56
	天台	268	13.37	2.37	15.74	3.50
	仙居	172	18.56	3.22	21.78	6.80
	温岭	1635	6.97	29.14	36.11	6.06
	临海	474	11.20	9.22	20.42	9.00
丽水	青田	135	20.41	12.48	32.89	11.03
	莲都	301	36.77	12.88	49.65	11.69
	缙云	239	14.08	6.18	20.26	2.35
	遂昌	75	14.33	1.59	15.93	0.54
	松阳	132	13.72	3.09	16.80	1.05
	云和	114	28.96	5.15	34.12	2.31
	庆元	75	24.62	2.52	27.14	0.91
	景宁	55	26.28	2.06	28.34	3.03
	龙泉	77	25.37	3.10	28.47	2.50

（数据来源：丁烨. 浙江大学，2015）

　　随着消除麻疹工作的进展，输入病例对疫情的影响程度不断加大，即使人群总体免疫水平较高，麻疹也可在未免疫者中引起持续传播或导致有限的暴发[60]。2001～2010 年美国报告的 692 例麻疹病例中，604 例（87%）与输入相关[61]。

　　虽然目前为止没有统计学层面上的证据支持人口规模大的城市可吸引更多的流动人口进入，但支持该结论的观察性结果已存在。根据 2009 年国际移民数据统计，德国、英国、法国、西班牙、意大利分别位列全世界第 3、7、8、11、13 位最吸引外来移民的国家[62]，同时这 5 个国家也是欧盟所有成员国中无论人口数量还是麻疹发病率都位居前五的国家。由此，推测这些国家较高的麻疹发病率可能归因于数量较多的外来移民。

　　输入疫情多与旅行相关，客机作为麻疹病毒传播的场所已引起关注，旅行者暴露机会通常在旅行途中、候机厅或飞机上。美国研究人员对 2008～2011 年在乘机期间处于传染期的 74 例麻疹病例进行调查，共涉及 108 个美国境内航班，接触者定义为座位前后两排的同机旅客及处于任何位置的怀抱婴儿。结果成功完成 2673 例接触者随访，共报告了 9 个二代病例，表明麻疹可通过乘坐客机实现传播[63]。通常认为现代飞机机舱气流设计可有效限制病原体的传播，但一项综述提示，麻疹在客机中传播并不仅表现为近距离传播[64]。该研究综述了 9 项研究报告涉及 10 个航班，共报告 13 个指示病例，发生了比较明确的续发病例有 23 例，与指示病例的座位距离从邻座到第 17 排不等，平均间隔为 6 排。

　　此外，国际收养所致的输入疫情也引起了一定的关注。中国是国际收养儿童的主要提供国，大部分儿童被美国家庭所收养，美国已有多起跨国收养引起的麻疹暴发的报道，发病者除了被收养的儿童，还包括收养家庭中的易感者成员[65]。该现象提示中国的社会福利院可能是易被免疫规划人员忽视的场所，或是对残障儿童接种疫苗的禁忌证把握不正确。

　　在中国经济发达地区，由于大量流动人口涌入和频繁流动，流动人口成为此类地区麻疹发病的主要人群。2005～2007 年全国流动人口麻疹发病占全部病例的 24%～37%。2011 年，中国所有已报告个案信息的 9360 例麻疹病例中，流动人口有 1675 例（18%）[31]。除了国内流动，近年来中国也有数起国外输入病例的报道[66-68]，中国台湾也出现多起由境外输入疫情的报道[69]。

第四节　麻疹血清免疫学特征

　　人群的免疫水平是影响麻疹发病的最重要因素，应用血清学技术测定人群血清麻疹特异性抗体水平，既可描述人群对麻疹的免疫状况和预测麻疹流行的风险，也可追溯该人群中以往的麻疹流行状况及其分布特点。麻疹病毒感染后，机体内可产生相应的抗体，采用不同的检验方法可分别检测受检者血清中的补体结合抗体、血凝抑制抗体、溶血抑制抗体、中和抗体的水平。由于 HI 抗体检测方法简便、灵敏和特异等特点，所以广泛用于人群免疫水平调查。近年来随着检测技术的发展，又大多改用 ELISA 法检测血清麻疹 IgG，来评价人群免疫水平。

一、人群免疫水平的血清免疫学评估及应用

　　河北省于 1969 年开始对 1、5 和 9 岁儿童实行麻疹减毒活疫苗免疫。1979 年 4 月，该省选择麻疹报告发病率在 10/10 万以下的城市和农村，随机抽取部分人群进行血凝抑制抗体测定，结果如表 6-11 所示[70]。其中 15 岁以下为计划免疫人群，阳性率为 85.6%；15 岁及以上为自然感染人群，阳性率为 92.5%，其抗体几何均值分别为 1:7 及 1:10，其中抗体滴度 1:2～1:8 水平者分别占 57.4% 和 51.2%。显示麻疹疫苗计划免疫人群的抗体水平低于自然麻疹感染人群（$P < 0.05$）。

表6-11 河北省城乡不同年龄组麻疹抗体监测（1979年4月）

年龄组	监测人数	阳性人数	（%）	GMT
0 ~	78	61	78	5
5 ~	207	180	87	7
10 ~	365	315	86	7
15 ~	192	176	92	10
20 ~	246	225	92	9
40 ~	79	77	98	12
合计	1167	1034	89	8

（数据来源：吕宝成，等. 河北医药，1979，6：009）

浙江省余杭区1952~1993年麻疹发病大致可分为三个阶段，第一个阶段1952~1966年，年发病率最高为4469.54/10万，最低为17.93/10万，平均年发病率为1148.48/10万，每隔一年出现一次大流行，每次流行持续1~2年；第二阶段1967~1979年，开始实施麻疹疫苗免疫，在此期间，麻疹的年发病率最高为430.73/10万，最低为8.69/10万，平均年发病率为126.26/10万，较第一阶段明显下降；第三阶段1980~1993年，是在实施儿童计划免疫之后，此期间年发病率最高为55.54/10万，最低为0.46/10万，平均年发病率为12.35/10万。1994年随机抽样414名15~35岁人群采用ELISA法进行麻疹IgG抗体检测，结果显示15~35岁人群麻疹抗体阳性率及滴度（mIU/ml）均处于较高水平，尤其是未经麻疹疫苗免疫的30岁以上年龄组人群的抗体滴度，明显高于其他年龄组（见表6-12），提示麻疹自然感染从中所起的作用。

表6-12 1994年余杭不同年龄组麻疹抗体水平

年龄组（岁）	人数	滴度（1:）					阳性率（%）	GMC
		<200	200	800	3200	12800		
15 ~	98	12	41	38	7	–	87.76	383.38
20 ~	94	6	47	34	7	–	93.62	388.37
25 ~	104	10	36	48	9	1	90.38	469.38
30 ~	118	3	24	61	22	8	97.46	894.46
合计	414	31	148	181	45	9	92.51	515.06

1989~1991年浙江省对32个县10314名健康人群进行了麻疹血凝抑制抗体水平调查，结果麻疹抗体阳性率达93.9%，GMT为15.37[71]。各年龄组HI抗体阳性率及GMT水平存在差异（$P<0.05$），其中1岁组最低，为90.83%，10岁组最高，为97.15%。不同地区之间，抗体阳性率分别在88.49%~95%之间，GMT在10.50~20.52之间，说明随着计划免疫工作的深入，麻疹疫苗免疫取得了较大的成效，但在此期间，麻疹的自然感染在维持高年龄组人群的免疫水平方面仍发挥着重要的作用。见表6-13。

表 6-13　1989～1991 年浙江省不同年龄组人群麻疹 HI 抗体水平

年龄组（岁）	检测人数	阳性人数	阳性率（%）	GMT
1～	556	505	90.83	22.80
2～	556	521	93.70	25.57
3～	601	566	94.18	22.59
4～	598	561	93.81	17.05
5～	629	589	93.64	15.45
6～	808	746	92.33	12.90
7～	685	628	91.68	13.69
8～	638	589	92.32	15.69
9～	612	575	93.96	13.37
10～	635	613	97.15	15.53
11～12	753	718	95.35	14.06
13～14	625	591	94.56	12.37
15～19	886	833	94.02	12.50
20～24	799	755	94.50	13.45
25～30	937	895	95.52	15.08
合计	10314	9685	93.90	15.37

（数据来源：浙江省人群麻疹免疫水平调查协作组．浙江预防医学与疾病监测，1993，5（6）：11-12）

　　1998～1999 年华东地区山东、上海、江苏、安徽、浙江、江西、福建 7 个省、市联合开展了人群麻疹免疫状况调查，结果人群麻疹 HI 抗体总阳性率为 92.1%，GMT 为 1:12.24[72]。不同省、市人群麻疹 HI 抗体总阳性率为 87.95%～98.92%，GMT 为 1:7.67～1:28.05。城市、农村各年龄组人群麻疹抗体阳性率均在 90% 以上，但各省之间存在较大差异。调查结果认为华东地区麻疹免疫预防工作较为扎实，7 个省市城乡均较平衡，近年不可能出现较大的流行，但存在局部暴发隐患。不同地区、不同年龄组人群麻疹 HI 抗体阳性率及 GMT 见表 6-14、6-15。

表 6-14　华东地区 7 个省、市人群麻疹免疫状况

省、市	检测人数	抗体阳性		阳性抗体 GMT（1:）
		人数	阳性率（及 95% 可信区间,%）	
A	711	652	91.70（90.71③～94.49④）	8.85（8.05④～11.71①）
B	449	412	91.76（85.86②～96.59④）	9.69（7.73②～11.50⑤）
C	332	292	87.95（74.51③～93.55⑤）	7.67（6.00②～8.83④）
D	512	455	88.87（79.72①～93.57④）	9.99（8.40①～12.02②）
E	483	444	91.93（83.50⑤～96.51③）	8.97（6.23③～12.92①）
F	624	585	93.75（84.03③～98.26⑤）	23.59（15.63③～28.95①）
G	372	368	98.92（97.54③～100.00①③④）	28.05（19.12⑤～43.71①）
合计	3483	3280	92.10（89.11①～94.90④）	12.24（10.78③～14.31①）

　　注：1. 括弧内为不同年龄组最低和最高阳性率或 GMT。2. ○内出现该阳性率或 GMT 所在的年龄组：①2～4 岁；②5～8 岁；③9～12 岁；④13～18 岁；⑤19～29 岁。

（数据来源：王树巧，等．中国计划免疫，2001，7（2）：69-71）

表 6-15 华东地区各年龄组人群麻疹免疫状况

年龄组（岁）	检测人数	抗体阳性		阳性抗体 GMT（1∶）
		人数	阳性率（及95%可信区间,%）	
2~4	661	589	89.11（79.72~100.00）	14.31（7.77~43.71）
5~8	852	774	90.85（84.03~97.54）	11.97（6.00~31.63）
9~12	544	509	93.57（74.51~100.00）	10.78（6.23~26.21）
13~18	608	577	94.90（87.50~100.00）	11.51（8.05~28.21）
19~29	818	759	92.79（83.50~98.59）	12.62（8.75~27.16）
合计	3483	3208	92.10（87.95~98.92）	12.24（7.67~28.05）

注：括弧内为该年龄组7个省、市抗体阳性率或GMT波动范围

（数据来源：王树巧，等.中国计划免疫，2001，7（2）：69-71）

2008年浙江省金华市采用ELISA对本地人群和外来流动人群血清中麻疹IgG抗体进行定量检测，按照血清抗体浓度≥200mIU/ml为阳性，≥800mIU/ml为保护性水平判定，结果本地630名居民的麻疹抗体阳性率、保护率和GMC分别为92.54%、48.73%和1774.19mIU/ml；对210名外来流动人群（其各组年龄构成和麻疹既往患病史与本地调查人群基本一致），也进行了麻疹抗体测定，结果外来人群麻疹抗体阳性率、保护率及GMC分别为66.67%、40.95%及269.90mIU/ml[73]。均明显低于本地人群，提示外来流动人群的麻疹免疫尚存在较多问题见表6-16。

表 6-16 不同年龄组两类人群麻疹抗体水平比较

年龄组（岁）	阳性率（%）				保护率（%）				GMC（mIU/ml）			
	本地	外来	x^2	P	本地	外来	x^2	P	本地	外来	t	P
<1	70.00	6.67	36.35	<0.01	61.11	0.00	33.85	<0.01	850.75	30.92	9.28	<0.01
1~	96.67	20.00	75.84	<0.01	90.00	13.33	64.01	<0.01	3327.33	31.43	11.76	<0.01
3~	95.56	73.33	10.50	<0.05	85.56	56.67	11.06	<0.01	2419.91	451.13	4.937	<0.01
5~	95.56	83.33	4.17	<0.05	83.33	50.00	13.33	<0.01	2000.32	540.75	4.354	<0.01
7~	98.89	100.00	0.58	>0.05	71.11	73.33	0.05	>0.05	1417.10	1119.44	1.671	>0.05
15~	93.33	86.67	1.27	>0.05	71.11	40.00	9.38	<0.01	1274.09	503.50	3.708	<0.01
≥20	97.78	96.67	0.11	>0.05	88.89	53.33	17.78	<0.01	2238.21	780.37	6.786	<0.01
合计	92.54	66.67	87.95	<0.01	78.73	40.95	105.63	<0.01	1774.19	269.90	12.578	<0.01

（数据来源：王凤英，等.浙江预防医学.2011；23（7）：8-11）

2009年北京市对15~60岁在本地居住6个月及以上的常住人群进行麻疹抗体监测[74]，选用方法和判定标准同浙江省金华市。结果见表6-17。北京市≥15岁常住人口麻疹IgG水平较高，各年龄组抗体阳性率均保持在90%以上，GMC在1300mIU/ml以上，提示成人对MV感染具有较好的群体免疫力。同时相关分析显示，年龄越大者抗体水平越高，可能与既往暴露于野病毒的机会较多有关，这也符合麻疹高发地区特征。

表 6-17 北京市 ≥15 岁常住人口麻疹 IgG 水平

年龄组	检测人群	阳性人数	阳性率（%）	GMC（mIU/ml）
15 ~	481	446	92.72	1460.49
20 ~	490	453	92.45	1369.54
25 ~	482	448	92.95	1615.25
30 ~	479	436	91.02	1705.35
35 ~60	579	548	94.65	1639.98
合计	2551	2331	92.83	1560.64

（数据来源：刘东磊，等. 中国疫苗和免疫，2011，7（1）：16-21）

二、自然感染麻疹免疫持久性的现场血清免疫学研究

机体感染 MV 后发生特异性血清学反应，在疫苗前时代，每个患过麻疹的人在一生中几乎都能检测到麻疹抗体，并且患过麻疹的人几乎没有再次罹患麻疹的。在从来没有麻疹流行的隔离地区，其人群几乎检测不到麻疹抗体。在曾经流行过麻疹，但相隔很久未再发生流行的地区，人群麻疹抗体水平的特点是，最后一次麻疹流行年以前出生的人群几乎都有抗体，但水平较低；在最后一次麻疹流行年以后出生的人群，几乎都测不到抗体。因此，麻疹抗体水平可以较好地反映人群既往患病情况和机体的免疫水平，也可作为判定原发性或继发性免疫失败，了解人群麻疹易感性的重要指标。

徐特璋等曾在 1983 年对山东省某个已 15 年无麻疹的山村做过调查[75]，检测患麻疹后 20 年以上的 55 例成人的血清 HI 抗体，发现病后 20 年和 30 年抗体 GMT 值（1:19 和 1:11）之间，以及病后 30 年和 40 年的抗体 GMT 值（1:11 和 1:8）之间，均无显著差异（$P > 0.05$）。但 20 年和 40 年，50 年之间（1:19 和 1:8，1:8）抗体 GMT 值差异有显著性（$t = 2.07$，$P < 0.05$；$t = 2.40$，$P < 0.05$），说明患麻疹后 40 年及以上者 HI 抗体已明显下降。结果提示，在无麻疹暴露的情况下，麻疹病后免疫抗体水平会随着时间的推移而逐渐下降。结果见表 6-18。

表 6-18 山东省泰山地区某山村 20 年前患过麻疹成人的血清抗体

麻疹病史年限	人数	HI 抗体滴度百分比			GMT
		<2	2 ~8	>16	
20	22	0	22.7	77.3	19
30	12	0	50.0	50.0	11
40	11	18.2	36.4	45.4	8
50	10	0	60.0	40.0	8
合计	55	3.6	38.2	58.2	11

（数据来源：耿贯一. 人民卫生出版社，1996）[75]

三、疫苗免疫持久性的现场血清流行病学研究

20 世纪 70 年代初，在对上亿儿童进行麻疹减毒活疫苗接种，有效控制麻疹流行的同时，人们开始关注麻疹活疫苗的一次性免疫接种能否获得像自然麻疹那样巩固的免疫力，即麻疹疫苗的免疫持久性问题。浙江诸暨"麻疹活疫苗免疫持续性研究"观察基地，选择 8～27 月龄未患麻疹、无麻疹疫苗接种史及麻疹血凝抑制抗体小于 1:2 的易感儿为对象，共计 3200 余例，分组接种沪 191 株、长 47 株和杭 M13 株，接种后连续 9 年每年采血测定 HI 抗体，并在接种后第 14 年再采血测定 HI 抗体，对检测结果分别按年计算抗体阳转率、抗体几何平均滴度及累计抗体阴转率，以观察儿童接种麻疹减毒活疫苗的免疫持久性。同时，该研究基地在观察期内，采取了较为严密的控制麻疹输入传播措施，避免麻疹野病毒干扰，3200 名研究对象血清抗体水平稳定而缓慢下降，接种疫苗 12 年后，83% 的人麻疹 HI 抗体水平 ≤1:8，有 11% 的人 <1:2，见表 6-19。

表 6-19　浙江诸暨儿童麻疹疫苗初免后 14 年 HI 抗体动态变化

观察时间（免后）	沪 191（99 例）		杭 M13（152 例）	
	GMT	累计阴转率	GMT	累计阴转率
1 月	146.1		251.0	
1 年	35.8		75.9	
2 年	15.5	3.0	38.0	
3 年	11.6	4.0	19.5	1.3
4 年	5.5	7.1	11.0	2.6
5 年	5.6	9.1	10.5	3.9
6 年	7.0	10.1	10.7	4.6
7 年	6.3	10.1	10.7	5.2
8 年	5.8	11.1	10.0	5.2
9 年	5.7	11.1	10.9	5.9
14 年	5.7	15.2	10.0	8.0

美国 1982 年宣布消灭本土麻疹，1984 年全国报告发生 1543 例麻疹病例，其中一部分为疫苗免疫者。这一结果提示疫苗免疫并不像野毒株感染产生的免疫力那样持久，在血清学水平上也解释了局部地区阶段性无麻疹病例状态是一种不稳定状态。目前的研究认为，自然麻疹感染与再感染的机制，和麻疹减毒活疫苗免疫与再免疫的机制不完全相同，反复感染特别是隐性感染是获得麻疹终身免疫的重要条件。

浙江省对麻疹疫苗高覆盖率情况下，人群的麻疹抗体消长动态变化进行研究。利用浙江省 1989 年与 2004 年的各年龄组人群麻疹 HI 抗体 GMT，对各年龄段血清 GMT 进行了数学模型拟合，建立了数学模型[76]。结果两个不同时期的数学模型拟合优度理想，可直观地反映了目前及 15 年前各年龄组人群的 HI 抗体动态变化。

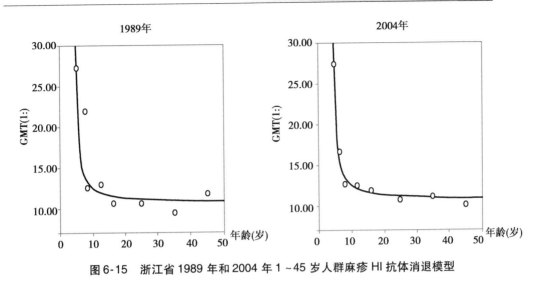

图6-15 浙江省1989年和2004年1~45岁人群麻疹HI抗体消退模型

上图均显示出在麻疹疫苗免疫3~5年后，人群的麻疹抗体水平快速下降，10岁以后下降趋势明显减缓。从图6-15的比较中还可以看出2004年麻疹疫苗免疫人群的HI抗体要低于1989年，即2004年各年龄组人群的麻疹HI抗体水平比15年前有所下降，GMT下降大约3.6。虽然浙江省7岁儿童均有1次麻疹疫苗复种过程，但图中并未出现10岁人群麻疹抗体GMT有显著增高的现象，说明7岁人群再次麻疹疫苗免疫后，抗体仅呈一过性跳高，并不影响抗体总的消退趋势。提示麻疹疫苗复种只在短期内起作用，复种仅在麻疹暴发的应急接种或扫除免疫空白时值得提倡，而对免疫持久性无实际意义。该现象提示，在自然界麻疹野病毒得到进一步控制且使用现行麻疹疫苗的情况下，今后的疫苗免疫人群中麻疹HI抗体的GMT值，随着时间的推移很可能还会较现阶段进一步下降。

四、麻疹感染类型与血清抗体水平的关系

麻疹疫苗普种以前，麻疹病毒的感染表现为典型的发热、卡他、柯氏斑、皮疹等一系列临床过程，病后获得持久免疫力，几乎不得第2次麻疹，并且基本上人人发病，一直认为不存在隐性感染。事实上，接种麻疹疫苗后，根据机体初免成功状况和免疫力消退程度，当再遇麻疹病毒侵犯时，则有可能表现为典型、轻型或隐性感染三种类型。随着实验技术的提高，从麻疹的免疫学反应可以判断是原发性免疫失败，还是继发性免疫失败。研究发现，显性麻疹一般见于首次感染，或原发性免疫失败者。其临床表现症状齐全，血清学呈原发性免疫反应。若麻疹疫苗免疫后的原发性免疫失败，遇麻疹野病毒也会产生典型的临床症状和原发性免疫反应。有些人由于继发性免疫失败，遇到野病毒亦能产生典型的临床症状，但其血清免疫学反应可以证明为原发性免疫力消失后获得的再感染。疫苗前时代轻型麻疹较为少见，仅在潜伏期注射了丙种球蛋白的人中观察到。疫苗时代轻型麻疹常见于疫苗接种后免疫力不完全消失而遇野病毒侵袭之时。

麻疹流行前人群HI抗体水平直接影响流行发生时麻疹的感染类型。诸暨市方口村幼儿园，麻疹HI抗体<1:2者占47.06%，而抗体1:2~1:4者仅占11.76%，暴露于自然麻

疹后，其显性感染和隐性感染之比为 4∶1；而琅山村幼儿园，抗体 <1∶2 者仅占 3.85%，抗体 1∶2~1∶4 者却占 53.85%，暴露于自然麻疹后，其显性感染与隐性感染之比为 1∶6。Krugman 报告接种后 12 年，观察到低滴度的儿童中亚临床再感染者很多。麻疹疫苗接种后，继发性免疫失败而得临床麻疹者颇多。美国 CDC 报告在有 90% 以上免疫人群的学校仍然有麻疹流行。我国亦有类似报告。在年发病率不高于 100/10 万的城市里，一组免疫儿童反复接触麻疹和另一组不接触麻疹感染的儿童同样观察了 14 年，结果是前者抗体滴度一直维持在一定水平；而后者则呈逐年下降趋势。这说明反复感染对维持麻疹抗体在一个稳定的水平起到重要作用。感染前抗体水平小于 1∶2 者的显性感染率占 66.7%，随着抗体水平的增高，显性感染率急剧降低，呈指数曲线关系，$Lg (Y-2.5) = 1.902 - 0.094X$（Y 为纵坐标，表示感染率；X 为横坐标，表示机体抗体水平）[7]。当人群的抗体水平小于 1∶2，隐性感染率为 16.7%；抗体水平在 1∶4 时，隐性感染率为最高，达 71.5%。低水平组由于显性感染率高，相对来说隐性感染率也低；抗体水平偏高人群抗感染能力强，隐性感染率也低，总感染率则随着抗体水平的增高趋于降低。因此，可以认为当暴露人群麻疹 HI 抗体在 1∶2~1∶4 范围时，几乎都表现为隐性感染，如果暴露人群抗体均 ≥1∶32，虽密切接触但几乎都表现为不感染，既无隐性感染，更无显性感染；但暴露人群抗体为 <1∶2 时，则可因其造成抗体 <1∶2 的原因不同而有所区别。

当机体麻疹 HI 抗体 <1∶2，再暴露于自然麻疹病毒时，其发生的感染结局则不尽相同。继发性免疫失败所致抗体 <1∶2 者，暴露后可出现显性感染（包括轻型患者）、隐性感染和不感染三种结果。而原发性免疫失败所致者，多数表现为显性感染。戴斌等曾对麻疹 HI 抗体 <1∶2 的 55 人作中和抗体测定，结果发现 HI 抗体转阴 1~5 年的 33 人中有 27 人，占 82% 中和抗体阳性；阴转 6~10 年的 12 人中有 5 人，占 42% 中和抗体阳性；而阴转 11 年的 10 人中，无一例中和抗体阳性。因此可以认为，HI 抗体 <1∶2，是判定抗体阴转的一个比较好的指标，但抗体 <1∶2 不一定都是易感者，近 40% 的儿童虽然 HI 抗体低于 1∶2 时，未发生再次感染。因此，只有那些真正失去免疫力（包括体液免疫和细胞免疫）的人易感者再次感染后才会出现显性感染，中和抗体可能更能反映机体对麻疹病毒的抵抗力。

感染麻疹病毒或接种麻疹疫苗后机体可产生特异性抗体，麻疹抗体水平可较好地反映机体和人群免疫水平。麻疹疫苗免疫人群抗体水平明显低于自然感染人群，并且抗体滴度在接种 3~5 年后迅速下降。加强免疫可短时间提高抗体水平，但不影响抗体总的消退趋势。目前，在免疫规划较好的地区，人群麻疹抗体水平总体可维持在 90% 以上。值得关注的是在使用现行麻疹疫苗的情况下，随着自然界麻疹野病毒得到进一步控制，人群中麻疹 HI 抗体的 GMT 值很可能会进一步下降，这将对消除麻疹带来负面影响。

（董红军　潘金仁　莫世华　史宏博　胡浙芳　刘仕俊）

参考文献

[1] Cocoros N, Zipprich J, Kuhles D, et al. Measles imported by returning US travelers aged 6-23 months, 2001-2011. Morbidity and Mortality Weekly Report, 2011, 60 (13): 397-400.

［2］WHO. Measles elimination field guide. Manila：WHO Regional Office for the Western Pacific，2013.

［3］CDC. Epidemiology and prevention of vaccine-preventable diseases. Washington，DC：Public Health Foundation，2011.

［4］Measles W. Factsheet，Updated November 2015.

［5］Rota J S，Hickman C J，Sowers S B，et al. Two case studies of modified measles in vaccinated physicians exposed to primary measles cases：high risk of infection but low risk of transmission. Journal of Infectious Diseases，2011，204（suppl 1）：S559-S563.

［6］Leuridan E，Hens N，Hutse V，et al. Early waning of maternal measles antibodies in era of measles elimination：longitudinal study. Bmj，2010，340：c1626.

［7］耿贯一. 流行病学：中册. 人民卫生出版社，1982.

［8］Omi S. 消除麻疹现场指南. 世界卫生组织西太平洋区，2004.

［9］Strebel PM P M，Fiebelkorn AP，et al. Measles vaccine［M］. In：Vaccines（Plotkin SA，Orenstein W，Offit PA，eds），6 edn；Elsevier. 2013.

［10］Dardis M R. A review of measles. The Journal of School Nursing，2012，28（1）：9-12.

［11］Keeling M J，Grenfell B. Disease extinction and community size：modeling the persistence of measles. Science，1997，275（5296）：65-67.

［12］Bartlett M. The critical community size for measles in the United States. Journal of the Royal Statistical Society Series A（General），1960，37-44.

［13］Conlan A J，Grenfell B T. Seasonality and the persistence and invasion of measles. Proceedings of the Royal Society of London B：Biological Sciences，2007，274（1614）：1133-1141.

［14］Morley D. Severe measles in the tropics. I. Br Med J，1969，1（5639）：297-contd.

［15］吴霆. 麻疹的隐性感染. 浙江预防医学，2001，13（6）：1-2.

［16］Black F L，Pinheiro F d P，Hierholzer W J，et al. Epidemiology of infectious disease：the example of measles. Health and Disease in Tribal Societies，1977，115-135.

［17］Panum P L. Observations made during the epidemic of measles on the Faroe islands in the year 1846. The Challenge of Epidemiology：Issues and Selected Readings，Pan American Health Organization，New York，1988，37-41.

［18］吴霆，徐特璋. 最佳麻疹发病率的选择. 中华流行病学杂志，1993，11（2）：29-31.

［19］Hinman A R，Hutchins S S，Baughman A L，et al. Vaccination levels associated with lack of measles transmission among preschool-aged populations in the United States，1989-1991. Journal of Infectious Diseases，2004，189（Supplement 1）：S108-S115.

［20］Orenstein W A，Papania M J，Wharton M E. Measles elimination in the United States. Journal of Infectious Diseases，2004，189（Supplement 1）：S1-S3.

［21］Salisbury D，Ramsay M，Noakes K. Immunisation against infectious disease. The Stationery Office，2006.

［22］Lau Y-L，Chow C-B，Leung T-H. Changing epidemiology of measles in Hong Kong from 1961 to 1990——Impact of a measles vaccination program. Journal of Infectious Diseases，1992，165（6）：1111-1115.

［23］Gastel B. Measles：a potentially finite history. Journal of the history of medicine and allied sciences，1973，28（1）：34-44.

［24］Assaad F. Measles：summary of worldwide impact. Review of infectious diseases，1983，5（3）：452-459.

［25］Morley D. Measles in the developing world. Proceedings of the Royal Society of Medicine，1974，67（11）：1112.

［26］WHO. Measles immunity in the first year after birth and the optimum age for vaccination in Kenyan children. Bull WHO，1977，55：21-30.

［27］Ofosu-Amaah S. The control of measles in tropical Africa：a review of past and present efforts. Review of Infectious Diseases，1983，5（3）：546-553.

［28］Garenne M. Sex differences in measles mortality：a world review. International Journal of Epidemiology，1994，23（3）：632-642.

［29］Team E E. Measles once again endemic in the United Kingdom. Eurosurveillance，2008，13（1）.

［30］Larson H J，Cooper L Z，Eskola J，et al. Addressing the vaccine confidence gap. The Lancet，2011，378（9790）：526-535.

［31］马超，郝利新，苏琪茹，等. 中国 2011 年麻疹流行病学特征与消除麻疹进展. 中国疫苗和免疫，2012，18（3）：193-199.

［32］刁连东. 麻疹. 上海：上海科学技术文献出版社，2001.

［33］何寒青，陈恩富，李倩，等. 浙江省成年人麻疹分布特征和危险因素研究. 疾病监测，2011，26（5）：351-354.

［34］贾成梅，陶红，陆培善，等. 江苏省麻疹流行病学特征演变及消除措施分析. 南京医科大学学报：自然科学版，2011，31（9）：1374-1378.

［35］吴霆. 疫苗时代麻疹流行病学研究. 浙江预防医学，2000，12（2）：1-3.

［36］严睿，何寒青，陈恩富，等. 浙江省 2011 年麻疹流行病学特征分析. 中国疫苗和免疫，2014，20（4）：318-323.

［37］余文周，税铁军，李黎，等. 全国 2004～2006 年麻疹流行病学特征和预防控制措施分析. 中国计划免疫，2007，12（5）：337-341.

［38］马超，罗会明，安志杰，等. 中国 2006～2007 年麻疹流行病学特征及消除麻疹措施分析. 中国疫苗和免疫，2008，14（3）：208-213.

［39］马超，郝利新，马静，等. 中国 2010 年麻疹流行病学特征与消除麻疹进展. 中国疫苗和免疫，2011，17（3）：242-248.

［40］郝利新，马超，马静，等. 中国 2008～2009 年麻疹流行病学特征分析. 中国疫苗和免疫，2010，4：293-296.

［41］马超，郝利新，苏琪茹，等. 中国 2014 年麻疹流行病学特征分析. 疾病监测，2015，30（10）：818-823.

［42］丁烨. 浙江省麻疹流行特征及其影响因素研究. 浙江大学，2015.

［43］CDC. CDC surveillance summaries. US Department of Health and Human Services，Public Health Service，Centers for Disease Control，1990.

［44］Atkinson W L，Orenstein W A，Krugman S. The resurgence of measles in the United States，1989-1990. Annual review of medicine，1992，43（1）：451-463.

［45］Orenstein W A，Gay N J. The theory of measles elimination：implications for the design of elimination strategies. Journal of Infectious Diseases, 2004, 189 (Supplement 1): S27-S35.

[46] 陈邦华, 官旭华, 詹发先, 等. 湖北省部分地区 2011~2012 年度麻疹流行期间高发原因调查. 中华流行病学杂志, 2013, 34 (7): 714-716.

[47] Bätzing-Feigenbaum J, Pruckner U, Beyer A, et al. Spotlight on measles 2010: Preliminary report of an ongoing measles outbreak in a subpopulation with low vaccination coverage in Berlin, Germany, January-March 2010.

[48] Nkowane B M, Bart S W, Orenstein W A, et al. Measles outbreak in a vaccinated school population: epidemiology, chains of transmission and the role of vaccine failures. American journal of public health, 1987, 77 (4): 434-438.

[49] Sutcliffe P A, Rea E. Outbreak of measles in a highly vaccinated secondary school population. CMAJ: Canadian Medical Association Journal, 1996, 155 (10): 1407.

[50] Sugerman D E, Barskey A E, Delea M G, et al. Measles outbreak in a highly vaccinated population, San Diego, 2008: role of the intentionally undervaccinated. Pediatrics, 2010, 125 (4): 747-755.

[51] Black F L. Measles endemicity in insular populations: critical community size and its evolutionary implication. Journal of Theoretical Biology, 1966, 11 (2): 207-211.

[52] Cliff A, Haggett P. Statistical modelling of measles and influenza outbreaks. Statistical Methods in Medical Research, 1993, 2 (1): 43-73.

[53] Stark J H, Cummings D A, Ermentrout B, et al. Local variations in spatial synchrony of influenza epidemics. PloS one, 2012, 7 (8): e43528.

[54] Suzuki A. Measles and the spatio-temporal structure of modern Japan1. The Economic History Review, 2009, 62 (4): 828-856.

[55] Yoshikura H. Population size/density dependency hypothesis for measles epidemic: application of the hypothesis to countries in five WHO regions. Japanese journal of infectious diseases, 2013, 66 (2): 165-171.

[56] Yoshikura H. Negative impacts of large population size and high population density on the progress of measles elimination. Japanese journal of infectious diseases, 2012, 65 (5): 450-454.

[57] Moss WJ G D. Measles. Lancet, 2012, 379 (9811): 153-164.

[58] Yoshikura H. Impact of population size on incidence of rubella and measles in comparison with that of other infectious diseases. Japanese journal of infectious diseases, 2014, 67 (6): 447-457.

[59] 吴霆, 徐特璋, 任西根. 若干麻疹流行病学特征的探讨. 中华流行病学杂志, 1989, 10 (1): 4.

[60] Seward J F, Orenstein W A. Editorial commentary: a rare event: a measles outbreak in a population with high 2-dose measles vaccine coverage. Clinical infectious diseases, 2012, 55 (3): 403-405.

[61] WHO. Measles Fact sheet no 286. Feb 2015. Geneva: WHO. [Accessed 2 Feb 2015].

[62] Population Division of the Department of Economic and Social, 2013.

[63] Nelson K, Marienau K, Schembri C, et al. Measles transmission during air travel, United States, December 1, 2008-December 31, 2011. Travel medicine and infectious disease, 2013, 11 (2): 81-89.

[64] Edelson P J. Patterns of measles transmission among airplane travelers. Travel medicine and infectious disease, 2012, 10 (5): 230-235.

［65］Nyangoma E N, Olson C K, Benoit S R, et al. Measles outbreak associated with adopted children from China—Missouri, Minnesota, and Washington, July 2013. MMWR Morb Mortal Wkly Rep, 2014, 63 (14)：301-304.

［66］孙晓冬，李崇山，汤显，等. 2012 年在上海市发现中国大陆首例输入性 D8 基因型麻疹病例. 病毒学报，2013，29（6）：583-587.

［67］庞颜坤，李立群，丁峥嵘，等. 一起缅甸输入新型麻疹病毒（d11 基因型）引发暴发疫情的调查分析. 中华流行病学杂志，2011，32（1）：17-19.

［68］张燕，何吉兰，孙莉，等. 我国首例输入性 D9 基因型麻疹病毒的分离和鉴定. 中国疫苗和免疫，2009，4（15）：304-309.

［69］Cheng W-Y, Yang C-F, Hou Y-T, et al. Imported measles and implications for its elimination in Taiwan. Emerg Infect Dis, 2011, 17 (8)：1523-1526.

［70］吕宝成，孟宗达，楚金贵，等. 1167 例麻疹血清流行病学监测研究. 河北医药，1979，6：009.

［71］浙江省人群麻疹免疫水平调查协作组. 浙江省人群麻疹免疫水平检测. 浙江预防医学与疾病监测，1993，5（6）：11-12.

［72］王树巧，吴霆，谢广中，等. 华东地区人群麻疹免疫状况调查. 中国计划免疫，2001，7（2）：69-71.

［73］王凤英，吴晓虹，陈志清. 金华市不同人群麻疹抗体水平及免疫策略研究. 浙江预防医学，2011，23（7）：8-11.

［74］刘东磊，孙美平，卢莉，等. 北京市≥15 岁常住人口麻疹抗体水平研究. 中国疫苗和免疫，2011，17（1）：16-21.

［75］耿贯一. 流行病学（第 2 卷）. 北京：人民卫生出版社，1996.

［76］夏时畅，卢亦愚，严菊英，等. 浙江省不同时期人群麻疹血凝抑制抗体动态模型研究. 中国计划免疫，2006，12（4）：303-305.

第七章
麻疹临床诊治及其医院内感染的控制

<<<<<

麻疹是由 MV 引起的急性呼吸道传染病，传染性很强，患者自前驱期始就有传染性，缺少麻疹免疫力的人接触患者后，几乎 90% 以上可得病。临床症状和体征通常包括发热（常常大于 40℃）、咳嗽、流鼻涕、眼结膜充血、柯氏斑及全身皮疹等[1,2]。并发症发生率在 30% 左右，可包括腹泻、失明、心肌炎、脑部炎症和肺炎等，甚至危及生命[3-6]。自从对儿童普遍实施麻疹疫苗免疫后，麻疹的发病率虽有大幅度下降，但近年来在许多国家和地区，麻疹的流行和局部暴发仍时有发生，麻疹病例的年龄构成也由以往的儿童为主，变为以成人和 1 岁以下婴儿为主，即出现了所谓的"双向移位特点"，临床上也出现发病势头猛、并发症多、重症多的新特点[3]。目前，在营养不良和卫生保健条件较差的一些欠发达国家，麻疹病死率高达 28%；在免疫缺陷人群中（如艾滋病患者），其病死率约为 30%[4]。无疫苗接种史的易感人群发病后多出现典型临床表现。有疫苗接种史的继发免疫失败者，其发病后常常表现为不典型麻疹，在临床上易被误诊[5]。2015 年 5 月份，研究人员在科学杂志发表了一份报告，发现由于麻疹感染，可使其他疾病的死亡风险增加 2～3 人年[9]。

第一节　临　床　表　现

麻疹是一种急性全身感染性传染病。麻疹病毒侵入人体后，首先在上呼吸道黏膜进行繁殖。经过一定时期，呼吸道黏膜出现严重的渗出性炎症，有充血、水肿及细胞浸润。随后病毒进入血液循环而形成病毒血症，引起全身各器官的病理变化。在出疹后 4～5 天，随着机体免疫力的增长，病毒从体内逐渐消失而使疾病得以康复。在这一过程中，患者在临床上可出现不同的表现，按其病程一般可分为潜伏期、前驱期、出疹期和恢复期。

一、典　型　麻　疹

（一）潜伏期

典型麻疹多发生于未接种麻疹疫苗的易感者。潜伏期为病毒在上呼吸道定位繁殖的时期，一般无明显症状，少数可有精神不振或烦躁等轻微症状。潜伏期一般为 6～18 日，平均为 10 天左右，但成人有些可长达三周。接受过麻疹主动免疫或被动免疫者也可延长至 3~4 周。

（二）前驱期

从发热开始到出疹前的 3~4 天（也有 1~7 天不等）为前驱期。此期为病毒进入血液循环引起病毒血症开始，该期除发热外其他主要表现有：咳嗽（cough）、上呼吸道炎（coryza）及结膜炎症（conjunctivitis），即"3C 症"[6]，上述症状与重感冒相似。在此期间一般在自发热始的第 2~3 天左右，约有 90% 的患者在口腔两侧正对第一臼齿的颊黏膜可见灰白色针尖大小的小点，周边有毛细血管扩张的柯氏斑，起初时仅数个，很快增多，且融合扩大成片，似鹅口疮，此斑约持续 2~3 日即消失，如果能被及时发现，则可由此做出早期诊断，减少传播。

发热是麻疹最常见的症状，病初体温可以渐升，亦可骤升，但大多在第一天即升至 39℃ 以上，3~4 天后稍微下降，直至皮疹出现时再度上升，热型可呈双峰型。整个发热期间，咳嗽、咯痰和支气管炎听诊改变等表现甚为明显，在退热后这些症候仍可存在，咳嗽是最后消失的症状。在发热期间，患者还可出现精神萎靡、表情淡漠、食欲不振，有的可有呕吐、腹泻和头痛、肌肉酸痛等不适。发热通常可以持续一周，但有少数营养不良的病儿或有严重慢性病者，由于机体反应性弱，体温可不升或仅呈低热，或者也可出现早晨较低、傍晚较高的弛张热型，临床上对这些病例尤应重视（图 7-1 为麻疹病程中主要症状图解）[7]。

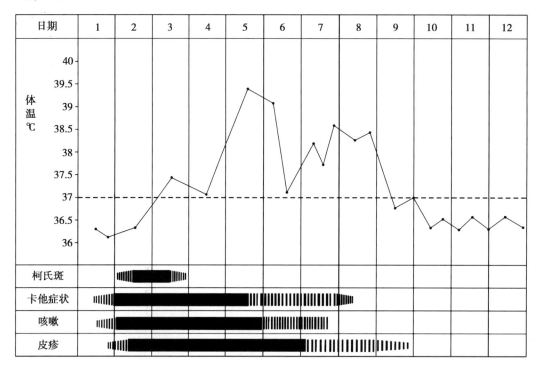

图 7-1　麻疹病程中主要症状图解

（图片来源：顾云琪，等 . 人民卫生出版社，1964）

（三）出疹期

麻疹病例的传染期通常为疹前 2~4 天至疹后 4 天[8]。一般于发病后 3~4 日从耳后发际开始出现直径为 1~3mm 大小的淡红色斑丘疹，逐渐蔓延至头部前额、脸部、颈部、躯干，直至四肢，2~5 日达高峰。疹间皮肤正常，皮疹为充血性，压之褪色，少数病例皮疹呈出血性，病重者皮疹密集成暗红色，此期全身中毒症状加重，可出现惊厥、抽搐、谵妄、舌尖缘乳头红肿似猩红热样舌，查体浅表淋巴结及肝脾可肿大，出疹期为 3~5 日。X 线胸片可见肺纹理增多或弥漫性肺浸润小点，重者肺部可闻湿啰音。

（四）恢复期

出疹 3~4 日后，体温开始下降，1~2 日降至正常，病情逐渐缓解，皮疹按照出疹的先后顺序消退，麻疹在消失前由红变深棕色，以躯干为多，1~2 周消失。这种色素沉着斑在麻疹后期有诊断价值，无并发症者整个病程约 10 日[9]。

二、非典型麻疹

由于机体的免疫状态，病毒毒力、数量及感染者的年龄、接种疫苗种类等因素的差异，临床上可出现以下非典型麻疹。

（一）轻型麻疹

大多因体内对麻疹病毒有一定的免疫力所致，如 6 个月前婴儿尚留有来自母体的被动免疫抗体，或近期注射被动免疫制剂，或以往曾接种过麻疹疫苗，以及第二次感染发病者，都可表现为轻症。轻型麻疹潜伏期可延长至 3~4 周，发病轻，前驱期短而不明显，呼吸道卡他症状较轻，柯氏斑不典型或不出现，全身症状轻微，不发热或仅有低中度热。皮疹稀疏色淡，病程较短，很少出现并发症，其病后所获免疫力，虽然特异抗体上升滴度与患典型麻疹者基本相近，但其免疫持久性尚待进一步观察。

（二）重型麻疹

重型麻疹及其并发症的危险因素包括营养不良、潜在的免疫缺陷、妊娠和维生素 A 缺乏症[10,11]。重型麻疹病死率高，多见于全身状况差，继发严重感染或免疫功能异常的感染者。因感染严重，起病不久即出现高热 40℃以上，伴有严重中毒症状，往往神志不清，反复惊厥，呼吸急促，唇指发绀，脉搏细速，皮疹密集，呈暗红色，融合成片。常可分为以下四种类型，①中毒性麻疹：起病急，迅速出现 40℃以上高热，全身感染中毒症状重，皮疹迅速增多、融合，呼吸急促、口唇发绀、心率加快，并可出现谵妄、抽搐、昏迷等中枢神经系统损伤表现。②休克性麻疹：除严重感染中毒症状外，皮疹暗淡稀少或出现后又突然隐退。迅速出现面色苍白、发绀、四肢厥冷、心音弱、心率快、血压下降等循环衰竭表现。③出血性麻疹：皮疹为出血性，压之不褪色，同时可有内脏及肠道出血。④疱疹性麻疹：患者除高热、中毒症状外，出现疱疹样皮疹，可融合成大疱。⑤其他：并发重症细菌性或病毒性肺炎者也可列入重症麻疹。

（三）异型麻疹（非典型麻疹综合征）

主要发生在以往接种过麻疹灭活疫苗者，当接种 4~6 年后再接触麻疹急性期患者，就可能因感染引起异型麻疹[12]。主要临床特征为：①周身症状重，前驱期可突发高热，达 39℃ 以上，且持续时间较长，伴头痛、肌痛、腹痛、乏力等，而上呼吸道卡他症状不明显，可有干咳，多半无流鼻涕、眼泪、眼结合膜炎等。多数患者无典型柯氏斑。预后一般较好，很少有死亡病例报告；②皮疹的初发部位、形态、发展顺序均不同于典型麻疹，从四肢远端腕部、踝部开始，向心性扩散到达四肢近端及躯干，以下身为多，很少扩散到乳头线以上部位，偶见于头面部。皮疹一般呈黄红色斑丘疹，有时呈 2～3mm 大小的小疱疹，有痒感，消退时不结痂，皮疹偶呈瘀点、瘀斑，或荨麻疹样，常伴四肢水肿；③有些患者除了上述表现之外还可并发肺炎和胸腔积液，或者出现肝脏受累、肝酶增高以及播散性血管内凝血等严重症候。此类患者血清的麻疹特异性抗体，常可见非同寻常的增高，目前认为其机制是麻疹病毒感染后发生的一种免疫回忆反应，即是在宿主部分免疫的基础上对麻疹病毒感染产生的一种超敏反应。中国大陆不用麻疹灭活疫苗对人群做免疫接种，故此类病例极为少见。

三、并　发　症

（一）肺炎

麻疹患病期间，肺支气管炎症是原发性病毒感染的常有表现。在无细菌合并感染的病例中，也几乎都有肺炎病理改变，胸片亦常可见肺部受累的征象。由麻疹病毒引起的多为间质性肺炎，若 X 光胸片显示为支气管肺炎，则更多为细菌继发感染所致。在临床上若遇麻疹患者发热持续不退或又再次发热且有白细胞数增多，可能为合并细菌性肺炎或中耳炎。细菌性肺炎常见的致病菌有肺炎链球菌、链球菌、金黄色葡萄球菌和嗜血性流感杆菌等，故易并发脓胸或脓气胸。肺炎是 5 岁以下麻疹患儿最常见的并发症和死亡原因，占麻疹患儿死亡原因的 90% 以上[13]。

（二）喉、气管、支气管炎

麻疹病毒本身可导致整个呼吸道炎症。由于 3 岁以下的小儿喉腔狭小、黏膜层血管丰富、结缔组织松弛，如继发细菌或病毒感染，可造成呼吸道阻塞。临床表现为声音嘶哑、犬吠样咳嗽、吸气性呼吸困难及三凹征，严重者需考虑气管切开。

（三）心肌炎

表现为精神萎靡，面色苍白，口唇发绀，呼吸急促、烦躁不安、皮疹不能出全或突然隐退，心率加快，听诊心音低钝，心电图出现 T 波和 ST 段改变，易导致心功能衰竭。

（四）神经系统并发症

1. 麻疹脑炎是麻疹的严重并发症之一，其发生率为 0.1%～0.2%，多发生于出疹后 2～6 天，也可以发生在出疹后的 3 周内。主要由麻疹病毒直接侵犯脑组织所致，但免疫反应机制也不能完全排除[14]。临床表现与其他病毒性脑炎相似，可有发热，头疼、嗜睡、惊厥、突然昏迷等症状，外周血检测有白细胞增多，脑脊液和血中可检出 IgM 抗体，脑脊液改变有：细胞数轻、中度升高，以淋巴细胞为主，蛋白增多，糖正常。麻疹脑炎的诊断标准为：①高热、意识改变或惊厥、肌强直表现；②脑脊液改变与乙脑相仿，白细胞升高（50～500）×10^6/L，以淋巴为主；③脑电图异常（没有合并脑炎的一般麻疹患者，也有相当比例的病例可有脑电图改变，在此应注意鉴别）。脑炎是麻疹最常见的神经系统并发症，病死率约占15%，但存活者中20%～50%留有运动、智力或精神上的后遗症[15]。

2. 亚急性硬化性全脑炎（SSPE）是一种急性感染后少见的迟发性并发症（1/10万），表现为大脑机能的渐进性衰退，病情严重，预后差。SSPE平均发病年龄为9岁，男性多于女性，两者比例为2:1～4:1[14]。在神经系统症状出现前的4～8年曾有典型麻疹史，并完全恢复。85%的病例起病在5～15岁，开始症状很隐匿，有轻微的行为改变和学习障碍，随即智力低下，并出现对称性、重复的肌阵挛，间隔5～10秒；随疾病进展，出现各种异常运动和神经功能障碍，有共济失调、视网膜病、视神经萎缩等；最后发展至木僵、昏迷、自主功能障碍、去大脑强直等。病程快慢不一，大部分患者在诊断后1～3年死亡，个别能存活10年以上。

3. 神经系统的其他并发症还有吉兰-巴雷综合征、偏瘫、大脑血栓性静脉炎和球后视神经炎等，但均少见。

（五）其他

1. 孕妇患麻疹可导致流产、死产或胎儿先天性感染，患麻疹的孕妇分娩前也可经胎盘将病毒传给胎儿，使刚出生的新生儿也可发生麻疹[16]，但此类新生儿麻疹往往无明显前驱症状，且皮疹较多。妊娠期妇女发生的重型麻疹容易并发肝炎或肺炎，其中肺炎是致死的主要原因。

2. 麻疹合并巨细胞肺炎，多见于免疫机制障碍患者（如AIDS患者），且容易发生死亡。HIV阳性患者接种麻疹疫苗后，亦有引起类似该病的报道。另外，麻疹患者在病程后期的合并症还有血小板减少性紫癜，但也很少见。

四、近年麻疹患者的一些临床特点

（一）8月龄以下婴儿麻疹

大量资料显示，婴儿出生后，其麻疹母传抗体的消失时间，与其生母麻疹抗体获得的方式有关，由麻疹疫苗免疫接种获得的母传抗体，其消失时间与自然感染麻疹获得的母传抗体相比，其抗体消失时间相对提早。在普遍推广疫苗接种后，婴儿的母亲已大多接种过麻疹疫苗，因此目前大多数婴儿在6月龄或更小月龄时已成为麻疹易感者[17]。中国大陆各省区麻疹疫苗初免的起始月龄一直定为8月龄。8月龄以内的婴儿尚未实施疫苗免疫，故一旦暴露感染就会发病。这类麻疹患者主要有以下临床特点：①起病急，大多表现较典型高热，多有不同程度上呼吸道症状，口腔麻疹黏膜斑多见，消化道症状明显，腹泻者多见。皮疹发生率高，多为典型皮疹，疹退后有色素沉着。杨胜芬对40例小于8月龄婴儿麻疹患者临床表现进行分析，患儿均出现发热、皮疹，绝大多数（96.4%）体温大于39℃，89.3%伴有流涕、结膜充血等呼吸道卡他症状，71.4%可观察到口腔黏膜斑，出疹顺序典型的占75%，同时46.4%患儿伴有纳差、腹泻等消化道症状[18]。②并发症多，在

麻疹发病期常合并支气管炎、肺炎、喉炎、心肌炎、肝炎等。杜曾庆对昆明市儿童医院
2012 年 10～12 月收住的 59 例 8 月龄以下麻疹患儿进行分析，所有患儿均伴有肺炎，其中
重症肺炎 19 例；心衰、呼衰各 17 例，其中心衰并呼衰 15 例；并发喉炎 44 例。肝、肾功
能、心肌酶检查：11 例患儿 GPT 升高（50～221U/L），26 例 GOT 升高（50～306U/L），
24 例 LDH 升高（508～830U/L），16 例 α-羟丁酸升高（508～830U/L。胸片检查 59 例均
为支气管肺炎[19]。

（二）成人麻疹

研究表明成人麻疹病例的并发症更为常见[20]，其临床表现特点为：①全身中毒病症
重。张莉等对 15～52 岁成人麻疹病例临床表现进行分析，59 例患者症状典型，全身中毒
症状明显，较小年龄患者重[21]。59 例（100%）出现发热，在出疹期体温呈稽留热表现，
体温在 37.8～41.0℃之间，＜38℃1 例，占 1.69%，38～39℃12 例，占 20.34%，39～
41℃46 例占 77.97%，平均热程（8.85±2.59）天，最长发热时间达 15 天。86.44% 伴有
呼吸道卡他症状，66.10% 出现眼结合膜充血。②麻疹体征典型，皮疹明显，皮疹为充血
性红色斑丘疹，出疹顺序与典型麻疹相同。出疹时间不典型，麻疹黏膜斑常与皮疹同时出
现，或迟于皮疹出现，皮疹多密集或融合成片。刘刚分析上海 170 例成人麻疹，发热后出
疹时间提前，3 日内出疹率达 65.8%[22]。彭佳报道 140 例成人麻疹中，35.0% 患者发热与
皮疹同时出现，17.9% 患者皮疹很快融合成片[23]。王良超报道患者均出现皮疹和口腔麻
疹黏膜斑，部分患者在发热当天出现皮疹，部分患者在发热后几天出现皮疹。皮疹形态
和出疹顺序典型，即充血性红色斑丘疹，出疹顺序先于耳后、发际、颜面，继而躯干、
四肢、手足心[24]。皮疹消退后大部分留有浅褐色色素沉着斑，部分有糠麸样脱屑。
③并发症多见麻疹病毒感染可引起多器官损害，成人消化道损害更为多见。有报道麻疹
合并肝损害分别达 82.8% 和 66.7%[25]。张莉报道的 59 例成人麻疹病例中，84.75% 出
现不同并发症，其中合并肝损 39 例，占 66.1%。支气管炎和支气管肺炎 32 例，占
54.24%，同时还发生消化道出血 2 例、脑炎 1 例、喉炎 1 例[21]。④孕妇麻疹患者病情
相对较重，有资料表明，感染麻疹的孕妇中，有 54% 因原发麻疹肺炎及其他呼吸道并
发症住院。在妊娠早期可引起死胎，稍晚可引起自然流产或死产和早产[26]。综上所述，
成人麻疹临床症状典型，病毒血症持续时间长，症状重，并发症多见，与儿童病例相
比，成人麻疹恶心、呕吐症状较多，提示消化道损害更为严重，而且肝损害程度也明显
高于儿童病例。病例若为孕、产妇，则还可能流产、死胎风险。已有疫苗接种史的发病
者则临床表现较轻。

（三）二次麻疹

少数人（1%）患第二次麻疹，多见于发生第一次麻疹后的两年内，这可能是由于第
一次出疹时，年龄较小或病初注射了丙种球蛋白或其他原因，未能激发机体产生足够而持
久的免疫力，因而当再次遇麻疹野毒株时，便会再次感染发病[27]。当然免疫力低下不完
全是二次麻疹发生的主要原因，可能还与患者免疫系统的某些缺陷有关，一般来说自然感
染或接种疫苗后再次发生感染可能性还是很小的[28]。

第二节　诊断与治疗

一、诊　　断

典型麻疹不难诊断，根据当地有麻疹流行状况，对于没有麻疹病史、未接种过麻疹疫苗且有麻疹患者的接触史，有持续性发热，咽痛，畏光，流泪，眼结膜红肿等临床表现的病例即使尚未出现皮疹，亦可作出早期临床诊断。但有过麻疹疫苗接种史或临床表现不典型的患者，则需要依赖于实验室检查进行确诊。在发病早期，鼻咽分泌物中多核巨细胞及尿中检测包涵体细胞可作出疑似诊断。在出疹期检出血清麻疹 IgM 抗体阳性即可确诊。麻疹 IgM 抗体出现的高峰一般在出疹后的 7～10 天。用麻疹患者出疹后的当日或次日的血清作麻疹 IgM 抗体检测，阳性检出率仅为 30% 左右，若延至在出疹后第 7 天检测 IgM 抗体，则基本可作为确诊或排除的依据。有条件的地方，也可在出疹 5 天内，采集患者咽拭子用荧光定量 RT-PCR 方法检测麻疹病毒核酸，如检测阳性，可确诊为麻疹患者。该方法具有较好的特异性与敏感性。

二、鉴别诊断

本病主要与风疹、幼儿急疹、猩红热及药物疹进行鉴别

1. 风疹　前驱期短，发热 1～2 天出疹，皮疹向心性分布，以面、颈、躯干为主，1～2 天皮疹消退，无疹后脱屑和色素沉着，全身症状和呼吸道症状较轻，无麻疹黏膜斑，常伴耳后、颈部淋巴结肿大。

2. 幼儿急疹　突起高热，上呼吸道症状轻，持续 3～5 天，热退后出疹为其特点，皮疹散于躯干，为玫瑰色斑丘疹，1～3 天皮疹退尽。

3. 猩红热　突起发热常伴咽峡炎可有咽痛，1～2 天后全身皮肤弥漫潮红伴鸡皮疹，疹间无正常皮肤，压之褪色，伴口周呈苍白圈、草莓舌及杨梅舌，皮疹持续 4～5 天随热降而退，出现大片脱皮。外周血白细胞总数及中性粒细胞明显增高。

4. 药物疹　近期服药史，不同药物疹形态各异，呈多形性。多有瘙痒，低热或无热，无麻疹黏膜斑及卡他症状，停药后皮疹渐消退。血嗜酸性粒细胞可增多。

三、治　　疗

目前尚无特效治疗，抗病毒药物如利巴韦林对麻疹的临床疗效有待证实。主要以对症支持治疗，预防和治疗并发症为主。

（一）一般治疗

患者应卧床休息，鼓励多饮水，清淡饮食，保持营养平衡。做好眼、鼻、口腔黏膜护理，保持清洁。典型麻疹患者按照呼吸道传染病隔离至体温正常或出疹后 5 天，有并发症的患者延长至出疹后 10 天。应保持室内空气新鲜，温度湿度适宜。光线照射对眼睛并无

危害，但因患者畏光，可将病室亮度适当调暗。

（二）对症治疗

高热以物理降温为主，可酌情使用小剂量解热药物，避免急剧退热大量出汗引起虚脱或皮疹隐退；咳嗽、咳痰可用祛痰镇咳或超声雾化吸入帮助痰液咯出，剧咳或烦躁不安者可给予少量镇静药；体弱病重者早期使用丙种球蛋白以增强免疫功能；角膜干燥或混浊者可应用维生素 A；通过口服或静脉补液维持机体水电解质及酸碱平衡等；有缺氧表现者给予吸氧治疗。

（三）并发症治疗

1. 喉炎 应给予超声雾化吸入治疗，喉部水肿者给予肾上腺皮质激素治疗，并同时应用抗菌药物治疗，出现喉梗阻时及早行气管切开。

2. 肺炎 麻疹病毒肺炎以对症治疗为主，使用抗菌药既不能改善无合并症的麻疹病情，也不能减少继发性细菌并发症（中耳炎、肺炎）的发生，因此，只有在发现合并细菌感染时，加用对感染细菌敏感的抗菌药行治疗才有必要。对于高热中毒症状重的病例可短期用肾上腺皮质激素，并发心功能衰竭者给予强心、利尿等治疗。

3. 心肌炎 出现心功能衰竭者应及早静脉注射毛花苷丙或毒毛花苷 K 等强心药物，同时应用呋塞米等利尿药减轻心脏负荷，重症者可用肾上腺皮质激素治疗。

4. 脑炎 以对症治疗为主，处理同乙型脑炎和其他病毒性脑炎。SSPE 目前尚无确切的有效治疗方法。

（四）治疗进展

为减少失明的风险，世界卫生组织建议在治疗期间使用维生素 A，至于在儿童麻疹中补充锌的制剂，目前对其效果尚不清楚[29]。另外，最近还有命名为 ERDRP-0519 的一种药物在麻疹动物模型进行治疗研究中显示了可喜的成果，但尚未进入人体试验[30]。

第三节 医院内感染的控制

由于麻疹传染性很强，在发病前 1～2 天至出疹后 5 天内均有传染性，加上麻疹病例在早期又难以识别，所以要对麻疹患者进行早期隔离难度较大。在空气流通不畅的室内，麻疹患者通过咳嗽、打喷嚏及说话排出具传染性的呼吸道分泌物，分泌物通常以气溶胶方式悬浮在空气中，可悬浮大约 30 分钟至 2 个小时不等，由此造成空气传播。一些不典型麻疹病例，更加难以进行及时的确诊和隔离治疗，成为医院内传播的传染源。当前城市医疗机构的就诊环境，大多人满为患，尤其是在医院输液室，诸多输液患者较长时间聚集在一个狭小的空间，麻疹空气传播极易实现。医疗机构的这种环境，已十分容易成为麻疹传播的重要场所。

不少研究表明，院内感染已是目前麻疹发病，尤其是那些未到疫苗接种年龄的婴幼儿麻疹发病的主要原因。即使在麻疹疫苗高接种率的地区，也同样可以发生麻疹的院内感染。院内感染也可以导致成人麻疹的发生，其中缺乏免疫力的医务人员也可能受到感染，成为院内感染的传染源。近年来，在一些麻疹发病率较低的地区，也有成人院内感染的情况出现，如欧洲等地有些国家发生的麻疹暴发疫情中，许多成人病例就是由医院感染引起。2005 年浙江开展的麻疹传播危险因素的病例对照研究显示[31]，麻疹患者发病前"有医院暴露史"的 OR = 9.5（95% CI：5.1 ~ 18.0）；2011 年浙江省温州市开展的麻疹病例对照研究显示，麻疹病例发病前 7 ~ 21 天有医院就诊史病例占 60%，与对照组比较（OR = 5.5，95% CI：2.7 ~ 11.0），其中有去过输液室者患病风险更高（OR = 9.2，95% CI：1.5 ~ 59.0）[32]。

在尚未消除麻疹的地区，院内感染已经成为麻疹传播流行的重要因素，尤其是在儿童就诊比较集中的一些大城市儿童医院。由于就诊习惯和人口高度密集等原因，麻疹院内感染的预防控制十分困难，应当对医务人员进行麻疹疫苗接种，以减少经医务人员的院内麻疹传播风险。在有麻疹病例发生的地区，应当对发热和（或）出疹的病例采取一定隔离措施，将这类病例与其他就诊患者分开诊治，这些发热和出疹的病例在确诊为其他疾病前，需要作为疑似麻疹患者采取隔离。在发生麻疹流行时，应当对发热出疹性病例实施预检分诊和专门诊治流程，分流病例；做好输液大厅、感染科门诊、呼吸道发热门诊等重点场所的隔离、分区，保持这些场所的空气流通，并对发现的疑似病例、确诊病例及时做好隔离治疗。在平时应注重提高医务人员对麻疹监测的认识，开展针对性培训，确保高水平麻疹监测的敏感性，以便快速诊断报告和隔离麻疹病例。高发季节应降低门诊就诊患者的输液比例，以减少就诊病例在医院内的停留时间，降低医院内的人口密度，以减低感染麻疹的风险。如果医院内发生麻疹病例，要求立即对所有可能的麻疹病例接触者进行麻疹疫苗应急接种，及时阻断麻疹疫情的传播[33]。

自使用麻疹疫苗以来，麻疹疫情一直维持在较低水平，但仍然存在周期的暴发和波动现象。人口流动增加，部分儿童麻疹疫苗漏种或免疫失败，加之初免后随着年龄增长而免疫力逐渐降低等原因，致使麻疹小规模流行时有发生。传统观点认为麻疹好发于 6 个月至 5 岁儿童，6 个月以下婴儿及成人罕见，但国内外有关研究表明，当前麻疹流行的对象已经有明显改变，呈现出 1 岁以下和 15 岁以上人群为主的"二端膨大"现象。临床表现上，轻型或非典型患者增多，皮疹以斑丘疹多见，亦可有疱疹、出血点样皮疹等其他形态皮疹，同时也出现心肌炎增多、肝功能异常增多等并发症疾病谱的改变。从消除麻疹的角度来说，针对变化的临床表现能及早的诊断发现麻疹，开展有效的隔离治疗，对于减少传播尤为重要，这就要求我们持续追踪麻疹感染发病特征的演变，加强基层医疗队伍麻疹相关知识培训，提高各级医疗机构的麻疹诊断、治疗和预防综合能力。

（谢天胜 莫世华 何寒青）

参 考 文 献

[1] Caserta M. Measles. Merck Manual Professional：Merck Sharp and Dohme Corp，2014.

[2] CDC. Measles（Rubeola）Signs and Symptoms. CDC，2014.

[3] Ma R，Lu L，Zhangzhu J，et al. A measles outbreak in a middle school with high vaccination coverage and

evidence of prior immunity among cases, Beijing, P. R. China. Vaccine, 2016, 34 (15): 1853-1860.

[4] Perry R T, Halsey N A. The clinical significance of measles: a review. J Infect Dis, 2004, 189 (Suppl 1): 4-16.

[5] Kabra S K, Lodha R. Antibiotics for preventing complications in children with measles. Cochrane Database Syst Rev, 2013, 8 (CD001477): 1-58.

[6] Biesbroeck L, Sidbury R. Viral exanthems: an update. Dermatol Ther, 2013, 26 (6): 433-438.

[7] 顾云琪，刘湘云. 麻疹. 北京：人民卫生出版社，1964.

[8] Baxby D. The diagnosis of the invasion of measles from a study of the exanthema as it appears on the buccal mucous membrane By Henry Koplik, M. D. Reproduced from Arch. Paed. 13, 918-922 (1886). Rev Med Virol, 1997, 7 (2): 71-74.

[9] Ludlow M, McQuaid S, Milner D, et al. Pathological consequences of systemic measles virus infection. J Pathol, 2015, 235 (2): 253-265.

[10] Chen. Measles (Report). Medscape, 2011,

[11] Supplements NIOHOOD. Vitamin A. Department of Health and Human Services, 2013,

[12] 叶发忠. 8 例异型麻疹病例分析. 实用预防医学，2000，7 (5): 361.

[13] Li J, Zhao Y, Liu Z, et al. Clinical report of serious complications associated with measles pneumonia in children hospitalized at Shengjing hospital, China. J Infect Dev Ctries, 2015, 9 (10): 1139-1146.

[14] Schreurs A, Stalberg E V, Punga A R. Indication of peripheral nerve hyperexcitability in adult-onset subacute sclerosing panencephalitis (SSPE). Neurol Sci, 2008, 29 (2): 121-124.

[15] Manikkavasagan G, Ramsay M. Protecting infants against measles in England and Wales: a review. Arch Dis Child, 2009, 94 (9): 681-685.

[16] Han S, Ye Y, Cao L, et al. Analysis on clinical and epidemioloical characteristics of measles in hospitalized children in Shanghai in 2012. Zhonghua Er Ke Za Zhi Chinese Journal of Pediatrics, 2015, 53 (8): 605-609.

[17] 王延田，韩建广，杜兰香，等. 母体麻疹抗体与婴儿麻疹发病关系的研究. 中国预防医学杂志，2012，13 (5): 357-360.

[18] 杨胜芬，李春敬，孟连柱. 8 月龄内婴儿麻疹 40 例临床分析. 中国实用乡村医生杂志，2007，14 (4): 27-28.

[19] 杜曾庆，柳琼，王艳春，等. 8 月以下婴儿麻疹并肺炎 59 例临床分析. 皮肤病与性病，2014，36 (3): 160-161.

[20] Sabella C. Measles: not just a childhood rash. Cleve Clin J Med, 2010, 77 (3): 207-213.

[21] 张莉，高春明，李文静. 59 例成人麻疹临床分析. 中华全科医学，2014，12 (10): 1562-1564.

[22] 刘刚，袁正宏，谢德胜，等. 上海地区成人麻疹 170 例. 中华传染病杂志，2006，24 (6): 415-417.

[23] 彭佳. 140 例成人麻疹患者临床特点及预防对策. 中日友好医院学报，2011，25 (4): 254-255.

[24] 王良超. 78 例典型麻疹住院患者临床特征观察. 中国实用医药，2014，9 (25): 49-50.

[25] 何长华，曹继琼. 麻疹病原学和流行特征及临床表现的变化. 预防医学情报杂志，2014，30 (9): 788-793.

[26] 崔小亚，蒋贤高，赵晓云，等. 孕妇麻疹 34 例分析. 浙江预防医学，2009，21 (10): 54-54.

[27] 谢本维，王英凯，刘素华，等. 患二次麻疹8例临床特点及分析. 西藏科技，2001，(6)：31.

[28] Schaffner W, Schluederberg A E, Byrne E B. Clinical epidemiology of sporadic measles in a highly immunized population. N Engl J Med, 1968, 279 (15)：783-789.

[29] Awotiwon A A, Oduwole O, Sinha A, et al. Zinc supplementation for the treatment of measles in children. Cochrane Database Syst Rev, 2015, 3：CD011177.

[30] Krumm S A, Yan D, Hovingh E S, et al. An orally available, small-molecule polymerase inhibitor shows efficacy against a lethal morbillivirus infection in a large animal model. Sci Transl Med, 2014, 6 (232)：232-252.

[31] 左树岩，徐旭卿，夏伟，等. 浙江省2005年麻疹暴发疫情流行因素分析. 中国疫苗和免疫，2006，12 (5)：342-349.

[32] Gao J, Chen E, Wang Z, et al. Epidemic of measles following the nationwide mass immunization campaign. BMC Infect Dis, 2013, 139 (13)：1-6.

[33] Botelho-Nevers E, Gautret P, Biellik R, et al. Nosocomial transmission of measles：an updated review. Vaccine, 2012, 30 (27)：3996-4001.

第八章
麻疹病毒流行株与疫苗株的差异

<<<<<

第一节 麻疹病毒基因型及分布

长期以来，麻疹病毒被认为是遗传稳定，血清型单一的病毒。但近年来，国内外研究证实，自然界存在多个基因型的 MV 流行。麻疹病毒流行株的基因多样性分析，对病毒的溯源、传播途径的追踪，以及掌握流行株的变异趋势，开展麻疹病原学与分子流行病学研究都具有重要意义。

一、麻疹病毒的基因分型

WHO 于 1998 年首次提出了 MV 基因型划分方法，即通过对 N 基因羧基末端 450 个核苷酸序列测定，并构建系统进化树来确定麻疹病毒的亲缘关系与基因型别[1]。随着全球 MV 监测范围的进一步扩大，WHO 多次补充和更新了 MV 基因型划分标准，并指出新基因型病毒的确定必须符合以下标准[2-7]：

1. 获得 N 基因羧基末端 450 个核苷酸和 H 基因编码区全长核苷酸序列。

2. 至少与最近亲缘关系的参考株 N 基因羧基末端 450 个核苷酸序列有 2.5% 以上的差异，H 基因有 2.0% 以上的差异。

3. 用至少两种不同的软件分析 N 和 H 基因，N 和 H 基因树状图相似，基因型位置的可信性达到 96% 以上。

4. 新基因型的确定应以一系列的病毒分离或大量的样品为基础，而不是单份标本，新基因型的确定至少需要 1 株病毒分离株的序列。

5. 从流行病学观点来看，新基因型应对鉴别传染源的来源或描述传播途径提供帮助。

截至 2014 年，WHO 将 MV 共划分为 8 个基因组，24 个基因型，各基因型参考株信息见表 8-1。其中，A、E、F 基因组仅有一个基因型，基因型和基因组名字相同；B、C、D、G、H 基因组含多个基因型，命名则利用基因组的大写字母和数字进行组合，包括 B1-3、C1-2、D1-11、G1-3、H1-2。近 15 年内，B1、C1、E、F、G1、D1 等 6 个基因型在全球范围内都没有监测到，认为上述基因型已经消失；D2、D3、D10、G2、H2 等 5 个基因型自 2007 年以来也没有监测到，可认为处于不活跃状态；其他基因型在不同区域仍引起不同程度的流行[8]。

表 8-1　麻疹病毒株基因型参考株

基因型	最近监测时间	参考株命名	H基因登录号	N基因登录号
A	1998	MVi/Maryland. USA/0. 54	U03669	U01987
B1	1983	MVi/Yaounde. CMR/12. 83	AF079552	U01998
B2	2011	MVi/Libreville. GAB/0. 84	L46753	U01994
B3	2015	MVi/New York. USA/0. 94	L46752	L46753
		MVi/Ibadan. NGA/0. 97/1	AJ239133	AJ232203
C1	1994	MVi/Tokyo. JPN/0. 84	AY047365	AY043459
C2	2003	MVi/Maryland. USA/0. 77	M81898	M89921
		MVi/Erlangen. DEU/0. 90	Z80808	X84872
D1	1986	MVi/Bristol. GBR/0. 74	Z80805	D01005
D2	2002	MVi/Johannesburg. ZAF/0. 88/1	AF085498	U64582
D3	2015	MVi/Illinois. USA/0. 89/1	M81895	U01977
D4	2015	MVi/Montreal. CAN/0. 89	AF079554	U01976
D5	2010	MVi/Palau/0. 93	L46757	L46758
		MVi/Bangkok. THA/0. 93/1	AF009575	AF07955
D6	2013	MVi/New Jersey. USA/0. 94/1	L46759	L46750
D7	2003	MVi/Victoria. AUS/16. 85	AF247202	AF243450
		MVi/Illinois. USA/50. 99	AY043461	AY037020
D8	2015	MVi/Manchester. GBR/30. 94	U29285	AF280803
D9	2015	MVi/Victoria. AUS/12. 99	AY127853	AF481485
D10	2002	MVi/Kampala. UGA/51. 01/1	AY923213	AY923185
D11	2010	MVi/Menglian. Yunnan. CHN/47. 09	GU440576	GU440571
E	1987	MVi/Goettingen. DEU/0. 71	Z80797	X84879
F	1994	MVs/Madrid. ESP/0. 94（SSPE）	Z80830	X84865
G1	1983	MVi/Berkeley. USA/0. 83	AF079553	U01974
G2	2008	MVi/Amsterdam. NLD/49. 97	AF171231	AF171232
G3	2015	MVi/Gresik. IDN/17. 02	AY184218	AY184217
H1	2015	MVi/Hunan. CHN/0. 93/7	AF045201	AF045212
H2	2003	MVi/Beijing. CHN/0. 94/1	AF045203	AF045217

（数据来源：Griffin，et al. Springer Berlin，2010）

二、麻疹病毒各基因型的时空分布

（一）总体分布情况

根据 1954～2014 年全球麻疹网络实验室 11319 份基因型数据，WHO 对 MV 在全球的地域和时间分布进行了分析，见表 8-2。

表 8-2 麻疹病毒各基因型全球分布

基因型	非洲地区	东南亚地区	地中海地区	西太平洋地区	欧洲地区	美洲地区
A				中国，日本	罗马尼亚，英国芬兰，俄罗斯，北爱尔兰，捷克，斯洛伐克	巴西，美国，阿根廷
B1	喀麦隆					
B2	加蓬，南非，安哥拉，刚果，赞比亚					
B3	冈比亚，贝宁，尼日利亚，乍得，赞比亚，安哥拉，中非共和国，尼日尔，南非，乌干达，多哥，马里，科特迪瓦，津巴布韦，莱索托，塞内加尔，肯尼亚，加纳，阿尔及利亚，喀麦隆，刚果，赤道几内亚，布基纳法索，埃塞俄比亚，尼日利亚		苏丹，突尼斯，利比亚，也门，科威特，吉布提，阿曼	中国	德国，英国，法国，西班牙，丹麦，荷兰，瑞士，奥地利联邦	美国，委内瑞拉
C1				日本	北爱尔兰，西班牙，德国	美国，加拿大，阿根廷
C2	津巴布韦		摩洛哥	澳大利亚	奥地利，法国，比利时，荷兰，捷克，斯洛伐克，德国，西班牙，意大利，卢森堡，英国，卢森堡，丹麦	美国，巴西，加拿大

续表

基因型	非洲地区	地中海地区	东南亚地区	西太平洋地区	欧洲地区	美洲地区
D1				澳大利亚	英国、北爱尔兰	
D2	南非、赞比亚				爱尔兰、英国、西班牙	美国
D3	南非			密克罗尼西亚、菲律宾、巴布亚新几内亚、日本、澳大利亚、中国台湾	英国、丹麦	美国、加拿大
D4	南非、纳米比亚、肯尼亚、埃塞俄比亚	巴基斯坦、黎巴嫩、阿富汗、叙利亚、伊朗、卡塔尔、苏丹、乔丹、伊拉克、埃及、巴林、约旦、摩洛哥、阿曼	印度、尼泊尔、孟加拉国	日本、澳大利亚、中国、新加坡、新西兰	英国、丹麦、荷兰、德国、俄罗斯、西班牙、克罗地亚、奥地利、保加利亚、比利时、波斯尼亚、法国、以色列、哥维那、吉尔吉斯斯坦、波兰、葡萄牙、罗马尼亚、俄罗斯联邦、塞尔维亚、瑞士、土耳其	美国、加拿大、智利、牙买加、秘鲁
D5	纳米比亚	科威特、阿曼	泰国、孟加拉国、马尔代夫、缅甸	日本、马来西亚、密克罗尼西亚、澳大利亚、新西兰、关岛、柬埔寨、韩国、新加坡	英国、德国、奥地利、比利时、丹麦、俄罗斯、法国、挪威、荷兰、罗马尼亚、瑞士、西班牙	南美、美国、加拿大、巴西

续表

基因型	非洲地区	地中海地区	东南亚地区	西太平洋地区	欧洲地区	美洲地区
D6					英国、爱尔兰、西班牙、德国、奥地利、意大利、希腊、克罗地亚、土耳其、乌克兰、波兰、俄罗斯、以色列、卢森堡、挪威、丹麦、荷兰、列、哈萨克斯坦、乌兹别克斯坦、俄罗斯	美国、加拿大、巴西、玻利维亚、阿根廷、乌拉圭、多米尼加、海地
D7	埃塞俄比亚、南非		斯里兰卡、印度、缅甸	澳大利亚	德国、瑞典、欧洲国、西班牙、意大利	萨尔瓦多、美国、加拿大、墨西哥
D8		巴基斯坦、阿曼、摩洛哥、科威特	印度、孟加拉、尼泊尔	澳大利亚、日本、新加坡	英国、西班牙、奥地利、比利时、法国、德国、荷兰、俄罗斯	美国、加拿大、阿根廷
D9	乌干达		缅甸、泰国、印度尼西亚	澳大利亚、马来西亚、中国、中国香港、菲律宾、日本、新加坡、柬埔寨、中国澳门	南斯拉夫、阿尔巴尼亚、德国、比利时、丹麦、法国、以色列、荷兰、西班牙、塞尔维亚、俄罗斯	委内瑞拉
D10		阿曼	孟加拉国、尼泊尔、印尼	日本	意大利、立陶宛	
D11			缅甸	中国		哥伦比亚

续表

基因型	非洲地区	地中海地区	东南亚地区	西太平洋地区	欧洲地区	美洲地区
E					德国、丹麦	美国、加拿大
F					西班牙	
G1						美国
G2	南非		印尼、泰国	澳大利亚、马来西亚	荷兰、英国	墨西哥、美国
G3			文莱、印尼	马来西亚、菲律宾		
H1		伊朗	泰国、朝鲜	澳大利亚、中国、蒙古、新西兰、日本、韩国、新加坡、越南、马绍尔群岛、柬埔寨、中国香港、中国澳门、老挝	英国、西班牙、荷兰、丹麦、德国、俄罗斯、奥地利、保加利亚、法国、俄罗斯	美国、加拿大、智利、墨西哥
H2				中国、越南、澳大利亚		美国

（数据来源：Riddell, et al. Virol J, 2005, (2): 87-96; Rota, et al. J Infect Dis, 2011, 204: 514-523）

疫苗前时代分离到的麻疹毒株均为 A 基因型。随着麻疹疫苗的使用,监测到的 A 基因型流行株逐渐减少。虽然,20 世纪 90 年代在南美、北美、中国等地仍监测到 A 基因型病毒引起的急性病例,但对于上述病毒是 A 基因型流行株,还是疫苗相关病毒[9,10],实验室未能给出确切的结论。

B 基因组包括 B1 ~ B3 三个基因型,主要流行于非洲地区。B1 基因型只在 1983 年喀麦隆地区监测到;B2 基因型最初于 1984 年分离得到,之后在南非和安哥拉等地引起流行[3];B3 基因型在冈比亚首次发现,之后于非洲的喀麦隆、肯尼亚等国,欧洲的挪威、西班牙等国,以及中东的伊朗被监测到[11]。2013 年以来,在基本达到本土麻疹消除的国家中,B3 基因型引起的流行较为常见,是目前国际范围内流行和传播较为活跃的基因型。

C 基因组包括 C1 和 C2 两个基因型,主要在日本、欧洲和美洲地区流行。其中,C1 基因型曾在阿根廷、德国等地引起暴发,1994 年以后未检测到,认为已经消失。而 C2 基因型曾在整个欧美大陆流行[12]。

D 基因组包括 11 个基因型。D1 基因型从北爱尔兰和英国的 SSPE 病例中监测得到,是澳大利亚、北爱尔兰和英国疫苗前时代的本土基因型。D2 基因型为南非本土基因型,但 2002 年后就没有再监测到。D3 基因型为巴布亚新几内亚和菲律宾本土基因型。D4 基因型是一个分布广泛的基因型,曾在印度、东非和南非引起多次麻疹大暴发[13]。D5 基因型在 WHO 划定的 6 个区都曾被监测到,和 D3 基因型曾经都是日本本土流行的基因型[14-16]。D6 和 C2 基因型曾经是欧洲大陆的本土基因型。D7 基因型在 20 世纪 80 年代广泛流行于英国和澳大利亚,2002 年还取代 C2 和 D6 基因型成为德国的优势基因型[17]。D8 基因型最早发现于英国,和 D4 基因型一起在印度和埃塞俄比亚引起广泛流行[18]。D9 基因型 1999 年首先从印尼输入到澳大利亚的巴厘岛引起麻疹大暴发,然后于 2004 年引起日本的麻疹大流行。D10 基因型是 2000 ~ 2002 年在乌干达分离的一种新的基因型。D11 基因型于 2009 年在中国首次被发现,分子流行病学研究表明,该基因型病毒由缅甸输入,并推测该基因型在 2001 年就曾在缅甸流行[19]。

E 基因型 1997 年在德国 SSPE 病例中发现,而后在美国也被发现[20]。

F 基因型于 1979 和 1994 在德国、丹麦、美国和加拿大的 SSPE 病例中发现[9]。

G 基因组包括 G1 ~ G3 三个基因型。G1 基因型早期曾在美国流行,1983 年以后就没有再监测到。G2 为 1997 年从印度尼西亚一儿童咽拭子标本中分离到,2000 年被确定为 G2 基因型。G2 和 G3 基因型都是马来西亚和印尼的本土基因型[21,22]。

H 基因组包括 H1 和 H2 两个基因型,主要流行于亚洲和东南亚地区。H1 基因型在西太平洋地区很多国家都能监测到,主要在中国大陆流行,并输出到周边国家。H1 基因型被划分为 H1a、H1b、H1c 三个亚型,H1a 亚型为中国内地的优势基因型,而 H1c 亚型的流行自 1995 年已消失,H1b 亚型自 2005 年以后就没有监测到[23]。H2 基因型在中国大陆最先发现,且在西太平洋地区、澳大利亚和美国被监测到,也是越南的本土基因型[24],但 2002 年后 H2 基因型就没有再被监测到。

不同基因组 MV 在全球地理分布上有一定的区别。部分基因型仅在一些特定区域流行，如 H 基因型主要在中国大陆流行；而部分基因型却在全球范围内广泛流行，如 D 和 B 基因组病毒。从流行空间来看，在尚未消除麻疹的国家，存在一种或几种本土流行的基因型；而在一些已经消除麻疹的国家，存在由不同基因型病毒引起的散发和暴发病例，主要由输入性的 MV 所引起。此外，各基因型 MV 在时间上分布也不同，1954～2015 年各基因型 MV 的分布见表 8-3。

（二）2009 和 2014 年全球麻疹各基因型的流行分布情况

2009 年全球麻疹网络实验室监测到 7 个基因型，基因型分布见图 8-1。非洲地区流行的主要基因型为 B3；西欧地区监测到主要基因型为 D4，其次为 B3、D9、D5、H1 和 D8。

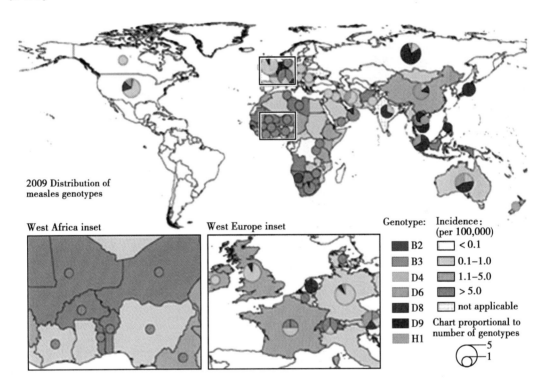

图 8-1　2009 年全球监测到的麻疹基因型分布和发病率

（图片来源：WHO. http：//www. who. int/immunization/monitoring _surveillance/burden/vpd/

surveillance_type/active/measles_monthlydata/en/index1. html）

而 2014 年，全球网络实验室共监测到 8 个基因型，包括 B3、D3、D4、D6、D8、D9、G3 和 H1 基因型，B3 和 D8 基因型广泛流行，其他基因型仅在少数地区监测到，见图 8-2。

表 8-3 1954 ~2015 年各基因型麻疹病毒的时间分布

	A	B1	B2	B3	C1	C2	D1	D2	D3	D4	D5	D6	D7	D8	D9	D10	D11	E	F	G1	G2	G3	H1	H2
1951																								
1952																								
1953																								
1954																								
1955																								
1956																								
1957																								
1958																								
1959																								
1960																								
1961																								
1962																								
1963																								
1964																								
1965																								
1966																								
1967																								
1968																								
1969																								
1970																								
1971																								
1972																								
1973																								
1974																								
1975																								
1976																								
1977																								
1978																								
1979																								
1980																								
1981																								
1982																								
1983																								
1984																								
1985																								
1986																								
1987																								
1988																								
1989																								
1990																								
1991																								
1992																								
1993																								
1994																								
1995																								
1996																								
1997																								
1998																								
1999																								
2000																								
2001																								
2002																								
2003																								
2004																								
2005																								
2006																								
2007																								
2008																								
2009																								
2010																								
2011																								
2012																								
2013																								
2014																								
2015																								

(数据来源: Riddell,et al. Virol J,2005,2:87-96)

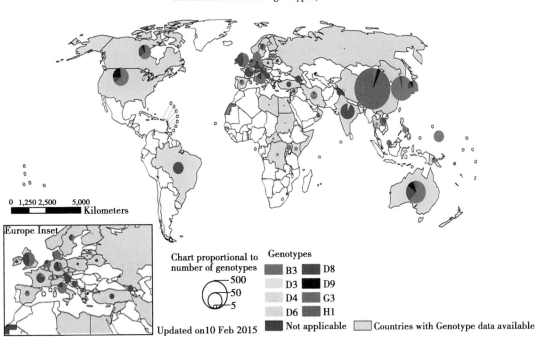

图 8-2　2014 年全球监测到的麻疹基因型分布

（图片来源：WHO. http：//www. who. int/immunization/monitoring _surveillance/burden/vpd/
surveillance_type/active/measles_monthlydata/en/index1. html）

三、中国流行的麻疹病毒基因型别

我国从 1993 年开始，对本土分离的 MV 流行株进行分子流行病学研究。其中，1993 ~ 1994 年共分离麻疹病毒 14 株，12 株为 H1 基因型，1 株为 H2 基因型，1 株为 A 基因型。1995 ~ 2000 年分离麻疹毒株 54 株，2 株为与疫苗相似的 A 基因型（Vaccine Like A Genotype，A-VL），52 株为 H1 基因型。H1 基因型流行株中，12 株被鉴定为 H1b 亚型，40 株为 H1a 亚型。2001 ~ 2005 年监测到麻疹病毒 488 株，除 1 株为 A-VL 外，其余 487 株均为 H1 基因型，其中 44 株为 H1b 亚型，443 株为 H1a 亚型，两个亚型无明显的地理分布界限[23]。2006 ~ 2015 年，以 H1a 亚型为主，未再监测到 H1b 亚型的流行。

随着麻疹病原学监测加强，2009 年以来中国大陆监测到多个输入型的麻疹病例。2009 年四川省监测到由泰国输入的 D9 基因型麻疹病例；同年山西省监测到由法国输入的 D4 基因型麻疹病例；云南省监测到由缅甸输入 D11 基因型麻疹病例；上海市 2012 和 2013 年分别监测到 D8 和 B3 基因型麻疹病例，2013 年以后贵州省、广东省、浙江省宁波市均监测到 B3 基因型麻疹病例，但由于缺乏明确的流行病学依据，尚不能确定监测到 D8 和 B3 麻疹病例的来源。输入的 D9、D4、D11、D8 和 B3 型麻疹毒株在中国部分地区引起了有限的传播，中国大陆麻疹的流行与暴发主要由本土 H1a 基因亚型的 MV 引起的，但是国外输入的其他基因型 MV 也可引起麻疹病例的传播和扩散，因此有必要在全国范围内开展广泛和持续的病毒学监测，逐渐缩小监测空白，敏感、及时地监测并鉴定麻疹病例，从而达到及时阻断输入性麻疹在中国传播的目的[25-31]。

表8-4 1993~2015年中国麻疹病毒流行株基因型别

时间（年）	本地基因型	未再监测到的基因型	输入基因型
1993~1994	H1a、H1b H1c H2、A		
1995~2000	H1a、H1b、A		
2001~2005	H1a、H1b、A		
2006~2009	H1a	H1b	
2009~2011	H1a	H1b	D9、D4、D11
2012~2015	H1a	H1b	D8、B3

第二节 早期麻疹病毒流行株与疫苗株核酸及氨基酸的差异

目前使用的 A 基因型麻疹疫苗株均来源于 20 世纪 60 年代，如美国的 Edmonston 株系列（Schwarz，Moraten，Zagreb、AIK-C 等）[32,33]，中国的 Shanghai-191（沪 191）和 Changchun-47（长春 47），前苏联的 Leningrad-4，以及日本的 CAM-70。

一、疫苗株与 Edmonston 株在编码区的差异

全球使用的疫苗株与早期流行株 Edmonston 间，在核苷酸和氨基酸上的差异见表 8-5。CAM-70 株与 Edmonston 株差异性最大，88 个核苷酸差异中有 78 个位于编码区，其中 59 个为有意义突变，33 个为同义突变。疫苗 Leningrad-4 株与 Edmonston 株之间差异最小，18 个核

表8-5 麻疹疫苗株与 Edmonston 株核苷酸差异

疫苗株	非编码区突变	蛋白编码区突变	有意义突变	同义突变	GenBanK 号
Edmonston	-	-	-	-	AF266288
AIK-C	11	30	25	5	AF266286
S-191	10	39	28[a]	18	FJ416067
Ed-Zagreb	10	22	15	7	AF266290
Leningrad-4	10	18	11[a]	8	AF730614
Schwarz	9	31	22	9	AF266291
Rubeovax	8	27	18	9	AF266289
Moraten	9	31	22	9	AF266287
CAM-70	10	78	59[a]	33	DQ345723
C-47	10	33	26[a]	14	FJ416068

注：蛋白 V 和 C 都在计算，数目有重复

苷酸差异位于编码区，其中 11 个为有意义突变，8 个为同义突变。沪 191 株与 Edmonston 有 49 个核苷酸差异，39 个位于编码区，其中 28 个为有意义突变，18 个为同义突变。

在系统进化树上（图 8-3），Moraten 株与 Schwarz 株系列完全相同，Shanghai-191、Changchun-47 与 Leningrad-4 属于同一分支，CAM-70 与 Edmonston 株间差异最大。

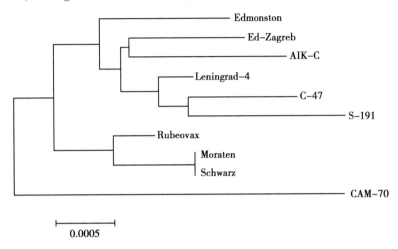

图 8-3　Edmonston 株与疫苗株全基因核苷酸同源性比较

Edmonston 株与疫苗株基因组比较见表 8-6（见文末折页）。Edmonston 株特异性核苷酸位点有 17 个，5 个位于非编码区，12 个位于编码区，其中 3 个为无义突变（4234 位、5514 位及 14579 位），9 个有意义突变，分别位于 P、V、C、M、H 和 L 蛋白上。该 9 个位点（P-225、V-225、C-73、M-61、M-89、H-46、H-211、H-481 和 L-1717）可能是疫苗株减毒的基础。C 蛋白是 MV 疫苗株减毒的研究热点，所有疫苗株 C 蛋白 73 位为亮氨酸，而 Edmonston 株为缬氨酸，推测 C 蛋白 73 位氨基酸的突变与毒力减弱相关，但是在 B3 和 D3 基因型野毒株中，也发现了 C 蛋白 73 位亮氨酸，不支持疫苗株中的 C 蛋白的 73 位亮氨酸突变与疫苗株的毒力降低相关的观点，麻疹疫苗株减毒关键位点还待进一步研究。

二、疫苗株与 Edmonston 株非编码区序列比对

麻疹基因组中非编码区的顺式作用元件对蛋白转录和翻译起重要作用，非编码区中基因启动（GS）和基因终止（GE）信号调节麻疹基因组的转录启动和终止。Edmonston 株与疫苗株非编码区序列比较，共有 35 个位点不同，见表 8-7。其中，3′末端非编码区的第 26 和 42 位能将 Edmonston 株和疫苗株区分开。Edmonston 株 26 位和 42 位均为 A，而疫苗株第 26 位为 T，第 42 位为 C。M 和 F 蛋白间非编码区较长，有 19 个碱基变异，4 个位于 M 蛋白的 3′端非编码区，5 个位于 F 蛋白 5′端非编码区，其中 5030 位的变异（G 到 A）仅发生在 AIK-C 疫苗株，5308 位的变异（A 到 G）仅发生在 Rubeovax 疫苗株。M 和 F 蛋白间非编码突变可能影响 mRNA 稳定性，有实验证实 F 蛋白 5′端非编码区的改变降低了 M 蛋白转录和翻译，抑制了病毒复制和降低了细胞病变作用。M 蛋白 3′端非编码区改变能

表 8-7 Edmonston 株与疫苗株在非编码区位点的变异

疫苗株	前端非编码区			N/P 间隔区			P/M 间隔区	F/H 间隔区		H/L 间隔区		末端非编码区				
	26	42	96	1702	1724	1806	3431	7143	7243	7243	9139	15789	15795	15817	15832	15843
Edmonston	A	A	G	A	C	G	T	C	T	C	T	G	C	T	T	T
AIK-C	T	C	.	.	.	.	.	.	.	.	.	A	.	.	.	.
S-191	T	C	.	.	.	.	.	.	.	.	A	.	.	.	.	.
Ed-Zagreb	T	C	A	G	.	.	.	.	.	.	.	.	.	.	.	G
Leningrad-4	T	C	.	.	.	.	.	.	.	.	.	.	.	.	.	.
Schwarz	T	C	.	G	A	A	G	.	C	.	C	.	.	C	C	.
Rubeovax	T	C	.	G	.	A	.	.	.	.	.	.	.	.	.	.
Moraten	T	C	.	G	A	A	G	.	C	.	C	.	.	.	.	.
CAM-70	T	C	.	G	.	A	.	G	.	G	.	.	T	.	C	C
C-47	T	C	.	.	.	.	.	.	.	.	.	.	.	.	.	.

疫苗株	M/F 间隔区																		
	4515	4536	4574	4608	4611	4742	4763	4925	4978	5000	5030	5073	5297	5308	5316	5348	5349	5402	5427
Edmonston	G	G	G	T	C	T	T	G	T	G	G	C	C	T	C	T	T	C	T
AIK-C	.	T	A	.	.	.	.	.	C	.	.	.	.	.	.	.	.	.	.
S-191	.	.	.	.	.	.	C	.	C	.	T	G	.	.	.	.	.	.	.
Ed-Zagreb	.	.	.	.	T	C	C	.	C	.	.	G	A	.	.	C	.	.	.
Leningrad-4	.	.	.	.	.	.	C	.	C	.	.	G	.	.	T	.	.	.	.
Schwarz	.	.	.	.	.	.	.	.	C	.	.	G	.	.	.	.	.	.	.
Rubeovax	.	.	.	C	.	.	.	.	C	.	.	G	.	C	.	.	.	.	.
Moraten	.	.	.	.	.	.	.	.	C	.	.	G	.	.	.	.	.	.	.
CAM-70	.	.	.	.	.	.	.	.	C	.	.	G	.	.	.	.	.	T	.
C-47	A	.	.	C	.	.	C	T	C	.	.	G	.	.	.	.	.	.	C

促进 M 蛋白合成和促进病毒复制，尽管该区域单个核苷酸改变影响不明确，但是 4978、5073 和 5349 等 3 个位点 Edmonston 株分别为 T、C、T，疫苗株均为 C、G、C，这三个位点变异是否与毒株的毒力相关还有待研究[34]。

第三节　现行麻疹病毒流行株与疫苗株核酸及氨基酸的差异

一、世界流行株与疫苗株序列比较

从 1954 年第一株 MV 流行株 Edmonston 分离以来，已有 24 个基因型 MV 在自然界中流行，其中 H1 为我国主要流行的基因型，而 B3、D4 和 D8 为目前全球其他地区流行较多的基因型[35-37]。麻疹疫苗株，包括中国的沪 191 株，俄罗斯的 Leningrad-4 株，欧美和日本等的 Schwarz，AIK-C，Rubeovax 和 Morten 株，均属于 A 基因型。

为了分析疫苗株与流行株在全基因组序列上的差异，本书编者对 2 株疫苗株（沪 191 和 Schwarz 株）与 1954～2013 年全球分离的 32 株流行株进行全基因组序列比较。疫苗株与流行株氨基酸的变异情况见表 8-8。最早的流行株 Edmonston 与中国疫苗株沪 191 间存在 23 个氨基酸差异（变异率 0.48%），而与疫苗株 Schwarz 间存在 21 个氨基酸差异（变异率 0.45%）。与疫苗株 Schwarz 比较，B3、D4 和 D8 基因型流行株的氨基酸平均变异数（变异率）分别 94（2.00%），100（2.11%）和 92（1.95%）。H1 基因型流行株与中国疫苗株沪 191 间的平均差异为 153 个氨基酸（变异率 3.24%），该差异远高于 Schwarz 同 B3、D4 和 D8 间的差异。

表 8-8　各组麻疹病毒的氨基酸序列差异

两两比较		平均变异数/平均变异率（%）						
		Genome	N	P	M	F	H	L
Edmonston-wt	Schwarz-vac	21/0.45	2/0.38	1/0.20	5/1.49	3/0.55	5/0.81	5/0.23
	S191-vac	23/0.48	5/0.95	3/0.59	3/0.90	2/0.36	7/1.13	3/0.14
Schwarz-vac	Genotype B3	94/2.00	15/2.79	21/4.07	5/1.58	9/1.65	16/2.54	35/1.62
	Genotype D4	100/2.11	21/4.02	20/3.93	5.0/1.50	4/0.79	19/3.07	28/1.29
	Genotype D8	92/1.95	18/3.49	15/3.04	6/1.68	5/0.99	17/2.76	30/1.38
S191-vac	Genotype H1	153/3.24	21/4.02	41/8.10	6/1.69	17/3.05	29/4.65	42/1.94

将 B3、D4 和 D8 基因型流行株与疫苗株 Schwarz，以及 H1 基因型流行株与疫苗株沪 191 各基因氨基酸序列进行比较，结果见图 8-4。B3 基因型流行株与 Schwarz 株在 P 基因上的差异最大（4.07%），在 M 基因上差异最小（1.58%）；H1 基因型流行株与沪 191 疫苗株比较，最大和最小差异也存在于 P 和 M 基因，分别为 8.10% 和 1.69%。而 D4 和 D8

基因型流行株与 Schwarz 株比较，差异最大的为 N 基因（分别为 4.02% 和 3.49%），最小为 F 基因（0.79% 和 0.99%）。值得注意的是，在 H 和 F 基因上，H1 基因型与沪 191 之间的差异分别为 B3、D4 和 D8 与 Schwarz 株之间氨基酸差异的 1.51 ~ 1.83 和 1.85 ~ 3.86 倍。

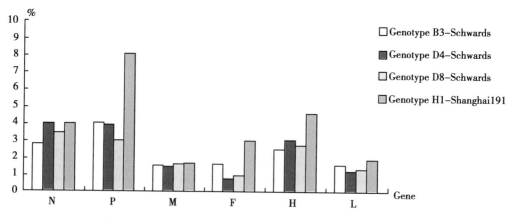

图8-4　麻疹病毒疫苗株与流行株在各基因上的氨基酸差异

　　B3，D4，D8 和 H1 基因型流行株在 H 基因上型特异性氨基酸位点见表 8-9。B3 基因型流行株的型特异性位点包括第 17（Tyr）位，第 346 位（Val）和第 460 位（Arg）氨基酸；D4 和 D8 基因型特异性位点为第 176（Ala）位，第 252（His）位和第 284（Phe）位氨基酸；而 H1 基因型特异性位点 5 个，分别为第 420（Ala）位，第 476（Leu）位，第 562（Thr）位，第 609（Asn）位和第 614（Ala）位氨基酸。在麻疹消除阶段，对输入基因型的快速确认对追踪病毒来源和阻断病毒传播至关重要。以各基因型特异性位点为基础，可建立多重荧光定量 RT-PCR 检测方法可用于快速鉴别输入基因型病毒，为病例的调查提供实验室依据。

表8-9　B3、D4、D8 和 H1 基因型麻疹病毒特异性位点

基因型别	序列数量	氨基酸位点										
		17	176	252	284	346	420	460	476	562	609	614
Genotype A	11	H	T	Y	L	I	T	K	F	V	T	T
Genotype B3	27	Y	·	·	·	V	·	R	·	·	·	T/S ·
Genotype D4	128	·	A	H	F	·	·	·	·	·	·	·
Genotype D8	53	·	A	H	F	I/M	·	·	·	V/F	·	·
Genotype H1	123	·	·	·	·	·	A	·	L	T	N	A

二、H1 基因型流行株与疫苗株 S191 在不同基因上的差异

　　浙江省 1999 ~ 2011 年麻疹流行株与疫苗株沪 191 比较，P、H 和 N 蛋白差异较大，同

源性分别为 91.7% ~92.9%，97.1% ~97.7% 和 95.7% ~96.5% [38,39]；M 和 L 蛋白相对保守，同源性分别为 99.3% ~ 99.7% 和 97.9% ~ 98.0%；F 蛋白同源性为 96.5% ~ 97.0%[39]。Rota 等 2001 年对 MV 的 N、H 基因进行分析，发现疫苗前时代的流行株，其 N 和 H 基因与现行的疫苗株几乎是一致的，疫苗后时代的流行株的 N 和 H 基因均出现了抗原漂移[34]。

三、H1 基因型流行株与疫苗株 S191 糖基化位点比较

疫苗株沪 191 共存在 29 个糖基化位点（N-X-T/S），除 N 蛋白外，其余各蛋白上均存在不同数量的糖基化位点。H1 基因型流行株存在 28 ~30 个糖基化位点，其中 25 个为流行株和疫苗株共有的稳定糖基化位点，流行株与疫苗株不同的糖基化位点主要位于 H、F、P、L 蛋白上。

疫苗株 S191 在 H 蛋白上共存在 5 个糖基化位点，而 H1 基因型流行株由于第 240 位氨基酸的改变（S→N），造成了第 238 ~240 位（NLS）N 型糖基化位点缺失。240 位氨基酸是构成 B 细胞抗原决定簇（236-250 位）的重要部分，该位置糖基化位点丢失可能引起 H 蛋白抗原性和免疫原性发生改变，是否影响麻疹疫苗免疫效果，有待进一步研究。在 F 蛋白上，疫苗株 S191 存在 4 个糖基化位点，流行株 F 蛋白第 9 位氨基酸 N→S 的改变，造成位于第 9 ~11 位（NVS）的糖基化位点缺失。疫苗株 P 蛋白有 2 个糖基化位点，分别位于 146 ~148 位（NES）和 357 ~359 位（NIS）。与疫苗株相比，流行株的第 203 位和 204 位氨基酸发生变异（203 位：F→L，204 位：P→S），使其在 202 位增加了一个糖基化位点（NLS）。疫苗株 L 蛋白有 17 个糖基化位点，流行株在 1710 位氨基酸的改变（I→S），导致 1709 ~1711 位（NIS）糖基化位点的改变，并出现第 1708 ~1710 位糖基化位点的增加。

麻疹疫苗株沪 191 株仅在中国使用，而来源于 Edmonston 的 Schwarz 疫苗广泛应用于欧美国家。Edmonston 流行株与两疫苗株间的氨基酸差异表明，沪 191 与 Schwarz 株为类似株。近十年来，中国的 MV 优势流行株均为 H1 基因型[40]，B3 基因型和 D 基因组为欧美国家的主要流行株。从基因水平上看，H1 基因型与 B3 和 D 基因型流行株存在显著差异，且沪 191 疫苗株与 H1 基因型流行株间的差异，无论在全基因组还是在各基因上，均高于 Schwarz 疫苗株与 B3 或 D 基因型流行株间的差异。这种基因上的差异也提示，疫苗抗体中和 H1 型流行株的能力要低于中和 B3、D4 和 D8 型流行株。虽然，中国东部地区经济发达，近年来麻疹疫苗覆盖率也不断增加，但仍常常出现麻疹的暴发和散发。除人口密度、流动人口和基础免疫不足外，H1 基因型流行株与疫苗株间的基因差异可能与麻疹的反复流行存在一定的联系。

第四节 麻疹病毒流行株与疫苗株抗原性差异

从 2006 年以来，中国的麻疹疫苗接种率一直保持在 95% 以上，一些沿海省市甚至高达 99%。然而，麻疹的发病率依旧居高不下，一直维持在 2/10 万到 5/10 万左右，少数地

区在个别年份的麻疹发病率甚至达 20/10 万以上，全国范围内的麻疹疫情都不容乐观。

在麻疹消除工作中，一个值得关注的问题是 MV 流行株的变异。目前国内使用的麻疹减毒活疫苗沪 191 株来自 20 世纪 60 年代的流行株，经过 50 年的变迁，当今的流行株与沪 191 株之间已经发生了一定的差异。虽然，沪 191 疫苗免疫后产生的保护性抗体仍能中和当前的麻疹流行株，但其保护流行株的能力已经降低，也就是说，当前低滴度的麻疹抗体水平已不能有效对个体进行保护。由于美洲区成功消除了麻疹，有人认为只要采用美洲区的麻疹消除措施，我国的麻疹消除指日可待。但实际上，除了地理环境，人口规模和密度，流动人口数量，以及免疫程序外，我国流行的 MV 株，无论从基因还是抗原性上，与美洲国家的 MV 都存在一定差异。即使使用的都是 A 基因型疫苗，但建立的免疫屏障是存在差异的。

一、麻疹流行株与疫苗株间的抗原比

病毒毒株之间的抗原性差异，可以通过两者之间的抗原比来表示，抗原比小于或等于 1.5 时，两毒株间的抗原性无明显差异；抗原比为 1.5～2.0 时，两毒株的抗原性小有差异；抗原比值越大差异越大。

为了探讨麻疹疫苗株流行株与疫苗株之间的抗原性来差异，本书编者利用疫苗株、浙江省麻疹流行株制备动物免疫血清，并与相应毒株进行交叉中和试验，结果表明浙江省不同年份流行株之间抗原比为 1.41～1.88，疫苗株沪 191 与浙江省流行株之间抗原比分别为 3.0～7.3[41,42]。根据抗原比的定义，流行株之间的抗原性差异较小，仍属于同一类型毒株，而流行株与疫苗株抗原性差异显著，且随着年份的推移不断增大。

二、不同血清对麻疹疫苗株与流行株的中和能力差异

除病毒株之间的抗原比，国内外研究还通过分析疫苗免疫血清、患者恢复期血清对疫苗株和流行株中和抗体水平，来进行疫苗株与流行株抗原性差异分析，及该差异对当前疫苗免疫效果的可能影响。

中国预防医学科学院病毒研究所于 2001 年报道，通过抗 MV 血凝素蛋白单克隆抗体实验研究表明，现有疫苗株仍然对所有的基因型 MV 具有保护作用，但也要注意到 MMR 疫苗免疫血清中和中国麻疹流行株的低度要低于中和 Edmonston 株（A 基因型）和 Chi-1（D3 基因型）株 2～5 倍，说明疫苗免疫成功后对中国现行麻疹流行株的保护年限要低于其他基因型[43]。

冯燕等对 22 份浙江省儿童沪 191 疫苗免疫前后血清对疫苗株与流行株进行交叉中和试验，结果见表 8-10 和图 8-5。疫苗免疫后血清对疫苗株沪 191 的中和抗体 GMT 值为 1∶50.82，而对流行株 MVi/ZJ/05/7 株的 GMT 值为 1∶27.35，二者相差 1.86 倍（$P<0.05$）。陕西省李平等发现，健康儿童疫苗免疫血清中和疫苗株沪 191 株和 H1 野毒株的抗体阳性率均在 91.86% 以上，但对疫苗株沪 191 株中和抗体的 GMT 值（105.61）显著高于对 H1 流行株中和抗体的 GMT（61.04）值。其中，18.90% 儿童免疫血清对疫苗株中和抗体高于对流

行株中和抗体4倍以上[44]。河南与上海等对健康儿童疫苗免疫后血清的中和能力研究也得到类似结果[45]。上述结果说明，虽然疫苗免疫血清仍能中和麻疹疫苗株与流行株，但二者的中和能力存在相当的差异，疫苗免疫后产生的保护性抗体对流行株的保护能力显著低于疫苗株。

表8-10　不同人群血清对麻疹疫苗株与流行株的中和抗体滴度

类型		中和抗体 GMT（1：）		HI 抗体
		NT- 沪 191	NT- MVi/ZJ/05/7	GMT（1：）
22 份疫苗免疫血清	免前	<2	<2	<2
	免后	50. 82	27. 35（1. 68 倍）	85. 60
20 份麻疹患者血清	急性期	4. 24	1. 14	—
	恢复期	151. 83	386. 95（2. 5 倍）	—

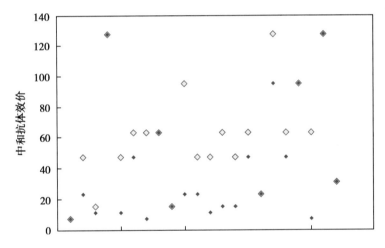

图 8-5　沪 191 疫苗免疫后儿童血清对麻疹疫苗株与流行株的中和抗体水平
注：深色代表麻疹流行株，浅色代表麻疹疫苗株

　　除疫苗免疫后血清外，冯燕等还通过患者急性期、恢复期血清对麻疹疫苗株与流行株的中和能力差异，来分析流行株的抗原性改变[42]。浙江省 20 份麻疹患者恢复期血清，对流行株 MVi/ZJ/05/7 的中和抗体 GMT 值为 386. 95，而对疫苗株沪 191 的中和抗体 GMT 值仅为 151. 83，两者相差 2. 5 倍（$P < 0.05$），见表 8-10 和图 8-6。江苏省李淑华等人的研究也表明，麻疹患者恢复期血清中和流行株的抗体滴度高，是疫苗株中和抗体的 2. 49 倍，而急性期患者血清及初次免疫后血清（1 ~ 2 岁幼儿）对疫苗株的中和抗体滴度分别是流行株的 1. 69 倍和 1. 61 倍。上述结果表明，由流行株感染后产生的抗体对疫苗株与流行株均具有中和能力，但中和流行株的水平大大高于对疫苗株的中和能力。

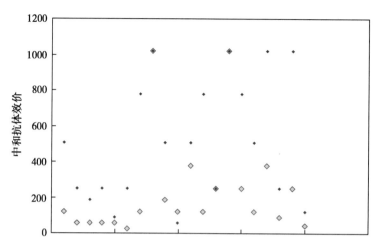

图 8-6　麻疹患者恢复期血清对麻疹疫苗株与流行株的中和抗体水平

注：深色代表麻疹流行株，浅色代表麻疹疫苗株

三、低滴度疫苗抗体难以保护个体免受流行株的侵袭

在冯燕等的研究中，20 份患者的急性期血清对麻疹疫苗株和流行株的中和抗体 GMT 值分别为 4.24 和 1.42，结果见表 8-10。其中，6 份急性期血清对沪 191 疫苗株和 MVi/ZJ/05/7 流行株的中和抗体均为阴性；5 份麻疹患者的急性期血清对疫苗株和流行株均出现低滴度的中和抗体，这可能与血清的采集时间偏后、机体产生保护性抗体有关。值得关注的是，有 9 份患者急性期血清对麻疹疫苗株的中和抗体为阳性（对流行株均为阴性），GMT 值为 1:8.59，即 45% 的麻疹患者血清对沪 191 疫苗株具有低滴度的中和抗体，部分患者血清抗体效价达 1:8 以上，其中 3 份血清效价竟高达 1:24（图 8-7）。上述结果表明，人群血清中即使存在麻疹疫苗株的低滴度甚至中滴度保护性抗体，一旦暴露于当前麻疹流行株时，有相当一部分人群将无法保护自身免受麻疹流行毒株的侵袭，提示当前流行株在低滴度的疫苗免疫抗体中有产生逃逸的可能。

另外，吉林省周剑惠等证实，H1 基因型麻疹流行株能够从具有 1:4 较低中和抗体血清中逃逸，免疫后低水平的抗体（1:4）不能中和一些最近的麻疹流行株[46]。另据土耳其资料，无论流行株抗原性变异与否，疫苗保护性抗体滴度应高于或等于 1:16 才能中和不同基因型的流行株[47]。当前我国使用的疫苗株为 A 基因型，而流行株为 H1 基因型，随着流行株基因变异，可能存在一些抗原表位的变化，这些保护性抗原表位改变的积累，在一定程度上确实能降低疫苗免疫血清的中和能力。近年来，大年龄人口麻疹发病率大幅度增加，提示可能与疫苗免疫抗体衰减后，低滴度抗体对流行株保

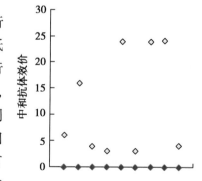

图 8-7　9 例麻疹患者急性期血清对疫苗株与流行株的中和抗体水平

注：深色代表麻疹流行株，
浅色代表麻疹疫苗株

护能力减弱有关。

<h2 style="text-align:center">四、H 蛋白抗原表位上氨基酸的变异对
病毒抗原性的可能影响</h2>

麻疹病毒流行株与疫苗株在基因和抗原性上的差异已被广泛关注，但流行株的氨基酸变异是否涉及病毒的抗原表位，进而造成病毒抗原性的改变等问题，尚不清楚。冯燕等人利用生物信息学软件预测了 MV H 蛋白上的 B 细胞抗原表位，并合成多肽对。通过分析同一区域不同来源（疫苗株来源与流行株来源）的多肽与相应多肽免疫血清间结合能力的差异，探讨流行株与疫苗株在 H 蛋白上氨基酸的差异对病毒抗原性的可能影响。

结合流行株与疫苗株 H 基因氨基酸序列比对结果，以流行株存在 2～3 个稳定变异位点为选择依据，在预测的抗原表位区、非表位区各设计两对多肽，同时，在保守的表位区设计两条多肽，见表 8-11。

表 8-11　麻疹病毒 H 蛋白上合成多肽信息

区域	编号	名称	序列	位置	抗原指数	分子量（Da）	变异数	序列来源
表位（变异区）	1	CW23	TNYLEQPVSN	273-282aa	0.021	1164.25	3	疫苗株
		CW22	TNYFEQPISK		0.012	1226.36		流行株
	2	CW123	KPNLSSKRSEL	236-246aa	0.049	1258.45	2	疫苗株
		CW124	KPNLNSKGSEL		0.024	1186.34		流行株
非表位区	1	CW125	GVIADNQAK	356-364aa	−0.026	915.02	2	疫苗株
		CW126	GVITDNQAN		−0.023	930.98		流行株
	2	CW150	SLTVELKIKI	418-427aa	0.0314	1143.44	3	疫苗株
		CW151	SLAAEPKIKI		0.0306	1069.32		流行株
表位（非变异区）	1	CW148	KFLNPDREYD	123-132aa	0.047	1296.41	0	流行株与疫
	2	CW149	PTTRTDDKLR	368-377aa	0.065	1202.34		苗株一致

除非表位区多肽对 CW125/CW126 外，其他多肽抗原指数均 >0，保守区表位多肽 CW148 和 CW149 抗原指数较高。在合成的表位多肽对 CW23/22（273-282aa）与 CW123/124（236-246aa）中，疫苗株多肽 CW23 和 CW123 抗原指数显著高于来源于流行株同一位置的多肽 CW22 和 CW124，提示流行株氨基酸的突变可能会降低疫苗株原有表位的抗原性。合成的各多肽均具有免疫原性，CW23/CW22 与 MV 免疫血清的结合力最强，说明该肽段的免疫原性强，可能为 B 细胞优势表位区，但是否能作为抗原用于 MV 抗体的制备或多肽疫苗的研究，值得进一步探讨。

将合成的多肽分别免疫小鼠，获得针对各多肽的免疫血清。利用交叉 ELISA 测定的抗体 GMT 值，计算多肽对中两条多肽的抗原比，见图 8-8。同一多肽对中，疫苗株来源的多肽与自身免疫血清结合能力，高于与相应流行株多肽免疫血清的结合能力，这与全病毒的交叉中和试验结果相符。表位多肽对CW23/CW22间抗原性差异最大，抗原比为16，提示该抗原表位区由于3个氨基酸的变异可能导致流行株抗原性较大程度的改变。非表位多肽中CW125/CW126间抗原比最小，平均为1.631 ± 0.481，提示发生在该区域上的氨基酸突变对MV的抗原性影响不大。CW123和CW124虽为早期研究认定的中和抗体表位，且与阻止病毒细胞融合有关的线性表位H244-250aa存在部分重叠，但该区由2个氨基酸变异引起的抗原性差异小于CW23/CW22，即该区域中氨基酸变异对病毒抗原性作用程度小于CW23/CW22区。而CW150与CW151间抗原比提示预测的非抗原表位区上，部分氨基酸的突变也与病毒抗原性密切相关。

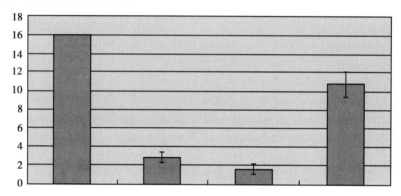

图8-8 抗原表位区与非表位区来源于疫苗株与流行株间多肽的抗原比

注：由于CW23/CW22免疫后7只小鼠血清混合，因此该图中CW23/CW22抗原比
柱状图中无标准差描述；其余3对多肽柱状图均为均数±标准差

我国的麻疹流行株属H基因型，较欧美等世界上绝大多数国家流行的D、B基因型与疫苗株之间的差异更大。当前麻疹流行株与疫苗株之间的差异，使得体内低滴度的麻疹疫苗抗体不能保护人体免受麻疹流行株的侵袭，这直接导致了疫苗免疫后人群的免疫持久性年限相对下降，对免疫屏障的构建造成了负面影响。为了早日达到消除麻疹的目标，我们必要时需要考虑新一代麻疹疫苗的研制。

（顾文珍 冯 燕）

参 考 文 献

[1] WHO. Expanded Programme on Immunization (EPI). Standardization of the nomenclature for describing the genetic characteristics of wild-type measles viruses. Wkly Rep, 1998, 73 (35): 265-269.

[2] WHO. Nomenclature for describing the genetic characteristics of wild-type measles viruses (update). Part I. Wkly Rep, 2001, 76 (32): 242-247.

[3] WHO. Update of the nomenclature for describing the genetic characteristics of wild-type measles viruses: new genotypes and reference strains. Wkly Rep, 2003, 78 (27): 229-232.

[4] WHO. Standardization of the nomenclature for genetic characteristics of wild-type rubella viruses. Wkly Rep,

2005, 80 (14): 126-132.

[5] WHO. Global measles and rubella laboratory network--update. Wkly Rep, 2005, 80 (44): 384-388.

[6] WHO. New genotype of measles virus and update on global distribution of measles genotypes. Wkly Rep, 2005, 80 (40): 347-351.

[7] WHO. Global distribution of measles and rubella genotypes--update. Wkly Rep, 2006, 81 (51/52): 474-479.

[8] Griffin D E, Oldstone M B A. Measles. Springer, Berlin, 2010.

[9] Christensen L S, Sch? ller S, Schierup M H, et al. Sequence analysis of measles virus strains collected during the pre- and early-vaccination era in Denmark reveals a considerable diversity of ancient strains. Blood, 2011, 118 (9): 2556-2566.

[10] Bellini W J, Rota P A. Genetic diversity of wild-type measles viruses: implications for global measles elimination programs. Emerging infectious diseases, 1998, 4 (1): 29-35.

[11] Smit S B, Hardie D, Tiemessen C T. Measles virus genotype B2 is not inactive: evidence of continued circulation in Africa. Journal of medical virology, 2005, 77 (4): 550-557.

[12] Rota P A, Liffick S L, Rota J S, et al. Molecular epidemiology of measles viruses in the United States, 1997-2001. Emerg Infect Dis, 2002, 8 (9): 902-908.

[13] Rota J S, Heath J L, Rota P A, et al. Molecular epidemiology of measles virus: identification of pathways of transmission and implications for measles elimination. J Infect Dis, 1996, 173 (1): 32-37.

[14] Takahashi M, Nakayama T, Kashiwagi Y, et al. Single genotype of measles virus is dominant whereas several genotypes of mumps virus are co-circulating. J Med Virol, 2000, 62 (2): 278-285.

[15] Nakayama T, Mori T, Yamaguchi S, et al. Detection of measles virus genome directly from clinical samples by reverse transcriptase-polymerase chain reaction and genetic variability. Virus Res, 1995, 35 (1): 1-16.

[16] Katayama Y, Shibahara K, Kohama T, et al. Molecular epidemiology and changing distribution of genotypes of measles virus field strains in Japan. Journal of clinical microbiology, 1997, 35 (10): 2651-2653.

[17] Tischer A, Santibanez S, Siedler A, et al. Laboratory investigations are indispensable to monitor the progress of measles elimination--results of the German Measles Sentinel 1999-2003. J Clin Virol, 2004, 31 (3): 165-178.

[18] Ramsay M E, Jin L, White J, et al. The elimination of indigenous measles transmission in England and Wales. J Infect Dis, 2003, 187 Suppl 1S: 198-207.

[19] Riddell M A, Rota J S, Rota P A. Review of the temporal and geographical distribution of measles virus genotypes in the prevaccine and postvaccine eras. Virol J, 2005, 2 (2): 87-96.

[20] Rima B K, Earle J A, Yeo R P, et al. Temporal and geographical distribution of measles virus genotypes. J Gen Virol, 1995, 76 (Pt 5): 1173-1180.

[21] Chibo D, Riddell M, Catton M, et al. Novel measles virus genotype, East Timor and Australia. Emerg Infect Dis, 2002, 8 (7): 735-737.

[22] de Swart R L, Wertheim-van Dillen P M, van Binnendijk R S, et al. Measles in a Dutch hospital introduced by an immuno-compromised infant from Indonesia infected with a new virus genotype. Lancet, 2000,

355（9199）：201-202.

［23］张燕，姬奕昕，朱贞，等. 中国流行的麻疹病毒基因型和亚型趋势分析. 中国疫苗和免疫，2009，15（2）：97-103.

［24］Xu W，Tamin A，Rota J S，et al. New genetic group of measles virus isolated in the People′s Republic of China. Virus research，1998，54（2）：147-156.

［25］王慧玲，郑蕾，王骥涛，等. 中国境内首次发现输入性 D4 基因型麻疹病例. 病毒学报，2010，26（2）：103-108.

［26］王淑蕾，李崇山，王慧玲，等. 中国大陆首次发现输入性 B3 基因型麻疹病毒病例. 病毒学报，2014（5）：535-540.

［27］高艳，赵剑虹，王恒伟，等. 2013 年北京市首例输入性 D9 基因型麻疹毒株的分离和鉴定. 疾病监测，2014，29（1）：25-27.

［28］张晶波，吉彦莉，崔京辉，等. 北京市西城区 2013 年输入性麻疹病毒 D8 基因型流行分析. 中国病毒病杂志，2014，4：272-276.

［29］张燕，何吉兰，孙莉，等. 我国首例输入性 D_9 基因型麻疹病毒的分离和鉴定. 中国疫苗和免疫，2009，4：304-309.

［30］余峰，杜艳，张莉萍，等. 上海闵行区首次发现输入性 B3 基因型麻疹病例. 中国预防医学杂志，2015，16（2）：160-162

［31］庞颜坤，李立群，丁峥嵘，等. 一起缅甸输入新型麻疹病毒（d11 基因型）引发暴发疫情的调查分析. 中华流行病学杂志，2011，32（1）：17-19.

［32］Zhang Y，Zhou J，Bellini W J，et al. Genetic characterization of Chinese measles vaccines by analysis of complete genomic sequences. J Med Virol，2009，81（8）：1477-1483.

［33］Bankamp B，Takeda M，Zhang Y，et al. Genetic characterization of measles vaccine strains. J Infect Dis，2011，204 Suppl 1：533-48.

［34］Parks C L，Lerch R A，Walpita P，et al. Analysis of the noncoding regions of measles virus strains in the Edmonston vaccine lineage. Journal of virology，2001，75（2）：921-933.

［35］Rota P A，Bellini W J. Update on the global distribution of genotypes of wild type measles viruses. J Infect Dis，2003，187 Suppl 1：270-276.

［36］CDC，Prevention. Global Measles and Rubella Laboratory Network，January 2004-June 2005. MMWR Morbidity and mortality weekly report，2005，54（43）：1100-1104.

［37］Rota P A，Brown K，Mankertz A，et al. Global distribution of measles genotypes and measles molecular epidemiology.［J］. J Infect Dis，2011，204 Suppl 1：514-523.

［38］钟淑玲，冯燕，徐昌平，等. 浙江省 1999-2008 年麻疹病毒流行株磷蛋白基因变异研究. 中华流行病学杂志，2010，31（8）：909-912.

［39］金青青. 1999-2011 年浙江省麻疹病毒流行株的全基因特性研究. 宁波大学，2013.

［40］Xu S，Zhang Y，Zhu Z，et al. Genetic characterization of the hemagglutinin genes of wild-type measles virus circulating in china，1993-2009. PloS one，2013，8（9）：14-20

［41］严菊英，卢亦愚，张健华，等. 浙江省麻疹病毒分离株的基因特性与免疫原性研究. 中国病毒学，2006，21（1）：1-5.

［42］冯燕，卢亦愚，严菊英，等. 不同人群血清对麻疹疫苗株与流行株的中和能力比较. 中华流行病

学杂志，2007，28（11）：1123-1126.

[43] 许文波. 麻疹病毒的分子流行病学. 中国疫苗和免疫，2001，7（1）：54-59.

[44] 李平，司源，关蓉晖. 陕西省麻疹病毒基因分型及疫苗免疫因素分析. 中国公共卫生，2007，23（9）：1122-1124.

[45] 丰达星，张珍英，徐瑾. 2007 年河南省麻疹病例免疫效果评价. 疾病监测，2009，24（11）：885-887.

[46] 周剑惠，陈超，刘桂艳，等. 麻疹病毒中国株与日本株的 H 蛋白及抗原性比较. 中国疫苗和免疫，2003，9（2）：105-108.

[47] Korukluoglu G，P Z. Antigenic analysis of wild-type measles viruses currently isolated in Turkey. Turk J Pediatr，2006，48（2）：105-108.

第九章

消除麻疹的策略与进展

<<<<<

1979 年 10 月 26 日，WHO 在肯尼亚首都内罗毕宣布，全世界已经消灭了天花，天花成为人类第一个通过疫苗接种消灭的传染病。天花的消灭，极大增强了人们对通过实施疫苗接种来实现消除或消灭一种传染病的信心。1988 年，WHO 的 166 个会员国代表出席的第四十一届世界卫生大会（World Health Assembly，WHA），通过了全世界要努力消灭脊髓灰质炎的决议。截止 2015 年，全球仅剩巴基斯坦和阿富汗 2 个国家从未阻断过本土的脊髓灰质炎野病毒传播，其余各国均实现了无脊髓灰质炎的目标。麻疹是继脊髓灰质炎以后，WHO 提出的下一个将要消除的疾病，本章讨论世界与中国范围内消除麻疹的策略和进展情况。

第一节　消除麻疹的策略措施

1989 年，世界卫生大会首先确定了全球控制和消除麻疹的目标[1]。虽然，麻疹疫苗使用后，全球麻疹的发病率和死亡率急剧下降，但至 20 世纪 90 年代，麻疹仍是全球第 8 位致死的疾病，严重威胁着儿童的生命与健康[2]。1990 年，联合国世界儿童问题首脑会议达成了《关于儿童生存、保护和发展的世界宣言》和《执行 90 年代儿童生存、保护和发展世界宣言的行动计划》，提出了与 WHA 相同的控制麻疹目标，随后，一系列消除麻疹工作策略与方法陆续确定并开展[1,3]。

20 世纪末，美洲区率先实现了消除麻疹这一目标，WHO 根据美洲区消除麻疹的工作经验，推荐全球其他国家消除麻疹的策略主要是免疫接种、流行病学和实验室监测、疫情处置与病例管理等，主要措施包括：①借助常规免疫工作或适时开展的 SIAs，实现 2 剂次 MCV 的高接种率（≥95%）；②开展高质量的以病例为基础的麻疹监测工作，保证高水平的麻疹实验室监测服务，通过开展及时、准确的标本检测以确诊或排除麻疹疑似病例、检测麻疹病毒进行基因和分子生物学分析；③制定麻疹暴发应急预案，具备对麻疹病例管理和暴发疫情的快速响应能力[4]。

一、高水平的麻疹疫苗免疫接种

1990 年，联合国世界儿童问题首脑会议提出，保持高水平的麻疹疫苗接种率，是消灭麻疹长期工作的核心步骤。

1. 消除麻疹对接种率的要求　理论上，麻疹病毒能否实现持续传播，取决于有效再生数 R（effective reproduction number，即每 1 个患者平均感染的继发病例数），该指数受到基本再生数 R_0（basic reproduction number，即 1 个首发病例输入易感群体后，平均感染的继发病例数）和人群易感性（即免疫屏障）的影响[5]。因此，当 R < 1 时，每传播一代后，病例数量会减少，麻疹疫情的传播链会逐步减少并最终消失。根据 $R = P \times R_0$（P 为所有年龄组易感比例），麻疹 R_0 为 15 ~ 20，如果将 R 定为 0.8，R_0 取 16，所得出的 $P = R/R_0 = 0.8/16 = 5\%$，即人群易感比例为 5%，人群免疫水平为 95%[6,7]。通常，1 剂次 MCV 接种后免疫成功率为 85% ~ 90%，2 剂次 MCV 接种后，免疫成功率才能达到 95% 以上。所以，为了消除麻疹，要求 95% 以上人群具有麻疹免疫保护力，即 2 剂次 MCV 接种率均需达 95% 以上（这里未考虑输入传播效率、继发性免疫失败等因素）。

当前普遍认为消除麻疹要求常规免疫 MCV 的第 1 针、第 2 针次的接种率≥95%，以及以国家或地区为单位开展的麻疹疫苗 SIAs 接种率≥95%。由于目前预防接种工作主要是针对 8 月龄以上和 14 岁以下的儿童，而免疫屏障是对整个人群而言，因此，消除麻疹需要维持多年高水平接种率，使 95% 以上人群具有免疫保护力。

2. 如何达到高水平的麻疹疫苗接种率　不同国家或地区由于经济水平、卫生资源状况和免疫规划工作的差异，落实麻疹疫苗免疫策略的具体措施和做法会有所不同，但对于提高接种率的目标和基本措施还是类似的，即通过常规免疫或补充免疫，及时为适龄儿童接种 2 剂次 MCV，消除免疫空白，提高群体免疫力。

首先，提高儿童的常规免疫服务能力。国际经验表明，确保儿童在 <2 岁时获得麻疹疫苗接种服务对于消除麻疹工作至关重要，同时采用 2 剂次的 MCV 免疫策略可以保证儿童获得足够高的免疫力。提高儿童接种率，可以通过加强免疫规划服务体系建设，保障足够的工作人员和工作资源，加强培训和督导，提高常规免疫服务质量来实现。此外，通过严格实施入园、入学查验接种记录制度，或开展 SIAs 等，以确保所有适龄儿童都能及时获得 MCV 接种，并且能提高 2 剂次 MCV 覆盖率。

其次，建立日常的预防接种服务风险评估机制。通过接种率监测、报告、调查和评估等，及时发现高风险地区或低接种率的人群。风险评估要能识别和发现哪些地区人群没有接受足够的免疫服务，哪些人群容易存在免疫空白，哪些地方容易发生麻疹暴发或输入性疫情。尤其要注意免疫服务难以覆盖的地方，如流动儿童多、流动频繁地区，以及偏远山区、海岛等。

此外，需要制定对于薄弱地区或重点人群的免疫措施。辖区的预防接种，通常是由社区卫生服务中心（或乡镇卫生院接种点）来制定免疫接种计划，包括针对高风险地区或人群的特定接种方案。对偏远地区、困难地区，应根据实际情况制定针对性的接种策略。预防接种，可以采用临时接种、补充免疫或查漏补种等方式进行，以保证每一个社区或村落的所有适龄儿童都能够接受到免疫接种服务，并且要达到 2 剂次 MCV 的接种率要求。

最后，还需要开展免疫效果评价。在免疫策略实施后，应该进行系统地评价，必要时可以引入卫生经济学等评价方法。要注意建立长效机制，如每年春节前后针对流动儿童、开学时针对大学新生的查漏补种，以及对新进医务人员的预防接种等。

二、高质量的麻疹病例监测

消除麻疹的前提就是要有良好运转的监测系统，监测的数据来源包括公共卫生系统数据、临床信息和实验室结果等方面。高质量的麻疹监测就是要维持高水平的监测系统灵敏度，确保流行病学监测质量以及实验室检测能力。

（一）麻疹监测的目的

麻疹监测主要是为及时了解麻疹病毒传播情况，描述麻疹流行病学特征，并能及时识别高危地区和高危人群，以便快速有效地采取行动，这也是消除麻疹的重要内容之一。同时，麻疹监测也为确定目标人群和地域范围，实施快速应急疫苗接种措施提供指引，并且有助于判定病例属于本土病毒感染，还是输入性病例/输入相关传播。

（二）麻疹监测的主要内容

1. 监测病例定义　2014年开始，我国已将所有麻疹、风疹疑似病例均作为麻疹监测对象。麻疹监测病例定义为：发热、出疹，伴咳嗽、卡他性鼻炎、结膜炎、淋巴结肿大、关节炎/关节痛症状之一者，或传染病责任疫情报告人怀疑为麻疹或风疹的病例。

随着消除麻疹工作的不断推进，麻疹监测病例覆盖范围也将会调整。在消除麻疹的后期，逐步要求开展发热、出疹病例的监测，以便更加敏感地发现可能的病例。表9-1列举了当前国际上常用的三种不同的麻疹监测病例的定义及其优缺点。

表9-1　不同麻疹监测病例定义的优缺点比较

监测病例定义	优点	缺点
麻疹疑似病例	对麻疹监测有较好的敏感性和特异性； 工作量相对较少。	风疹等其他类似病例监测不敏感； 工作人员可能不好掌握。
麻疹疑似病例和风疹疑似病例	对麻疹和风疹监测均敏感；特异性尚可； 监测工作量尚可。	对于医疗机构培训要求较高，尤其乡镇或社区工作人员不好执行。
急性发热、出疹病例	对于麻疹和风疹敏感性均较高； 各级人员容易实施。	特异性较差，较多非麻疹病例； 监测工作量会大大增加。

2. 监测病例分类　按照实验室检测和流行病学调查结果（与实验室确诊病例是否有关联），麻疹监测病例分为：实验室确诊病例、临床诊断病例、流行病学联系病例和排除病例。

麻疹IgM抗体阳性或病原学阳性的病例，则为麻疹实验室确诊病例；如果是风疹阳性，则为风疹实验室确诊病例。如监测病例无标本或标本不合格，但与实验室确诊麻病例有流行病学关联，则为流行病学联系麻疹病例；如监测病例无标本或标本不合格，与实验室确诊麻疹病例无流行病学关联，未明确诊断为其他疾病者，则为临床符合病例；监测病例如果血标本检测麻疹和风疹 IgM 结果均为阴性，且无其他麻疹或风疹实验室检测阳性结果者，或者无标本或标本不合格，与实验室确诊麻疹/风疹病例无流行病学关联，且明确诊断为其他疾病者，则可以排除麻疹风疹病例。麻疹监测病例具体分类见图 9-1。

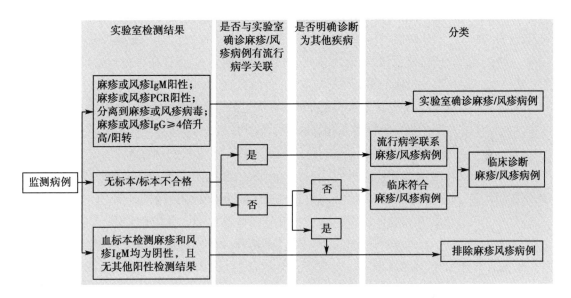

图 9-1　麻疹监测病例分类示意图

（数据来源：《全国麻疹监测方案（2014 版）》）

对上述监测病例做分类诊断时，还可能遇到与麻疹疫苗接种相关的发热出疹病例，这是麻疹监测病例中的一种特殊情况，一般见于接种 MCV 后的反应，但麻疹监测诊断中仍要求排除麻疹野病毒感染，并鉴定出麻疹疫苗病毒，或同时符合以下 5 种情形：①有出疹，伴或不伴发热，无咳嗽等呼吸道症状；②接种含麻疹成分减毒活疫苗 7～14 日后出疹；③血标本采集日期为接种含麻疹成分减毒活疫苗后 8～56 日，且检测麻疹 IgM 抗体阳性；④充分的流行病学调查未发现该病例引起续发病例；⑤流行病学和实验室调查未发现其他可明确解释的原因。

此外，在麻疹监测中，还可以根据感染来源的不同，对诊断为麻疹的病例分为以下四类：①本土病例：实验室或流行病学依据证实病例来源于本土的麻疹病毒持续传播，或无证据表明为国（境）外输入病例或国（境）外输入病例的传播所致。输入病例造成的传播在境内持续超过 12 个月，此后发生的病例应视为本土病例。②输入病例：有流行病学和（或）病毒学依据证实，麻疹病例是在其他国家（地区）感染麻疹病毒。病例在出疹前 7～21 日有在其他国家（地区）的暴露史（如果期间部分时间在国内，应排除在国内感染的可能），且在进入境内后 21 日内出疹。③输入相关病例：有流行病学和

（或）病毒学依据证实，在境内感染自国（境）外输入病例或其传播链的病例。如果病例检出非本土基因型病毒，但暴露史不详，也视为输入相关病例。④感染来源不详病例：在已证实消除麻疹的地区，调查无法确认输入病例或本土病例存在流行病学或病毒学联系的病例。

3. 流行病学监测　发现符合麻疹监测病例定义的，传染病法定责任报告单位和责任疫情报告人，应按照《中华人民共和国传染病防治法》、《突发公共卫生事件与传染病疫情监测信息报告管理办法》和《国家突发公共卫生事件相关信息报告管理工作规范》等规定进行报告。每例麻疹监测病例都应进行流行病学个案调查，尤其要确保把病例姓名、性别、出生日期、现住址、含麻疹/风疹成分疫苗接种史、出疹日期、报告日期、调查日期、血标本采集日期、可能的感染地等变量调查完整，信息准确。并按照规定采集血标本和（或）病原学标本，完整填写标本送检单，在规定时限内送达本地区麻疹实验室。发生麻疹暴发疫情时，要尽快采集标本尤其是病原学标本送检。

4. 实验室检测　承担检测任务的麻疹实验室在收到监测病例标本后，应在规定时限内完成麻疹抗体检测，必要时可同步进行或开展风疹抗体检测，以进行鉴别诊断。麻疹病例诊断主要是血清学检测，最常用的方法是酶联免疫吸附试验，IgM 检测通常是首选方法。病原学检测方法也可以用于常规的麻疹实验室监测，我国已经要求地市级及以上麻疹网络实验室应开展核酸检测工作。虽然不推荐分离麻疹病毒作为常规方法诊断麻疹，但病毒分离对于通过分子流行病学监测确定病毒的地理起源及病毒株的变化是非常重要的。

（三）麻疹监测系统的运行指标

反映麻疹监测系统运行质量的指标主要有敏感性指标、及时性指标和特异性指标等三个方面，具体指标计算和要求以国家或省级颁布的要求为准，这里只是提供一个评价麻疹监测工作指标相关的参考值。

1. 敏感性指标　用来检验监测系统发现麻疹病例的敏感性，主要采用非麻疹病例发病率进行间接估算。如麻疹监测病例中的排除病例（我国在 2014 年后要求为非麻疹、非风疹病例）报告发病率，通常要求在一个省或地市的范围内其每年的报告发病率都达到 2/10 万以上，并且要求 80% 以上的下一级行政单位（主要为县级）麻疹排除病例报告发病率也达到上述要求。

2. 及时性指标　为监测病例报告后的流行病学调查、采样和检测的及时性，包括麻疹监测病例报告后 48 小时完整流行病学调查率，血标本采集后 3 日内送达网络实验室，监测病例报告后 10 天内明确诊断率，以及实验室检测结果报告（实验室收到标本 4 日内出 IgM 检测结果）和反馈及时率等指标，这些指标通常均要求达到 80% 以上。

3. 监测系统特异性指标　鉴别非麻疹病例的能力指标，主要有麻疹监测病例血标本采集率，麻疹散发病例病原学标本采集率，以及报告疫情实验室确诊率、病原学标本采集率等指标，通常要求监测病例标本采集达到 80% 以上，而暴发疫情实验室确诊率与病原学标本采集率要达到 90% 以上（具体还可参见表 9-2）。

表 9-2　WHO 推荐的消除麻疹监测工作指标

指标	描述	目标
监测的敏感性	省或市为单位每年疑似病例中非麻疹非风疹病例报告率	≥2/10 万
报告的代表性	下一级行政单位非麻疹非风疹报告发病率≥2/10 万的比例	≥ 80%
完整性和及时性	向上级报告麻疹资料的监测单位比例（完整性）和规定时限内报告的监测单位比例（及时性，如每个月的第 10 天）	两者均≥ 80%
完整病例调查率	报告 48h 内疑似病例完整调查（收集 10 个核心变量）的比例	≥ 80%
合格血标本采集率	合格标本采集的疑似病例（流行病学关联病例除外）的比例	≥ 80%
标本运送及时性	采样 3 天内送麻疹指定实验室收到血标本的比例	≥ 80%
实验室结果报告及时性	指定实验室在收到标本 4 天内报告血清学结果的比例	≥ 80%
病毒检测	实验室确诊的麻疹病毒传播链的基因型信息比例	≥ 80%
感染来源	确诊病例中已知感染来源（本土，输入，输入相关）病例所占的比例。	≥ 80%

注：核心变量包括疾病名称、出生日期/年龄、性别、现住址、免疫状态、出疹日期、报告日期、调查日期、标本采集日期、感染地或旅行史；任何病例如果任一核心变量信息缺失，则该病例调查视为不完整（数据来源：WHO.2013）

三、麻疹暴发疫情的有效应对

1. 麻疹暴发的定义　在消除麻疹的不同阶段，对于麻疹暴发有不同的界定。在接近消除麻疹的情况下，1 例麻疹实验室确诊病例便可认为是发生一起麻疹暴发疫情，就需要开展恰当的调查和处置。现行国家麻疹监测方案中"麻疹暴发"是指在一个局部地区，短期内突然发生较多的麻疹病例，麻疹暴发的具体定义为：以村、居委会、学校或其他集体机构为单位，在 10 天内发生 2 例及以上麻疹病例；或以乡、镇、社区、街道为单位 10 天内发生 5 例及以上麻疹病例；或以县为单位，一周内麻疹发病水平超过前 5 年同期平均发病水平 1 倍以上。

2. 做好暴发疫情处置的准备　麻疹疫情的处置，首先要争取当地政府和有关部门的支持，并将政府支持作为麻疹防控工作的优先策略。日常工作中，要建立快速的沟通信息系统，提醒所有社区医院的有关医生都能快速地报告麻疹疑似病例。疫情监测人员要定期开展麻疹疫情分析，根据监测系统和免疫接种的数据信息，开展定期的风险评估，及时更新和确定高危地区名单。各级专业机构要制定辖区的麻疹疫情处置预案，以便实施标准化的暴发疫情调查与应急接种处置工作程序。

3. 规范开展现场调查　麻疹暴发疫情现场调查中，一般有如下一些步骤和程序。首先，接到疫情报告后要尽快到达发生麻疹病例的有关社区或村落，对病例开展面对面的访问调查，并采集麻疹疑似病例有关标本。调查并记录病例近期详细的旅行史和接触史信息，这些对于建立疾病传播的流行病学关联，以及查找可能的感染来源都至关重要。其次，开展主动搜索，应该仔细询问社区或村落内的卫生工作者、村委会领导或当地居民，主动搜索当地是否还有其他的未报告或新发生的麻疹疑似病例。麻疹病例的主动搜索范围可延伸至临近的社区以及其他属于同一卫生院预防接种服务辖区的高危社区。随后，调查分析人群免疫状态，对疫情向周边区域扩散的风险进行评估。这需收集麻疹暴发疫情发生地的人口构成、地理环境特征、社会经济状况、卫生服务提供情况、麻疹疫苗接种、麻疹历史疫情、近期开展的大型集会活动等相关信息。同时，还应对病例所在的集体单位和（或）居住的社区或村落开展麻疹疫苗接种情况调查，如果调查中发现有漏种儿童，以及免疫接种服务不到位的区域，则要设计针对性接种服务计划，并及时采取一些跟进措施，如组织补充免疫等。

4. 加强病例和接触者管理　为了减少麻疹的进一步传播，必须要对病人在家或医院进行隔离治疗，做好呼吸道传播的防护，减少发病期间与他人的接触。普通病例原则上应隔离至出疹后 5 天，伴有呼吸道并发症者（如肺炎等）隔离期延长至出疹后 14 天。实施在家隔离治疗者，应指导社区医生落实随访，需向患者说明隔离要求，尤其是减少外出，同时应避免其他人到病家探视，特别是婴幼儿和孕妇等高危人群。对麻疹病例所在的一般场所和居家室内环境可开窗通风，但随时消毒并无必要。病人的衣物、玩具、日用品、被褥可通过阳光下暴晒或熏蒸消毒。与病例近距离接触须戴口罩，接触后要及时洗手。收治麻疹患者的医疗机构必须具备隔离条件，在麻疹暴发期间要实施更严格的感染控制。同时，做好麻疹病例密切接触者的追踪随访。

5. 开展应急免疫接种　应急接种并非仅在暴发疫情以后实施，发生个案病例或散发疫情时也应立即开展[8]。对重点人群开展疫苗应急接种，可短期内提高人群免疫力，保护易感者，减少后续病例发生。应急接种应尽快开展，越早开展越能有效控制麻疹疫情。对密切接触者的接种尽量在首次暴露后的 72 小时内完成，暴露时间超过 72 小时者也可开展接种，接种疫苗不会加重麻疹的临床症状，但保护效果会下降[8]。实际工作中，个案调查时即应启动针对密切接触者的应急接种，并在个案调查开始后的 24 小时内完成，不应等到实验室确诊后再开展。对社区内周边非密切接触人群开展的应急接种，应在尽可能短的时间（如一个最短潜伏期，即 7 天）内完成（争取 3 天内接种率达到 95% 以上）。

6. 疫情处置资料的整理与评价　无论采取何种措施进行麻疹暴发疫情处置，其病例调查、风险评估、应急免疫接种资料等材料的整理归档都是最为重要的，因为这些材料可帮助积累经验以提高麻疹暴发疫情处置的质量。同时，要组织人员对此次暴发疫情处置过程、结果等进行评价，也可以考虑开展卫生经济学评价等。通过评价与总结，不断完善暴发疫情处置方案，以提高后续疫情处置工作质量。

此外，麻疹疫情可能会引起公众和媒体广泛关注，暴发期间应做好舆情监测，在负面消息或虚假信息广泛传播之前，及时、主动与媒体沟通，向公众传递正确信息，避免恐慌和误解，积极采取正确的个人防护措施，配合疫情防控工作。如开展麻疹疫苗群体性接种，应提前做好社会动员，告之发生麻疹疫情的信息、疫苗接种的目标人群、接种时间及地点等信息，取得媒体及社会的理解，及时为目标人群接种疫苗。

四、麻疹疫情的风险评估

开展风险评估，能帮助尽早识别麻疹疫情发生和扩散的高风险地区，找出薄弱环节并采取针对性的防控措施。风险评估或风险预测一方面依赖于选择指标、权重的科学性和合理性，另一方面也受到数据的准确性、可获得性等影响。此外，麻疹疫情的发生还会受到一些不可预知因素的影响，因此对评估结果和结论必须要谨慎应用[9]。

1. 评估指标 麻疹疫情风险评估，通常可以采用两级指标进行量化评估，一级评估指标包括"基础免疫水平"、"监测运转质量"和"疫情易于发生扩散"三部分。每项一级评估指标再由若干项二级指标构成，每项二级指标分出若干分级判断标准。

"基础免疫水平"的二级指标可选择反应接种率水平、服务质量的内容，如报告接种率、估算接种率、脱漏率、流动儿童比例、麻疹病例（包括排除病例）中有免疫史比例等。"监测运转质量"的二级指标包括敏感性、特异性和及时性等指标，这些在前面部分已经讲述。"疫情易于发生扩散"的二级指标通常有近期麻疹疫情（如发病数、发病率），以及一些自然社会因素（如人口密度、流动性）等。

2. 评估方法 定量化的评估一般采用上述的二级指标方式，先收集各地基本信息、免疫以及监测系统运转情况，按照各项二级指标的评估标准进行评分，先完成各项二级评估指标的评分累加，得到对应三项一级评估指标评分。评分规则可采用分数越高、风险越高的方式，如接种率越低、分数越高；发病率越高、分数越高等。风险评估的单位，一般建议采用逐级评估方式，即省级对市、县进行评估，市级对县、乡镇评估等。

3. 结果利用 发现风险较高的地区，提示在免疫水平、监测质量或疫情调查处置等多方面可能均存在问题，麻疹暴发及疫情扩散的风险较大，应重点关注、查找原因，及时采取措施。同时，对于不同原因导致高风险的区域应该分类管理：

近期疫情高发的地区，要报告每一起疑似麻疹暴发并迅速开展疫情核实，做好病例隔离等传染源管理措施。根据疫情波及范围进行病例搜索，基于疫情特征和调查结果进行传播风险评估，及时开展应急接种等疫情控制措施，杜绝疫情持续蔓延。

基础免疫水平薄弱的地区，要扎实推进麻疹常规免疫工作，做好含麻疹成分疫苗查漏补种、补充免疫与入托入学接种证查验和补种工作。上一次群体性补充免疫活动以来的出生队列接种率较低、易感儿童积累较多的地区，要及时开展高质量的后续补充免疫活动，保证每个出生队列含麻疹成分疫苗的高接种率。

麻疹监测系统运转质量低的地区，要从病例报告、个案调查、标本采集等各环节分析薄弱环节，加强培训、督导和考核，扎实提高麻疹监测系统运转的敏感性、及时性和特异性。

第二节 消除麻疹工作进展

消除麻疹是指在运行良好的麻疹监测系统存在的前提下，某特定地理区域（如地区或国家）内≥12个月未出现地方性流行的麻疹传播。消灭麻疹，则要求在有确认运行良好的监测系统存在的前提下，全球切断了麻疹病毒的传播[10]。

一、全球消除麻疹工作进展

WHO的所有6大区域均设定了具体消除麻疹的时间，全球也争取在2020年实现消除麻疹的目标[4]。经过了多年努力，全球麻疹发病水平都明显下降，但至今只有美洲区实现了消除麻疹的目标。

早在1991年，WHO美洲区多数国家承诺6年内实现消除麻疹[11]。随后，WHO在1994年正式确立了2000年在美洲区实现消除麻疹的目标。2002年，WHO确认美洲区已阻断了本土麻疹的传播，至今全区一直都维持消除麻疹的状态，这为全球消除麻疹提供了信心和经验[12]。

我国所在的WHO西太平洋区自2005年设立2012年消除麻疹的目标以来，已取得了实质性进展[13]。在全区的共同努力下，2012年37个国家和地区中有33个阻断了本地MV的传播，全年发病率为5.9/100万，降至历史最低水平[14]。但是，作为对麻疹疫情贡献最大的国家，我国麻疹疫情仍有反弹，在2014年发病超过5万例，达到近几年最高水平。同时，周边一些国家麻疹也时有高发，加上人口密度高、经济水平差异大，消除麻疹工作难度依然很大。

WHO欧洲区在1998年确定了到2010年实现消除麻疹和风疹以及预防CRS（先天性风疹综合征）的目标，但2010年该区的成员国中多数未实现消除麻疹目标，该区更改为在2015年消除麻疹的目标[10]。欧洲区麻疹疫情处在较高水平，2012年虽然比2011年下降明显，但仍共有51个国家报告了23 000多例麻疹病例（发病率约30/100万），其中42%为实验室确诊病例、11%为流行病学相关病例，其余为临床诊断病例。欧洲一些国家依然存在疫苗抵制组织，儿童接种率一直不理想，加上宗教信仰和高度民主化等因素，难以通过强化免疫策略的实施来阻断麻疹传播，消除麻疹目标只能继续推迟。

WHO东南亚区、东地中海区和非洲区等由于政治不稳定，战乱一直没有中止，整个免疫规划工作依然处于落后水平，消除麻疹更是困难重重。WHO东南亚区的9个国家提出了2015年消除麻疹，其余2个（印度、东帝汶）国家提出2020年消除，虽然从2000~2011年间，该区域的麻疹死亡率减少了71%，但是2011年麻疹发病率仍然高达227/100万，全球麻疹死亡病例中的45%（约71 000例）发生在东南亚区，最主要的在印度（约48 000例）。WHO东地中海地区设定2010年消除麻疹，现已将目标推迟至2015年。2011~2012年东地中海区年均麻疹报告发病数23 000多例，发病率达60/100万。WHO非洲区设立2020年消除麻疹的目标，前阶段主要以减少麻疹死亡率为目标[15]。

二、WHO各区域消除麻疹经验

1. WHO美洲区　美洲区是实现消除麻疹最早、也是目前仅有的一个区域，其策略和经验一直是 WHO 推荐消除麻疹的主要依据。美洲区实施消除麻疹的免疫策略包括三种方案：一是不论其麻疹病史和免疫状况，对所有 9 月龄～14 岁儿童实施 1 次 MCV 初始强化免疫（catch-up SIAs）；二是通过加强常规免疫（keep-up SIAs）努力提高对儿童的免疫服务，达到并保持高的免疫接种覆盖率，逐步将 MCV 常规免疫的初始接种从 9 月龄推后到 12 月龄，以增加 MCV 接种的免疫效果；第三，对 1～4 岁的所有儿童实施定期的后续强化免疫（follow-up SIAs），或要求入学前（4 岁前）常规接种第 2 针，即强调了适龄儿童 2 针次 MCV 接种要求。此外，一些国家根据成人免疫偏低、出现了成人为主的麻疹暴发疫情等情况，采用加速强化免疫（speed up SIAs）策略，即开展了免疫接种对象包括了成人（<40 岁）的补充免疫活动。

美洲区的经验表明，较高的 MCV 第 1 针次接种率，同时定期开展高质量的 SIAs，或在免疫规划中增加 MCV 第 2 针次接种，可实现消除麻疹的目标。一些国家决定将 MCV 第 2 针次加入常规免疫程序（或同时继续开展 SIAs），主要有如下一个或多个原因：一是为了延缓易感儿童的累积，从而延长 SIAs 的间隔时间；二是降低国家对 SIAs 的依赖程度，在最终单纯依靠 2 剂次常规接种即可保持较高的人群免疫力后可停止 SIAs。美洲区一些国家仍然执行 1 剂次 MCV 策略，但是为了消除麻疹，还要定期开展 SIAs，最终目的是保持 2 剂次 MCV 的接种。因此，无论是通过常规免疫或者是 SIAs，只要能保证 2 剂次 MCV 较高接种率，都可以实现消除麻疹。至于具体选择常规免疫还是 SIAs，可根据成本效益、工作基础等进行选择。但也有研究表明，美洲区消除麻疹的关键是依靠高水平、高质量的第 1 针次 MCV 建立高人群免疫屏障[16]。

除了达到和保持高麻疹疫苗接种率外，美洲区国家还强调了实施高质量的监测，及时发现消除麻疹的薄弱环节，进行策略改进。美洲区在麻疹监测中要求与风疹监测相结合，并注重强调监测敏感性和实验室监测的质量，并同步开展了先天性风疹综合征（CRS）监测工作。严格实施病例调查处置，且对确诊麻疹病例的密切接触者要求随访 30 天比例≥80%。为确保麻疹监测质量，美洲区在消除麻疹后期，要求高危地区（零报告或登革热流行区）收集登革热阴性的发热出疹监测样本检测麻疹、风疹抗体来验证麻疹监测质量[8,11]。可见，监测也是消除麻疹工作不可缺少的一项保障策略。

2. WHO 欧洲区 欧洲区虽然未能如期实现消除麻疹目标，但其很多工作都是紧跟美洲区步伐，尤其消除麻疹有关的一些策略和措施还是值得借鉴和思考的。为实现消除麻疹目标，1990～2004 年欧洲区的 9 个国家实施了麻疹疫苗 SIAs，5 个国家采用 MCV 加强免疫策略，同时 3 个国家为育龄妇女提供了麻疹风疹联合疫苗接种。2004 年，欧洲区所有 52 个国家都实行了常规 2 针次 MCV 接种程序，其中 45 个国家使用 MMR 接种。除了法国（9 月龄）、德国（11 月龄）外，其余国家第一剂 MCV 均在 12 月龄后接种。2007～2010 年，欧洲区的 16 个国家开展了麻疹疫苗 SIAs，接种了 5700 多万名儿童。WHO 欧洲区要求辖区每个国家将麻疹病例按年龄、疫苗注射状况、实验室验证资料以及暴发情况逐月上报；并针对通过流行病学监测确定的易感人群，针对性开展应急接种和疫情处置等，以便快速形成对麻疹和风疹的免疫屏障。总体来讲，欧洲区麻疹发病水平明显下降，尤其是儿童发病已经降至非常低的水平，并且已经有 22 个国家（占 41%）实现了消除麻疹。但全区 2012 ~ 2014 年的报告发病率仍远远超过 1/100 万，麻疹病例年龄组分布上，10% 的病例小于 1 周岁，44% 病例超过 15 岁，非免疫规划对象发病增加了消除麻疹工作难度。WHO 欧洲区要求，为达到地区消除麻疹的目标，尤其在发病率较高的国家有必要加强政治承诺和付出更大努力，将人群接种 MCV 的覆盖率提高至 95% 以上[15]。

原捷克斯洛伐克和芬兰是 WHO 欧洲区最早酝酿消除麻疹的国家，并分别在 1982 和 1994 年成功实现该目标。原捷克斯洛伐克主要是采用常规免疫 2 剂次高接种率策略（1975 年开始，第 1 剂在 12 月、第 2 剂在 18 ~ 22 月龄）；芬兰直到 1982 才实施 2 剂次（14 ~ 18 月龄、6 周岁），但 1983 ~ 1986 年对适龄儿童，随后扩大到军人、11 ~ 13 岁青少年等自愿接种 MMR，随后成为第一个同时实现消除麻疹、风疹和流行性腮腺炎的国家。

在欧洲，民众对 MMR 安全性的担忧和反对接种疫苗运动，严重影响了 MCV 接种，进而影响了消除麻疹进程。WHO 欧洲区消除麻疹工作出现的困难，也体现了加强社会动员和获取明确政治承诺的重要性。虽然，当地已经有了高水平和高质量的免疫规划与疾病监测网络，但如果工作得不到群众的普遍支持以及社会认可，又缺乏强有力的政治承诺，还是难以达到目标。现在欧洲区疫情反弹，尤其是成人与小月龄等非免疫对象发病的增加，则是表明消除麻疹工作越是进展缓慢，随着易感人群积累和年龄组后移，难度也会越发加大。

3. WHO 东地中海区　1997 年，WHO 东地中海区设立了到 2010 年实现消除麻疹目标，采用 4 大措施来推进区域消除麻疹工作：①通过常规免疫，每个国家的 MCV 第 1 针次接种率要达到并保持 90% 以上；②通过常规免疫或强化免疫活动，实现 MCV 第 2 针次的接种率达到 90% 以上；③提高麻疹病例流行病学调查和实验室检测质量；④对麻疹病例进行管理。1994 ~ 2007 年 WHO 东地中海区约有 1.88 亿儿童通过 SIAs 接种了 MCV。除摩洛哥和巴基斯坦外，多数国家完成了初始 SIAs。该区麻疹疫苗接种率从 1997 年的 48% 提高到 2009 年的 78%。2010 年，WHO 东地中海区 22 个成员国中的 19 个国家建立了以麻疹个案为基础的监测系统。

尽管在 1997 ~ 2010 年期间，WHO 东地中海区消除麻疹取得显著进展，但至 2010 年仍未实现消除麻疹目标，为此将目标改期至 2015 年。WHO 考虑到公共卫生优先问题、自然灾害和内战等因素，脊髓灰质炎仍然是该地区很多国家疫苗可预防传染病的预防控制重点，下一步将在该区域采取消灭脊髓灰质炎和消除麻疹工作相结合的活动[17]。

消除麻疹也是推动免疫规划服务发展的重要措施，有助于提高整个国家健康服务水平，对于东地中海区这些落后、战乱不断的国家，消除麻疹目前只能是促进公共卫生服务的一项举措，短期内难以有实质性进展。这些国家消除麻疹工作还取决于政局稳定、外部支持以及公共卫生基础体系的建立。因此，消除麻疹还将会是一个长期而艰巨的目标和任务。

4. WHO 西太平洋区　WHO 西太平洋区在消除麻疹工作中成绩显著，采用的策略是通过常规免疫和（或）强化免疫活动（SIAs），使 2 剂次 MCV 保持在较高的水平（≥

95%）。截至 2012 年，WHO 西太平洋区提供 2 剂次 MCV 国家 33 个（92%）。2009～2012 年，WHO 西太平洋区的 37 个国家或地区（100%）建立了以个案和病例为基础的麻疹监测系统，利用经认证的麻疹实验室网络检测麻疹疑似病例并鉴定麻疹病毒的基因型；建立和保持暴发疫情应对与快速处置机制，确保合适的病例管理措施。

该区域中澳大利亚、韩国、中国澳门、蒙古已率先实现消除麻疹，日本 2014 年也提出申请消除麻疹证实，并在 2015 年通过 WHO 的证实，给该区域消除麻疹工作提供了极大信心。但是，该区域中一些国家（尤其如中国）的城市人口密度高，人口流动频繁，小于 8 月龄婴儿和成人发病高，以及经费不足等因素是当前消除麻疹工作的巨大挑战[14]。目前看来，西太平洋区国家不仅面临着类似欧洲区麻疹发病年龄组向"两头"偏移的问题，而且需要解决人口密度高与人员流动性大等消除麻疹的技术难题，同时还需要提高各个国家在政治上的承诺和经济上的支持等[18]。

三、部分消除麻疹国家经验

1. 美国　1963 年美国开始对 9 月龄儿童实施麻疹疫苗接种，1965 年改为 12 月龄，1967 年调整为 15 月龄。随着麻疹发病水平的不断下降，1978 年，美国提出了到 1982 年消除本土麻疹的目标。1989 年，美国开始采用 2 针次麻疹疫苗接种策略，即第 1 针在 15 月龄，第 2 针为 4～6 岁。1994 年改用 MMR 替代麻疹单苗，实现麻疹、风疹和流行性腮腺炎的联合防控。1998 年，美国实现了消除麻疹目标，2000 年得到 WHO 的证实和确认。2001～2011 年期间，美国年均输入 63 例麻疹，都没有引起本地大范围传播与流行。迄今为止，美国也一直维持在消除麻疹状态。除了常规免疫以外，美国对重点人群（大学新生、医务人员）实施麻疹疫苗接种，要求达到较高的 1 剂次 MCV 接种率。值得我们思考的是，美国在消除麻疹策略中未开展过 SIAs，但其强调维持 2 针次 MCV≥95%，严格实施儿童入学（1981 年所有州均立法）与医院就诊查验预防接种证制度[9]。

美国是麻疹消除策略的先行者，发现 1 剂麻疹疫苗和低水平接种率无法消除麻疹的教训后，调整策略为 2 剂 MCV 接种和维持高接种率，但美国从未开展过麻疹疫苗的强化免疫。可见，通过加强常规免疫服务，强调了入学、入托和医院就诊等查验预防接种工作，保证了适龄儿童获得 2 剂次 MCV，接种并对重点人群加强管理，也同样实现了消除麻疹目标。这一经验和策略，对于当前我们难以开展大规模 SIAs 的现况，也是很好的借鉴。

2. 巴西　与美洲区其他国家相比，巴西人口多、经济落后，消除麻疹难度相对较大。1995 年，除了圣保罗州以外，巴西实施了全国麻疹疫苗的强化免疫活动，但在 1997 年依然发生了麻疹暴发流行，报告麻疹病例达 25 559 例之多，绝大多数的报告病例来自圣保罗州。1997 年疫情中，50% 以上病例发生在 20～29 岁年龄组，年龄别发病率由高到低依次为婴儿组、20～29 岁组和 1～4 岁儿童组。巴西圣保罗州人口高度密集，为麻疹的传播与流行创造便利的条件。在这些人群密集、流动人口多的地方，一旦有麻疹病毒传入，极易引起暴发流行。为此，巴西采取了加速强化麻疹疫苗接种策略，对部分地区的成人和青少年进行了麻疹疫苗接种，主要局限在一些特殊场所如大学、军营、医疗保健机构、大型工厂和监狱等群体中开展。通过这些努力，与美洲区其他国家一起，巴西也顺利在 2000 年实现了消除麻疹的目标。

巴西没有采取和美国一样常规安排 2 剂的 MCV 策略，而是通过定期开展全国性的补充免疫接种活动（即 SIAs）来补足 2 剂，开创出一种与美国不同的策略：先对既往只接种 1 剂的儿童开展初始强化免疫达到 2 剂；再对新生儿保持 1 剂麻疹疫苗的高水平接种率，然后每隔几年对这些只接种了 1 剂的儿童开展后续强化免疫以补足 2 剂。巴西消除麻疹的成功，给一些发展中国家提供了信心，虽然成人发病和城市高密度人口使麻疹发病难以阻断，但如果能针对性地对高危人群实施预防接种，也有机会实现消除麻疹的目标。

3. 韩国　2006 年，韩国成为 WHO 西太平洋区第一个实现消除麻疹目标的国家，被认为是西太平洋区的消除麻疹样本工程[19]。韩国从 1965 年开始使用麻疹疫苗接种，1983 年将麻疹疫苗纳入国家免疫规划，实施 9～15 月龄儿童接种 1 针的常规免疫策略。1997 年，调整为 2 针麻疹疫苗免疫策略，分别在 12～15 月、4～6 岁接种。但在 2000～2001 年韩国发生了麻疹暴发（报告约 4 万例）。为了加速麻疹控制，2001 年韩国宣布了 5 年（2001～2006 年）消除麻疹计划，在当年组织开展了 8～16 岁共计 586 万儿童的麻疹疫苗查漏补种活动，给其中 83% 对象接种了第 2 剂 MCV，另外 14% 已接种 2 剂 MCV 者则在该 SIAs 中被排除在外；剩下 3% 是推迟接种或禁忌证不种。此外，韩国建立以病例为基础的实验室确诊报告病例的麻疹监测系统，2001 年前的麻疹监测主要为了发现麻疹暴发，2001 年后麻疹监测要求提高敏感性、及时性和实验室监测质量。

韩国的消除麻疹策略主要采用加强常规免疫，要求儿童 2 针次 MCV 接种率在 95% 以上，并严格执行入学查验接种证，要求 7 岁前完成 2 针次 MCV 的接种。为了弥补历史遗留问题，开展了麻疹疫苗 SIAs，不过仅是有选择性进行接种（给 1997 年前出生的只接种 1 剂 MCV 者补种）。韩国其实也是借鉴了美国的策略，即先是 1 剂 MCV，再改 2 剂 MCV。改 2 剂后，2001 的麻疹暴发疫情促成韩国决定开展一次选择性 SIAs（即查漏补种），主要对未满 2 剂者补足 2 剂，这更具成本效果和针对性。对于实施 2 针次 MCV 较晚或接种率不高地方，如果接种记录完整则可以学习韩国模式开展选择性麻疹疫苗 SIAs。

4. 日本　由于人口密度等原因，日本被认为是消除麻疹难度最大的国家之一。消除麻疹过程中，日本取得的成绩明显。在 1978 年，日本开始接种麻疹疫苗，只安排 1 剂。2006 年开始采取的 2 剂次免疫程序，于 2007 年底才制定并下发了未来 5 年消除麻疹行动计划。消除麻疹策略中主要采用：①在儿童和青少年中努力达到高水平免疫接种率，由于在 2007～2008 年发生了较大规模的麻疹暴发，因而实施了一项措施为 5 年的滚动 SIAs，即从 2008 年开始连续 5 年对 13 岁和 18 岁人群开展 SIAs。②全国建立以病例为基础的麻疹风疹监测系统，2008 年 1 月，日本的麻疹监测系统由哨点监测升级为全国以病例个案为基础的报告系统，并每年在全国范围开展一次全人群抽样的血清流行病学调查，对人群免疫力进行监测。③成立国家和地方的消除麻疹工作委员会，以督导和促进消除麻疹工作。2008 年以后，日本的麻疹发病率一直维持在较低水平（5/100 万以下），2012 年日本麻疹发病率已经接近消除麻疹目标，在 2015 年完成了 WHO 消除麻疹的论证。

日本与其他发达国家相比，麻疹免疫策略较为保守的，2006 年以前都一直仅用 1 剂 MCV。在经历 2007～2008 年麻疹大暴发后，日本立刻开展了相应行动，实施了为期 5 年的滚动式 SIAs，给 7～18 岁儿童青少年增加接种 1 剂 MCV。日本消除麻疹经验可以总结为：在常规免疫、加强监测和政府支持等以外，加上选择性 SIAs（按出生队列开展）、血清学监测以及组织机构保障（各级成立工作组织），科学、稳步推进了消除麻疹工作。

第三节　中国消除麻疹工作现况

我国自 20 世纪 60 年代开始使用麻疹疫苗以来，尤其是 1978 年实施儿童计划免疫后，麻疹发病大幅度下降。但与消除麻疹的目标相比，当前的发病水平还是有较大的差距。

一、麻疹疫苗免疫情况

我国于 1965 年开始使用麻疹疫苗，当时主要采用对 7 岁以下儿童实施集中式的突击接种。1974 年开始，采用 8 月龄以上儿童初种，7 岁再接种 1 次的免疫程序，但仍采用群体性接种方式。1978 年我国正式实施计划免疫，采用 8 月龄儿童初种、7 岁复种的程序，麻疹疫苗接种剂量为每人每次 0.2ml。2005 年我国将麻疹疫苗常规免疫程序中的复种时间由 7 周岁提前至 18 月龄至 2 周岁，接种剂量由 0.2ml 改为 0.5ml。

2007 年前，国家免疫规划麻疹疫苗仅指麻疹单价疫苗。2007 年我国实施扩大国家免疫规划，疫苗由原来的麻疹单价疫苗改为含麻疹成分的联合疫苗，即 8 月龄接种 1 剂次麻疹-风疹联合疫苗（MR），麻风疫苗不足部分继续使用麻疹疫苗；18～24 月龄接种 1 剂次 MMR，MMR 不足部分使用 MR，MR 不足部分使用麻疹腮腺炎联合疫苗（MM）替代，MM 不足部分继续使用麻疹疫苗。2011 年，全国绝大部分适龄儿童已实现了 8 月龄接种 MR、18 月龄接种 MMR 的免疫程序。

在国家免疫程序的基础上，部分省增加了含麻疹成分疫苗常规接种剂次。北京市自 2005 年起对 6 岁儿童增加一剂 MMR；天津市自 2007 年起对 5 岁儿童增加一剂 MMR；上海市自 2005 年起对 4 岁儿童增加一剂 MMR；浙江省自 2008 年起对初三学生增加一剂 MR 疫苗[20]；山东省自 2014 年对 6 岁儿童增加一剂 MMR。

为快速消除免疫空白，2004～2009 年在中央财政和国际组织经费支持下，先后有 27 个省份开展了全省范围的麻疹疫苗初始强化免疫活动，其中 5 个省开展了后续强化免疫，共接种约 1.86 亿人次，各省报告接种率均在 95% 以上。2010 年 9 月，由卫生部组织在全国同时、统一开展了针对适龄儿童的麻疹疫苗强化免疫活动，各省目标年龄组为：没有开展过强化免疫的北京、上海、河南、广西和黑龙江等 5 省份目标儿童为 8 月龄至 14 周岁；河北省根据该省疫情高发的情况将目标人群调整为 8 月龄至 14 岁；吉林、海南和青海等 3 省为 8 月龄至 6 周岁；其他省份目标人群以 8 月龄至 4 岁为主。但有些省结合本省情况，允许省内地市之间的目标人群有所不同：江苏省苏州市的目标人群扩大为 8 月龄至 14 岁；无锡市扩大为 8 月龄至 5 岁；山东省德州市、日照市扩大为 8 月龄至 8 岁，同时全省开展

7～14 岁儿童麻疹疫苗查漏补种活动；云南省扩大为 8 月龄至 6 岁，其中楚雄州、大理州、德宏州、红河州、曲靖市、玉溪市的部分县扩大至 2003 年出生的部分儿童，昆明市、普洱市、文山州部分县扩大至 1995～2003 年出生的部分人群，昭通市部分县扩大至 1997～2003 年出生的部分人群。这次强化免疫活动，全国共报告实际接种 1.03 亿人，报告接种率为 97.5%。

2010 年全国强化免疫以后，各地主要采用针对性查漏补种或重点人群接种的形式，来进一步提高人群免疫屏障。2011 年，全国又有 26 个省开展了针对重点人群 MCV 的查漏补种或局部补充免疫活动，共完成了 1935 万人的接种。

二、麻疹监测系统的建立及完善

中国于 1959 年便开始建立了疾病监测信息报告系统（National Notifiable Disease Reporting System，NNDRS），早期主要是通过手工传染病报告卡逐级汇总上报。麻疹作为我国乙类传染病报告至 NNDRS。疾病监测信息报告系统的运转主要由医疗机构通过邮局将传染病报告卡寄送到属地的县级疾病预防控制中心（早期为卫生防疫站），县级疾病预防控制中心每月汇总后通过邮局寄送方式，逐级上报到国家级，最后形成全国汇总报表。20 世纪 80 年代中期开始采用计算机技术替代邮寄传染病报告卡的方式，但还是报告汇总疫情的信息。

1997 年 5 月和 1998 年 6 月，卫生部分别制定下发了《加速麻疹控制规划指南》和《全国麻疹监测方案（试行）》，将各省（自治区、直辖市）分三类进行指导，将麻疹纳入"急性弛缓性麻痹专病监测系统"中进行监测和报告，要求根据 WHO 推荐的疑似麻疹病例定义，采用统一的"疑似麻疹病例调查表"，并采集血标本，实验室血清学诊断所有疑似麻疹病例。但是，没有实现对所有报告病例调查，也自然没有全部病例的个案数据。

2003 年，中国疾病预防控制中心受卫生部委托修订了《全国麻疹监测方案》，将原先的"三类四组"分类标准调整为两类，对病例报告、个案调查、标本采集、暴发处理和主动监测及麻疹实验室网络建设提出了具体要求。2004 年，实现了基于网络的传染病实时审核报告系统，启用了网络系统的"中国疾病监测信息报告管理系统"，医生将麻疹病例的传染病报告卡信息通过该系统直接上报到中国疾病预防控制中心数据库，全国范围内所有医疗机构、疾病预防控制中心均可随时访问该数据库获得相应信息，从而实现了包括麻疹在内的法定传染病的实时监测。同时，在网络 NNDRS 基础上，也建立了麻疹病例进行个案调查数据系统，并通过"中国免疫规划监测信息管理系统"报告数据。2005 年，中国所在的 WHO 西太平洋区所有国家承诺 2012 年实现消除麻疹目标，原卫生部于 2006 年 11 月制定下发了《2006—2012 年全国消除麻疹行动计划》（《行动计划》），其中对麻疹病例常规报告、流行病学监测、麻疹实验室网络建设等方面均提出具体要求。到 2008 年，全国各省均采用"中国免疫规划监测信息管理系统"上报麻疹病例及疑似病例个案信息。但各地由于个案调查率的差异，该系统中的数据与同期中国疾病监测信息报告系统上报数据相比，依然少了 10%～30% 的病例信息。

2009 年，我国建立了以个案为基础、流行病学和实验室监测相结合，并通过"麻疹专病/单病监测信息报告管理系统"实时动态报告数据的麻疹监测系统（Measles Surveillance System，MSS）。卫生部再次修订下发了《全国麻疹监测方案》，要求所有省均报告、调查所有疑似麻疹病例。本次修订调整了监测病例的分类，首次提出了麻疹监测的敏感性、及时性和特异性指标，并明确了各级卫生部门职责。MSS（专病报告系统）实现了与 NNDRS 的同步数据交换，麻疹病例纳入专病报告系统的比例接近 100%。

2014 年起，中国将所有疑似麻疹、风疹病例作为监测病例，要求均进行个案调查并采集血标本进行实验室诊断。监测病例通过医疗机构上报至"中国疾病监测信息报告管理系统"，医疗单位负责对就诊的疑似麻疹病例采集血标本并立即通知县级疾病预防控制中心。县级疾病预防控制中心专业人员及时将该报告卡"纳入麻疹专病管理"，在 48 小时内使用统一的调查表对该病例开展个案流行病学调查，并负责将血清和标本送检表在采集后 48 小时内送达市（县）级疾病预防控制中心麻疹实验室进行 IgM 检测。根据《监测方案》，在每起麻疹暴发疫情中要采集 5 例左右新发病例（<5 例全部采集）的病原学标本，送省级疾病预防控制中心麻疹实验室进行病毒分离，分离到的毒株在 14 天内送国家麻疹实验室进行病毒基因定型。

三、全国麻疹网络实验室的建立与运转

中国国家麻疹实验室网络成立于 2001 年，由中国疾病预防控制中心病毒病预防控制所国家麻疹实验室（National Measles Laboratory，NML）、31 省级疾病预防控制中心麻疹实验室和 337 个地市级疾病预防控制中心麻疹实验室组成。从 2003 年起，国家麻疹实验室通过了 WHO 认证，成为 WHO 全球麻疹实验室网络西太平洋区参比实验室。按 WHO 标准，中国省级疾病预防控制中心麻疹实验室由国家级实验室进行认证[21]。

国家麻疹实验室负责麻疹病毒分离株的基因定型和分子流行病学分析、对省级麻疹实验室进行质量控制和考核认证、对省级麻疹实验室提供技术支持和培训。省级麻疹实验室负责麻疹病毒分离、采用分子检测技术进行病毒鉴别、对地市级麻疹实验室进行质量控制和考核认证、对地市级麻疹实验室提供技术支持和培训、开展人群麻疹抗体水平调查。地市级麻疹实验室负责血清学和病原学标本的采集、血清学检测。

中国麻疹实验室网络成立后，全国疑似麻疹病例的血清学确诊病例数逐年增加，到 2012 年有 98% 的麻疹病例通过血清学检测进行确诊。在血清学诊断网络的基础上，在全国大部分省建立了省级麻疹病毒实验室，开展麻疹、风疹、腮腺炎病毒的血清学鉴别诊断和血清流行病学和分子流行病学研究，监测麻疹、风疹病毒在全国各省的流行情况及其变异特点。

作为 WHO 麻疹实验室网络成员，国家麻疹实验室和 31 省级麻疹实验室每年都参加由 WHO 组织的职能考核。职能考核血清由 20 份包含不同 IgM 抗体水平的麻疹和风疹血清组成，实验室在接受职能考核标本后，同时进行麻疹和风疹 IgM 抗体检测，并在 14 天内报告检测结果到 WHO。2009～2012 年，32 个中国麻疹网络实验室（1 个国家麻疹实验室和

31 个省级麻疹实验室）均以 100% 的成绩通过了 WHO 职能考核。

在 2009 年修订的《全国麻疹监测方案》中，首次明确提出麻疹监测的敏感性、及时性和特异性指标。2014 年再次修订了麻疹监测方案，虽然增加了监测范围（纳入风疹），但各项监测指标依然还是保存原来高水平的要求，与 WHO 推荐的相一致。

1. 敏感性指标　2009～2014 年，全国排除病例报告发病率从 2009 年的 1.2/10 万提高到 2014 年的 4.3/10 万，其中排除病例报告发病率达到 2/10 万以上的省份比例，已从 2009 年的 26% 提高到 2014 年的 77%。

2. 及时性指标　2009 年以来，全国疑似麻疹病例报告后 48 小时内个案调查率逐步提高，从 2009 年的 87% 提高到 2014 年的 98%，散发疑似病例血标本采集率血清检测结果 7 天内及时报告率从 2009 年的 75% 提高到 2014 年的 95%，2014 年 31 个省血清学检测结果 7 天内报告率均≥80%。

3. 特异性指标　全国疑似麻疹病例采集血标本的比例逐年提高，从 2009 年的 70% 提高到 2014 年的 96%，麻疹暴发疫情血清学确诊率从 2009 年的 95% 上升至 2014 年 100%，暴发疫情病原学标本采集率从 2009 年 24% 上升至 2014 年的 78%。

四、全国消除麻疹工作进展

在麻疹疫苗应用以前，我国麻疹呈自然流行状态，发病高峰周期性出现。1951～1964 年，全国报告发病率在 157.5/10 万（1960 年）～1432.4/10 万（1959 年）波动，麻疹病例病死率持续下降，从 1951 年的 5.17% 降至 1964 年的 0.87%。1965 年中国开始大规模使用液体剂型麻疹疫苗，麻疹发病率开始下降，至 70 年代中期，发病率在 200/10 万～600/10 万之间波动。

1978 年中国实施儿童计划免疫，此后麻疹发病水平持续下降，发病率从 1978 年的 249.8/10 万降至 1986 年的 19.0/10 万。1986 年，麻疹疫苗开始全部改为疫苗效价更为稳定的冻干疫苗。1987 年以后，报告发病率在 4/10 万～12/10 万之间波动，并表现为周期性（约 4～5 年）小高峰的流行特点。1998 年中国提出加速麻疹控制规划，当年麻疹报告发病率为 4.54/10 万，当时为历史最低水平，1998～2004 年在 7.2/10 万以下波动。2004 年，全国实施法定报告传染病的网络直报，当年麻疹报告发病率 5.43/10 万，2005 年有所回升，为 9.47/10 万。

2006 年 11 月，国家卫生部制定《2006—2012 年全国消除麻疹行动计划》，提出到 2012 年实现消除麻疹的目标，当年报告发病率为 7.62/万。但 2007～2008 年全国报告发病率持续升高，至 2008 年上升至 9.95/10 万，为 1986 年以来最高。随着全国消除麻疹策略措施的进一步落实，2009 年全国麻疹报告发病率又降至 3.95/10 万。2010 年全国开展麻疹疫苗强化免疫活动，随后全国报告发病水平持续下降[13]。但是，2013～2014 年麻疹疫情有所反弹，2014 年全国麻疹报告发病率 3.88/10 万，病例数有 5 万多例，且成年人发病比例有所上升。

总体来说，我国 1986 年起即开始执行 2 剂麻疹疫苗策略，比绝大多数国家都早，且一直维持较高的报告接种率水平，但此后多年的麻疹发病率起伏不定，尤其是近几年麻疹疫情的反弹，因此我国消除麻疹工作依然还需要继续不断努力。

第四节　消除麻疹的可行性

WHO 将麻疹列为继脊髓灰质炎以后下一个要消除的传染病，消除麻疹或成为免疫规划的又一个里程碑式的目标。

一、消除麻疹的生物学可行性

国际经验证明，消除麻疹是可以实现的，如美洲区从 2002 年 11 月起就实现了消除麻疹目标。根据麻疹病毒的生物学特征，加上消灭天花和脊灰的经验，麻疹应该是可以控制、消除、甚至消灭的[22]。

1. 麻疹病毒宿主　人是麻疹病毒的唯一宿主，麻疹病毒的传播只能在人与人之间进行，这是一直以来的公认，也是 WHO 提出消除麻疹的生物学理论依据。虽然有研究发现，一些非人类的灵长类物种可以感染麻疹病毒，并出现皮疹、结膜炎等人类感染麻疹相似症状。一些现场开展的血清学调查也表明，灵长类动物中有曾被感染过麻疹而出现的有关抗体。但是，这些研究主要是基于实验室或动物模型，如果真要成为麻疹病毒储存宿主且能传播麻疹，则至少需要有一定宿主数量来维持其流行病学传播意义，一般要求是每年有5000～10 000个易感者聚集，但因为灵长类动物数量难以达到这个要求，所以就被排除了麻疹具备流行病学意义的自然宿主[22]。因此，目前的研究证据和以往的观点依然一致认定，人是麻疹病毒唯一流行病学意义上的宿主。

2. 麻疹的免疫保护　建立人群免疫屏障，是阻断病毒在人与人之间传播，从而实现消除某一疾病的基础。麻疹病毒只有 1 个血清型，抗原性比较稳定，人感染后可以产生持久的免疫力，几乎不会发生再次感染，这便可以帮助人群形成免疫屏障。同时，麻疹病毒是遗传较稳定、抗原性单一的病毒，与脊髓灰质炎 3 个血清型相比，麻疹仅有 1 个血清，通过疫苗免疫来预防更具有针对性，理论上麻疹疫苗保护效果会更好。目前广泛使用的MCV 有单价麻疹疫苗、MR、MM、MMR、MMRV 等，这些疫苗已在许多国家和地区使用中证明其安全性和有效性，在接种 2 针次 MCV 后，>95% 的儿童均能获得免疫保护[23]。

3. 麻疹是显性感染为主　敏感的监测系统也是消除一个疾病的重要保障，能否建立高质量运行的麻疹监测网络也成为消除麻疹的重要条件。所幸的是，麻疹不像脊髓灰质炎以隐性感染为主，麻疹感染后主要表现为显性发病，诊断监测也相对容易。无免疫力的人感染麻疹病毒后会显性发病，并出现较典型的发热、出疹等症状，而且可以采用简单的血清学方法对标本进行检测确诊，这些诊断技术与物资的条件要求不高，一般医疗机构和实验室均能完成。这为麻疹监测网络的建立提供了保障。目前世界上各国疾病监测系统，在对各种疾病的监测中，麻疹是监测质量最为完善的疾病之一。曾有文献报道，麻疹特异性的中和抗体 <1:120（200mIU/ml）没有保护效果，当体内保护性抗体降至这一临界值时，

感染麻疹可能出现不典型的临床表现或者甚至未见任何明显的症状，但通过血清学检测可发现一过性的抗体升高[24]。目前，并无明确的证据支持麻疹"隐性感染"者能在麻疹病毒传播中起到作用。因此，可以建立起广覆盖、高质量的麻疹监测系统，为消除麻疹工作顺利实施提供保障。

二、消除麻疹的技术可行性

消除麻疹的实践经验表明，高质量常规免疫接种和强化免疫活动，不仅能有效降低目标人群的麻疹发病水平，也能通过减少传染源，相应降低非目标人群的麻疹发病率。

1. 麻疹疫苗效果依然良好　如前面所述，麻疹疫苗效果良好，接种 1 剂 MCV 后能使 90% 以上儿童得以保护，2 针次麻疹疫苗免疫能提供足够保护（99% 以上）。与之相比，脊髓灰质炎需要 3 剂或更多次接种才能取得足够保护，且麻疹疫苗不会导致像脊髓灰质炎糖丸疫苗那样引起疫苗相关病例及其病毒的外界循环。疫苗接种后的抗体不足或衰减引起的继发性免疫失败病例一般不具有传染性，主要成为传播链的末端，且可能只在高强度或持续暴露时发生感染，对于麻疹疫情的实际影响并不大[25]，当前普遍采用的 2 针次 MCV 免疫策略，也大大减少了继发性免疫失败的影响[26]。

2. 麻疹的实验室诊断敏感　当前广泛应用的 ELISA 法、核酸检测等都具有较高的敏感性和特异性，便于快速确诊和有效处置疫情。血清学检测最常用的方法是酶联免疫吸附试验，只要标本采集时间适当就可以确诊，用来确诊报告的每一例麻疹病例[8]。一些国家也建立了采集口腔液等无创方法对麻疹进行实验室检测，初步证明了其敏感性和特异性，并且在欧洲地区已经开始推广使用[27]。近几年来，分子生物学检测技术也逐步应用于麻疹监测工作，对无法通过抗体检测来确诊的患者，可以通过核酸检测或病毒分离来进行诊断[21,28]，这也是目前麻疹监测的重要手段。

3. 消除麻疹的策略经验　2002 年 WHO 美洲区消除麻疹的成功，证实了消除麻疹的可行性。当前，全球绝大多数国家和地区实现了无脊髓灰质炎的目标，也鼓励和增强了消除麻疹工作的信心。此外，一种与麻疹非常相似的病毒-牛瘟病毒，在 2010 年 10 月，联合国粮食及农业组织宣布已经绝迹，这是自天花绝迹以来，历史上第二次消灭病毒性疾病[4]。牛瘟病毒也是副粘病毒科麻疹病毒属中，从 20 世纪 70 年代开展全球广泛接种牛瘟/牛传染性胸膜肺炎联苗免疫等措施，牛瘟病毒得以消灭。这也是对人类实施消除麻疹行动的一个有力支持。

三、消除麻疹的卫生经济学评价

麻疹疫苗接种投入少、产出多、效益高，是一项被当前所公认用于预防控制麻疹最为经济有效的手段。例如在 1978 ~ 2007 年，浙江省通过实施麻疹疫苗接种，减少麻疹发病 394 739 例、死亡 11 278 人，减少经济损失 98.18 亿元，减少伤残调整寿命年（disability-adjusted life year，DALY）损失 372.23 亿。成本效果为每 40 元投入便能减少 1 例麻疹发病，每 1410 元投入便能减少 1 例因麻疹死亡[29]。据国外的经济学测算，在麻疹疫苗免疫活动中，每名儿童接种疫苗的成本为 0.50～0.75 美元，如果采用麻疹风疹联合疫苗，则每名儿童成本在 1.00～1.20 美元。为此估计，每花费 71.75 美元便可以预防一名麻疹病例发病，花费 15 000 美元便可以减少一例麻疹发病相关死亡[11]。

约翰·霍普金斯大学一项基于 6 个国家（乌干达、埃塞俄比亚、孟加拉国、塔吉克斯坦、哥伦比亚和巴西）的消除麻疹、控制麻疹效果的流行病学和卫生经济学模型测算表明，在 2020 年实现消除麻疹比控制麻疹发病具有更高的成本效益，尤其在中低收入国家。如果实现消除麻疹目标，全球各种收入水平国家都具有较高的成本效益。2010～2050 年，如实现消除麻疹需要花费 78 亿美元，可以减少 3.46 亿 DALY 的损失[30]。另外，美国疾控中心开展麻疹免疫策略的经济学评价发现，采用 2 针次的 MMR 疫苗接种策略，依然产生很高的经济学效益，每花费 1 美元便可以减少 14 美元直接经济损失和 10 美元的间接经济损失[31]。

通过加强麻疹疫苗接种，建立人群免疫屏障，来努力实现消除麻疹目标，是一项符合成本效益的公共卫生干预策略[32]。

第五节　关于中国消除麻疹的思考

2005 年中国所在的 WHO 西太平洋区所有国家承诺 2012 年实现消除麻疹目标。2006 年，原卫生部发布《2006—2012 年全国消除麻疹行动计划》，随后国家及省级层面开展了一系列加速控制麻疹活动，虽然麻疹发病率较以往明显下降，但 2014 年全国麻疹发病率（3.88/10 万）仍较消除目标（＜1/100 万）相差甚远，中国消除麻疹进程中面临许多困难与挑战，并且这一现状在短时间内难以解决。

一、中国消除麻疹现状与困难

（一）免疫策略

1. 儿童常规两剂疫苗接种　中国 1978 年将麻疹疫苗纳入免疫规划，对 8 月龄儿童接种 1 剂次麻疹疫苗。1986 年后改为 2 剂次 MCV 接种。随着免疫规划工作的不断推进，麻疹疫苗接种率明显提高。2006 年进入消除麻疹阶段，要求适龄儿童 2 剂次 MCV 接种率达95%。一般认为，从麻疹病毒传播动力学模型和理论角度推测，适龄儿童维持 95% 的高接种率，可大幅度减少每传播一代的病例数，最终导致本土传播链消失和有效阻止输入病例引起的本地持续传播。从目前全球消除麻疹经验来看，确保适龄儿童 2 剂 MCV 接种率达95% 仍是消除麻疹的重要基础，也是降低非免疫对象发病的核心。中国采用的 2 剂常规免疫策略毋庸置疑，关键是实际接种情况。近几年，从全国各省报告接种率来看，2 剂次MCV 接种率已持续多年达到 95% 以上，但全国报告麻疹疫情，仍然存在周期性波动，即以省为单位的麻疹疫情呈下降与回升，两者交替出现。大量资料表明，现有的以省或市为单位的高水平报告接种率，并没有有效持续地阻断麻疹病毒在人群中的传播，有些地区或人群出现的暴发疫情，也提示不同地区易感者分布不均衡，局部存在接种率较低的人群。

因此，单纯的用较大范围人群 2 剂次 MCV 报告接种率很难评估和预测麻疹疫情，也难于寻找到免疫规划的真正薄弱环节和重点人群。在不同范围内，尤其是乡或村级客观存在着常规免疫规划工作不平衡，而这种工作不平衡带来的结果，在人口流动频繁的今天，其影响范围远远超出了区域局限性。在常规免疫工作基础比较好的地区，麻疹发病率可较稳定的控制在 1/10 万 ~ 5/10 万甚至更低，这种发病水平应该说与现有的控制策略及中国社会、经济水平一致。而对于消除麻疹的目标来说，势必对中国现有免疫规划的投入、管理和卫生服务资源等提出重大挑战。

2. 强化免疫或补充免疫　在许多国家作为常规免疫的补充策略，通过定期开展大规模强化免疫为易感者提供再次免疫的机会。我国自 2006 年以来，为了加速控制麻疹在人群中传播，维持低水平麻疹发病率，在国家、省甚至是部分地区层面对重点人群（主要是 14 岁以下儿童）开展麻疹疫苗的强化免疫。从各地开展强化免疫效果来看，强化免疫对短时期降低免疫相关人群的易感性，延长流行间隔时间能起到较好的作用。在现有常规免疫策略尚不能有效阻断 MV 在人群中传播的现况下，仅通过增加 SIAs 频次来控制麻疹周期性流行，依然是一种不稳定的状态。2010 年全国开展麻疹疫苗强化免疫活动，随后全国报告发病率下降，但 2013 年麻疹疫情就开始出现反弹，部分地区发病率又回至强化免疫前的水平。再则，频繁、大范围地对免疫针对人群进行重复接种，会造成资源浪费和公众对疫苗效果的质疑，以及引发偶合病例增多，甚至影响免疫规划工作的正常开展。

自 2005 年以来上海、北京、天津和山东等省市陆续在国家免疫规划的儿童 2 剂次 MCV 接种基础上，对 4 ~ 6 岁儿童增加接种 1 剂 MCV（均采用 MMR），浙江省则对初三学生增加接种 1 剂 MR（麻疹-风疹联合疫苗），并将其列入常规加强免疫[23]。采用 3 剂次 MCV 这一免疫策略进一步扩大了麻疹疫苗补种对象，对减少免疫空白、原发性免疫失败、继发性免疫失败等人群，尤其是对控制学校麻疹疫情将起到积极作用。同时，采用联合疫苗接种策略，可以同步控制风疹、流行性腮腺炎疫情。但是，3 剂次 MCV 策略对于消除麻疹来说，其成本效益情况值得探讨，WHO 也没有建议采用 3 剂次策略，毕竟 2 剂次接种后保护效果已非常高了。随着时间的推移，3 剂次接种，尤其是初三学生的接种策略会影响成人麻疹疫情，但其长期效果和成本效益尚有待进一步评估。

3. 暴发疫情应急免疫接种　当发生麻疹疫情时，结合流行病学调查及传播风险评估结果，对重点人群开展麻疹疫苗的应急接种。这一措施对于常规免疫薄弱区域或免疫空白人群相对集中的人群暴发疫情控制确实起到较好的作用。由于麻疹传播力很强，通常在被临床诊断前已具有较强传染性，当接到麻疹病例报告后，在其周围密切接触者中开展选择性应急接种，首先在时效上明显滞后，再则由于绝大多数病例病前无明确麻疹病例接触史，传染来源不十分清楚，部分病例可能与医疗就诊环境或通风不良的人群密集场所暴露有关，这对应急接种对象、范围的准确判定带来较大困难。因此，应急接种对于控制麻疹疫情的效果大多未能如愿，同时对组织实施的可行性和有效性提出挑战。

（二）非免疫规划对象发病问题

随着免疫规划对象发病人数的明显下降，小月龄儿童和成人麻疹发病人数在总发病人群的比例上升。小月龄儿童和成人麻疹是消除麻疹进程中一个不可忽视的问题。

1. 成人麻疹问题　在疫苗前时代，除婴儿短期内受母传抗体保护外，人人易感，95%人群在儿童期感染麻疹病毒而发病，并且病后获得持久性免疫力，成人麻疹极为少见。随着儿童疫苗高水平接种，全人群发病明显下降，但成人中"免疫空白"、原发性或继发性免疫失败人群客观存在，这些易感者一旦暴露于麻疹病毒，发生成人麻疹不可避免。WHO 美洲区和西太平洋区一些国家控制麻疹的经验显示，当儿童接种水平较高，即使成人中存在"免疫空白"人群或在未实施针对成人的补充免疫的成人群体中，麻疹病毒可能无法维持传播。目前，认为人口少、居住稀疏是这一经验的基础。我国地域广阔，不同地区（城市、农村、边远山区等）的人们在成长过程中，麻疹病毒暴露机会、疫苗接种以及免疫效果的差异，人口流动（大多数向大、中城市聚集，致使城市人口密度不断增加）等特有因素，造成了我国成人麻疹问题的复杂性。因此，美洲区和西太平洋区的经验，即保持儿童高水平接种率，是否适用于中国大陆的麻疹消除，尤其是成人麻疹的控制，尚有待于观察。以目前中国麻疹发病现状和现行的消除麻疹策略，即通过提高儿童免疫水平，降低暴露风险和病毒循环强度来避免成人易感者发病，成人麻疹的控制至少在短时期还难以达到[33]。

包括一些发达国家在内，出现过儿童麻疹得到有效控制后，发病年龄向大年龄组和婴幼儿等非免疫规划对象人群转移的现象。WHO 西太平洋区的一些国家在有较大成人免疫缺口情况下，通过高水平的儿童麻疹免疫屏障来阻断麻疹传播。然而，这也仅是部分小范围国家或地区的经验，对于中国这样超过 13 亿人口的大国，成人比例特别高，且人口流动频繁，城市人口密集高，采用上述免疫方案是否能进行成人麻疹的控制还难以定论。为此，在类似中国人口规模的地区，如果不通过开展成人接种麻疹疫苗作为加速消除的策略，消除麻疹工作可能还要持续较长时间。这里还存在的问题是，即使对成人开展了大规模的麻疹疫苗接种，除了少数未曾免疫或原发性免疫失败的人群外，占绝大多数的继发性免疫失败或抗体消退者，其疫苗接种后获得的免疫保护性抗体也仅仅是一过性的，不可能建立起持久的免疫屏障。因此，随着目前免疫规划工作推进，整个人群麻疹发病率下降，成人以及小月龄人群感染发病问题会越来越突出。考虑到当前不太会开展全国范围针对成人的补充免疫措施，可以加强对医务工作者，以及在以成人为主的麻疹高发地区的重点人群（如大中型企业务工人员），应该鼓励或强制开展成人的麻疹疫苗接种，并通过降低暴露风险来保护现有的成人易感者。无论如何，这些局部的针对重点人群措施或许能控制或削弱小范围的高发疫情，但对于整体性消除麻疹工作的进程，还是要依赖于持续多年高覆盖率的儿童麻疹疫苗接种来形成高水平的免疫屏障。

2. 小月龄发病与接种起始月龄问题　小于 8 月龄儿童的麻疹发病占总发病人群的比例在增大，这是公认的事实。如何降低小月龄发病人数，是消除麻疹工作中遇到的问题。有资料证实，母亲接种麻疹疫苗获得的抗体在母传抗体中会较自然感染的更早消退，大多数婴儿在 6 月龄或更低月龄时已成为麻疹易感者，而麻疹疫苗的首剂接种时间是 8 月龄。因此，小月龄儿童中客观存在大量麻疹病毒易感者。根据小月龄儿童麻疹发病情况，有学者提出调整中国麻疹疫苗起始接种月龄。从全球各国采取的免疫策略来看，中国实施 8 月龄接种麻疹疫苗已是全球接种麻疹疫苗月龄最小的国家。在麻疹持续传播的国家多采用 9 月龄接种，在发病率或感染率风险较低的国家，多采用 12 月龄或以后接种，美国、加拿大、巴西等国还采用 15 月龄初始接种。大量研究表明，婴幼儿首剂接种麻疹疫苗的效果受到母传抗体和自身免疫系统发育状况的影响，过早接种麻疹疫苗会对后续免疫的效果造成影响。有资料显示，同是接种 2 剂次麻疹疫苗，初次接种时间 <15 月龄的儿童麻疹发病风险比 15 月龄后接种的儿童高 3 到 4 倍[34]。因此，过早接种麻疹疫苗可能会导致原发和继发性免疫失败增加，抗体持久性下降，成人抗体水平不足，成人病例增多。因此，不宜再提前中国目前常规免疫接种的起始月龄，而应考虑有条件的地方逐步推后当前的初免月龄。

（三）社会因素对消除麻疹的影响

从全球消除麻疹的策略与经验来看，社会因素是影响消除麻疹进程中一个不可忽视的重要因素，尤其在中国，这也是中国消除麻疹必须应对的主要问题。

1. 人口密度 日本学者吉仓广研究发现，当麻疹疫苗覆盖率超过 80%～90% 时，一个群落的人口规模与麻疹发病率之间呈现正相关，这种正相关不仅表现在单个国家也表现在不同国家构成的区域体[6,35]。在人口数量相对较少，人群分布较为稀疏的地区或国家，疫苗覆盖率是决定麻疹发病率的主要影响因素。美洲区首先实现消除麻疹目标的一个客观原因是人口少，且居住稀疏。中国是人口大国，2013 年底公布总数超过 13.6 亿人，每平方公里平均人口密度是世界人口密度的 3 倍多，并且分布极不平衡，东部沿海地区人口密度明显高于中、西部地区，大城市人口密度又明显高于中、小城市和农村。城市人口数量多，人群密集程度高，尤其是在一些场所如大型医疗机构、车站、学校等人员聚集，密度会更高。人口密集为呼吸道传染病的传播提供了更有利的条件，这对阻断麻疹传播，构建人群免疫屏障提出了更高的要求。目前，中国消除麻疹策略上，并没有考虑人口-地理因素，医疗机构等特殊场所人员密集所增加的暴露风险对于这种暴露所带来的麻疹传播风险，尚未引起足够的重视，也缺少相应的应对措施。

2. 流动人口 2010 年第六次人口普查数据显示，中国流动人口总量达 1.18 亿人，占总人口近 10%。流动人口不仅数量大、流动频繁，而且随着改革开放人员流动范围明显增加，以前较为封闭的山区、农村、边远地区人员陆续进入城市。这些身处人口密度低、又往往是免疫规划工作较为薄弱地区的流动人员，已经成为影响城市人群免疫屏障稳定和麻疹传播的主要人群。据统计，上海、浙江等省份流动人口麻疹病例数占总发病人数的 50% 以上，其发病率大大超过本地人群。人口频繁流动，增加了常规免疫规划的难度，使适龄儿童难于及时、全程完成含麻疹疫苗的接种，同时也促进了麻疹病毒的传播。目前，国内人员流动随意性强，无相关管理和免疫信息交流，流动儿童的管理仅仅靠流入地人员摸底调查，对未免疫儿童实施疫苗接种，而这些流动人口聚集地或人员流动较为频繁的地区，儿童疫苗免疫接种的时效性和覆盖率往往难以满足控制麻疹传播的要求。

3. 政治承诺和社会对消除麻疹的认可度 任何一项公共卫生活动都离不开政府领导、部门合作及全社会的参与，消除麻疹也不例外。政府支持力度、经费筹资和物质保障等是各国消除麻疹面临的普遍性问题。与当年消灭天花和许多国家实现的消除脊髓灰质炎不同，很多国家政治领导对消除麻疹认可度不高，缺乏有力的政治承诺和足够经费支持。社会与人群普遍难以接受将消除麻疹作为公共卫生的优先策略。2010 年，据测算全球缺1000 万美元的经费来支持开展一些关键性消除麻疹活动，包括社会宣传动员、接种率监测等，这也导致了部分国家取消了消除麻疹的有关活动。为此估计，要到 2020 年实现全球消除麻疹目标，还需要政府和捐助者提供额外 18 亿～31 亿美元的经费，但目前是否能得到这些资金还是一个未知数[36]。政府领导参与和支持力度的不够，使得消除麻疹工作依然是动力不足，很多地方进展缓慢，同时也影响到了社会资金投入的意愿和积极性，导致消除麻疹进程难以乐观。中国消除麻疹进程中遇到的困难远比预计的要多，国际上已有一套较为完善的经验，但这些经验和方法需要结合中国的实际情况，来做进一步研究和讨论，如何保持政府和公众对消除麻疹的信心和决心，如何获得更多部门的参与和支持，如何进一步完善现有的消除麻疹策略措施，是在消除麻疹过程中必须考虑的问题。中国短时间内实现消除麻疹是不现实和不客观的，也有人认为从目前中国国情及公共卫生投入成本效益分析，麻疹发病率维持在一定程度的低水平状态，可能是更为理性和适宜的选择。因此，消除麻疹工作在中国可能是一项较为长久的工作。

（四）麻疹流行株与疫苗株

中国大陆一直使用的沪 191 麻疹减毒活疫苗来自 20 世纪 60 年代的流行株，经过 50 年的变迁现行的麻疹流行株与疫苗株之间已经出现了一定的差异。

1. 麻疹流行株与疫苗株的抗原性差异 从监测资料来看，麻疹流行株的变异已引起了病毒抗原性的改变[37]。主要表现为现行麻疹流行株无对猴红细胞的血凝和血吸附现象；不能在 Vero 细胞上增殖；不能被部分 H 蛋白位点的单克隆抗体中和；现行疫苗免疫血清中和目前中国流行株（H 基因型）的滴度低于中和疫苗株和 Chi-1 株（D3 型野毒株）2～5 倍[38]。

浙江省在对健康人群血清进行两种毒株的中和试验时也发现有类似现象：有的血清对麻疹流行株的中和抗体滴度为阴性（<1:2），但对疫苗株沪 191 的中和抗体保护能力仍能够达到 1:4～1:8 的低滴度水平，疫苗免疫后产生的保护性抗体对流行株的保护能力显著低于疫苗株。北京、陕西、上海、河南、浙江、吉林等许多地方的研究，在分析麻疹高接种率和高发病率的原因时，都提到沪 191 疫苗免疫产生的抗体中和流行株的能力平均低于疫苗株 4.2 倍，虽然现行疫苗仍有保护力，但存在疫苗对麻疹流行株 H1 基因型保护性不足的问题，认为沪 191 株麻疹疫苗对免疫人群的保护性确有下降，应该开始筛选新的麻疹疫苗毒株。

2. 疫苗免疫后抗体水平与异常反应差异 早在 1965 年国家检定沪 191 与长春 47 两个疫苗株时，HI 抗体阳转率沪 191 株为 100%，长春 47 株为 97.9%，GMT 值分别为 107 和 148。随后 30 余年，不同年代观察结果显示，其免疫后 HI 抗体阳转率基本维持在 96%～100%，但 GMT 水平则随时间推移明显下降，1993 年华东 6 省 1 市检测沪 191 疫苗免疫儿童 GMT 最高为 65.4，最低为 28.98，平均为 46.2[39]。本研究组分别在 2004 年与 2012 年，对浙江省 11 个地市的 800 余份沪 191 疫苗初免一个月后儿童血清进行 HI 抗体测定，虽然抗体阳性率仍在 98% 左右，与 20 世纪 70 年代浙江诸暨麻疹观察点的数据相似，但 GMT 值分别为 27.57 与 25.01，远低于当年 HI 的 GMT 值 76.0。

徐闻青[40] 等人在 2010 年报道，20 世纪 60 ~ 80 年代，对不同传代的沪 191 疫苗的临床研究表明，10 代以前的疫苗免疫原性虽好，但反应性高，发热率为 65%，高热率为 26%，皮疹率为 13%。传至 21 ~ 26 代疫苗平均发热率为 31%、高热率为 3.1%、皮疹率为 0.3%；传至 27 ~ 33 代疫苗的平均发热率低于 20%、高热率降至 1.3%、基本无皮疹反应。同时，虽然所有代次的沪 191 疫苗免疫后的抗体阳转率一直保持在 96% ~ 100% 不变，其 HI 的 GMT 值从早代次的大于 200，到中间代次的 68 ~ 138，降至高代次的 39 ~ 62。说明沪 191 疫苗株随着传代代数的增高，其临床的副反应性降低，免疫原性特别是抗体水平也呈下降趋势。从 2001 年起，上海生物制品所兼顾临床反应性与免疫原性，将传代 25 代的作为生产疫苗的种子批[40]。近年来有关临床试验数据表明麻疹疫苗诱导的抗体阳转率虽然仍较高（>95%），但 HI 抗体 GMT 却呈下降趋势，由 70 年代的 100 左右降为目前的 30 ~ 50 左右[41-43]，提示当前麻疹疫苗的免疫持久性可能不如早期的疫苗。

3. 麻疹流行株与疫苗株的基因差异　全球使用的麻疹疫苗株均为 A 基因型，但各国流行株基因型则不尽相同。流行株与疫苗株之间在基因型、核苷酸水平均存在差异[44]。中国麻疹流行株与疫苗株的在基因水平上的差异，显著高于国外主要流行株与疫苗株间的差异[45]。从基因进化系统树来看，当前的疫苗株与国外的 B、D 基因型在同一簇上，而我国麻疹流行株与疫苗株在不同的簇上，具有较大的差异。推测 A 基因型疫苗免疫产生的抗体对国外 B3、D 基因型流行株的保护效果有可能好于对中国的流行株的保护。因此，中国在消除麻疹进程中遇到的问题，不能仅仅靠照搬欧美国家经验，应积极探索和应对面临的挑战。

（五）麻疹在医疗机构的感染、传播难以有效阻断

医疗机构是各类病人的聚集地，传染源和易感人群高度集中，使得医疗机构成为有利于传染病播散的场所。大医院的就诊倾向以及城市医疗机构密集的就诊环境，更容易让大型医院成为麻疹传播扩散的场所[46]。麻疹在发病前就具有传染性，麻疹病例呼吸道分泌物形成的传染性飞沫能以气溶胶悬浮物的形式存在超过 1 小时[47]。一些大型医疗机构就诊人群非常拥挤，就诊病人中输液比例偏高、停留时间长，麻疹容易在医院就诊中传播、感染。当麻疹发病率降至低水平接近消除麻疹阶段时，医院传播会成为一个明显的问题[48,49]。在已实现消除麻疹的地区，医院内传播导致麻疹暴发的情形仍时有发生[49]。在中国尤其是一些儿童就诊比较集中医疗机构就诊人群非常拥挤，麻疹在医院就诊中传播、感染问题更为突出。浙江省开展的一项调查[50]表明，麻疹病例中有近 50% 在发病前去过医疗机构就诊或陪诊；发病前到过医院患麻疹的风险是未去医院的 5.5 ~ 10 倍。院内感染在麻疹流行季节起到了推波助澜的作用，也是目前小月龄儿童过早暴露于传染源和成人散在发病的主要原因[51]。

二、中国控制和消除麻疹的思考

消除麻疹工作是一项复杂的社会系统工程，目前面临着重重困境，短时间内达到全球消除麻疹目标是不现实，也是不客观的。消除麻疹目标作为免疫规划工作理想目标，需要科学地稳步推进相关工作。必须要取得突破性的研究成果，才能保障消除麻疹工作的正确实施。因此，要加倍努力开展针对性应用科研探索和评估，对在消除麻疹工作中采取的免疫策略和措施，应积极总结经验，开展实施效果评价，为消除麻疹策略的科学制定提供循证支持。应继续开展风险评估，找出薄弱环节、地区和人群，不断完善消除麻疹策略与技术方案，整合资源将消灭脊髓灰质炎和消除麻疹工作紧密结合，因地制宜做好消除麻疹各项工作，科学推进消除麻疹和加强免疫规划工作的进程。

1. 研究和制定适合中国国情的消除麻疹规划　WHO 制定的全球消除麻疹目标，即一个国家每年每百万人口麻疹发病小于 1 例。为了达到这一目标，在具体实践中应该考虑到地区人口 - 地理因素可能造成的影响。麻疹流行受多个因素包括人口规模、密度、流动性以及民族、宗教、文化和经济等交互作用的影响。中国应制定符合国情的、以进一步完善和强化常规免疫规划系统为主的消除麻疹中长期规划，以省为单位制定考虑了不同人口密度、流动人口数量等因素的麻疹控制阶段性目标，尽最大可能缩小地区间免疫规划工作中的不平衡。制定与消除麻疹目标相一致的人、财、物投入计划，科学、客观地稳步推进中国消除麻疹的进程。

2. 积极应对消除麻疹过程中的技术问题　认真应对消除麻疹面临的技术问题，不断研究和调整现有的消除麻疹策略。如随着麻疹疫情的降低，可以考虑推迟麻疹疫苗首针接种时间，最大限度的提高麻疹疫苗第一针免疫效果，推迟麻疹第一针接种时间可降低麻疹增加抗体的持久性，有望减少因为抗体衰减后的成人发病，及 1 岁以内儿童的发病率，建议在麻疹疫情维持较低的区域推迟至 12 月龄以上。在目前未开展对成人补充免疫的状况下，建议加强对医务工作者，以及在以成人为主的麻疹高发地区的重点人群（如大中型企业务工人员）的 MCV 接种，并通过降低暴露风险来保护现有的成人易感者。这些局部的针对重点人群措施或许能控制或削弱小范围的高发疫情，但对于整体性消除麻疹工作的进程，还是要依赖于持续多年高覆盖率的儿童 MCV 接种来形成高水平的免疫屏障。以目前中国麻疹发病现状和现行的消除麻疹策略，即通过提高儿童免疫水平，降低暴露风险和病毒循环强度来避免成人易感者发病，成人麻疹的控制至少在短时期还难以达到。此外，积极探索和开发有利于中国消除麻疹的新型疫苗，并不断探索消除阶段疫苗接种程序和效果。

3. 加强管理，积极探索提高常规免疫接种率途径　中国的各省市应在国家消除麻疹中长期规划和麻疹免疫策略的基础上，结合省内每个市、县疫情及人口特点，制定"一县一策"消除麻疹分阶段的具体实施措施，还可考虑将现有消除麻疹评价指标中的以乡镇为单位常规免疫接种率指标进一步细化为以村级为单位的接种率，进一步将常规免疫工作精细化管理，消除局部薄弱人群。同时，还应通过加强培训等方式，避免由于禁忌证把握过严造成的麻疹疫苗漏种人群。

4. 积极研究和应对影响消除麻疹进程中的有关管理因素 多途径加强流动人口管理、结合医改分诊医疗制定控制院内感染的有效措施。进一步完善常规免疫监测系统，重点解决监测数据真实性和客观性问题。建议监测系统运行独立于行政考核，杜绝人为因素干扰，同时加强监督管理。再则，对现有的监测系统进行进一步疏理，确保监测指标客观、科学、可行，为决策提供可靠的依据。详细的流行病学疫情调查有助于准确找出医院的高暴露风险环节，并可用于评估医院感染控制措施的效果。为了减少麻疹医院内感染与传播，必须应强调现有各关键措施的落实，包括严格执行和优化发热出疹病人就诊时防护和分诊流程，强化医务人员对医院内感染的防范意识，鼓励医务人员（尤其是一线科室医护人员）接种 MCV。并加强健康教育，鼓励易感人群避免暴露于传染源可能存在的医院环境（佩戴口罩）。甚至建议将麻疹院感防控纳入医院等级考核当中，以强化各级领导的重视。但是，落实这些感染控制可减少但不能消除医院传播的风险，消除麻疹还是要通过免疫、监测等综合性措施来切实推进。

总之，尽管消除麻疹工作仍面临着困难和挑战，但相信通过全球广泛的合作，进一步加大各类保障措施，并采取相应的免疫策略，消除麻疹是可能，也是应该实现的目标，这也正是我们政府、群众与卫生工作者所期望的。消除麻疹不是一蹴而就能够实现的目标，必须根据已有的国际经验和理论技术，针对存在的问题与困惑，结合我国消除麻疹的实际，开拓创新，寻求技术突破，科学地推进麻疹消除工作。

（何寒青　董红军　谢淑云）

参 考 文 献

[1] WHO. Executive summary [M] . World Health Assembly. Geneva, Switzerland; Resolution. No. 1989.

[2] Christopher JL L A. The global burden of disease: a comprehensive assessment of mortality and disability from diseases, injuries, and risk factors in 1990 and projected to 2020 summary. Geneva, Switzerland, 1996.

[3] 訾维廉. 全球控制消除麻疹的现状与展望. 上海预防医学，1994，9：3-4.

[4] WHO. Proceedings of the Global Technical Consultation to assess the feasibility of measles eradication, 28-30 July 2010. The Journal of infectious diseases, 2011, 204 Suppl 1: S4-13.

[5] Gay N J. The theory of measles elimination: implications for the design of elimination strategies. The Journal of infectious diseases, 2004, 189 Suppl 1: S27-35.

[6] Hutchins S S, Bellini W J, Coronado V, et al. Population immunity to measles in the United States, 1999. The Journal of infectious diseases, 2004, 189 Suppl 1: S91-97.

[7] Fine P, Eames K, Heymann D L. "Herd immunity": a rough guide. Clinical infectious diseases: an official publication of the Infectious Diseases Society of America, 2011, 52 (7): 911-916.

[8] WHO. Global Technical Consultation to Assessthe Feasibility of Measles Eradication [M]. Meeting Report. http://www.who.int/immunization/sage/1_Global_Technical_Consultation_Assess_Feasibility_Measles_Erad_8_sept_2010.pdf. 2010.

［9］ McLean H Q，Fiebelkorn A P，Temte J L，et al. Prevention of measles，rubella，congenital rubella syndrome，and mumps，2013：summary recommendations of the Advisory Committee on Immunization Practices （ACIP）. MMWR Recommendations and reports：Morbidity and mortality weekly report Recommendations and reports／Centers for Disease Control，2013，62（RR-04）：1-34.

［10］ WHO. Framework for verifying elimination of measles and rubella. Releve epidemiologique hebdomadaire／Section d'hygiene du Secretariat de la Societe des Nations ＝ Weekly epidemiological record／Health Section of the Secretariat of the League of Nations，2013，88（9）：89-99.

［11］ Castillo-Solorzano C C，Matus C R，Flannery B，et al. The Americas：paving the road toward global measles eradication. The Journal of infectious diseases，2011，204 Suppl 1：S270-278.

［12］ Castillo-Solorzano C，Reef S E，Morice A，et al. Guidelines for the documentation and verification of measles，rubella，and congenital rubella syndrome elimination in the region of the Americas. The Journal of infectious diseases，2011，204 Suppl 2：S683-689.

［13］ Ma C，An Z，Hao L，et al. Progress toward measles elimination in the People's Republic of China，2000-2009. J Infect Dis，2011，204 Suppl 1：S447-454.

［14］ CDC. Progress toward measles elimination--Western Pacific Region，2009-2012. MMWR Morbidity and mortality weekly report，2013，62（22）：443-447.

［15］ WHO. Measles-Rubella Bulletin. http：//www. wpro. who. int/immunization/documents/measles_rubella_bulletin/en/index. html. 2013.

［16］ Sever A E，Rainey J J，Zell E R，et al. Measles elimination in the Americas：a comparison between countries with a one-dose and two-dose routine vaccination schedule. The Journal of infectious diseases，2011，204 Suppl 2：S748-755.

［17］ CDC. Progress toward measles mortality reduction and elimination--Eastern Mediterranean Region，1997-2007. MMWR Morbidity and mortality weekly report，2008，57（10）：262-267.

［18］ Sniadack D H，Mendoza-Aldana J，Huyen D T，et al. Epidemiology of a measles epidemic in Vietnam 2008-2010. The Journal of infectious diseases，2011，204 Suppl 1：S476-482.

［19］ 任群慧，潘会明. 2001-2006 韩国消除麻疹情况. 预防医学情报杂志，2008，24（5）：401-402.

［20］ He H，Chen E F，Li Q，et al. Waning immunity to measles in young adults and booster effects of revaccination in secondary school students. Vaccine，2013，31（3）：533-537.

［21］ WHO. Manual for the laboratory diagnosis of measles and rubella virus infection. Geneva，Switzerland，2007.

［22］ Moss W J，Strebel P. Biological feasibility of measles eradication. J Infect Dis，2011，204 Suppl 1：47-53.

［23］ He H，Chen E，Chen H，et al. Similar immunogenicity of measles-mumps-rubella（MMR）vaccine administrated at 8 months versus 12 months age in children. Vaccine，2014，32（31）：4001-4005.

［24］ Chen R T，Markowitz L E，Albrecht P，et al. Measles antibody：reevaluation of protective titers. J Infect Dis，1990，162（5）：1036-1042.

［25］ Lievano F A，Papania M J，Helfand R F，et al. Lack of evidence of measles virus shedding in people with inapparent measles virus infections. The Journal of infectious diseases，2004，189 Suppl 1：65-170.

［26］ 冯德杰，高雪军，刘晨鸣，等. 麻疹病毒 S191 疫苗株 H 基因序列遗传变异分析. 兰州大学学报：医学版，2008，34（4）：36-40.

［27］ Goyal A，Shaikh N J，Kinikar A A，et al. Oral fluid，a substitute for serum to monitor measles IgG antibody? Indian J Med Microbiol，2009，27（4）：351-353.

［28］ 周志统. 标本质量对麻疹病毒感染患者实验室诊断的影响. 公共卫生与临床医学，2010（1）：70-72.

［29］ 符剑，何寒青，赵艳荣，等. 浙江省不同时期麻疹减毒活疫苗应用效果的卫生经济学研究. 中国疫苗和免疫，2011（4）：333-335.

［30］ Levin A，Burgess C，Garrison L P，Jr.，et al. Global eradication of measles：an epidemiologic and economic evaluation. The Journal of infectious diseases，2011，204 Suppl 1：98-106.

［31］ Zhou F，Reef S，Massoudi M，et al. An economic analysis of the current universal 2-dose measles-mumps-rubella vaccination program in the United States. The Journal of infectious diseases，2004，189 Suppl 1：131-145.

［32］ WHO. WHO EpiBrief，2013

［33］ Wang Z，Yan R，He H，et al. Difficulties in eliminating measles and controlling rubella and mumps：a cross-sectional study of a first measles and rubella vaccination and a second measles，mumps，and rubella vaccination. PloS one，2014，9（2）：e89361.

［34］ Ramsay M，Brown K. The public health implications of secondary measles vaccine failure. Journal of primary health care，2013，5（2）：92.

［35］ Yoshikura H. Relation between measles incidence and population size under the advanced vaccine program. Japanese journal of infectious diseases，2012，65（1）：88-91.

［36］ Christie A S，Gay A. The Measles Initiative：moving toward measles eradication. The Journal of infectious diseases，2011，204 Suppl 1：14-17.

［37］ 李平，司源，关蓉晖. 陕西省麻疹病毒基因分型及疫苗免疫因素分析. 中国公共卫生，2007，23（9）：1122-1124.

［38］ Bouche F B，Steinmetz A，Yanagi Y，et al. Induction of broadly neutralizing antibodies against measles virus mutants using a polyepitope vaccine strategy. Vaccine，2005，23（17-18）：2074-2077.

［39］ 陈志慧. 麻疹野毒株的基因改变与现行麻疹活疫苗的免疫效果. 中国疫苗和免疫，1998，4（4）：241-244.

［40］ 徐闻青，陈志慧. "沪191"麻疹减毒活疫苗为中国消除麻疹作出贡献. 上海医药，2010，31（2）：59-61.

［41］ 刁琳琪，张延炀，康锴，等. 麻疹-风疹联合疫苗的安全性和免疫原性观察. 中国疫苗和免疫，2006，12（6）：495-496.

［42］ 夏时畅，卢亦愚，严菊英，等. 浙江省不同时期人群麻疹血凝抑制抗体动态模型研究. 中国疫苗和免疫，2006，12（4）：303-305.

［43］ 徐宏基，李微，夏建华，等. 国产冻干麻疹腮腺炎风疹联合减毒活疫苗的接种反应和免疫原性观察. 中国生物制品学杂志，2008，21（12）：1111-1114.

［44］ 冯燕，卢亦愚，严菊英，等. 不同人群血清对麻疹疫苗株与流行株的中和能力比较. 中华流行病学杂志，2007，28（11）：1123-1126.

［45］ 金青青，冯燕，徐昌平，等. 浙江省1999-2011年麻疹流行株全基因组序列分析. 中华流行病学杂志，2012，33（9）：945-950.

[46] Fiebelkorn A P, Seward J F, Orenstein W A. A global perspective of vaccination of healthcare personnel against measles: systematic review. Vaccine, 2014, 32 (38): 4823-4839.

[47] Remington P L, Hall W N, Davis I H, et al. Airborne transmission of measles in a physician's office. Jama, 1985, 253 (11): 1574-1577.

[48] Marshall T M, Hlatswayo D, Schoub B. Nosocomial outbreaks--a potential threat to the elimination of measles? The Journal of infectious diseases, 2003, 187 Suppl 1: 97-101.

[49] Chen S Y, Anderson S, Kutty P K, et al. Health care-associated measles outbreak in the United States after an importation: challenges and economic impact. The Journal of infectious diseases, 2011, 203 (11): 1517-1525.

[50] Gao J, Chen E, Wang Z, et al. Epidemic of measles following the nationwide mass immunization campaign. BMC infectious diseases, 2013, 13: 139.

[51] Zhang D L, Pan J R, Xie S Y, et al. A hospital-associated measles outbreak among individuals not targeted for vaccination in eastern China, 2014. Vaccine, 2015, 33 (33): 4100-4104.

第十章

麻疹病毒实验室检测技术

<<<<<

　　麻疹是由 MV 感染引起的急性呼吸道传染病，是目前导致发展中国家儿童死亡的重要原因。WHO 制定的全球控制与消除麻疹计划中，实验室诊断是麻疹监测的重要组成部分。由于麻疹与风疹等疾病存在相似的临床症状，仅仅进行临床诊断是不准确、不可靠的[1,2]；同时，随着疫苗的广泛使用，除典型病例外，还存在部分有疫苗接种史或症状不典型的患者，这些患者也必须依靠实验室检测才能进行确诊[2]。因此，麻疹的实验室检测对于实现 WHO 消除麻疹的目标将起到极其重要的作用。

　　总的来讲，麻疹的实验室诊断分为两个方面：一是针对病原的检测，主要包括病毒分离、病毒抗原以及病毒核酸的检测。所有含麻疹病原的标本，如患者鼻咽拭子、口腔液、全血、尿液和器官细胞等都可以作为该类检测的对象。另一类是 MV 感染后，针对人体所产生的特异性免疫反应，即特异性抗体的检测。所有含病毒抗体的标本，如血液、血清、口腔液、体液等均可作为抗体检测的对象。

第一节　标本的采集、保存和运输

一、标本类型

　　目前，用于 MV 抗体检测的标本主要包括血清标本、口腔（龈沟）液（oral fluid，OF）标本，以及干血滴（dried blood spots，DBS）标本。用于病原学检测的标本主要包括患者尿液、鼻咽吸出物、抗凝血以及咽拭子标本。由于出疹 3 天内采集的病原学标本中 MV 分离率最高，因此，对疑似患者应同时采集血清学和病原学标本。

　　（一）血标本

　　血标本是目前我国麻疹抗体检测中最常使用的标本类型，静脉血采集方法和血清分离技术参照麻疹诊断标准（WS 296—2008）与 WHO 麻疹风疹病毒感染实验室诊断手册（第 2 版）进行，操作简述如下：

　　1. 采集出疹后 28 天内患者静脉血 2～3ml，加入无菌试管中，标明采集日期与病例信息。

　　2. 将采集的全血标本在 1000r/min，离心 10 分钟分离血清。如没有离心机，可将全血标本在冷藏条件下放置，直到血细胞块从血清中完全析出。

3. 在无菌条件下，将血清移至外螺旋盖带垫圈的无菌管中，避免吸到红细胞。

4. 麻疹病毒 IgM 抗体检测中，出疹 3 天内的血清标本假阴性率可达 30%，因此，如患者出疹 3 日内血标本 IgM 抗体阴性者，可于出疹后 4~28 天内采集第二份血标本进行检测[3,4]。如果第二份标本在第一份标本采集后 10~20 天采集，该标本不仅可以用于 IgM 的复检，也可用于 IgG 抗体的定量检测。

（二）口腔（龈沟）液标本

口腔（龈沟）液标本采集方法简单，无创伤，易被人群接受，可减少流行病学人员在小年龄患者以及正常人群抗体筛查中全血标本采样的困难，采集和处理方法参考英格兰公共卫生中心资料，结合本书编者的工作经验，简述如下：

1. 采样前，请保持口腔卫生。若口腔内还有大量食物残渣，请先取少量清水漱口后，再收集 OF 标本。

2. 打开采样器的包装，将刷子从试管中取出。用刷子头的海绵部分沿口腔内牙龈的外侧左右反复摩擦，刺激产生新鲜渗漏液，直至使海绵充分湿透，时间大约需要 1 分钟。

3. 将含有大量液体的刷子重新放回试管中，拧紧试管盖，防止干燥。

4. 采集好的 OF 标本运送至实验室后，应尽快进行处理，处理方法为：首先将 1ml 的标本运输液（VTM）加入到含有刷子的试管中，手握住刷子柄部上下沿试管壁反复摩擦 20 秒，以保证海绵内的口腔液与 VTM 充分混合。然后，手握刷子柄部沿试管壁将海绵旋转挤压，使海绵内液体都流至试管底部。反转刷子，将其倒置放入试管内，拧紧试管盖后，放入离心机内 2000r/min 离心 5 分钟。最后，用镊子夹住海绵，弃去刷子，将试管内的液体放入 1.5ml 的离心管中 –20℃ 保存待用。

口腔（龈沟）液标本可直接用于 MV 抗体的检测，目前已作为 WHO 推荐样本类型在欧洲得到广泛应用[2,3,5]。口腔（龈沟）液标本的采集和检测需专门的采集器，目前使用的采集器主要包括 Oracol 和 Oraload，见图 10-1。不同的 OF 采集器，标本的采集和处理方法略有不同。对于 OF 标本中麻疹抗体的检测，还需要特定的检测试剂，因此，该类标本在我国尚未得到广泛使用与推广。

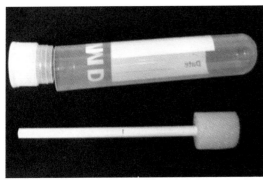
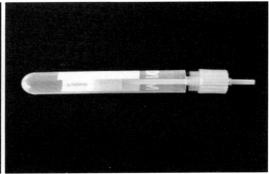

图 10-1　口腔液标本采集器 Oracol

（三）干血滴标本

干血滴标本是将患者全血标本滴在滤纸片上获得，目前主要用于替代血清标本进行大范围的流行病学研究。该标本中检测得到的抗体非常稳定，适合在无法实现冷链运送标本的地区使用。该方法对样本的采集、保存和运输的要求较低，采集和处理方法参照 WHO 麻疹风疹病毒感染实验室诊断手册（第 2 版）进行，简述如下：

1. 用酒精消毒被采集者手指或脚后跟（尤其是婴幼儿），然后用微量针刺消毒部位。

2. 将 4 滴全血滴在标准的滤纸片上。

3. 标记滤纸，包括被采集者姓名、年龄、性别，以及实验室名称和样本编号。血片收集卡见图 10-2。

4. 将滤纸片放置于空气中自然干燥（至少 60 分钟），然后放在可封口的塑料袋或信封中保存。每个标本应放在一个单独的塑料袋中。如果有可能，在塑料袋中加入干燥剂。

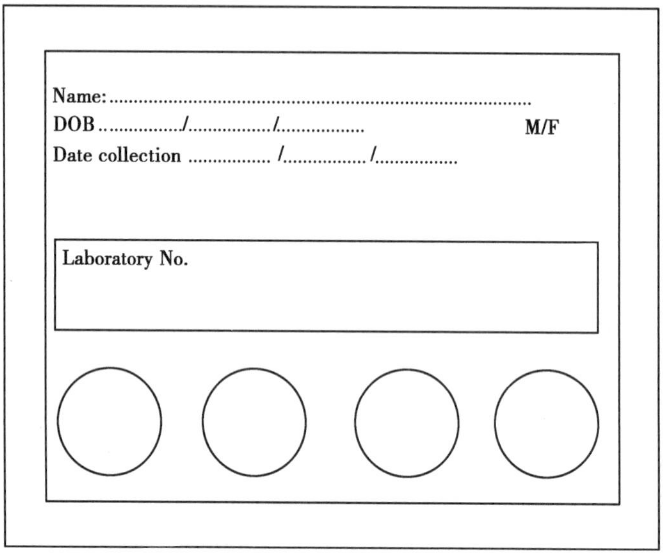

图 10-2 血片收集卡

（图片来源：WHO. Manual for the laboratory diagnosis of measles and rubella virus infection, 2nd ed. Geneva, Switzerland：WHO，WHO/IVB/07.02）

在全血标本采集和保存困难的情况下，可以选择采集 DBS 标本，同时进行麻疹血清 IgM 抗体和核酸检测[6-9]。对同时采集的患者血清标本和 DBS 标本进行 IgM 检测，结果表明，如果 DBS 标本在 4℃ 保存 24 月内，与血清标本比较，其检测灵敏度和特异性为 90.2% 和 98.8%；如果 DBS 标本在 4℃ 保存小于 6 个月，其灵敏度和特异性为 100% 和 97%，两类标本的结果复核率为 97.7%[8]。另外，该标本中 MV 核酸可在室温下稳定存在 2 个月，37℃ 条件下稳定存在 1 个月，非常适于标本保存运输过程中无法实现冷链的热带国家[6,9]。结合 RT-PCR 和 IgM 抗体检测，对麻疹患者诊断的特异性和敏感度分别达 96% 和 99%[6]。

（四）咽拭子标本

麻疹病毒分离常用的标本为疑似患者咽拭子或鼻咽拭子标本，该类标本的采集应尽可能在出疹 3 日内完成，以便达到更高的病毒分离阳性率[4]。咽拭子和鼻咽拭子标本的采集参照麻疹诊断标准（WS 296—2008），并结合本书编者的经验，简述如下：

1. 采集出疹 3 天内的咽拭子或鼻咽拭子标本。

2. 使用的棉拭子和试管等应灭菌。

3. 用无菌棉拭子适度用力在鼻咽部和咽喉部擦拭，获得上皮细胞。

4. 把拭子放入有外螺旋盖并装有 2ml 病毒运输液的采样管中。

（五）尿液标本

麻疹病毒在患者出疹前至出疹后数天内均可从尿液标本中排出，因此，尿液标本也可以用于 MV 分离。如同时采集疑似麻疹患者呼吸道和尿液标本，可以大大增加 MV 的检出率。尿液标本的采集方法参照麻疹诊断标准（WS 296—2008）进行，简述如下：

1. 无菌收集 30～50ml 中段尿液于 50ml 带螺旋盖的无菌塑料离心管中。

2. 尿液通常应在 24 小时内离心。4℃，转速 2500r/min，离心 5 分钟。

3. 弃上清，沉淀用 1ml 标本维持液重悬，置于有外螺旋盖的冻存管中用于病毒分离。

有研究报道，在 Vero/SLAM 细胞上，尿液标本中 MV 的分离率高于咽拭子[10]，但尿液标本在未离心前不能冷冻，以免破坏上皮细胞影响病毒分离率，其保存和运输相对困难。

二、标本的保存和运输

1. 血清标本运送前应在 2～8℃保存，如不能及时送检的，应置 -20℃以下保存，避免反复冻融。全血标本不能冷冻。

2. 口腔液标本采样后，建议尽快运送到实验室进行标本处理。若不能及时做进一步处理，应先放置 4℃或放入 -20℃保存，如采用 OF 标本进行病毒分离和核酸检测，标本采集后应放入 -70℃保存。

3. 干血滴标本应采用冷链尽快送至实验室检测。由于干燥血标本在室温稳定时间较短，因此，检测前应将其保存于 4℃，长期保存应放置于 -20℃，并加入干燥剂保存。

4. 咽拭子或鼻咽拭子标本采集后应立即置 2～8℃保存，并尽快送达开展 MV 分离的实验室进行检测。如 24 小时内能送达的，可在 2～8℃保存，否则 -70℃保存。

5. 尿液离心后重悬的沉淀保存于 -70℃，如无法完成尿液标本的离心，可将尿液标本直接保存于 2～8℃，并尽快送检。尿液标本离心悬浮沉淀前不可冷冻。

6. 所有标本应在 2～8℃运输，严防标本污染或容器渗漏。标本保存和运送过程应避免日光照射。

第二节　麻疹病毒抗体检测

人体感染 MV 后，IgM 和 IgG 抗体可在出疹后几天内产生，其中 IgM 抗体最早出现，出疹 3 天内血标本中可检测到，7～10 天达到高峰，然后迅速降低，6～8 周后很少能再检出；IgG 抗体在出疹 4 周内达到高峰，然后持续存在[3]。感染后也能产生 IgA 和分泌型 IgA。麻疹病毒可在患者出疹前几天或出疹后 3 天内的鼻咽拭子或血标本中检出，出疹 3 ~ 5 天后标本中病毒检测阳性率逐渐下降[2,3]。急性麻疹感染后产生的免疫反应见图 10-3。因此，根据采样类型、时间和研究目的的不同，可选择相应检测方法进行麻疹的诊断。

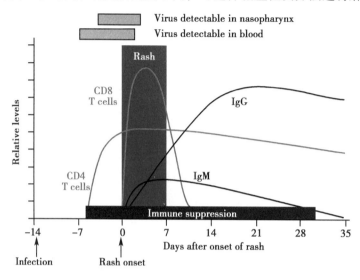

图 10-3 急性麻疹感染后的免疫反应

（图片来源：WHO. Manual for the laboratory diagnosis of measles and rubella
virus infection，2nd ed. Geneva，Switzerland：WHO，WHO/IVB/07. 02）

麻疹病毒抗体检测的常用方法，目前主要包括酶联免疫吸附试验（enzyme-linked immunosorbent assay，ELISA）、血凝抑制试验（hemagglutination-inhibition test，HI）、空斑减少中和试验（plaque reduction neutralization test，PRNT）和乳胶凝集试验（particle agglutination，PA）等，用于疑似麻疹患者的诊断，人群免疫状况的评价，以及流行病学调查等。

一、麻疹 IgM 抗体检测

酶联免疫吸附试验检测疑似麻疹患者单份血清、口腔液或干血滴标本中特异性麻疹 IgM 抗体，是近年来实验室诊断急性麻疹感染最常用的方法，主要分为酶联免疫间接法和酶联免疫捕获法。由于原理经典、操作简单、快速，且商品化试剂容易得到，ELISA 法检测麻疹 IgM 抗体在全球范围内均得到了广泛应用，是 WHO 推荐麻疹病例实验室诊断的首选方法。

1. 酶联免疫捕获法检测麻疹 IgM 抗体　ELISA 捕获法检测麻疹病毒 IgM 抗体的基本原理见图 10-4。将待检患者标本（血清、口腔液或干血滴标本）加入抗人 IgM 抗体预包被的微孔板中，待检样本中所有 IgM 抗体均与微孔板中抗人 IgM 抗体结合。通过洗板去除孔中其他类型的免疫球蛋白以及血清蛋白，然后在微孔板中加入 MV 抗原。如待检样本中存在针对麻疹的特异性 IgM 抗体，该抗体会与加入的 MV 抗原结合。洗板，去除未与麻疹特异性 IgM 抗体结合的 MV 抗原。再加入酶标记（通常为辣根过氧化物酶或碱性磷酸酶）的抗 MV 单克隆抗体，与微孔板中的 MV 抗原特异性结合。洗板后，加入相应的底物与酶标抗体反应，通过显色反应检测标本中是否存在麻疹特异性 IgM 抗体。与 ELISA 间接法比较，捕获法在检测麻疹 IgM 抗体时不需要预先除去 IgG 抗体，且特异性好、操作简单。

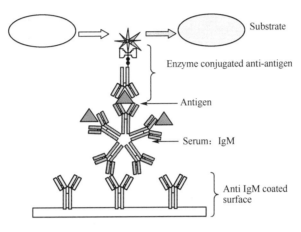

图 10-4　ELISA 捕获法原理示意图

（图片来源：WHO. Manual for the laboratory diagnosis of measles and rubella
virus infection，2nd ed. Geneva，Switzerland：WHO，WHO/IVB/07.02）

目前，我国使用的 ELISA 捕获法麻疹 IgM 抗体检测试剂，只能用于血清或血浆样本中麻疹 IgM 抗体的定性检测，但其灵敏度高、稳定性和检出率均优于 ELISA 间接法麻疹 IgM 抗体检测试剂[11]。

口腔液标本中麻疹 IgM 抗体的检测只能采用 ELISA 捕获法进行，其市售试剂可同时用于血清、血浆和 OF 标本中麻疹 IgM 抗体的定性检测。与血清标本中 IgM 抗体检测结果比较，OF 中 IgM 抗体的检测灵敏度为 92%，特异性为 100%，而比较同一患者血清和 OF 标本中 IgM 抗体的结果表明，血清 IgM 阳性标本中，91% 的患者 OF 标本 IgM 为阳性，血清 IgM 阴性标本中，95% 的患者相应的 OF 标本为 IgM 阴性[12]。

2. 酶联免疫间接法检测麻疹 IgM 抗体　采用 ELISA 间接法检测麻疹 IgM 抗体时，首先应采用类风湿因子吸收待检血清中 IgG 抗体，ELISA 间接法基本原理见图 10-5。在固相载体上包被 MV 抗原，加入待检患者标本（血清或 DBS 标本）后，标本中 MV 特异性抗体（IgM 和未吸收的 IgG 抗体）均能结合与微孔板中。洗板，去除未结合的其他免疫球蛋白和血清蛋白，然后加入酶标记（通常为辣根过氧化物酶或碱性磷酸酶）的抗人 IgM 单克隆抗体。该单克隆抗体只能与微孔板上的麻疹特异性 IgM 抗体结合，洗板后，通过与相应酶底物的显色反应，说明待检标本中是否存在针对 MV 的特异性 IgM 抗体。由于 ELISA 法间接法原理简单，国内外研究都曾建立针对麻疹 IgM 抗体检测的 ELISA 间接法。

干血滴标本中麻疹 IgM 抗体的检测既可采用间接法，也可采用捕获法进行，其检测灵敏度分别为 57.1% 和 86.7%[13]。干血滴标本的处理及其 IgM 抗体的检测参照 WHO 麻疹和风疹病毒感染的实验室诊断手册（第 2 版）进行，见附录 1。

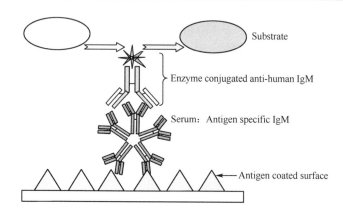

图 10-5　ELISA 间接法原理示意图

（图片来源：WHO. Manual for the laboratory diagnosis of measles and rubella
virus infection, 2nd ed. Geneva, Switzerland：WHO, WHO/IVB/07. 02）

3. 床 旁 诊 断 技 术 （point-of-care test，
POCT）检测麻疹 IgM 抗体　随着抗体快速检
测技术的发展，一种新的麻疹 IgM 抗体检测
方法，即 POCT 技术被用于血清和 OF 标本中
的麻疹特异性 IgM 抗体的检测[14]。该方法需
要在麻疹 IgM 抗体检测 POCT 试纸条上进行，
见图 10-6，该试纸条检测线上用于捕获抗体
的是亲和纯化的羊抗人 IgM F（ab'）$_2$ 段，麻
疹特异性金标记物由重组 MV 核蛋白的单克
隆抗体与 40nm 的胶体金结合制备得到。该方
法检测血清中麻疹 IgM 抗体的基本操作为：
将质控血清和患者血清在 OF 提取稀释液中进
行 1：100 倍稀释，将 100μl 稀释后的血清与
3.5μg/ml 的重组 MV 核蛋白 5μl 混合。再将
POCT 试纸条插入血清-核蛋白混合液，室温
放置 10 分钟，最终通过检测线上颜色的变化
判断结果。检测 OF 标本基本操作步骤与血清
相同，不同的是：口腔液不进行稀释，重组
MV 核蛋白浓度为 35μg/ml，且室温放置时间
为 20 分钟。

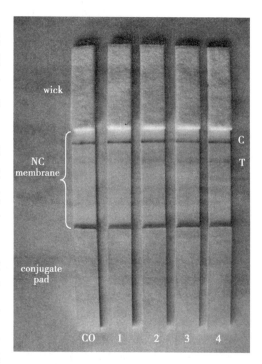

图 10-6　麻疹 IgM 抗体 POCT 检测试纸条

［图片来源：Warrener et al. Bull World Health
Organ. 2011；89（9）：675-82］

POCT 对血清标本中麻疹 IgM 抗体的检测灵敏度和特异性分别为 90.8% 和 93.6%；对
OF 标本中麻疹 IgM 抗体的检测灵敏度和特异性分别为 90.0% 和 96.2%[14]。该方法的主要
特点是：检测在反应条上进行，仅需单一的孵育过程，不采用复杂仪器，结果可直接肉眼
观察。但是，该技术目前仍在完善和优化中，还未在全球范围内进行推广和应用。

二、麻疹 IgG 抗体检测

麻疹 IgG 抗体可用 ELISA 法进行定性或定量检测。IgG 抗体可用于麻疹免疫水平的调查，以及 MV 感染的实验室确诊。将 IgG 抗体用于 MV 感染的实验室诊断时，需采集疑似患者双份血清（急性期和恢复期血清）标本，且双份血清标本的采集时间应至少相隔 10 天，并同时进行检测。通常情况下，双份血清的采集比较困难，因此，WHO 推荐采用单份血清 IgM 抗体检测进行患者的确诊。但在 IgM 抗体结果不确定时，应在急性期血清采集后 10~30 天内，采集疑似患者第二份血标本，用于 IgG 抗体的检测[3]。如疑似患者双份血清标本中麻疹 IgG 抗体滴度呈 4 倍增长，则可确认 MV 的感染[3]。

1. 酶联免疫间接法检测麻疹 IgG 抗体　用于麻疹 IgG 抗体检测的方法主要为 ELISA 间接法，该方法的基本原理为：纯化的 MV 抗原包被于固相载体中上，加入待检患者血清标本后，血清中麻疹 IgM 和 IgG 抗体均能与微孔板中的 MV 抗原结合；再加入酶标抗人 IgG 抗体，该抗体只能与微孔板中已有的麻疹 IgG 抗体结合；洗板后，加入相应底物，通过与酶标记物的显色反应，说明待检血清标本中是否存在特异性麻疹 IgG 抗体，以及抗体的浓度。ELISA 间接法可用于半定量或定量检测麻疹 IgG 抗体，经典的 ELISA 间接法定量检测麻疹 IgG 抗体方法参照麻疹诊断标准（WS 296—2008）进行，见附录 2。该方法需要对血清标本进行系列稀释，得到的抗体滴度为血清稀释度，结果准确。但由于一份标本需要进行数孔的检测，操作繁琐，很难实现大样本的检测。目前，我国主要采用市售试剂定量检测麻疹 IgG 抗体，该方法通过标准曲线定量，得到结果为抗体浓度。

2. 麻疹 IgG 抗体亲和力试验　抗体亲和力是指多价抗体与多价抗原交叉反应的能力，亲和力酶免法（enzyme immunoassay，EIA）可用于近期和早期抗体反应的鉴别。人体感染 MV 初期产生的麻疹特异性 IgG 抗体与抗原结合能力弱，但随着抗体发育的成熟，结合力逐渐增加[15,16]。IgG 亲和力试验用于区分感染早期产生的低亲和力抗体，与既往免疫产生的高亲和力抗体[3]。当加入能够降低抗体与抗原结合的物质，例如尿素、二乙胺时，可使结合力低下的 IgG 抗体游离出来，并被洗脱掉，此时仅能检测到结合力高的 IgG 抗体。这种 IgG 与抗原结合的能力称为 IgG 亲和力。IgG 抗体亲和力的水平可用亲和指数（avidity index，AI）来进行表示，AI 即为经尿素处理后与抗原结合的 IgG 抗体水平与未经尿素处理的 IgG 水平之比，乘以 100[17]。

麻疹 IgG 抗体亲和力试验已被用于麻疹疫苗原发性免疫失败和继发性免疫失败的鉴别检测中[18-21]。原发性免疫失败时，患者 4 周内采集的血清标本中 IgM 高，而 IgG 亲和力低，而继发性免疫失败患者血清对麻疹疫苗病毒具有高亲和力 IgG，因此 IgG 亲和力试验用于证实常规血清学和分子生物学试验无法确诊的继发性免疫失败病例[18,22]。另外，在麻疹消除阶段，IgG 亲和力试验也可用于散发病例的辅助诊断。

3. 其他　对于麻疹 IgG 抗体的检测，除 ELISA 间接法和捕获法外，早期还采用斑点免疫吸附试验（dot-ELISA）[23,24]，以及采用生物素标记麻疹抗原建立的反向 EIA 方法等，但这些技术目前已少有使用。

三、血凝抑制抗体检测

血凝抑制试验基本原理为：麻疹病毒存在对猴红细胞的凝集特性，如待检血清中存在麻疹抗体，与麻疹血凝素温育后加入猴红细胞，则不产生凝集现象，称为血凝抑制。待检血清能完全抑制血凝的最高稀释度即为 HI 抗体效价，该抗体主要为针对 MV 血凝素蛋白的抗体。麻疹病毒血凝抑制试验参照麻疹诊断标准（WS 296—2008）进行，见附录3。

HI 试验是最早用于检测和评价麻疹免疫状态以及疫苗效率的方法，该方法快速、简单、易操作，重复性好，与中和抗体相关性好[25]，20 世纪60 ~ 80 年代国内外研究将其广泛应用于麻疹保护性抗体的检测。然而，HI 试验灵敏度低于中和试验和 ELISA[26-28]，尤其在检测感染或免疫后长时间的抗体，以及婴儿体内低滴度的母传抗体时，常出现假阴性结果[27]。研究报道，免疫后16 年，超过50% 的人群 HI 抗体检测为阴性[29]。另外，由于猴血球采集非常困难，且存在生物安全问题，麻疹血凝素也不易制备与购买，HI 试验的应用受到极大限制。因此，需要建立更为敏感和特异的方法替代 HI 试验进行麻疹免疫水平的监测。

四、中和抗体检测

中和抗体被认为是 MV 感染后机体产生的主要保护性抗体，是判断机体对 MV 有无免疫力的金标准。

1. 空斑减少中和试验　空斑减少中和试验基本原理为：通过检测已知数量 MV 与系列稀释的血清标本中和后，病毒在敏感细胞上形成蚀斑的能力来确定血清中针对 MV 的中和抗体滴度。

测定麻疹中和抗体的方法较多，国内外不同实验室采用的方法不一致。最初的 PRNT 是20 世纪80 年代由 Albrecht 等人建立，主要用于检测9 ~ 12 月龄婴儿麻疹免疫失败的原因[26]。该方法能真实地反映血清抗体中和 MV 的能力，曾被作为麻疹免疫检测的金标准[26,30]。Chen 等的研究指出，PRN 滴度 < 120 时，不具备麻疹保护性抗体；PRN 滴度 > 120 但 < 1052 时，对典型麻疹具有保护能力，但无法保护轻型临床感染；PRN 滴度 > 1052 时，可完全保护机体不受麻疹病毒侵袭[31]。

PRNT 较 HI 和 ELISA 敏感，可定量，且能检测到低滴度的麻疹中和抗体，尤其是婴儿血清中的母传抗体，是一种非常适用于评价母传抗体对疫苗免疫效果影响的方法[32]。该方法技术要求高，耗时长，培养需要7 天，无法实现自动化和标准化，不适宜大量样本的检测。然而，麻疹中和抗体的测定对评价麻疹免疫状态以及疫苗效果非常重要，因此，应建立标准的麻疹病毒 PRNT 方法，适宜进行全球使用。目前 WHO 推荐的方法为 Bernard 等2007 年建立的 PRNT 法。该方法对经典的 PRNT 方法进行了改进并使之标准化，主要采用羧甲基纤维素进行，不需要分别两次加入琼脂糖凝胶，最终的染色可采用结晶紫和中性红进行，结果易观察，其检测限达 20mIU/ml，操作更为简单，一次操作可完成36 个血清反应，是麻疹气溶胶疫苗免疫原性检测的标准方法[30]。PRNT 试验参照 Bernard 等方法进行，见附录4。

与中和试验比较，IgG 检测主要针对 MV 的总抗体，无法区分中和抗体与非中和抗体。

国内外研究对 IgG 和中和抗体间的相关性研究结果不一致，成骢等认为中和抗体和 IgG 抗体间具有正相关性，当中和抗体滴度大于 1∶16 时，ELISA 抗体浓度均高于 200mIU/ml，而 IgG 抗体浓度高于 700mIU/ml，是麻疹中和抗体阳性的可靠指标，两种方法结果不符合的情况仅出现在抗体浓度较低的标本中[33]。Cohen 等对麻疹 IgG 抗体与中和抗体比较结果表明，两种 IgG ELISA 试剂（Microimmune 和 Dade Behring）所检测到的 IgG 抗体，与 PRNT 间的一致性为 92%，IgG 假阴性结果为 10%，主要出现在低滴度中和抗体的血清样本中，见图 10-7[34,35]。

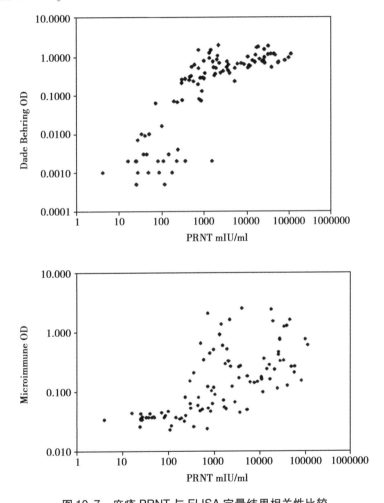

图 10-7　麻疹 PRNT 与 ELISA 定量结果相关性比较

（图片来源：Cohen, et al. J Virol Methods, 2006, 131（2）：209-212）

　　Samuel 等也提出，当 PRN 滴度 <8 或 >1052 时，酶免法所测抗体与 PRNT 结果具有很好的相关性，但 PRN 滴度在 8~120 间，两者结果就会出现差异，表明 EIA 在检测低滴度麻疹抗体时灵敏度低于中和试验[36]。根据孔键等报道，在检测免前血清中 MV 抗体时，PRNT 较 HI 敏感；检测免后血清时，HI 和 PRNT 差异无显著性，PRNT 能检测出婴儿血清中存在的极少量的母传抗体，灵敏度高于 HI 和 EIA[32]。

2. 微量细胞中和试验 微量中和试验是通过已知浓度 MV（固定病毒量）与系列稀释的血清标本中和后，病毒在 Vero/SLAM 细胞上形成 CPE 的能力来确定中和抗体滴度的方法。以能保护 50% 细胞孔不产生细胞病变的血清稀释度作为待检血清的中和抗体效价。与经典的 PRNT 比较，该方法操作简单，适用于大量血清标本的检测。

国内早期研究多采用微量中和法进行 MV 中和试验，用于麻疹疫苗免疫水平的评价，病毒抗原性的检测等。本研究组曾采用微量中和试验对不同人群血清，包括麻疹疫苗免疫前后血清、正常人群血清，以及患者急性期与恢复期血清，中和麻疹疫苗株与流行株的能力进行比较，评价流行株与疫苗株在抗原性上存在的差异[37,38]。麻疹病毒微量细胞中和试验参照文献，并结合本研究组经验进行，见附录 5。

3. 荧光空斑减少微量中和试验（fluorescence-based plaque reduction microneutralization，PRMN） 荧光空斑减少微量中和试验方法是在经典的 PRNT 上改进得到，主要采用能表达增强型绿色荧光蛋白的重组 Edmonston B 麻疹毒株进行。与经典的 PRNT 比较，该方法在微量板中进行，省时、省力，整个流程耗时短；与 EIA 法比较，该方法在检测低滴度麻疹抗体时较 EIA 敏感，适合大样本的检测和研究[39]。

4. 自动化斑点减少中和试验（automatable focus reduction neutralization test，AFRNT） 自动化斑点减少中和试验在 96 孔细胞板中进行，采用免疫过氧化物酶染色，ViruSpot 软件进行斑的自动计数，整个过程耗时 2 天，能实现全部自动化。Elena 等通过对 130 份标本的检测，并与 PRNT 和 EIA 法结果的比较表明，AFRNT 与 EIA 和 PRNT 相关性好，适用于流行病学和疫苗研究[40]。

另外，中和酶免法（neutralization enzyme immunoassay，Nt-EIA）也可用于麻疹中和抗体的检测。该方法需要能表达绿色荧光蛋白的重组麻疹病毒，可自紫外灯下观察空斑，利用荧光显微镜读数，定性检测时敏感度为 98.6%，特异性为 100%，与 PRNT 的相关性为 98.8%[41]。

五、乳胶凝集试验

乳胶凝集试验的主要原理为：以乳胶颗粒作为载体的一种间接凝集试验，即乳胶颗粒吸附可溶性抗原于其表面，特异性抗体与之结合后，产生凝集反应。麻疹病毒 PA 试验主要检测针对 MV 的 H 和 F 蛋白的抗体，用于评价 MV 感染的免疫状态。据 Miyamura 等报道，PA 试验灵敏度与 PRNT 相似，高于 HI，在 PA 抗体阳性的样本中，有很大部分 HI 抗体阴性（<1:8），尤其在 <1 岁组婴儿血清样本中。该方法操作快速简单，无需进行标本前处理，可定量，特异性好，适用于 MV 感染的流行病学调查[42,43]。

第三节 麻疹病毒分离和鉴定

一、麻疹病毒的分离

麻疹病毒分离作为 MV 感染最可靠、最直接的证据，目前仍被公认为最具权威的麻疹实验室诊断方法和金标准。虽然，病毒分离需要多次传代，耗时费力，但随着麻疹典型症状的消失，在部分患者无法通过抗体检测确诊的状况下，病毒分离将有助于该类患者的诊断[4,44,45]。另外，病毒分离结合分子生物学研究技术，也是目前 MV 分子流行病学监测的重要手段。

用于 MV 分离的细胞主要包括人胚肾、人胚肺二倍体细胞、Vero、B95a 以及 Vero/SLAM 等传代细胞[46]，其中以 Vero、B95a 和 Vero/SLAM 细胞使用最为广泛。细胞对病毒的敏感性主要与病毒受体有关，研究表明 MV 表面存在两种受体，即 CD46 和 SLAM[47,48]。人胚肾细胞和猴肾细胞是最早用于 MV 分离的细胞[49]。由于人胚肾细胞难以获得，因此，具有 CD46 受体的非洲绿猴肾细胞，曾广泛用于 A 基因型麻疹流行株的分离以及疫苗株的减毒与制备。

随着流行株的变异以及所用细胞受体的改变，自然界流行的 MV 对 Vero 细胞不再敏感。20 世纪 90 年代，由 Kobune 等建立的 EB 病毒转化的绒猴淋巴母细胞，即 B95-8 以及其衍生的 B95a 细胞被用于麻疹流行株的分离[50]。该细胞同时具有 CD46 和 SLAM 两种受体，对麻疹疫苗株与流行株均高度敏感，在 MV 分离中比 Vero 和 PMK 细胞敏感 100 ~ 10 000 倍，只要麻疹病毒含量 $>100TCID_{50}$，即能分离到病毒，而 Vero 细胞需在病毒含量 $>10^{6}TCID_{50}/ml$ 时才能成功分离病毒[3,50]。我国学者指出，麻疹流行株在 B95a 细胞中增殖与释放速度均快于 Vero 细胞，其增殖最高滴度可达 $10^{5}TCID_{50}/100\mu l$，但疫苗株对 B95a 与 Vero 的敏感性相似[51]。另外，B95a 细胞上分离到的 MV 在某些生物学特性上与 Vero 细胞分离的 MV 存在差异。首先，B95a 细胞分离的 MV 能在 Vero 细胞上复制，但释放至培养液中的病毒量较 Vero 细胞分离株低；其次，来源于同一临床标本的 B95a 和 Vero 细胞分离株抗原性差异很小；第三，B95a 细胞分离的 MV 在猴体内能保持病毒毒力，引起与人相似的临床症状[50]。虽然 B95a 细胞敏感性高，适应性强，易于培养，但该细胞在培养过程中能不断分泌 EB 病毒，对实验室人员和环境的安全造成严重危害。

由于 B95a 细胞存在的弊端，Kobune 等于 2007 年再次建立来源于人脐带血细胞（human umbilical cord blood cell）的新细胞系 COBL-α 进行 MV 的分离，并比较该细胞系与 B95a 和 Vero/h-SLAM 细胞对 MV 的敏感性[52]。结果表明：该细胞对血液标本的敏感性高于其他两种细胞，COBL-α 在病毒量 >400copies/100μl 时即能分离到病毒，而 B95a 和 Vero/h-SLAM 细胞需要的最低病毒量为 1000copies/100μl[52]。COBL-α 为人源细胞，无 EB 病毒感染，具有对 MV 流行株的高敏感性，且分离到的野病毒保持了对猴的毒力，因此，可替代 B95a 作为 MV 的敏感细胞，进行麻疹流行病学和 MV 基础研究[52]。

目前，麻疹病毒分离中使用最为广泛的细胞为 Vero/SLAM 细胞。该细胞由 Yusuke 建立，是将含有人淋巴信号激活因子 SLAM 的基因转染至 Vero 细胞形成，能稳定表达 CD46 和 SLAM。由于是基因工程细胞，Vero/SLAM 在培养过程中需要添加遗传霉素（G418）来维持 SLAM 受体的活性，以保证对 MV 的敏感性[3,10]。该细胞对麻疹流行株的敏感性与 B95a 细胞相似，但无 EB 病毒感染，安全高效，且对风疹病毒也具有敏感性，是当前 MV 分离的首选细胞。麻疹病毒在 Vero/SLAM 细胞上引起融合样细胞病变，见图 10-8。Vero/

SLAM 细胞的培养，麻疹病毒的接种，以及 Vero/SALM 细胞的冻存方法参照麻疹诊断标准（WS 296—2008）与 WHO 麻疹风疹病毒感染实验室诊断手册（第 2 版）进行，见附录 6。

A Measles virus cytopathic effect in Vero/SLAM cells

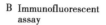

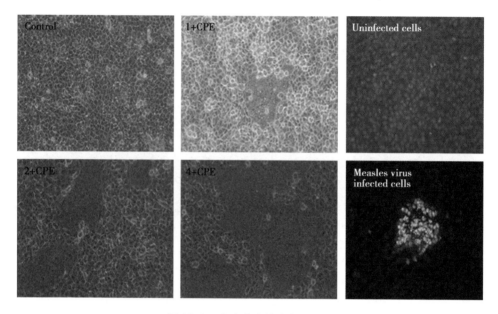

图 10-8 麻疹病毒的分离和鉴定

注：A 显示麻疹病毒在 Vero/SLAM 细胞上引起的细胞病变，左上图为未感染麻疹病毒的 Vero/SLAM 细胞，其他为感染麻疹流行株后 Vero/SLAM 细胞上的不同程度的细胞病变（图片来源：WHO. Manual for the laboratory diagnosis of measles and rubella virus infection, 2nd ed. Geneva, Switzerland：WHO，WHO/IVB/07. 02）

二、免疫荧光法鉴定麻疹病毒（immunofluorescence assay，IFA）

免疫荧光技术是将不影响抗原抗体活性的荧光色素标记在抗体（或抗原）上，与其相应的抗原（或抗体）结合后，在荧光显微镜下呈现一种特异性荧光反应。

免疫荧光方法（IFA）是 WHO 推荐用于 MV 鉴定的标准方法之一，通过单克隆抗体直接检测感染细胞中 MV 核蛋白抗原的方法。基本原理是：将感染 MV 的细胞固定在显微镜载玻片上，加入特异性 MV 单克隆抗体与之反应，洗去未结合的抗体后，加入 FITC 标记的羊抗鼠抗体，与麻疹特异性抗体结合，再由通过荧光显微镜观察并判断结果[3]。该方法特异性强、敏感性高、速度快，且直接和间接免疫荧光商品化试剂都可直接购买，但该方法需要特异性荧光标记抗体和荧光显微镜，对操作人员的技术和经验要求较高，结果判定的客观性不足，基层实验室不易推广。

目前，市售的直接和间接免疫荧光试剂都很容易获得。本书中介绍的间接免疫荧光法鉴定麻疹病毒，参照 WHO 麻疹风疹病毒感染实验室诊断手册（第 2 版）进行，见附录 7。

第四节　麻疹疫苗效价滴定

一、单价麻疹疫苗的效价滴定

麻疹、风疹和腮腺炎疫苗的免疫属于我国基础免疫范畴，浙江省每年免疫接种 70 ~ 100 万人，而全国接种人数达数千万。为了确保接种疫苗的质量，实验室每年都采用半数组织感染量法（$TCID_{50}$）对各个环节抽样的多批次麻疹单价疫苗进行效价滴定，从而对麻疹疫苗质量，以及地市、县乡的冷链系统运转状况进行监测和评估，避免造成无效接种。

麻疹减毒活疫苗中病毒含量的测定，系采用微量细胞培养板法，每孔加入 Vero 细胞 0.1ml 或传代人羊膜（FL）细胞 0.1ml；待检样品的每个稀释度接种 10 孔，每孔 0.1ml。微量细胞培养板置有一定湿度的 37℃ 5% CO_2 孵箱中培养，待 7 ~ 8 天判定结果，以能使 50% 细胞发生 CPE 的最高稀释度为终点。该方法参照《计划免疫技术管理规程》（1998 年版），见附录 8。

二、多价麻疹疫苗的效价滴定

随着我国免疫方案的修改，即改用 MR 二联疫苗或 MMR 三联疫苗的进行儿童的免疫，混合疫苗质量的监测成为研究关注的问题。由于麻疹、风疹和腮腺炎疫苗病毒均能在敏感细胞 Vero 或 Vero/SLAM 上增殖，即使风疹病毒不产生特异性细胞病变，三种病毒同时在细胞上增殖时，相互之间也会在 CPE 的层面产生协同或干扰，因此，$TCID_{50}$ 法或空斑试验（PFU）均无法用于三价疫苗中单个病毒成分的效价滴定。

国内目前尚无标准方法进行 MMR 三联疫苗的效价检测，但 2009 年《全国麻疹监测方案》明确规定"省级疾控中心应进行麻疹疫苗效价检测"，并"不定期选择省→市→县→乡→接种单位的疫苗运输路线，开展麻疹疫苗效价监测"，并按相应要求上报监测结果，用以确保疫苗的质量，以及保存和运输是否仍能达到有效接种。

为了解决上述问题，卫生部主管疫苗质量的国家药品生物制品检定所曾做过研究，拟采用标准血清先中和 MMR 中两种成分，再采用 $CCID_{50}$ 法检测另一种成分的方法来进行 MMR 中各病毒的效价测定[53]。但李淑云等人指出，针对 MMR 和 MR 的风疹抗血清不能合用，很难获得合格的抗血清进行 MMR 中风疹、腮腺炎的中和，即使采用进口血清或自制抗血清，得到的麻疹滴度偏低，所以该方法最终无法解决 MMR 疫苗滴度监测的问题[54]。

近年来，流式细胞术（Flow Cytometry，FCM）成为一种较为先进的细胞定量分析技术，其基本原理是对单细胞或其他生物粒子进行定量分析和分选，FCM 可以高速分析上万个细胞，并能同时从一个细胞中测得多个参数，具有速度快、精度高、准确性好等优点。因此，应用 FCM 检测病毒抗原，可以通过统计某一时间段感染细胞阳性率来进行病毒滴度的确定。目前，FCM 检测病毒滴度已被初步应用于反转录病毒、汉坦病毒与 HIV 病毒等，且效果较好[55-58]。是否能采用 FCM 技术进行麻疹、风疹和腮腺炎疫苗效价的检测，需要进一步研究。

第五节 麻疹病毒分子生物学检测

虽然血清学检测在麻疹感染的诊断中具有重要作用，但麻疹患者血清 IgM 抗体阳性率在发病后不同时间差别很大，在发病初期和恢复期的阳性率仅为 50% ~73%，有免疫缺陷的患儿该抗体水平也很低，所以临床采用 IgM 抗体作为确诊指标，会有一定程度的漏检。随着分子生物学技术，尤其是 PCR、荧光定量 PCR 以及核酸等温扩增技术的不断发展和完善，麻疹病毒的核酸检测也成为麻疹实验室诊断的发展新方向。

一、标本类型与核酸提取

（一）标本类型
麻疹病毒核酸检测常用的病原学标本包括疑似患者的咽拭子标本、含漱液标本、尿液标本等。上述临床标本应在患者出疹后尽快采集送检，另外所有收集并运送到实验室用于 MV 分离的标本，都可用于病毒的核酸检测。

（二）病毒 RNA 提取
麻疹病毒为 RNA 病毒，病毒核酸提取与保存过程中应避免 RNA 酶对 RNA 降解作用。在实验中，一方面要严格控制外源性 RNA 酶的污染，另一方面要最大限度地抑制内源性的 RNA 酶。外源性的 RNA 酶广泛存在于人的皮肤、唾液等，操作人员在进行实验时应佩戴手套和口罩，所用的移液器 Tip 头和 EP 管等器材也要经过无 RNA 酶处理。而各种组织细胞中则含有大量内源性的 RNA 酶，建议使用商品化 RNA 提取试剂盒，以最大限度抑制内源性的 RNA 酶。

二、反转录-聚合酶链反应（reverse transcription-polymerase chain reaction，RT-PCR）法检测麻疹病毒核酸

为加速控制麻疹，除血清麻疹 IgM 抗体外，麻疹病毒的核酸检测也被作为病例诊断的手段。国内外研究首先建立了 RT-PCR 法，用于疑似麻疹患者咽拭子、含漱液、尿液和血浆等标本中的 MV 核酸。国外学者在 N 和 M 基因设计引物，建立 RT-PCR 法用于检测疑似患者标本中的 MV 核酸，发现出疹 3 天内患者鼻拭子中核酸检出率为 96%，而血浆中核酸检出率高达 100%[59-60]，同时，还建立巢式 RT-PCR 法对 11 种基因型 MV（A/B3/D2/D3/D4/D5/D6/D8/G2/G3/H1）核酸进行检测[61]。国内研究表明，RT-PCR 法检测患者咽拭子和含漱液标本中 MV 核酸的灵敏度达 0.01TCID_{50}；出疹后 8 ~10 天内的唾液标本中，RT-PCR 法检测阳性率可达 90.9%，而发病第 12 天的标本中，RT-PCR 法检测阳性率仅为 66.6%；套式 PCR 可检测到 0.53 个 PFU 的 MV，且咽拭子和尿液标本检测符合率为 97.3%[62-64]。RT-PCR 法的优点包括，核酸检测阳性率高于 IgM 抗体检测；可用于临床非

典型病例的诊断；可检测到出疹 1 天内患者标本中的 MV，更适合进行麻疹病例的实验室早期诊断。国内外研究建立的 RT-PCR 法扩增引物见表 10-1。麻疹病毒 RT-PCR 法检测流程参照麻疹诊断标准（WS 296—2008），并结合本书编者的经验进行，见附录 9。

表 10-1 麻疹病毒 RT-PCR 检测引物序列

文献来源	碱基序列（5′→3′）	基因	片段大小
中国麻疹诊断标准 WS 296—2008	Primer60：GCTATGCCATGGGAGTAGGAGTGG	N	600bp
	Primer63：CCTCGGCCTCTCGCACCTAGT		
Nakayama 等，1995	MH2：GGGCTCCGGTGTTCCATATG	H	635bp
	MH6：CTTGAATCTCGGTATCCACTCCAAT		
Jin 等，1996	Mn3：ATCAGTAGAGCGGTTGGA	N	317bp
	Mn4R：GTCTGAGCCTTGTTCTTC		
	Mm3：ATAGATCCTGGTCTAGGC	M	187bp
	Mm4R：ACTATGTCATGCTCAGTG		
Bankamp 等，2013	MeV214：TAACAATGATGGAGGGTAGG	N	634bp
	MeV216：TGGAGCTATGCCATGGGAGT		
	MeV210：GCTATGCCATGGGAGTRGGAGTGG		627bp
	MeV217：CAATGATGGAGGGTAGG		
邓洁，2004	巢式 PCR 外引物 P1：TAAGGCTGTTAGAGGTTGTC	N	787bp
	巢式 PCR 外引物 P2：ATATGCTGGATCAAAGTAAG		
	巢式 PCR 内引物 P3：GTCACAATCTGGCCTTACCT		301bp
	巢式 PCR 内引物 P4：AAATTCACCAACTACCCTTC		

（数据来源：Nakayama, et al. Virus Res, 1995, 35（1）: 1-16; Jin, et al. Mol Cell Probes, 1996, 10（3）: 191-200; Bankamp, et al. J Clin Virol, 2013, 58（1）: 176-182; 邓洁，等. 中华儿科杂志，2004, 42（8）: 625-628）

另外，由于疑似麻疹病例中可能混有风疹病毒感染，从临床症状上不易鉴别。国内研究建立同时检测麻疹、风疹、腮腺炎病毒的多重 RT-PCR 方法，用于快速鉴别麻疹、风疹、腮腺炎病毒[65-66]。麻疹、风疹、腮腺炎病毒多重 RT-PCR 引物序列见表 10-2。

表 10-2 麻疹、风疹、腮腺炎病毒多重 RT-PCR 检测引物序列

文献来源	碱基序列（5′→3′）	基因	片段大小
孔祥军，2013	MVF：ACAGGGAGTGTCTTCAACGCA	M	111bp
	MVR：ATCCGAAAGACGGGTGATGCT		
	RVF：GCGTCCTATTTCAATCCCGGC	E	352bp
	RVR：ACTGTTGGTTGCCGGTGTAGT		
	MUF：CAAGAAGGCAAAGGGCGACTC	M	274bp
	MUR：TTGCTGTCTTCCGAACCCTGA		

续表

文献来源	碱基序列（5′→3′）	基因	片段大小
李敏红，2005	MVF：GGGCTCCGGTGTTCCATATG	H	635bp
	MVR：CTTGAATCTCGGTATCCAcTCCAAT CGGTATCCAcTCCAAT		
	RVF：TTCCAGCGCATGTCCTA	E	411bp
	RVR：GCCACTTGGACACCGTGCAA CGTGCAA		
	MUF：TCACCCAATGGTTGCACRA	HN	519bp
	MUR：TGGATTAACRGGCCGGAA		

（数据来源：孔祥军，等. 临床检验杂志，2013，（6）：409-411；李敏红，等. 中国疫苗和免疫，2005，11（1）：9-11）

三、荧光 RT-PCR 法（Real-time RT-PCR，rRT-PCR）检测麻疹病毒核酸

麻疹病毒的常规 RT-PCR 检测较经典的病毒分离方法更为敏感，而且 5~6 小时就可得出结果，但其存在扩增产物易交叉污染，且可能导致假阳性等缺点。荧光定量 PCR 技术，综合了 PCR 对 DNA 的高效扩增、探针技术的高特异性和光谱技术的敏感性，不仅克服了常规 PCR 定性检测的不足，且具有重复性好、特异性强、敏感性高，以及易操作等优点，近年来已在 MV 的定性定量检测中得到了较广泛的应用。

卢亦愚等在国内首先建立的 MV 荧光 RT-PCR 检测技术，该方法不仅特异性高，敏感性比常规 RT-PCR 法高 10 倍，且从核酸提取至检测完成仅需 3 小时左右[67]。杨贵清等在 MVM 基因设计引物探针建立的荧光 RT-PCR 法，对 40 例麻疹患者标本的检测阳性率（97.5%），高于血清抗体检测阳性率（77.5%）[68]。国外研究与上述结果一致，即荧光 RT-PCR 法敏感性、特异性和重复性均优于常规 RT-PCR[69]。此外，Hara 等采用荧光 RT-PCR 法定量检测 SSPE 病人体内 MV 的消长情况，以监测 INF-a 对 SSPE 的治疗效果[70]。Schalk 等也采用荧光 RT-PCR 法监测麻疹减毒活疫苗中 MV 的滴度[71,72]。麻疹病毒荧光 RT-PCR 检测引物探针见表 10-3。麻疹病毒荧光 RT-PCR 法检测流程，参照文献并结合本书编者经验进行，见附录 10。

由于麻疹和风疹的临床症状类似，且存在混合感染的情况，因此，建立一种快速、简便的方法用于鉴别麻疹和风疹是很有必要的。多重荧光 RT-PCR 法检测效率高，可以实现一管多检，通过不同波长的荧光信号来区分检测对象，从而简化操作流程，同时可以节省成本和检测时间。余蓓蓓等建立的双重荧光 RT-PCR 法，不仅能有效鉴别 MV 和风疹病毒，且敏感性和单重荧光 RT-PCR 法一致[73]。整个检测过程仅需 2~3 小时，有效地提高了检测效率，临床适用性好。Hubschen 等也建立了双重荧光 RT-PCR 法用于麻疹、风疹的

检测，并采用多种基因型 MV 进行了验证，结果显示该方法通用性好、敏感性高[74]。双重荧光 RT-PCR 检测引物探针序列见表 10-4。

表 10-3　麻疹病毒荧光 RT-PCR 检测引物探针序列

文献来源	碱基序列（5′→3′）	基因
卢亦愚，2005	CCA ATC AGT TCC TAG CTG TYT CAA	H
	CAG RGA CAG CGA CAT GTT TG	
	FAM-AGG GCC CAC TAC MAT CAG AGG TCA A-BHQ1	
杨贵清，2012	TCCGATACAACCTACCACCTACA	M
	ATCGC TGTCC TCAACAACCC	
	FAM-TGGTGCCCCAGGTCAGAGTCATAGAT-BHQ1 3′ TAMRA	
Thomas 等，2007	GGC TGT TCT GTT TGT CAT GTT TCT	H
	GAT GAA GTC TAA TGC CTG CAA TGG	
	FAM-CAA CCC GAT CAA GCT C-BHQ1 3′ TAMRA	

（数据来源：卢亦愚，等. 浙江预防医学，2004，16（11）：1-2；杨贵清，等. 中国卫生检验杂志，2012，8：1843-1844；Thomas，et al. J Med Virol，2007，79（10）：1587-1592）

表 10-4　麻疹病毒和风疹病毒多重荧光 RT-PCR 检测引物探针序列

文献来源	碱基序列（5′→3′）	基因
余蓓蓓，2010	TGCGTGATCCCGATGATAGAT	L
	GCTCTGCCCTCAGCTCTAGCT	
	VIC-ATCCCAGGATACCCAGCTCYCGC-BHQ1	
	CCCAGCACTCCACGCAAT	P150
	TCTTTAGGGCCCCACTCRAT	
	FAM-TCGCGGTATACCCGCCGCC-BHQ1	
Hubschen 等，2008	CCCTGAGGGATTCAACATGATTCT	N
	ATCCACCTTCTTAGCTCCGAATC	
	FAM-TCTTGCTCGCAAAGGCGGTTACGG-BHQ1	
	TGATACCCAGACCTGTGTTCAC	P150
	GGTCGATGAGGACGTGTAGG	
	JOE-GATCACCCAGCACTCCACGCAA-BHQ1	

（数据来源：余蓓蓓，等. 病毒学报，2010，（2）：109-114；Hubschen，et al. J Virol Methods，2008，149（2）：246-250）

四、核酸等温扩增技术检测麻疹病毒

虽然，荧光 PCR 技术敏感、快速，但由于需要荧光 PCR 仪，使其难以在基层实验室得到应用。核酸等温扩增技术是一种新型核酸体外扩增技术，其反应过程始终维持在恒定的温度下，通过添加不同活性的酶和各自特异性引物来达到快速核酸扩增的目的。

（一）环介导等温扩增技术（reverse transcription loop-mediated isothermal amplification assay，RT-LAMP）**检测麻疹病毒核酸**

2000 年，Notomi 等开发了 LAMP 技术。该技术针对靶基因 8 个区域设计 6 种特异引物，利用链置换 DNA 聚合酶（Bst DNA polymerase）在等温条件（约65℃）可完成核酸扩增反应[75]。Fujino 等建立了 RT-LAMP 法用于检测 MV 核酸，其敏感性可达 0.01~0.04 个 TCID$_{50}$[76]，而我国学者周剑惠等建立了 RT-LAMP 法，在对 18 份 MV 分离阴性的咽拭子标本检测后发现，RT-LAMP 检测阳性率为 56.52%，比巢式 RT-PCR（47.83%）更敏感[77]。RT-LAMP 检测引物见表 10-5。

表 10-5　环介导等温核酸扩增技术检测麻疹病毒引物序列

文献来源	碱基序列（5′→3′）	基因
Fujino et al.，2005	F3：ACATTGGCATCTGAACTC	N
	B3：TCCTCGACTCTGTTTGAC	
	BIP：AGCCCAAGTGTCATTTCTACACGGTGTCCTATCTTCCTTGCCCCCC	
	FIP：TGTCCTCAGTAGTATGCATTGCAGGTATCACTGCCGAGGATG	
	FLp：ATCTCTGAAACAAG	
	BLp：CAAAGTGAGAATGAGCT	
周剑惠，2008	F3：AGGGAGAGCTACAGAGAAACC	H
	B3：ACACTAT AGGGGTGTCCGTG	
	FIP：GCAGTGTCAATGTCTAGGGGTGTGGCAGA GCAAGTGATGCGAG	
	BIP：CAGGACAGTCGAAGGTCAGCTGTCTGAGCCGCTTCC	
	LoopF：GGTTGGAAGATGGGCAGC	
	LoopB：GCTTAGGcTGcAAGccATG	

（数据来源：Fujino，et al. J Med Virol，2005，76（3）：406-413；周剑惠，等. 中华实验和临床病毒学杂志，2008，22（6）：403-405）

（二）环介导核酸等温扩增结合横向流动试纸条技术（RT-LAMP coupled with a disposable lateral flow device，RT-LAMP-LFD）**检测麻疹病毒核酸**

本书编者建立 RT-LAMP 法，并结合带防污染装置的 LFD，建立了 RT-LAMP-LFD 法用于 MV 核酸快速检测。该方法中，设计了针对 MV H 基因的 6 条 LAMP 扩增引物与 1 条特异性检测探针（图 10-9A），其中上游内引物与探针 5′端分别标记生物素（biotin）与异硫氰酸荧光素（Fluorescein isothiocyanate，FITC），进行带 biotin 标记的 RT-LAMP 反应，同时进行与 FITC-探针的杂交，最后利用 LFD 对与等温扩增产物完成可视化试纸条检测（图 10-9B）。该方法对体外转录的 RNA 检出限为 8.8copies/μl。对 494 份疑似麻疹患者咽拭子标本的检测结果表明，RT-LAMP-LFD 与荧光 RT-PCR 法灵敏度一致，检测结果无显著性差异。此外，RT-LAMP-LFD 法不依赖特殊仪器，可在基层实验室进行广泛应用[78]。麻疹病毒 RT-LAMP-LFD 检测流程，见附录 11。

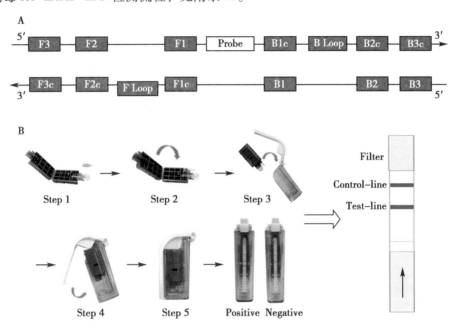

图 10-9　RT-LAMP-LFD 快速检测麻疹病毒核酸原理图

（三）依赖解旋酶等温扩增技术（helicase-dependent isothermal DNA amplification，HAD）检测麻疹病毒核酸

依赖解旋酶等温扩增技术是一种新型核酸等温扩增技术。该技术模拟体内 DNA 复制的自然过程，在恒温条件下利用生物复制系统的关键组分实现 DNA 的体外扩增。主要是利用解旋酶在恒温下解开 DNA 双链，同时 DNA 单链结合蛋白（SSB）稳定解开的单链为引物提供结合模板，然后 DNA 聚合酶催化合成互补链。新合成的双链在解旋酶的作用下又解链成为单链，并作为下一轮合成的模板进入循环扩增反应，最终实现靶序列的指数式增长。马丽敏等建立了 RT-tHDA 法，在 65℃恒温快速检测 MV。结果表明，麻疹病毒的 RT-tHDA 法与普通 RT-PCR 灵敏度一致，且对仪器要求更低，用普通水浴槽即可进行反应，具有良好的应用前景[79]。

五、基因芯片技术

随着病毒跨种属传播可能性的增加，为了鉴别 MV 和其他存在相似症状或同属内其他病毒，国内外研究将基因芯片技术应用于 MV 的鉴别诊断与研究。针对麻疹病毒属 6 种病毒，朱晓光等设计和合成了针对各属的寡核苷酸探针，并建立了基因芯片技术，该方法灵

敏度为 $0.01TCID_{50}$，特异性强，适用于麻疹病毒属病毒的流行病学调查和种特异性鉴定[80]。

六、麻疹病毒分子生物学基因型别快速鉴定

（一）麻疹病毒流行株的型别鉴定

为了确认病毒来源，追踪传播途径，WHO 推荐采用统一标准进行 MV 流行株的基因分型。

1. 测序技术　首先用于基因分型的方法是 PCR 扩增结合测序技术，即直接从临床标本或病毒分离培养物中扩增用于基因分型的靶序列，然后通过 PCR 产物的测序以及基因进化树的构建进行基因分型。目前，测序结合进化分析是 MV 基因分型的金标准，但整个过程耗时长、费用高，无法实现大量样本的快速分析。

2. 实时定量 PCR 技术结合扩增阻滞突变系统（real-time amplification refractory mutation system PCR，RT-ARMS-PCR）　为了替代测序技术，Diane 等采用 RT-ARMS-PCR 进行 MV 的基因分型。该方法针对各基因型 MV 分别设计引物，进行 SYBR-Green 荧光定量 PCR 扩增后，利用溶解曲线的分析来完成对不同基因型 MV 的鉴定，准确性达 97%[81]。与测序技术比较，该方法更为快速和敏感，并能实现结果的实时监测，无需凝胶电泳分析，适于进行大规模分子流行病学研究。

（二）麻疹流行株与疫苗株的鉴别诊断

对于接种疫苗 21 天（麻疹最长潜伏期）内发病的患者，如何鉴别野病毒感染和疫苗相关病例成为首要问题。

1. 反转录-聚合酶链反应-限制性片段多态性分析技术（restriction fragment length polymorphism，PCR-RFLP）鉴别麻疹流行株与疫苗株　除测序技术以外，目前用于 MV 流行株与疫苗株鉴别最为常规的方法是 PCR-RFLP。方法主要原理为：筛选区别流行株与疫苗株的限制性内切酶酶切位点，设计包含该位点 RT-PCR 引物，PCR 扩增后对产物进行酶切鉴定，通过酶切后条带进行疫苗株与流行株的鉴定。Mori T 最早于 1994 年建立该方法用于日本流行株与疫苗株 AIK-C 的鉴别[82]，而我国也建立了 PCR-RFLP，用于我国疫苗株 H191、Changchun47 与 23 个基因型 MV 流行株的鉴别诊断[83-85]。该方法简单易行，适应在基层推广，但依赖于凝胶电泳分析，结果无法实时监测和分析。

2. TaqMan-MGB 荧光 RT-PCR 方法快速鉴别麻疹流行株与疫苗株　本书编者建立了基于 TaqMan-MGB 探针的荧光定量 RT-PCR 方法，用于 MV 疫苗株和流行株的快速鉴定。该方法首先筛选出 MV 流行株与疫苗株的 SNP 位点，设计两条 TaqMan-MGB 探针，分别标记不同荧光染料，经多重荧光定量 RT-PCR 检测后，通过荧光信号的不同进行流行株与疫苗株的鉴别（图 10-10）。与测序和 RT-PCR-RFLP 比较，该方法操作更为简单，结果判断准确，无需凝胶电泳，不会造成环境的污染，是流行株与疫苗株鉴定的有效方法（图 10-11）[86]。

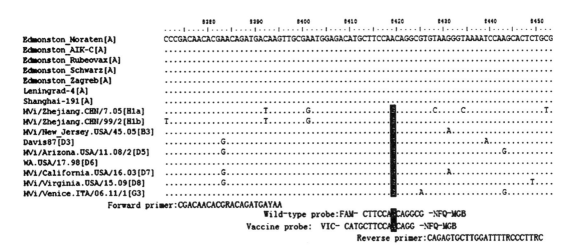

图 10-10　Taqman-MGB 探针的双重荧光 RT-PCR 法区分麻疹野毒株与疫苗株引物探针序列

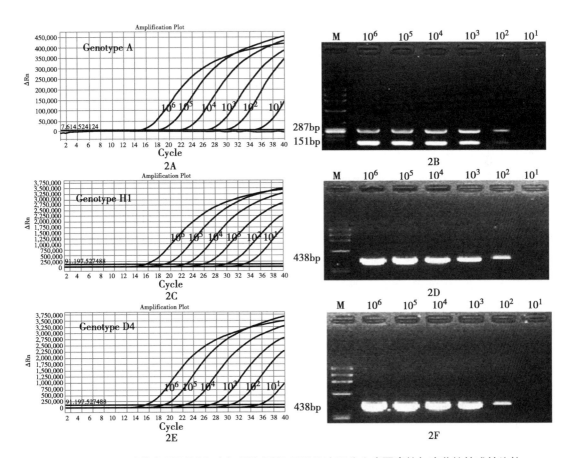

图 10-11　双重荧光 RT-PCR 法与 RT-PCR-RFLP 法区分麻疹野毒株与疫苗株敏感性比较

麻疹病毒的实验室诊断中，口腔液标本应作为标本采集的首选类型。由于标本采集的最佳时间，以及个体差异等因素，对某些重要标本或结果不明确标本，可结合两种或两种以上方法进行检测，增加诊断的准确性和灵敏度。随着分子生物学技术的发展，麻疹病毒核酸检测使麻疹的诊断趋于快速和便捷，但仍应加强对麻疹病毒的分离工作，这不仅是麻疹诊断的金标准，更重要的可以通过不同时期、不同来源的麻疹病毒株的性状、抗原性与分子水平的比较，进行病毒的溯源与变异状况分析。

（冯 燕 徐昌平）

参 考 文 献

[1] el Mubarak H S, Van De Bildt M W, Mustafa O A, et al. Serological and virological characterization of clinically diagnosed cases of measles in suburban Khartoum. J Clin Microbiol, 2000, 38 (3): 987-991.

[2] WHO. Recommendations from an ad hoc Meeting of the WHO Measles and Rubella Laboratory Network (LabNet) on use of alternative diagnostic samples for measles and rubella surveillance. MMWR Morb Mortal Wkly Rep, 2008, 57 (24): 657-660.

[3] WHO. Manual for the laboratory diagnosis of measles and rubella virus infection, 2nd ed. Geneva, Switzerland: WHO, 2007, WHO/IVB/07.02.

[4] 周志统. 标本质量对麻疹病毒感染患者实验室诊断的影响. 公共卫生与临床医学, 2010, 6 (1): 70-72.

[5] Goyal A, Shaikh N J, Kinikar A A, et al. Oral fluid, a substitute for serum to monitor measles IgG antibody? Indian J Med Microbiol, 2009, 27 (4): 351-353.

[6] De Swart R L, Nur Y, Abdallah A, et al. Combination of reverse transcriptase PCR analysis and immunoglobulin M detection on filter paper blood samples allows diagnostic and epidemiological studies of measles. J Clin Microbiol, 2001, 39 (1): 270-273.

[7] Helfand R F, Keyserling H L, Williams I, et al. Comparative detection of measles and rubella IgM and IgG derived from filter paper blood and serum samples. J Med Virol, 2001, 65 (4): 751-757.

[8] Riddell M A, Leydon J A, Catton M G, et al. Detection of measles virus-specific immunoglobulin M in dried venous blood samples by using a commercial enzyme immunoassay. J Clin Microbiol, 2002, 40 (1): 5-9.

[9] Katz R S, Premenko-Lanier M, McChesney M B, et al. Detection of measles virus RNA in whole blood stored on filter paper. J Med Virol, 2002, 67 (4): 596-602.

[10] 刘冷, 郑焕英, 郭雪, 等. Vero/Slam 细胞在麻疹病毒分离中的应用. 中国疫苗和免疫, 2006, 12 (5): 353-356.

[11] 王虹玲. 两种 ELISA 试剂检测麻疹病毒 IgM 抗体实验室对比与评估. 中国卫生检验杂志, 2007, 17 (10): 1817-1818.

[12] Hutse V, Van Hecke K, De Bruyn R, et al. Oral fluid for the serological and molecular diagnosis of measles. Int J Infect Dis, 2010, 14 (11): e991-997.

[13] Mosquera Mdel M, Echevarria J E, Puente S, et al. Use of whole blood dried on filter paper for detection and genotyping of measles virus. J Virol Methods, 2004, 117 (1): 97-99.

［14］Warrener L, Slibinskas R, Chua K B, et al. A point-of-care test for measles diagnosis: detection of measles-specific IgM antibodies and viral nucleic acid. Bull World Health Organ, 2011, 89 (9): 675-682.

［15］Hedman K, Seppala I. Recent rubella virus infection indicated by a low avidity of specific IgG. J Clin Immunol, 1988, 8 (3): 214-221.

［16］Enders G, Knotek F. Rubella IgG total antibody avidity and IgG subclass-specific antibody avidity assay and their role in the differentiation between primary rubella and rubella reinfection. Infection, 1989, 17 (4): 218-226.

［17］Narita M, Yamada S, Matsuzono Y, et al. Immunoglobulin G avidity testing in serum and cerebrospinal fluid for analysis of measles virus infection. Clin Diagn Lab Immunol, 1996, 3 (2): 211-215.

［18］Pannuti C S, Morello R J, Moraes J C, et al. Identification of primary and secondary measles vaccine failures by measurement of immunoglobulin G avidity in measles cases during the 1997 Sao Paulo epidemic. Clin Diagn Lab Immunol, 2004, 11 (1): 119-122.

［19］Atrasheuskaya A V, Blatun E M, Neverov A A, et al. Measles in Minsk, Belarus, 2001-2003: clinical, virological and serological parameters. J Clin Virol, 2005, 34 (3): 179-185.

［20］Paunio M, Hedman K, Davidkin I, et al. Secondary measles vaccine failures identified by measurement of IgG avidity: high occurrence among teenagers vaccinated at a young age. Epidemiol Infect, 2000, 124 (2): 263-271.

［21］Hamkar R, Mahmoodi M, Nategh R, et al. Distinguishing between primary measles infection and vaccine failure reinfection by IgG avidity assay. East Mediterr Health J, 2006, 12 (6): 775-782.

［22］Mercader S, Garcia P, Bellini W J. Measles virus IgG avidity assay for use in classification of measles vaccine failure in measles elimination settings. Clin Vaccine Immunol, 2012, 19 (11): 1810-1817.

［23］Condorelli F, Ziegler T. Dot immunobinding assay for simultaneous detection of specific immunoglobulin G antibodies to measles virus, mumps virus, and rubella virus. J Clin Microbiol, 1993, 31 (3): 717-719.

［24］陈锦生, 汪志辉. 建立快速检测麻疹病毒 Ig 抗体酶联斑点法及效果评价. 海峡预防医学杂志, 2000, 6 (5): 43-44.

［25］Griffin D. Measles virus 4th edition. Philadelphia: Lippincott Williams and Wilkins. 2001, 1267-1312.

［26］Albrecht P, Herrmann K, Burns G R. Role of virus strain in conventional and enhanced measles plaque neutralization test. J Virol Methods, 1981, 3 (5): 251-260.

［27］Neumann P W, Weber J M, Jessamine A G, et al. Comparison of measles antihemolysin test, enzyme-linked immunosorbent assay, and hemagglutination inhibition test with neutralization test for determination of immune status. J Clin Microbiol, 1985, 22 (2): 296-298.

［28］Sakata H, Sugiura A. Passive hemagglutination test for measles immunity and serodiagnosis. J Clin Microbiol, 1988, 26 (4): 636-640.

［29］Weibel R E, Buynak E B, McLean A A, et al. Long-term follow-up for immunity after monovalent or combined live measles, mumps, and rubella virus vaccines. Pediatrics, 1975, 56 (3): 380-387.

［30］Cohen B J, Audet S, Andrews N, et al. Plaque reduction neutralization test for measles antibodies: Description of a standardised laboratory method for use in immunogenicity studies of aerosol vaccination. Vaccine, 2007, 26 (1): 59-66.

［31］Chen R T, Markowitz L E, Albrecht P, et al. Measles antibody: reevaluation of protective titers. J Infect

Dis, 1990, 162 (5): 1036-1042.

[32] 孔健, 郭绍红, 迮文远. 空斑减少中和试验与血凝抑制试验测定血清抗麻疹病毒抗体的比较. 中华流行病学杂志, 1996, 17 (2): 105-107.

[33] 成骢, 赵红, 陆培善, 等. 中和试验和 ELISA 法检测育龄妇女血清麻疹抗体的比较. 现代生物医学进展, 2009, 9 (23): 4496-4499.

[34] Cohen B J, Doblas D, Andrews N. Comparison of plaque reduction neutralisation test (PRNT) and measles virus-specific IgG ELISA for assessing immunogenicity of measles vaccination. Vaccine, 2008, 26 (50): 6392-6397.

[35] Cohen B J, Parry R P, Doblas D, et al. Measles immunity testing: comparison of two measles IgG ELISAs with plaque reduction neutralisation assay. J Virol Methods, 2006, 131 (2): 209-212.

[36] Ratnam S, Gadag V, West R, et al. Comparison of commercial enzyme immunoassay kits with plaque reduction neutralization test for detection of measles virus antibody. J Clin Microbiol, 1995, 33 (4): 811-815.

[37] 冯燕, 卢亦愚, 严菊英, 等. 不同人群血清对麻疹疫苗株与流行株的中和能力比较. 中华流行病学杂志, 2007, 28 (11): 1123-1126.

[38] 傅燕, 许国章, 董红军, 等. 麻疹病毒疫苗株沪 191 和宁波麻疹病毒流行株血清交叉中和试验结果分析. 中国疫苗和免疫, 2013, 19 (1): 39-42.

[39] Haralambieva I H, Ovsyannikova I G, Vierkant R A, et al. Development of a novel efficient fluorescence-based plaque reduction microneutralization assay for measles virus immunity. Clin Vaccine Immunol, 2008, 15 (7): 1054-1059.

[40] Terletskaia-Ladwig E, Enders G, Meier S, et al. Development and evaluation of an automatable focus reduction neutralisation test for the detection of measles virus antibodies using imaging analysis. J Virol Methods, 2011, 178 (1-2): 124-128.

[41] Lee M S, Cohen B, Hand J, et al. A simplified and standardized neutralization enzyme immunoassay for the quantification of measles neutralizing antibody. J Virol Methods, 1999, 78 (1-2): 209-217.

[42] Miyamura K, Sato T A, Sakae K, et al. Comparison of gelatin particle agglutination and hemagglutination inhibition tests for measles seroepidemiology studies. Arch Virol, 1997, 142 (10): 1963-1970.

[43] Sato T A, Miyamura K, Sakae K, et al. Development of a gelatin particle agglutination reagent for measles antibody assay. Arch Virol, 1997, 142 (10): 1971-1977.

[44] Forthal D N, Blanding J, Aarnaes S, et al. Comparison of different methods and cell lines for isolating measles virus. J Clin Microbiol, 1993, 31 (3): 695-697.

[45] Kaplan L J, Daum R S, Smaron M, et al. Severe measles in immunocompromised patients. JAMA, 1992, 267 (9): 1237-1241.

[46] 张建华. 麻疹病毒实验检测研究进展. 浙江预防医学, 2004, 16 (1): 68-69.

[47] Vongpunsawad S, Oezgun N, Braun W, et al. Selectively receptor-blind measles viruses: Identification of residues necessary for SLAM- or CD46-induced fusion and their localization on a new hemagglutinin structural model. J Virol, 2004, 78 (1): 302-313.

[48] Yanagi Y, Takeda M, Ohno S, et al. Measles virus receptors and tropism. Jpn J Infect Dis, 2006, 59 (1): 1-5.

［49］ Enders J F, Peebles T C. Propagation in tissue cultures of cytopathogenic agents from patients with measles. Proc Soc Exp Biol Med, 1954, 86 (2)：277-286.

［50］ Kobune F, Sakata H, Sugiura A. Marmoset lymphoblastoid cells as a sensitive host for isolation of measles virus. J Virol, 1990, 64 (2)：700-705.

［51］ 彭志红, 鄢心革. B95a 细胞在麻疹病毒分离中的应用. 华南预防医学, 2003, 29 (1)：14-16.

［52］ Kobune F, Ami Y, Katayama M, et al. A novel monolayer cell line derived from human umbilical cord blood cells shows high sensitivity to measles virus. J Gen Virol, 2007, 88 (Pt 5)：1565-1567.

［53］ 刘晓琳, 张安宁, 陈晓梅, 等. 麻腮风水痘联合减毒活疫苗病毒滴定方法研究. 微生物学免疫学进展, 2012, 40 (1)：27-29.

［54］ 李淑云, 刘瑜瑄, 高静, 等. 麻疹-流行性腮腺炎-风疹联合疫苗中病毒滴定方法的改进. 中国生物制品学杂志, 2000, 13 (2)：108-110.

［55］ Barriga G P, Martinez-Valdebenito C, Galeno H, et al. A rapid method for infectivity titration of Andes hantavirus using flow cytometry. J Virol Methods, 2013, 193 (2)：291-294.

［56］ Grigorov B, Rabilloud J, Lawrence P, et al. Rapid titration of measles and other viruses：optimization with determination of replication cycle length. PLoS One, 2011, 6 (9)：e24135.

［57］ Lonsdale R, Pau M G, Oerlemans M, et al. A rapid method for immunotitration of influenza viruses using flow cytometry. J Virol Methods, 2003, 110 (1)：67-71.

［58］ 傅建新, 白霞, 王玮, 等. 流式细胞术快速测定逆转录病毒滴度的研究. 苏州大学学报：医学版, 2002, 22 (1)：30-33.

［59］ Nakayama T, Mori T, Yamaguchi S, et al. Detection of measles virus genome directly from clinical samples by reverse transcriptase-polymerase chain reaction and genetic variability. Virus Res, 1995, 35 (1)：1-16.

［60］ Jin L, Richards A, Brown D W. Development of a dual target-PCR for detection and characterization of measles virus in clinical specimens. Mol Cell Probes, 1996, 10 (3)：191-200.

［61］ Bankamp B, Byrd-Leotis L A, Lopareva E N, et al. Improving molecular tools for global surveillance of measles virus. J Clin Virol, 2013, 58 (1)：176-182.

［62］ 傅燕, 卢亦愚, 张严峻. 麻疹病毒 H 基因的特异性逆转录—聚合酶链反应检测. 中国疫苗和免疫, 2001, 7 (1)：20-22.

［63］ 孙英杰, 田疆, 于艳, 等. 用 RT-PCR 方法直接测定麻疹病人唾液、尿液中的麻疹病毒 RNA. 中国公共卫生, 1999, 6 (2)：155-156.

［64］ 邓洁, 钱渊, 朱汝南, 等. 应用套式 PCR 早期快速诊断麻疹的研究. 中华儿科杂志, 2004, 42 (8)：625-628.

［65］ 孔祥军, 申镇维, 何继红, 等. 麻疹病毒、风疹病毒和腮腺炎病毒多重 RT-PCR 法的建立. 临床检验杂志, 2013, 31 (6)：409-411.

［66］ 李敏红, 严菊英, 卢亦愚, 等. 多重逆转录-聚合酶链反应检测麻疹风疹流行性腮腺炎病毒基因的研究. 中国疫苗和免疫, 2005, 11 (1)：9-11.

［67］ 卢亦愚, 严菊英, 冯燕, 等. 实时荧光定量 PCR 技术快速检测麻疹病毒核酸的研究. 浙江预防医学, 2004, 16 (11)：1-2.

［68］ 杨贵清, 卓菲, 刘卫民, 等. 基于 M 基因构建的麻疹病毒实时荧光 PCR 检测技术. 中国卫生检验杂志, 2012, 22 (8)：1843-1844.

[69] Thomas B, Beard S, Jin L, et al. Development and evaluation of a real-time PCR assay for rapid identification and semi-quantitation of measles virus. J Med Virol, 2007, 79 (10): 1587-1592.

[70] Hara S, Kimura H, Hoshino Y, et al. Combination therapy with intraventricular interferon-alpha and ribavirin for subacute sclerosing panencephalitis and monitoring measles virus RNA by quantitative PCR assay. Brain Dev, 2003, 25 (5): 367-369.

[71] Schalk J A, de Vries C G, Jongen P M. Potency estimation of measles, mumps and rubella trivalent vaccines with quantitative PCR infectivity assay. Biologicals, 2005, 33 (2): 71-79.

[72] Schalk J A, van den Elzen C, Ovelgonne H, et al. Estimation of the number of infectious measles viruses in live virus vaccines using quantitative real-time PCR. J Virol Methods, 2004, 117 (2): 179-187.

[73] 余蓓蓓, 冯燕, 徐昌平, 等. 含内质控多重荧光 RT-PCR 同时检测麻疹病毒和风疹病毒的研究. 病毒学报, 2010, 26 (2): 109-114.

[74] Hubschen J M, Kremer J R, De Landtsheer S, et al. A multiplex TaqMan PCR assay for the detection of measles and rubella virus. J Virol Methods, 2008, 149 (2): 246-250.

[75] Notomi T, Okayama H, Masubuchi H, et al. Loop-mediated isothermal amplification of DNA. Nucleic Acids Res, 2000, 28 (12): E63.

[76] Fujino M, Yoshida N, Yamaguchi S, et al. A simple method for the detection of measles virus genome by loop-mediated isothermal amplification (LAMP). J Med Virol, 2005, 76 (3): 406-413.

[77] 周剑惠, 侯祥, 陈超, 等. 应用简便逆转录环介导等温扩增方法检测麻疹病毒核酸. 中华实验和临床病毒学杂志, 2008, 22 (6): 403-405.

[78] Xu C, Feng Y, Chen Y, et al. Rapid detection of measles virus using reverse transcription loop-mediated isothermal amplification coupled with a disposable lateral flow device. Diagn Microbiol Infect Dis, 2016, 85 (2): 168-173.

[79] 马丽敏, 卢亦愚, 徐昌平, 等. 依赖解旋酶恒温扩增技术快速检测麻疹病毒核酸. 中国疫苗和免疫, 2012, 18 (6): 493-495.

[80] 朱晓光, 李斌, 刘冰, 等. 麻疹病毒属病毒检测基因芯片的建立. 中国病原生物学杂志, 2010, 5 (5): 329-331.

[81] Waku-Kouomou D, Alla A, Blanquier B, et al. Genotyping measles virus by real-time amplification refractory mutation system PCR represents a rapid approach for measles outbreak investigations. J Clin Microbiol, 2006, 44 (2): 487-494.

[82] Mori T. A simple method for genetic differentiation of the AIK-C vaccine strain from wild strains of measles virus. Biologicals, 1994, 22 (2): 179-185.

[83] 周剑惠, 王爽, 陈超, 等. 限制性片段长度多态性分析方法应用于中国麻疹野病毒基因型别的鉴定. 中国疫苗和免疫, 2005, 11 (1): 5-8.

[84] 周剑惠, 王爽, 陈超, 等. 中国麻疹病毒疫苗株与野毒株鉴别方法的建立. 中国疫苗和免疫, 2009, 15 (4): 310-315.

[85] 周剑惠, 陈超, 刘桂艳, 等. 中国麻疹野病毒基因型快速诊断方法的建立. 中国疫苗和免疫, 2004, 10 (6): 366-370.

[86] Xu C P, Li M H, He H Q, et al. Laboratory diagnosis of vaccine-associated measles in Zhejiang Province, China. J Microbiol Immunol Infect, 2015.

第十一章

病毒重组与进化分析方法 <<<<<

第一节　病毒重组分析

一、背　景

病毒序列重组是病毒基因序列变异的主要表现之一。虽然目前未发现麻疹病毒重组事件相关研究，但是重组研究一直是其他病毒变异与分子溯源等研究领域的热点。本章节以肠道病毒为研究对象，具体介绍肠道病毒重组分析步骤。

二、研究对象

本章节选择肠道病毒 EV71（以下简称 EV71）作为重组分析的研究对象。与麻疹病毒类似，EV71 为不分节 RNA 单链病毒。该病毒容易在反转录过程中发生重组，导致抗原漂移和病毒毒力的改变。目标 EV71 序列选自 2013 年发表在《病毒学报》的文章《2009 年广州人肠道病毒 EV71 型分离株重组分析》。

三、重组分析数据准备

1. 研究对象 EV71 全基因组序列的获得　需要进入美国国立生物技术信息中心（National Center for Biotechnology Information，NCBI）网站首页。在搜索栏中搜索文献中提供的 EV71 病毒的序列号（图 11-1）。在搜索结果中找到核苷酸选项（Nucleotide）（图 11-2a 和图 11-2b），点击进入该页面后，获得该病毒在 NCBI 上录入的信息（图 11-3）。在右上角发送（Send）下拉选项中选择文件（File）和 FASTA 格式后，及获得该病毒的序列信息（图 11-4）。

2. 数据矩阵的形成　按照上述步骤依次下载所需要的序列，形成多序列的 FASTA 文件，在 MEGA 6.0.5[1] 软件中进行联配（图 11-5），形成最终的数据矩阵 FASTA 文件。该文件是重组分析中的初始输入文件。

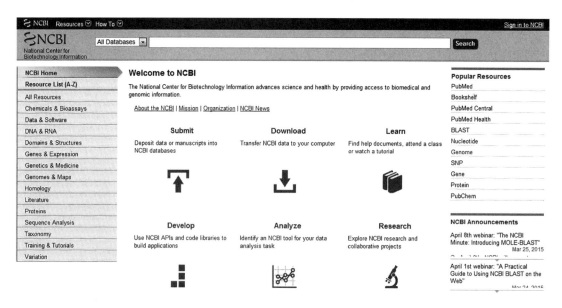

图 11-1 NCBI 首页界面

Search NCBI databases

Help

FJ713137   ⊗ Search

Results found in 2 databases for "FJ713137"

Literature

Books	0	books and reports
MeSH	0	ontology used for PubMed indexing
NLM Catalog	0	books, journals and more in the NLM Collections
PubMed	0	scientific & medical abstracts/citations
PubMed Central	3	full-text journal articles

Health

ClinVar	0	human variations of clinical significance
dbGaP	0	genotype/phenotype interaction studies
GTR	0	genetic testing registry
MedGen	0	medical genetics literature and links
OMIM	0	online mendelian inheritance in man
PubMed Health	0	clinical effectiveness, disease and drug reports

Genomes

Assembly	0	genome assembly information
BioProject	0	biological projects providing data to NCBI
BioSample	0	descriptions of biological source materials

Genes

EST	0	expressed sequence tag sequences
Gene	0	collected information about gene loci
GEO DataSets	0	functional genomics studies
GEO Profiles	0	gene expression and molecular abundance profiles
HomoloGene	0	homologous gene sets for selected organisms
PopSet	0	sequence sets from phylogenetic and population studies
UniGene	0	clusters of expressed transcripts

Proteins

Conserved Domains	0	conserved protein domains
Protein	0	protein sequences
Protein Clusters	0	sequence similarity-based protein clusters
Structure	0	experimentally-determined biomolecular structures

Chemicals

BioSystems	0	molecular pathways with links to genes, proteins and chemicals

图 11-2a 搜索结果

Genomes

Assembly	0	genome assembly information
BioProject	0	biological projects providing data to NCBI
BioSample	0	descriptions of biological source materials
Clone	0	genomic and cDNA clones
dbVar	0	genome structural variation studies
Epigenomics	0	epigenomic studies and display tools
Genome	0	genome sequencing projects by organism
GSS	0	genome survey sequences
Nucleotide	1	DNA and RNA sequences
Probe	0	sequence-based probes and primers
SNP	0	short genetic variations
SRA	0	high-throughput DNA and RNA sequence read archive
Taxonomy	0	taxonomic classification and nomenclature catalog

图 11-2b　Nucleotide 选项结果

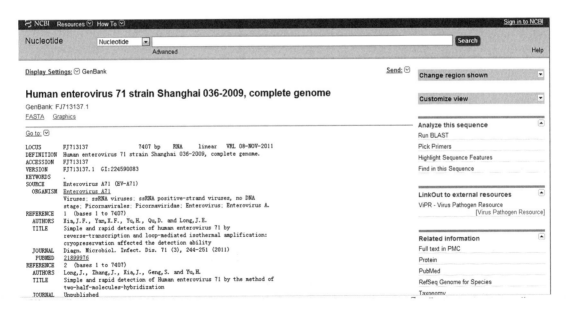

图 11-3　EV71 信息

ORIGIN
```
   1 tttaaaacag cctgtgggtt gcacccactc acagggccta ctgggcgcaa gcactctggt
  61 acctcggtac ctttgtgcgc ctgtttttaca cccctcccc cagtgaaact tagaagcaac
 121 aaaccacgat caatagcagg cataacgctc cagttatgtc ttgatcaagc acttctgttt
 181 ccccggaccg agtatcaata gactgctcac gcggttgaag gagaaaacgt tcgttatccg
 241 gctagctact tcgggaaacc tagtaacacc atgaaagttg cggagagctt cgttcagcac
 301 tcccccagtg tagatcaggt cgatgagtca ccgcattccc cacgggcgac cgtggcggtg
 361 gctgcgttgg cggcctgccc atggggtaac ccatggggcg ctctaatacg gacatggtgt
 421 gaagagtcta ctgagctagt tagtagtcct ccggcccctg aatgcggcta atcccaactg
 481 cggagcacac gcccacaagc cagcgggtag tgtgtcgtaa cgggtaactc tgcagcggaa
 541 ccgactactt tgggtgtccg tgtttccttt tatctttata ttggctgctt atggtgacaa
 601 ttaaagaatt gttaccatat agctattgga ttggccatct ggtgtgcaac agagcaattg
 661 tttacctatt tattggtttc gtaccgttaa ccttgaaatc tgtgaccacc cttaattata
 721 tcttgaccct taacgcagct aaacatgggt tcgcaagtgt ctacacagcg ctccggttct
 781 cacgaaaact caaactcagc cactgagggt tccaccataa actacaccac cattaattac
 841 tacaaagtct cctatgctgc cacagcaggc aaacagggtc tcaagcagga tccagacaag
 901 tttgcaaatc ctgttaaaga catcttcact gaaatggcag cgccactgaa gtctccatcc
 961 gctgaggcat gtggatacag tgatcgagtg gcgcaattaa ctattggcaa ctccaccatc
1021 accacgcaag aagcggctaa catcatagtc ggttatggtg agtggccttc ctactgctcg
1081 gattctgacg ctacagcagt ggataaacca acgcgcccgg atgtttcagt gaacaggttt
1141 tacacattgg acactaaact gtgggagaaa tcgtccaagg ggtggtactg gaagttcccg
1201 gatgtgttaa ctgaaactgg ggttttggc caaaatgcac aattccacta cctctatcga
1261 tcagggttct gtattcacgt gcagtgcaat gctagtaaat tccaccaagg agtacttcta
1321 gtcgctgtcc taccagagta tgtcattggg acagtggcag gcggtacagg gacggaagat
1381 agtcacccc cttacaagca gactcaaccc ggcgccgatg gcttcgagtt gcaacacccg
1441 tacgtgcttg atgctggcat tccaatatca cagttaacag tgtgcccaca ccagtggatt
1501 aatttgagga ccaacaattg tgctacaata atagtgccat atattaacgc actgcctttt
1561 gattctgcct tgaaccattg caattttggt ctattagttg tgcctattag cccactagac
1621 tacgaccaag gagcgacgcc agtaatccct ataactatca cattggcccc aatgtgttct
1681 gaattcgcag gtcttaggca ggcagtcacg caagggtttc ccaccgagct aaaacctggc
1741 acaaatcaat ttttaaccac tgatgatggc gtttcagcac ctattctacc aaacttccac
1801 cccaccccgt gtatccatat acctggtgaa gttaggaact tgctagagtt atgccaggtg
1861 gagaccattc tggaggttaa caatgtgccc acgaatgcca ctagcttaat ggagagactg
1921 cgcttccgg tctcagcaca agcagggaaa ggcgagctgt gtgcggtgtt cagggccgat
1981 cctgggcgaa atgggccgtg gcaatccacc ttgctgggtc agttgtgcgg atactacacc
2041 caatggtcag gatcattgga agtcaccttc atgtttactg gatccttcat ggctatcggt
2101 aagatgctca tagcctatac accgccagga gagcctttgc ccaaggacca ggacgaccgc
```

图 11-4　EV71 序列信息

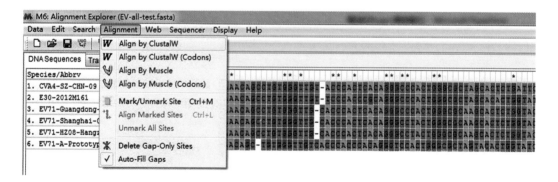

图 11-5　进行序列联配

四、重组相关软件简介

1. SimPlot　SimPlot 是"Similarity Plotting"缩写，是一款序列相似性作图软件，是分析重组的工具软件之一[2-4]。但该软件只支持 Windows 系统，兼容 win95，win98，NT，win2000，XP 和 win7，软件小巧，占有资源较少。从 2003 年至今，该软件保持 3.5.1 版本，一直未做更新。该软件主要是 Recombination Identification Program（RIP）的客户端。SimPlot 主要通过对待分析的序列和参考序列进行相似性作图，通过生成的图表判断目的序列是否存在重组。其中 Bootscanning 算法可以检测重组区域的相关信息。该软件接受多种序列文件格式的输入文件，如 CLUSTAL，EMBL，FASTA/PEARSON，FITCH，GCG. WISCONSIN，GENBANK，IG/STANFORD，NBRF，STRIDER，ZUKER。另外，还接受 GDE FLAT FILE，MASE（MSF，NEXUS 和 PHYLIP）。

图 11-6 为导入演示数据后的 SimPlot 主界面。可根据序列情况与分析目的进行序列分组。在 For informative sites analysis 选项中选择填写目标、亲本和对照序列，在组水平分析信息位点。进入 SimPlot 页面，在菜单栏选择"COMMANDS"，指定待目标序列后，点击右侧"Start Scan"后进行分析（图 11-7）。图 11-7 中 Y 轴为相似性，X 轴为序列长度。图 11-8 为 Bootscanning 分析结果的界面：如果参考序列的点图呈交叉状态，说明可能目标序列存在重组信号。界面中红色的数字表明亲本序列与目的序列中信息位点的位置与数量。

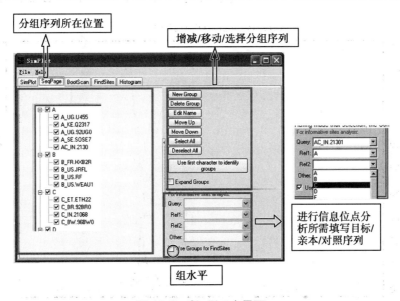

图 11-6　SimPlot 主界面

2. RDP　RDP 为"recombination detection program"的缩写。该程序可兼容 Win95，Win98，NT，XP，VISTA 和 Win7，UNIX/DOS 系统，是一款单一的，高效的，处理大量序列的，不同重组检测方法的软件。不同于 SimPlot，RDP 软件的检测方法多样化，包括 BootScan，GENECONV，MAXCHI，CHIMAERA，SISCAN，3SEQ，Reticulate compatibility matrix，VisRD，TOPAL DSS，LARD 和 LDHAT。该软件无需指定目的或亲本序列，且输入

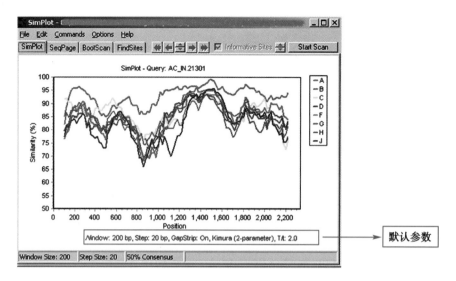

图 11-7 SimPlot 分析界面

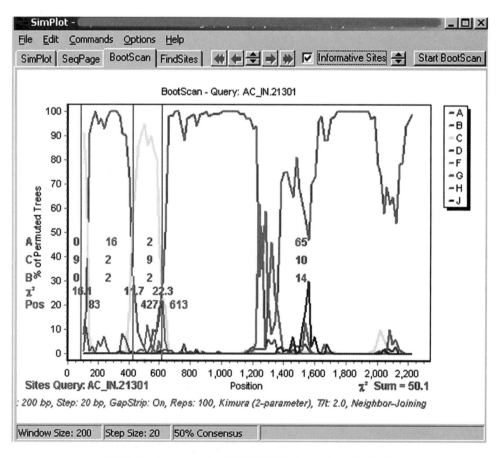

图 11-8 Bootscanning 算法界面与 Information site 结果

文件格式多样化，包括 PHYLIP，MFA，XMFA，GDE，FASTA，CLUSTAL，GCG，NEX-US，MEGA 和 DNAMAN[5,6]。

RDP 软件分为以下几部分：

（1）用于设置分析参数的 OPTIONS 选项（图 11-9）：可以设置关于本次分析的所有参数，如线性序列或环状序列、P 值最高可接受阈值、校正类型、排列数量、系统发育学证据、联配的一致性、分析序列方法选择等。

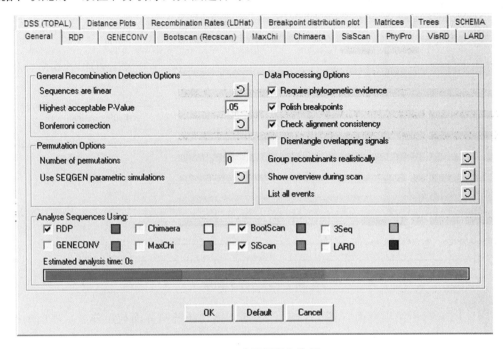

图 11-9　OPTIONS 选项

（2）输入文件导入与分析界面（图 11-10）：包括菜单栏、序列界面、矩阵界面、系统发育树界面、重组信息界面、序列图解和重组点图界面。

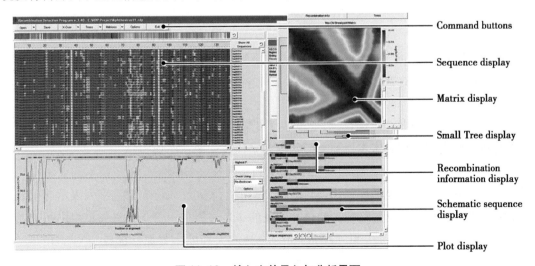

图 11-10　输入文件导入与分析界面

（3）序列图解（图11-11）：包括重组序列名称、亲本来源片段、亚亲本来源片段、亚亲本近源序列名称、旋转显示按键、上一条重组序列、下一条重组序列、Re-scan 按键和目前界面。

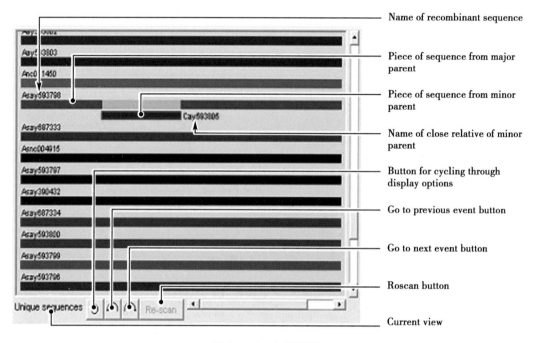

图 11-11　序列图解

（4）RDP 分析结果界面（图11-12）：包括切换到系统树界面与矩阵显示界面的按钮。根据重组事件的特征，每一个重组事件依次在 RDP 分析结果界面中编号。界面中陈列了重组事件中涉及的相关信息，包括重组位点位置、可能的重组序列、可能的亲本与亚亲本序列与其相关 P 值。Confirmation table 中陈列了各个方法下该重组事件的 P 值。表格下的条状图表明基于不同检测方法不同序列为重组序列的程度。红色代表可能的重组序列；蓝色代表亚亲本的同源序列；绿色代表亲本的同源序列。一致性分值表示每一条序列被认定为重组序列的概率。

（5）序列点图界面（图11-13）：不同的颜色代表不同的序列。X 轴代表可能的重组序列，Y 轴代表不同的方法下不同的参数（如 Bootstrap 值）。图中粉红色区域表示可能的重组位点位置。

（6）序列界面（图11-14）：只要反映了矩阵中序列的保守性。红色的序列名称代表重组序列，绿色名字代表亲本序列，而蓝色名字代表亚亲本序列。

（7）系统发育树界面（图11-15）：绿色和蓝色高亮的序列代表与亲本和亚亲本同源性较高的序列。红色高亮的序列代表目前选中的重组序列。粉色和紫色序列表示与重组序列相似性较高的序列。这些红色、粉色和紫色的序列可能从一个共同祖先重组序列中演化而来。可以使用"Zoon in"和"Zoon out"工具放大和缩小界面。选择"View trees in a separate window"来检测 RDP 是否能正确确定重组序列。"cycle through different trees"可以改变片段的构建系统发育树的联配矩阵——注意，通常只显示 UPGMA 树。选择"View trees in a separate window"右键查看"Change tree type"，显示 NJ 树和最大似然树（只适用于序列小于 50 条以下的矩阵）。

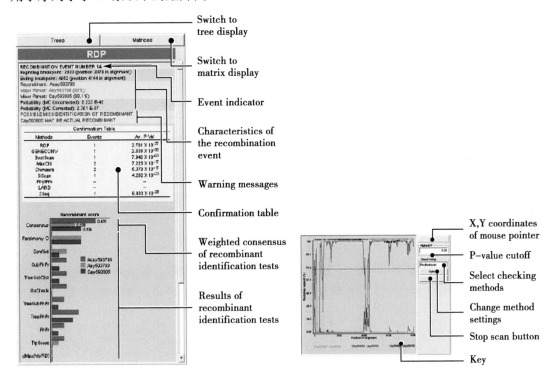

图 11-12　RDP 分析结果界面

图 11-13　序列点图界面

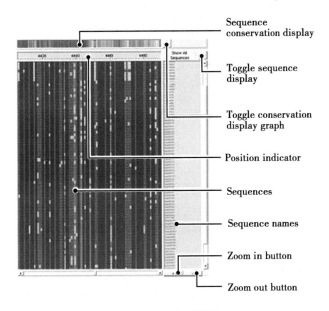

图 11-14　序列界面

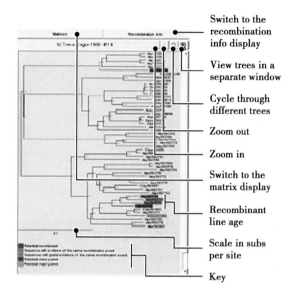

图 11-15　系统发育树界面

（8）矩阵界面（图 11-16）：虽然 RDP 适用许多不同的矩阵，但是一般只有一种重组分析可以完成多数矩阵类型。在矩阵界面中移动鼠标右键点击后可出现一些选项，包括改变矩阵类型和颜色，通过"Zoon in"按键放大可使界面以获得更多的信息。

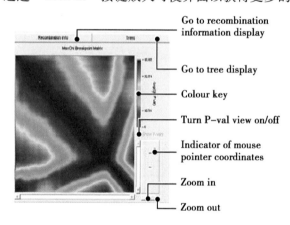

图 11-16　矩阵界面

五、重组软件操作步骤

按照上文获得即将进行重组分析的序列（表 11-1）。按照要求整理好 FASTA 文件，备用。

1. SimPlot　打开主界面，在 SeqPage 菜单栏中选择 File，导入事先准备好的 FASTA 文件。软件默认序列排序顺序按照首字母顺序，点击右边"Use characters prior to occurrence number 1 of separator '_'"按键，在弹出的选项框中选择按照序列排序后，左边序列界面呈现本次分析使用的所有序列（图 11-17）。

表 11-1　进行重组分析的序列与其在 NCBI 上的序列号

序列名称	序列号
CVA4-SZ-CHN-09	HQ728260
E30-2012M161	KC897073
EV71-Guangdong-2009	JF799986
EV71-Shanghai-036-2009	FJ713137
EV71-HZ08-Hangzhou-2008	HQ400942
EV71-A-Prototype	ETU22521

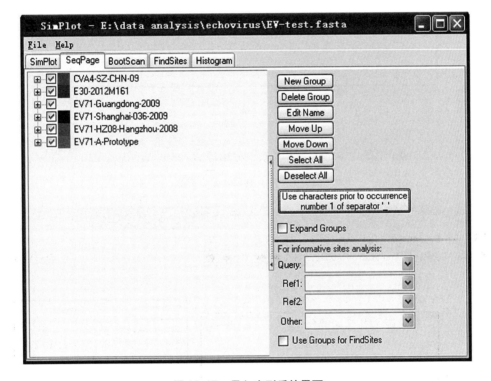

图 11-17　导入序列后的界面

选择菜单栏的 SimPlot 选项，选择 "Commands"，下拉菜单中确定目标序列（Query）EV71-Guangdong-2009，点击右侧按键 "Start Scan"，系统开始分析（图 11-18）。

图 11-19 为本次 SimPlot 分析的结果。结果提示：

（1）EV71-Shanghai-036-2009 与 EV71-HZ08-Hangzhou-2008 具有较高的相似性；

（2）EV71-Shanghai-036-2009、EV71-HZ08-Hangzhou-2008 和 CVA4-SZ-CHN-09 为重组序列 EV71-Guangdong-2009 亲本的同源序列；

（3）重组位点为 4249bp。

图 11-20 显示 Bootscanning 分析的结果，同 SimPlot 结果一致。

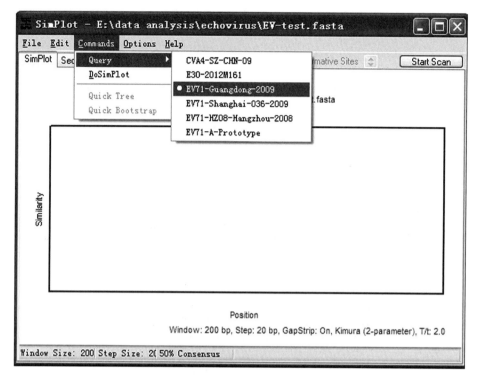

图 11-18 SimPlot 分析界面

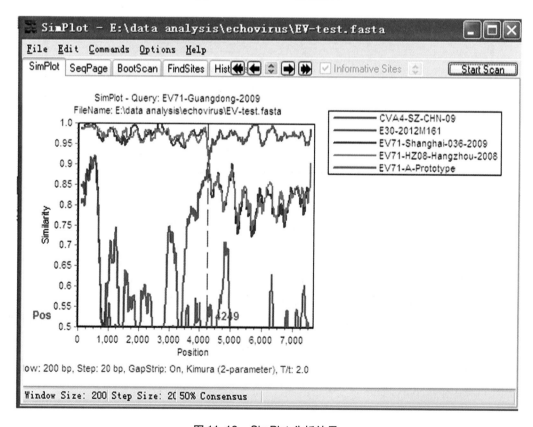

图 11-19 SimPlot 分析结果

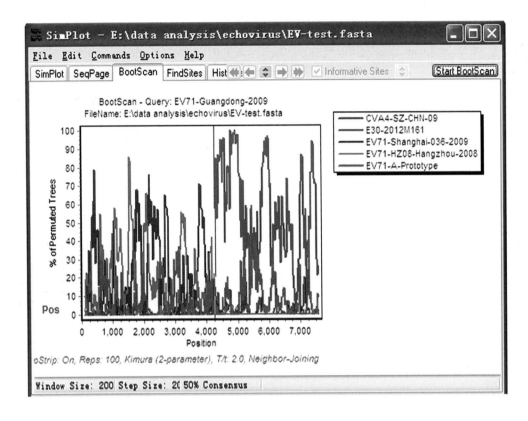

图 11-20　Bootscanning 分析结果界面

2. RDP　打开主界面，在菜单栏上导入 FASTA 文件后，选择"Options"，进行参数设置。根据自己的实际情况选择相应的参数，本指南的参数设置基本为默认，分析方法选择 RDP 分析。参数设置完毕后点击 X-Over 按键，软件开始分析。图 11-21 为 RDP 分析结果。

结果中，左上部分显示序列矩阵联配后各个位点的情况与保守性结果；右上部分为RDP 结果的文字表述；左下部分为序列点线图；直观反映重组事件情况；右下部分为软件认为不同序列间可能发生重组事件的情况。由于 FASTA 文件中放入了原型株序列，因此本次分析的重组事件只有重组序列 EV71-Guangdong-2009 的分析结果。RDP 结果表明重组序列为 EV71-Guangdong-2009；亲本序列为 EV71-Shanghai-036-2009；亚亲本序列为CVA4-SZ-CHN-09；Breakpoint 始于 4087bp（4058-4089bp），在矩阵内部的位置为 4274bp（4245-4276bp）。基于 UPGMA 的系统发育树结果也与结论一致。用其他的分析方法，如Bootscanning、GENECONV、MaxChi、SiScan 等方法的分析结果一致。

本次序列数量较少，读者可根据自己的实际情况自行添加序列。当然，重组分析方法与软件有众多，RDP 只是其中主流软件之一，而且本指南介绍的 RDP 功能也只是基础，更多的功能有待读者根据自己的研究目的进一步应用。

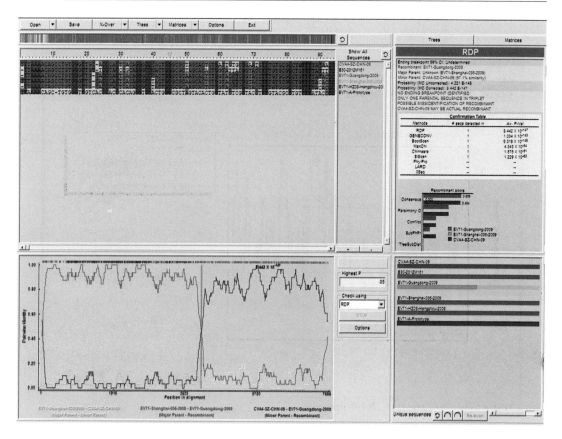

图 11-21　RDP 分析结果

第二节　病毒分子进化分析

目前，Bayesian-MCMC 法已广泛用于病毒的分子进化研究，其中 Beast 软件包为当前主流的分析软件。由于 Beast 软件操作较为复杂，且根据不同的病毒、序列长度与数量、研究目的等条件，所需要设置的参数不完全一致，因此，在实际应用中需进行反复试验和探索。本书仅简单介绍 Beast 软件在麻疹病毒进化时间与速率计算中的基本应用。

一、序列整理

下载序列并整理成 .fas 格式，用 Mega 软件转换成 .meg 文件，再用 Mega 或者 DNAsp 软件将序列文件转化为 .nex 文件（注意将外类群序列放在研究序列的前面，序列名称后面添加 "_年份"，序列名称要尽量短些）。操作实例如下：

1. 从 GenBank 上或 DDBJ 下载麻疹病毒全基因组序列 34 条，并将 A 基因型麻疹毒株置于序列文件的顶端，序列名称后加上年份，整理成 Genome0604.fas 文件。图 11-22 为整理好的麻疹序列文件。

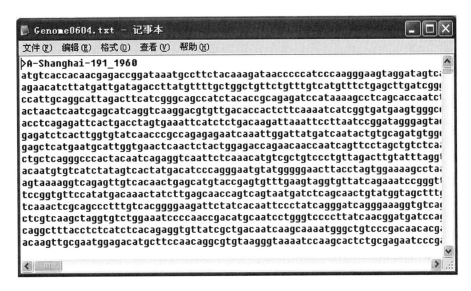

图 11-22　整理好的 MV 序列文件 Genome0604.txt

2. DNAsp 软件进行序列转换[7]：打开 DNAsp 软件（DNAsp 软件不能识别兼并碱基，如有需要，可采用其他软件进行格式的转化，如 GENEIOUS，菜单栏下选择 File→Open Data File，导入 Genome0604.fas 文件[7]。出现 Data Information 对话框，点击"Close"，见图 11-23。

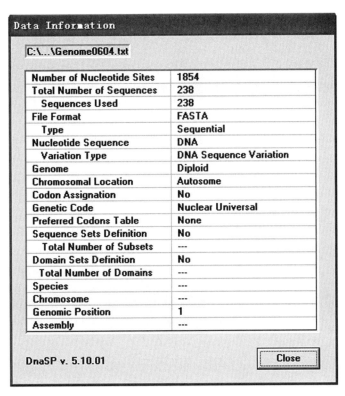

图 11-23　DNAsp 软件进行序列的转换

3. 菜单栏下选择 File→Save/Export Data as Nexus File Format，保存为 Genome0604. nex 文件。打开 Genome0604. nex 文件，将不完整的序列名称按照 Genome0604. fas 文件补全，保存。图 11-24 为补全序列名称后的 Genome0604. nex 文件。

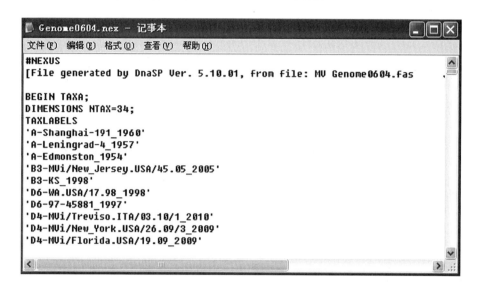

图 11-24 补全序列名称后的 Genome0604. nex 文件

二、Modeltest3.7 软件选择核苷酸替换模型

（一）软件

采用 Medeltest3.7 软件进行核苷酸模型的选择[8]。

（二）操作方法

1. 将 Modeltest3.7 文件夹置于系统盘 C：\ Program Files \ modeltest3.7 下。

2. 菜单栏下选择 File→Open，打开并执行 modelblockPAUPb10. txt 文件（图 11-25），Paup 将运行并产生一个名为 model. scores 的文件，并将该文件与 modeltest 执行程序放置在相同的文件夹内，这里为 C：\ Program Files \ modeltest3.7 \ Modeltest3.7 folder \ bin \ 数据分析结果 \ Genome0604. nex。

3. 在开始 – 运行中输入 cmd 命令，确认，见图 11-26。

4. 弹出一个 dos 界面的窗口，将其默认目录改为 model. scores 文件所在文件夹，修改方式为在 dos 窗口输入：cd 盘符：\ filename \ filename，本例为 cd C：\ Program Files \ modeltest3.7 \ Modeltest3.7 folder \ bin \ 数据分析结果 \ Genome0604. nex，回车确认（图 11-27）。

5. 修改好后，在窗口内输入：Modeltest3.7. win. exe < model. scores > Genome0604test. outfile，回车确认（图 11-28）。

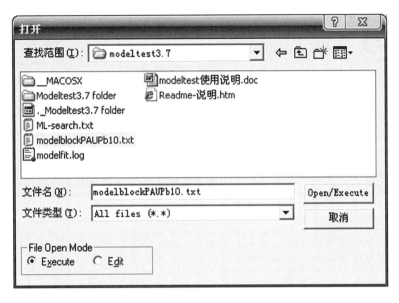

图 11-25 PAUP 软件中执行 modelblockPAUPb10. txt 命令

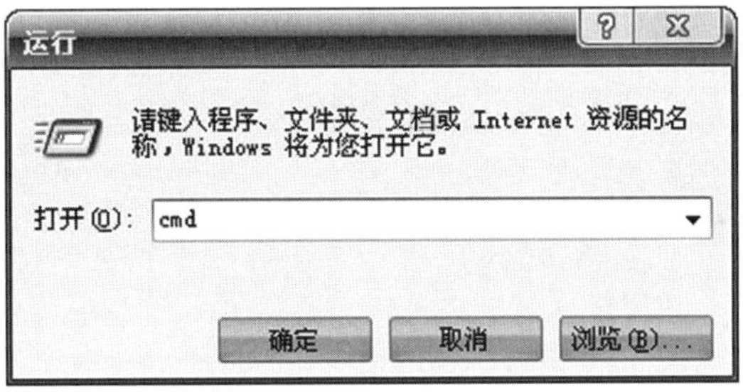

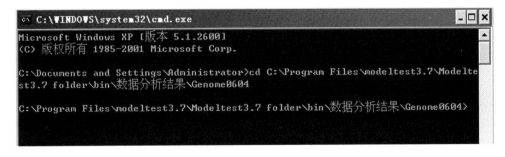

图 11-26 运行 cmd 命令

图 11-27 在 dos 界面将其默认目录改为 model. scores 文件所在文件夹

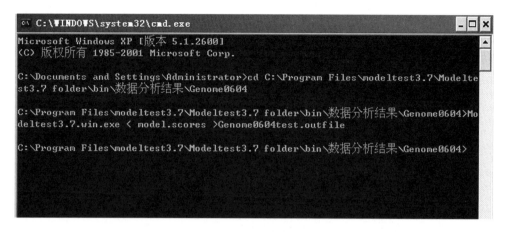

图 11-28 运行 Modeltest3. 7. win. exe < model. scores > Genome0604test. outfile

6. 用记事本打开 Genome0604test. outfile 文件，里面列出了两种检验标准 LRT 和 AIC 分别选出的最优 DNA 进化模型（主要看 AIC 结果），见图 11-29a 和 11-29b。

```
------------------------------------------------------------------
*                                                                *
*              AKAIKE INFORMATION CRITERION (AIC)                *
*                                                                *
------------------------------------------------------------------


  Model selected: GTR+I+G
   -lnL  =        50411.3594
    K    =        10
    AIC  =        100842.7188

   Base frequencies:
     freqA =        0.2913
     freqC =        0.2390
     freqG =        0.2352
     freqT =        0.2345
   Substitution model:
     Rate matrix
     R(a) [A-C] =           2.2927
     R(b) [A-G] =          10.8254
     R(c) [A-T] =           0.7397
     R(d) [C-G] =           0.8661
     R(e) [C-T] =          15.0986
     R(f) [G-T] =           1.0000
   Among-site rate variation
     Proportion of invariable sites (I) =        0.3564
     Variable sites (G)
       Gamma distribution shape parameter =        1.0415
```

A

```
* MODEL SELECTION UNCERTAINTY : Akaike Weights

Model            -lnL    K        AIC      delta    weight  cumWeight
---------------------------------------------------------------------
GTR+I+G      50411.3594   10   100842.7188    0.0000    0.9573    0.9573
GTR+G        50415.4688    9   100848.9375    6.2188    0.0427    1.0000
GTR+I        50435.1523    9   100888.3047   45.5859  1.21e-10    1.0000
TVM+I+G      50442.8086    9   100903.6172   60.8984  5.72e-14    1.0000
TIM+I+G      50446.1719    8   100908.3438   65.6250  5.38e-15    1.0000
TVM+G        50447.3047    8   100910.6094   67.8906  1.73e-15    1.0000
TIM+G        50450.3125    7   100914.6250   71.9062  2.33e-16    1.0000
TVM+I        50466.6133    8   100949.2266  106.5078  7.13e-24    1.0000
TIM+I        50469.5977    7   100953.1953  110.4766  9.80e-25    1.0000
K81uf+I+G    50477.6562    7   100969.3125  126.5938  3.10e-28    1.0000
K81uf+G      50482.2070    6   100976.4141  133.6953  8.90e-30    1.0000
SYM+I+G      50491.6406    7   100997.2812  154.5625  2.62e-34    1.0000
TrN+I+G      50492.5273    7   100999.0547  156.3359  1.08e-34    1.0000
SYM+G        50495.9180    6   101003.8359  161.1172  9.88e-36    1.0000
TrN+G        50496.5430    6   101005.0859  162.3672  5.29e-36    1.0000
K81uf+I      50501.2969    6   101014.5938  171.8750  4.56e-38    1.0000
TVMef+I+G    50509.2695    6   101030.5391  187.8203  1.57e-41    1.0000
TVMef+G      50513.8438    5   101037.6875  194.9688  4.40e-43    1.0000
TrN+I        50515.3164    6   101042.6328  199.9141  3.78e-44    1.0000
SYM+I        50515.9688    6   101043.9375  201.2188  1.96e-44    1.0000
HKY+I+G      50524.1523    6   101060.3047  217.5859  0.00e+00    1.0000
HKY+G        50528.5820    5   101067.1641  224.4453  0.00e+00    1.0000
TVMef+I      50533.6172    5   101077.2344  234.5156  0.00e+00    1.0000
TIMef+I+G    50542.2656    5   101094.5312  251.8125  0.00e+00    1.0000
TIMef+G      50546.4570    4   101100.9141  258.1953  0.00e+00    1.0000
HKY+I        50547.1680    5   101104.3359  261.6172  0.00e+00    1.0000
```

B

图 11-29　AIC 结果界面

注：本例最佳模型为 GTR + I + G。Beast 软件中只有 3 种模型：HKY、GTR、TN93，因此在模型选择中还要考虑到 Beast 软件有无该模型，如果最佳模型不是上述三种，可考虑选择次优的模型

三、参　数　设　置

（一）软件

所用到的软件包括：Beauti、Beast、TreeAnnotator、Figtree。Beauti 软件设置参数（详细可见 BEAST14_Manual_6July2007 和 A practical introduction to BEAST 文件）[9-12]。

（二）操作方法

1. 打开 Beauti 软件，菜单栏下选择"File→Input data"，导入 Genome0604. nex 文件（图 11-30）。导入 Genome0604. nex 序列文件前，查看序列名称是否完整，是否已经包含了年份信息。

2. 在 Taxon Sets 中定义组别，通过左下角" + / － "增加或删减组别，单击修改组别名称，在右边复选框中选择各组的序列组成。本例分为 5 组：All；B3；D4；D8；H1，如图 11-31。

3. 选择"Tip Dates"，点击"Guess Dates"选项，定义各毒株的年份，如图 11-32。在"Guess dates for your data"对话框中选择"Defined just by its order"，在"order"下拉菜单中选择"last"，点击"OK"，自动生成时间信息，检查核对信息是否准确。

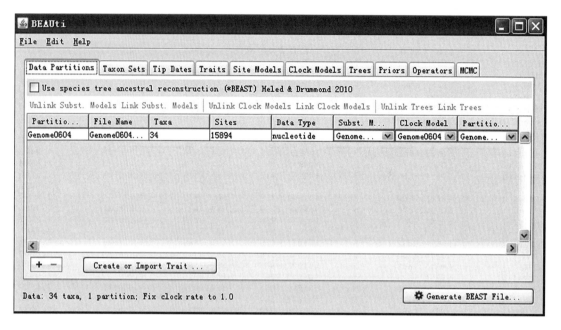

图 11-30　Beauti 软件中导入 Genome0604. nex 文件

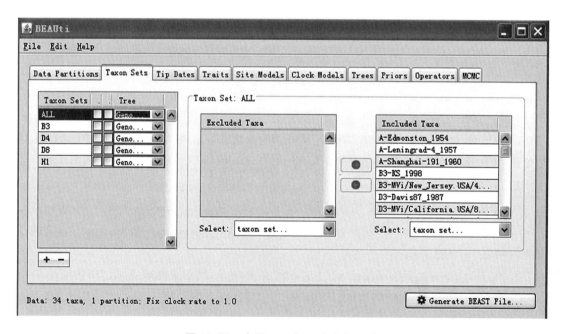

图 11-31　在 Taxon Sets 中定义组别

注：组别可按照研究目的设置，即想要算哪几个

结点的分歧时间，然后将相应的数据导入即可

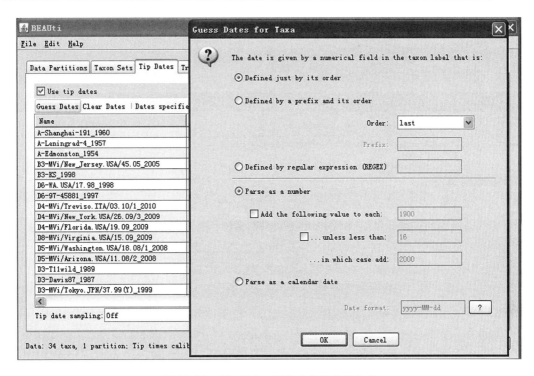

图 11-32　Tip Dates 下定义各毒株的年份

　　如果在序列名称后面已经标注了完整的时间信息，则以最后一条序列为基础，计算各序列的时间跨度，如图 11-33。

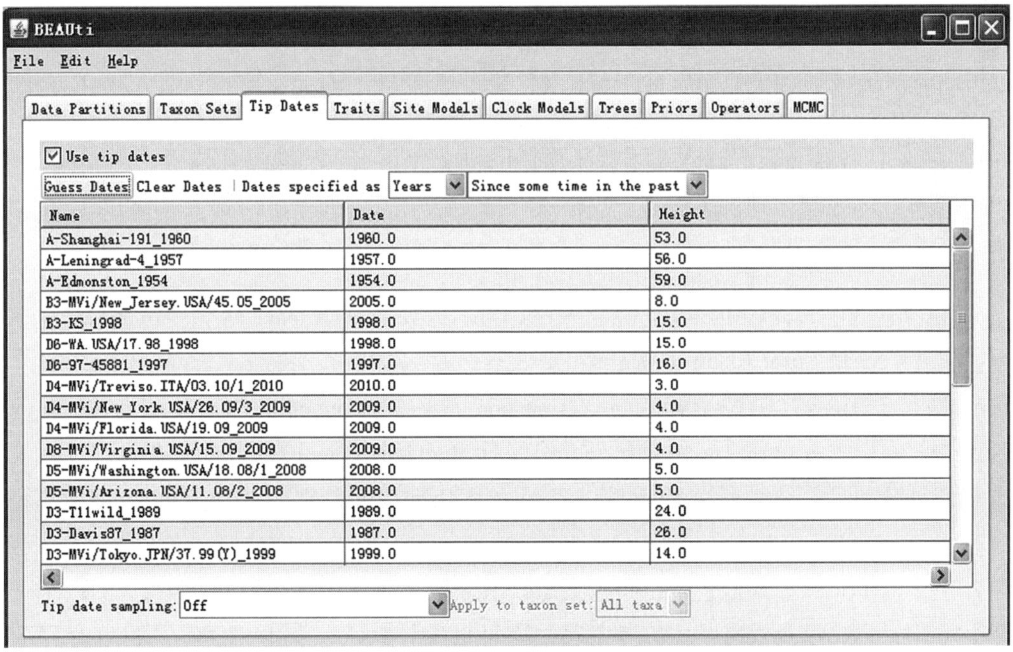

图 11-33　以最后一条序列为基础得到各序列的时间跨度

4. 选择 "Site Models"，根据 Modeltest 结果设置 Substitution Model 等 5 个参数。本例（图 11-34）选择 Substitution Model：GTR；Base frequencies：Empirical；Site Heterogeneity Model：Gamma + Invariant Sites，其余参数为默认值。

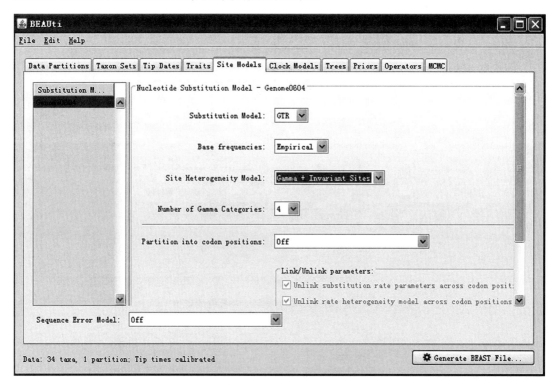

图 11-34　Site Models 中参数设置

注：Subsitution model：描述氨基酸或核苷酸被替代过程；对于核苷酸数据，适用于 GTR（GTR-含有所有适合于核苷酸的替代模型）；Site heterogeneity model：选择 Gamma 分布，意味允许不同核苷酸有不同的进化率；Invariant sites：意味在待分析的数据中有某些的位点没有进化的改变，而其他位点有一致的进化率；Gamma + Invariant sites：代表两种模型的整合；Number of Gamma Categories：不连续 Gamma 分布类别数量选择；Partition 1 + 2 + 3 允许每个密码子有自己的替代率

5. 依次选择 "Clock Models" 中的 Strict Clock，Relaxed Clocks 等。Estimate 复选框中打√。图 11-35 以 Strict Clock 为例介绍。

6. 选择 "Trees" 中的 Coalescent：Constant Size、Exponential Growth、Logistic Growth 等。图 11-36 以 Constant Size 为例介绍。将所有 Model 和 Tree 一一组合，选择最接近实际情况或统计分析后可能性最大的模型。一般都不会有太大差别，选择 Relax Clock 模型的概率较大。

7. 选择 "Priors"，对红色部分进行设置，其余选择默认。单击红色部分，出现 Prior for Parameter 对话框，因为没有其他参考资料，这里也选择默认，点击 "OK"，如图 11-37a 与图 11-37b。

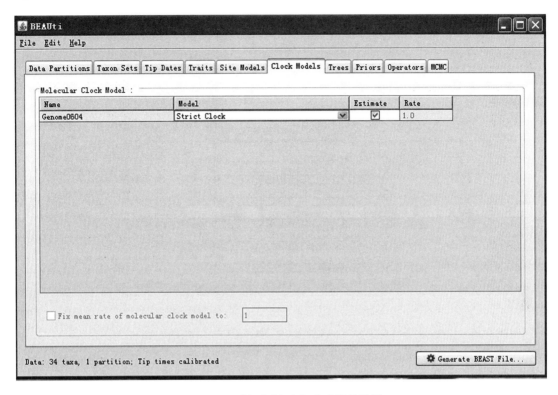

图 11-35　Clock Models 中参数的设置

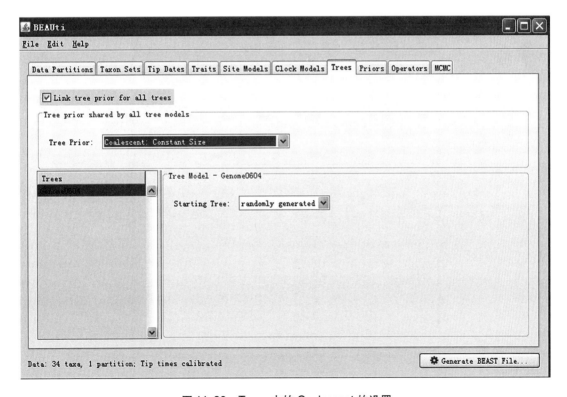

图 11-36　Trees 中的 Coalescent 的设置

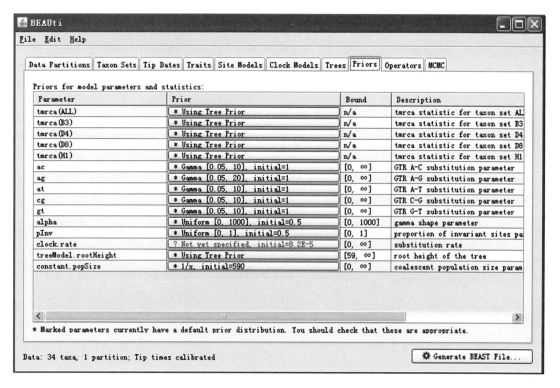

图 11-37a Priors 中参数的设置

注：如果没有确切的证据或相关的资料，就只对红色进行设置

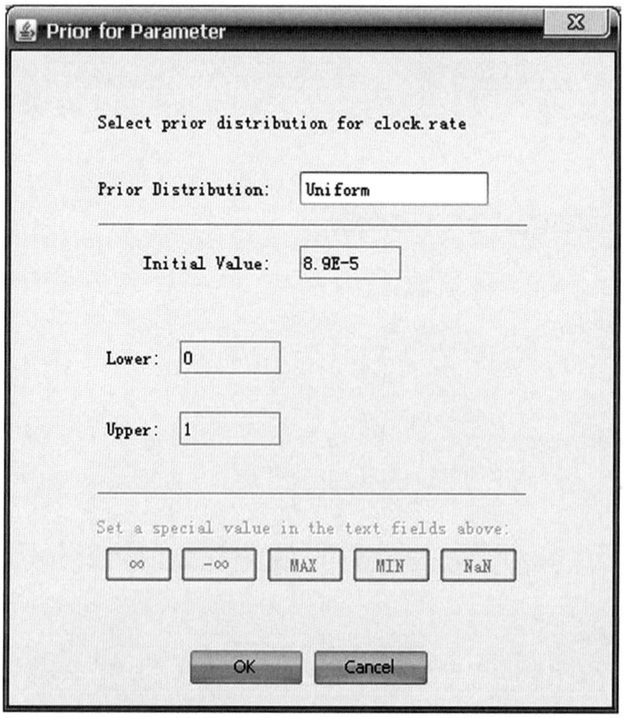

图 11-37b Priors 中参数的设置后对话框

8. 选择 MCMC，根据数据对长度、抽样步数、日志、生成文件等进行设置。设置链的长度时，可以先设置的短点，再根据结果调整 MCMC 链的长度或者抽样步数。如果同源性不高的物种或者不知道物种的同源性，一般需要 ESS（有效样本量）需 > 200。ESS 调整可根据运算结果的最小值乘以一定的倍数，但是不一定准确，可能需要再次调整。本例设置 MCMC 链长度为 10 000 000，抽样步数为 1000、日志文件为 1000，生成文件名为 Genome0604，如图 11-38。点击 Generate Beast file，出现 Unchanged Default Priors 对话框，点击 Continue，保存成 Genome0604.xml，如图 11-39。

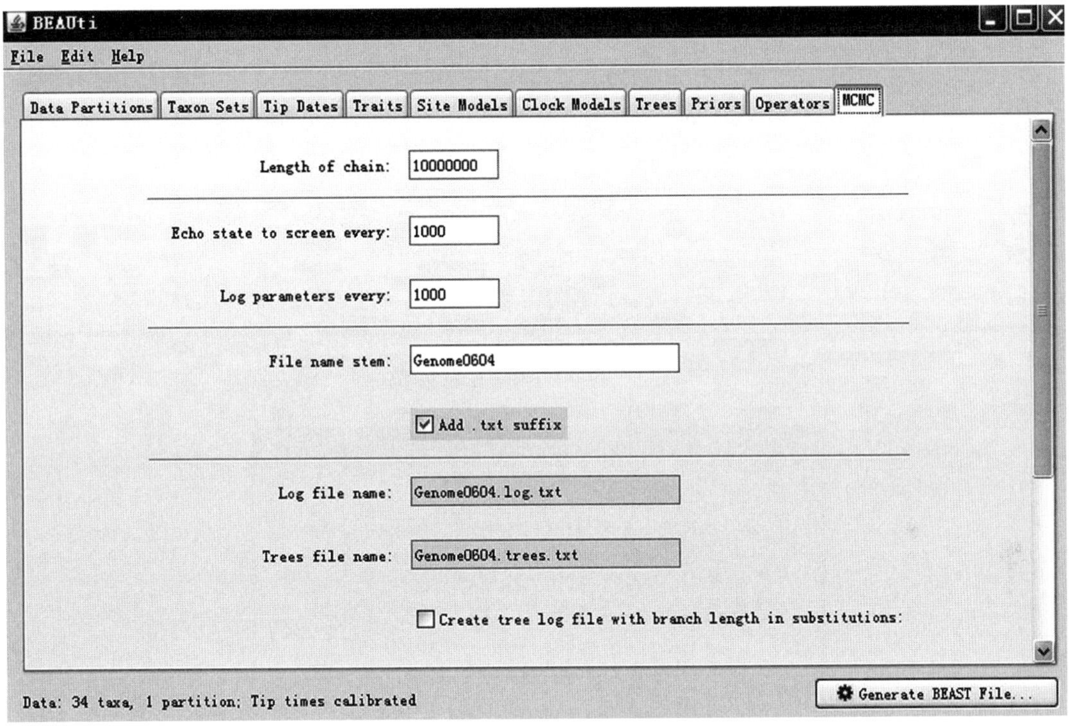

图 11-38　MCMC 中参数的设置

注：Length of chain，MCMC 演算法演算的代数。依据你的毒株数量和序列长短进行设定；正确设定这个数量可以得到高质量的 ESS 值，尤其是我们感兴趣的参数；Echo state to screen：多少代为一个运算，在输出结果中显示出来（通常为 1000）；Parameter values：代表演算出来的参数值多少代被载入到 LOG file 里（通常为 1000-10 000），太小了太耗费时间，太大了 ESS 结果不准确

四、Beast 软件的运行

打开 Beast 软件，点击 "choose File"，打开 Genome0604.xml 文件，点击 "Run"，如图 11-40。程序运行结束后，自动生成相应的 Genome0604.log 和 Genome0604.tree 文件。

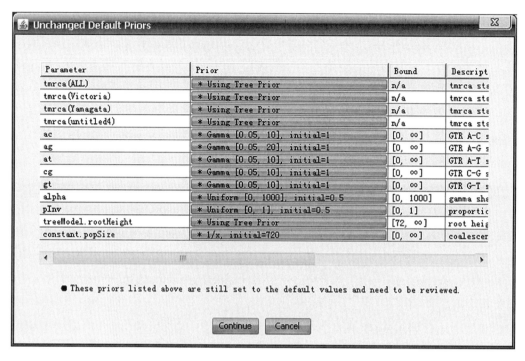

图 11-39　Genome0604. xml 的生成

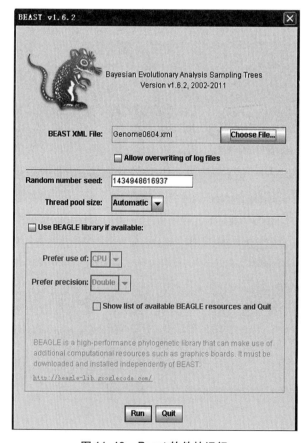

图 11-40　Beast 软件的运行

五、Tracer 分析运行结果

1. 打开"Tracer"软件，点击"File→Open"，导入生成的 Genome0604. log 文件查看结果，如图 11-41。结果主要关注 TMRCA、ClockRate 或 meanRate 及其 95% HPD。选中任意一个参数，在右边查看 95% HPD。

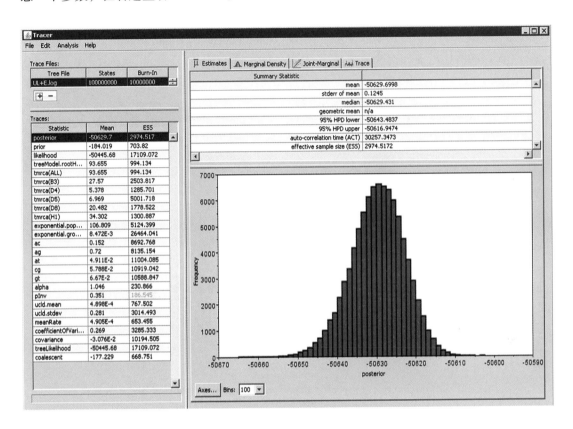

图 11-41　Tracer 软件查看进化时间与速率运算结果

2. 结果

（1）The time to most recent common ancestor（TMRCA）及 95% highest posterior density（95% HPD）intervals：即想要分析的序列的进化时间均值与 95% 可信区间。方法：选中某一组 TMRCA 参数，右边可以查看 95% HPD。这里 TMRCA（H1）的 mean = 34，也就是说 H1 基因型约在距今（以收集的序列为准，本例为 2013 年）的 34 年前（1979）开始分化。

（2）Mean. rate：即 nucleotide substitution rate，麻疹病毒的碱基替换速率为 4.905×10^{-4} substitution per site per year。

（3）按照同样的操作方法计算并比较不同模型的结果，结合流行病学知识，选择最合适的模型，一般都为 Relaxed Clock：Uncorrelated Lognormal，该模型的速率表示为

mean. rate。

3. ESS 偏小时的处理方法：如果结果中出现 ESS 偏小，则需要调整 MCMC 链长度和步数。一般同源性很高的序列 ESS 要 >200。如结果部分 ESS 还是偏小，还需调整。

六、TreeAnnotator 软件总结进化树

1. 打开 TreeAnnotator 软件，设置 Burnin 值。Burnin = MCMC 链长/取样步数 ×10%。这里为 10000000/1000 × 10% = 1000。设置 Node Height 为 Mean Height，导入 Genome 0604. tree 和命名输出文件名为 Genome0604-MCMC. tree，如图 11-42。点击 RUN。运行结束后关闭 TreeAnnotator 软件。

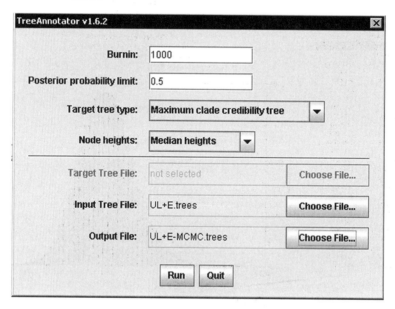

图 11-42 TreeAnnotator 软件中参数的设置

七、Figtree 查看进化树

打开 Figtree 软件，点击 "File→Open" 查看 Genome0604-MCMC. tree 文件，如图 11-43。

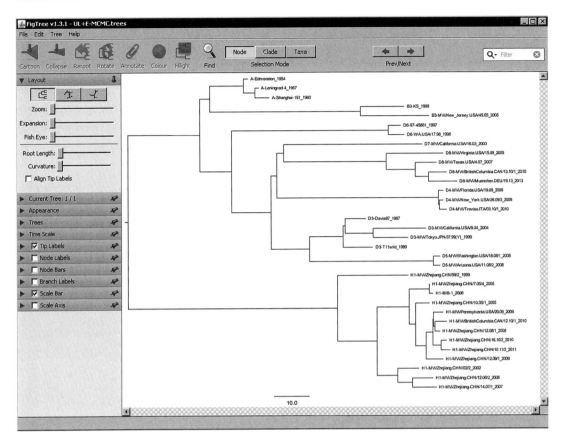

图 11-43　Figtree 软件查看 MCC 树

（冯　燕　孙　逸）

参考文献

[1] Tamura K, Stecher G, Peterson D, et al. MEGA6: Molecular Evolutionary Genetics Analysis version 6.0. Mol Biol Evol, 2013, 30 (12): 2725-2729.

[2] Smith J M. Analyzing the mosaic structure of genes. J Mol Evol, 1992, 34 (2): 126-129.

[3] Robertson D L, Hahn B H, Sharp P M. Recombination in AIDS viruses. J Mol Evol, 1995, 40 (3): 249-259.

[4] Lole K S, Bollinger R C, Paranjape R S, et al. Full-length human immunodeficiency virus type 1 genomes from subtype C-infected seroconverters in India, with evidence of intersubtype recombination. J Virol, 1999, 73 (1): 152-160.

[5] Martin D, Rybicki E. RDP: detection of recombination amongst aligned sequences. Bioinformatics, 2000, 16 (6): 562-563.

[6] Heath L, van der Walt E, Varsani A, et al. Recombination patterns in aphthoviruses mirror those found in other picornaviruses. J Virol, 2006, 80 (23): 11827-11832.

[7] Librado P, Rozas J. DnaSP v5: a software for comprehensive analysis of DNA polymorphism

data. Bioinformatics，2009，25（11）：1451-1452.

［8］ Posada D. Using MODELTEST and PAUP ∗ to select a model of nucleotide substitution. Curr Protoc Bioinformatics，2003，Chapter 6：Unit 6 5.

［9］ Drummond A J，Ho S Y，Phillips M J，et al. Relaxed phylogenetics and dating with confidence. PLoS Biol，2006，4（5）：e88.

［10］ Drummond A J，Nicholls G K，Rodrigo A G，et al. Estimating mutation parameters，population history and genealogy simultaneously from temporally spaced sequence data. Genetics，2002，161（3）：1307-1320.

［11］ Drummond A J，Rambaut A. BEAST：Bayesian evolutionary analysis by sampling trees. BMC Evol Biol，2007，7：214.

［12］ Drummond A J，Suchard M A，Xie D，et al. Bayesian phylogenetics with BEAUti and the BEAST 1. 7. Mol Biol Evol，2012，29（8）：1969-1973.

附　录

附录1　干血滴标本中麻疹 IgM 抗体的检测

1. 方法来源
该方法参照 WHO 麻疹风疹病毒感染实验室诊断手册（第2版）。

2. 用途
本方法适用于 DBS 标本的采集、处理，以及 DBS 标本中麻疹 IgM 抗体的检测。

3. 主要试验材料

3.1　试剂

3.1.1　PBS

3.1.2　0.5% 的 Tween 20

3.1.3　脱脂牛奶粉

3.1.4　麻疹 IgM 抗体 ELISA 检测试剂盒

3.2　仪器与耗材

3.2.1　血片收集卡

3.2.2　平底微孔板

4. 操作步骤

4.1　试剂准备

提取前配制含脱脂牛奶的提取 Buffer，100ml 提取 Buffer 的配制方法见附表1。方法为：将5g 脱脂奶粉加入100ml 的 PBS 中，放入磁力搅拌器在约50℃时轻轻搅拌15~30分钟，使用前将其冷却至室温。配好的提取 Buffer 可在4℃保存一周，或将其分装为10~20ml/支，于-20℃保存。

附表1　干血滴标本提取 Buffer 的配制

试剂	体积
PBS	100ml
0.5% Tween 20	500μl
脱脂牛奶粉	5g

注：在大约45~50℃条件下融解分装过的提取 Buffer，以保证牛奶完全融解，稀释液中不含有颗粒。

4.2　干血滴标本的提取

4.2.1　使用一个打孔器（3mm×6mm 圆孔）在一个血片上打出 3 个干血片圆片

4.2.2　将这三个干血片圆片放置在一个无菌的平底微孔板上或圆底微量离心管。

4.2.3　加入 330μl 提取 Buffer（相当于 1∶23 稀释，假设每个 6mm 圆片上大约含有 5μl 血清，15μl 血清则大约需要 330μl Buffer）。

4.2.4　将装有血滴标本的微孔板在室温振荡 15 分钟（如采用微量离心管，应先振荡 30 秒，室温放置 15 分钟，在 4℃过夜之前，再次振荡）。

4.2.5　密封板子，将其放置于湿盒中，4℃过夜。

4.3　洗脱液的吸收

4.3.1　4℃过夜后，室温振荡微孔板 15 分钟（微量离心管 30 秒）。

4.3.2　室温，将微孔板或微量离心管于 3800r/min 离心 15 分钟。

4.3.3　吸取 170μl 离心后的液体与 170μl 类风湿因子混合，为 IgM 抗体检测用。

4.4　干血滴标本中麻疹 IgM 抗体的检测

4.4.1　每次检测，均应设置 2 管阳性和 1 管阴性对照。

4.4.2　吸取 150μl 阳性对照和阴性对照分别加入麻疹抗原和对照抗原孔，从原始稀释度（1∶21）至第一和第二孔。

4.4.3　在检测孔和对照孔中，分别加入 150μl 洗脱液-RF 吸附剂混合液质控和试验孔。

4.4.4　37℃放置 1.5 小时。

4.4.5　洗板 5 次，每次浸泡 1~2 分钟。

4.4.6　根据试剂盒说明书配制酶标抗麻疹 IgM 抗体，分别加入 100μl 酶标抗体至检测孔和对照孔。

4.4.7　37℃放置 1.5 小时。

4.4.8　洗板 5 次后，加入底物和终止剂（按照试剂盒说明书）。

4.4.9　在 450nm 处测定吸光度值（参考波长 650nm）。

5. 结果判断

5.1　结果计算

对每个待检标本和质控标本，计算抗原孔和对照孔的吸光度值差异（ΔA），如下：

$$\Delta A = A_{麻疹抗原} - A_{对照抗原}$$

5.2　试验有效性

5.2.1　阴性对照 ΔA < 0.1

5.2.2　两个阳性对照 ΔA > 0.2

5.2.3　两个阳性对照 ΔA 值必须在试剂盒说明书给的特定范围内

5.2.4　两个阳性对照 ΔA 值差异必须小于阳性 ΔA 均值的 20%

5.2.5　干血滴标本对照孔 OD 值 > 0.15 时，应重复试验

5.3　结果阐述

5.3.1　样本 ΔA > 0.2 时，判定为麻疹 IgM 阳性

5.3.2　样本 ΔA < 0.1 时，判定为麻疹 IgM 阴性

5.3.3　样本 ΔA ≥ 0.1 和 ΔA ≤ 0.2 时，判定为临界，应重新进行 DBS 标本的洗脱和检测。

6. 注意事项

如果实验无效，则需要彻底检查所有的试剂和操作步骤以便排除问题。如果不能明确问题的来源，则需要对整个实验过程一步一步进行检查，检查和分析每个变量。

附录 2　间接 ELISA 法检测麻疹 IgG 抗体

1. 方法来源

该方法参照麻疹诊断标准（WS 296—2008）。

2. 用途

本方法用于麻疹 IgG 抗体的检测，可进行人群麻疹抗体水平、抗体阳性率的调查，疫苗免疫效果的观察，以及麻疹患者的诊断。

3. 主要实验材料

3.1　麻疹抗原：1:20 用，2ml。

3.2　对照抗原：1:20 用，2ml。

3.3　抗人 - IgG 酶标记物，1:100 用，0.8ml。

3.4　麻疹 IgG（+）血清，0.1ml（效价 1:800）。

3.5　每份血清做 4 个稀释度，4 个病毒孔，4 个对照孔。

4. 操作步骤

4.1　包被：用包被液分别将病毒抗原和对照抗原稀释至 1:20，包被病毒 4 孔和细胞对照 4 孔，每孔 100μl，留一空白孔不包被，调零用。放 4℃过夜。次日，弃去抗原液，洗 3 次，拍干。

4.2　加待检血清：用稀释液稀释待检血清。每份血清分别按不同的稀释度加入对应孔中，每孔 100μl，37℃ 放置 1~1.5 小时。

4.3　加入抗人 IgG 酶标记物：用稀释液按标签所示工作浓度将酶稀释，加入板中，每孔 100μl，37℃ 放置 1~1.5 小时。弃去未结合的酶标记物，洗 3 次，拍干。

4.4　加底物：每孔加底物液 100μl，包括空白孔。37℃或室温避光放置 5~20 分钟，当阳性对照血清达 1:800，病毒孔明显显色，对照孔未显色时，加入 2M 的 H_2SO_4，每孔 50μl（包括空白孔），反应终止。

5. 结果判定

5.1　逐孔测定 OD 值或目测。

5.2　用酶标仪测定

5.2.1　调空白孔值为零后，逐孔测定待检血清及阳性对照的 OD 值。

5.2.2　P/N =（病毒孔 OD 值 − 空白孔 OD 值）/（细胞孔 OD 值 − 空白孔 OD 值）≥2.1 为阳性。每份血清每个稀释度的病毒孔 OD 值与相应细胞孔 OD 值之比≥2.1 即为阳性。（细胞孔 OD 值 <0.05 时按 0.05 计算）。

5.2.3　IgG 不做阴性血清对照，只做一份阳性血清对照，做多块板时，其中一块做阳性对照即可。

5.2.4　血清抗体滴度为阳性孔最高血清稀释度的倒数。

5.2.5　麻疹抗体≥1∶200 为阳性。

5.2.6　患者急性期和恢复期双份血清抗体相差≥4 倍，或抗体检测结果阴性转阳可诊断。

6. 注意事项

试剂可分多次使用，使用前包被。取样时室温放置时间应尽量短。−20℃可保存一年。运输时需冷藏。

附录 3　麻疹病毒血凝抑制试验

1. 方法来源

该方法参照麻疹诊断标准（WS 296—2008）。

2. 用途

该方法用于麻疹病毒血凝抑制抗体的检测。

3. 主要实验材料

3.1　试剂

3.1.1　麻疹病毒血凝素

3.1.2　猴红细胞

3.2　耗材

3.2.1　血凝板：6 × 12 或 8 × 12 圆形孔，孔底光滑的 U 型板

3.2.2　定量移液器：定量移液器选用 25μl。

4. 操作步骤

4.1　粗血凝素的制备

4.1.1　选择血凝性状良好的麻疹毒株接种到生长旺盛，形态良好的原代细胞（人羊膜、猴肾等）、人二倍体细胞或传代细胞（KB、MERN、FL、BHK 等）。接种病毒剂量根据病毒滴度而定。

4.1.2　原代人羊膜细胞接种病毒后培育于37℃，约在 2 ~ 3 周出现血凝素后每隔 3 ~ 5 天收获上清液，换以新鲜的维持液培养。如此反复培养数次收获上清液，最后 1 次将细胞连同培养液置 −30℃以下冻化后，沉淀去细胞残渣，数次收获的上清液即为粗血凝素。

4.1.3　原代猴肾细胞、二倍体细胞及传代细胞接种麻疹病毒后，病变发展较快，待病变达 " ＋＋＋＋"并有 50% 病变细胞脱落时，将细胞连同培养液置 −30℃保存备用。

4.2　血凝素的处理

4.2.1　取一定量粗血凝素放入三角瓶或试管中，加入 5% Tween-80，并使其最终浓度为 0.125%，室温振荡 5 分钟，再加入与粗血凝素等量的乙醚，用力充分振荡 12 分钟。

4.2.2　移入沉淀管内以 2000r/min 离心 10 分钟，小心吸出下部水层，将乙醚排尽至无乙醚气味时为止，即为本试验用之血凝素。

4.2.3　加青霉素 100U、链霉素 100μg，置 4℃ 保存。

4.3　猴红细胞悬液的配制

4.3.1　筛选与麻疹血凝素凝集效价高的猴子，静脉采集猴血置阿氏液（Alsever）中（阿氏液量为猴血的 4 倍），4℃ 保存，一般可用 2 周。

4.3.2　用前以生理盐水洗 3 次，最后 1 次经 2000r/min 离心 10 分钟，弃上清，压积的猴红细胞用生理盐水配成 1% 浓度用于实验。

4.4　血清处理

4.4.1　血清分离后取 0.1ml，加等量生理盐水于 56℃ 水浴 30 分钟灭活。

4.4.2　每管加入压积后的猴红细胞 1 滴，充分摇匀后，4℃ 过夜，次日吸取上清液测定（此时血清稀释度为 1∶2）。

4.5　血凝素滴定

4.5.1　效价滴定：血凝板 1 ~ 10 孔各加生理盐水 0.025ml，于第 1 孔加血凝素 0.025ml，混匀后从第 1 孔移 0.025ml 至第 2 孔，如此倍比稀释至第 9 孔（1∶2 ~ 1∶512），第 10 孔不加血凝素作为红细胞对照，每孔补加 0.025ml 生理盐水，再于每孔各加 0.025ml 1% 猴红细胞，最终使每孔液体量为 0.075ml，振匀后静置 37℃ 1 小时读结果，血凝达 + + 时的血凝素最高稀释度为其效价，即 1 个血凝单位。正式试验时采用 2 个单位血凝素。

4.5.2　单位滴定：按上述效价将血凝素稀释成 2U（如血凝素效价为 1∶128，稀释成 1∶64）、1U、1/2U、1/4U，各孔中用生理盐水倍比稀释，然后补加 0.025ml 生理盐水，再加 1 滴 1% 猴红细胞。振匀后，置 37℃ 1 小时判定结果，出现" + + + +、+ +、+、-"之凝集方能用于实验。

4.6　血凝抑制试验

4.6.1　在微孔 U 型血凝板中进行。

4.6.2　第 2 ~ 9 孔每孔加生理盐水 0.025ml，第 9 孔为血清对照。

4.6.3　第 1、2 及 9 孔各加 1∶2 处理好的血清 0.025ml，用移液器从第 2 孔开始稀释使血清充分混匀后，吸 0.025ml 放入下 1 孔倍比稀释至第 8 孔，弃去 0.025ml。

4.6.4　第 1 ~ 8 孔各加 2U 血凝素 0.025ml，第 9 孔加生理盐水 0.025ml。振匀后置 37℃ 30 分钟。然后每孔加 1% 猴红细胞 0.025ml，振匀后置 37℃ 1 小时判定结果。

5.　结果判定

5.1　判定结果时应先将血凝板倾斜待血清对照孔内的红细胞自由下滑呈泪滴状时即读结果。

5.2　红细胞下滑与对照相同者为完全抑制。

5.3　完全抑制的血清最高稀释度即抗体效价。

6. 注意事项

血清对照不应出现凝集否则判断时应慎重或再吸收。

附录4　麻疹病毒蚀斑减少中和试验

1. 方法来源

该方法引自文献：Cohen, et al. Vaccine, 2007, 26：59-66.

2. 用途

该方法用于麻疹病毒中和抗体的检测。

3. 主要实验材料

3.1　Vero 细胞：20～50 代内

3.2　1×Dulbecco's MEM（DMEM）with NaHCO$_3$

3.3　胎牛血清（Fetal bovine Serum，FBS）

3.4　庆大霉素（Gentamicin）50mg/ml

3.5　谷氨酰胺（L-Glutamine）200mM

3.6　羧甲基纤维素钠（Carboxymethylcellulose，CMC）3.2% w/v

3.7　结晶紫染液

3.8　无水乙醇

3.9　福尔马林储存液（40% v/v）

3.10　胰酶-EDTA 混合液：0.25% 胰酶和 0.38g/L 的 EDTA-4Na

3.11　次氯酸钠溶液

3.12　病毒

3.13　质控：The 3rd WHO international anti-measles standard serum，97/648，包含 3000mIU/ml。

4. 操作步骤

4.1　试剂配制

4.1.1　细胞生长液和维持液：见附表2。

附表2　生长液和维持液的配制

成分	维持液	生长液
1×DMEM	97ml	94ml
gentamicin	0.1ml	0.1ml
L-g	1ml	1ml
FBS	2ml（2%）	5ml（5%）

4.1.2　Overlay 培养液：75ml 维持液 +25ml 3.2% CMC，临用现配。

4.1.3　染液的配制：将 1.3g 结晶紫溶解于 50ml 95% 的无水乙醇，再用 5% 福尔马林- PBS 溶液配制至 1L。

4.1.4　3.2% CMC 的配制：将羧甲基纤维素钠粉剂溶于蒸馏水中，使之终浓度为 3.2%，121℃高压灭菌 15 分钟，4℃保存。

4.2　麻疹病毒 PRNT 实验病毒（challenge virus）的制备（以 75cm^2 的细胞瓶为例）

4.2.1　用维持液将需要制备的病毒进行稀释（如为 Ed- wt 标准株，约进行 1/1000 倍，以空斑形成单位（Plaque- forming unit，pfu）为定量标准，至 10^4 pfu/ml）。

4.2.2　弃去已长成单层的 Vero 细胞（75ml 细胞瓶）中的生长液，然后加入 1ml 稀释后的病毒液。轻轻摇动细胞瓶，使病毒液在 Vero 细胞表面分散。将细胞瓶于 37℃ 5% CO_2 培养箱中放置 1 小时，每 15 ~ 20 分钟轻摇细胞瓶一次。

4.2.3　1 小时后，轻轻倒掉病毒液，加入 25ml 维持液，放入 5% CO_2 培养箱中培养。

4.2.4　每天观察细胞病变。

4.2.5　当特异性细胞病变达到 80% ~ 100% 时（2 ~ 3 天），收获培养物，并冻融 1 ~ 2 次。

4.2.6　将融化后的病毒培养物转入离心管，200g（1000r/min）离心 10 分钟。

4.2.7　吸出上清，弃细胞碎片，在上清中加入 FBS 至终浓度为 10%，分装上清液（100μl/支），–70℃保存备用。

4.3　病毒浓度滴定

4.3.1　用维持液对病毒进行 2 倍系列稀释，从 1:5 开始，每个稀释度重复三孔（共四孔）。

4.3.2　将稀释好的病毒加入 24 孔板细胞培养板中：每孔加入 37.5μl 的维持液，然后再加入 37.5μl 的病毒液，倍比稀释。

4.3.3　将加有病毒的细胞培养板置 37℃ 5% CO_2 培养箱孵育 2 小时。

4.3.4　培养 2 小时后，在 24 孔细胞板内加入 5×10^5/ml 的 Vero 细胞，1ml/孔，然后置 37℃ 5% CO_2 培养箱培养 3 ~ 4 小时，期间观察细胞是否贴壁。

4.3.5　待细胞完全贴壁，弃去孔内液体，加入 overlay 培养液，1ml/孔。

4.3.6　将细胞板置 37℃ 5% CO_2 培养箱培养 5 ~ 7 天。

4.3.7　5 ~ 7 天后，弃去细胞板中液体，用 PBS 润洗一次。

4.3.8　用 5% 的甲醛溶液固定细胞 2 分钟。

4.3.9　倒掉液体，加入 250μl/孔的结晶紫染液，室温放置 20 ~ 30 分钟。

4.3.10　倒掉结晶紫染液，用高压后的蒸馏水 1ml/孔润洗 1 次。

4.3.11　计数噬斑的数量，噬斑数在 25 ~ 35 个/孔的病毒稀释倍数为 PRNT 所需病毒的浓度。

4.4　麻疹病毒 PRNT 实验

4.4.1　Vero 细胞传代。

4.4.2 将待检血清和标准血清在56℃灭活30分钟。

4.4.3 在96孔板中将待检血清用维持液进行4倍稀释，从1/4至4096。血清稀释方法：用多道移液器在96孔板中加入37.5μl维持液，在第一列加入12.5μl待检血清，混匀5次；从第一列转移12.5μl血清-维持液混合液至第二列，弃移液器吸头；换新的移液器吸头混合5次，转移12.5μl至下一列，弃移液器吸头；按此方法，依次稀释至1/4096，最后弃12.5μl混合液。

4.4.4 标准血清（质控）的稀释：标准血清（质控）用维持液从1/16稀释至1/16384，其稀释步骤与待检血清一致。

4.4.5 按照已获得的病毒滴度，用维持液将病毒稀释为25~35噬斑/孔。

4.4.6 在各稀释度血清中，分别加入37.5μl稀释后的病毒，37℃中和2小时。

4.4.7 病毒对照：5孔，加入37.5μl维持液和37.5μl病毒，37℃中和2小时。

4.4.8 加入病毒后，待检血清的稀释度从1/8开始，而标准血清的稀释度为1/32开始。

4.4.9 1小时后，消化细胞，并用维持液悬浮细胞，进行细胞计数。最终应用维持液将细胞稀释为5×10^5/ml。

4.4.10 标记24孔板。

4.4.11 培养2小时后，将50μl病毒-血清混合液移至24孔板。

4.4.12 加1ml细胞悬液至24孔板，37℃培养2~3小时，使细胞贴壁。

4.4.13 细胞贴壁后，小心弃去24孔板中的维持液。

4.4.14 在24孔板中加入Overlay培养液，1ml/孔。

4.4.15 37℃ 5% CO_2培养箱中培养5~7天。

4.4.16 弃Overlay液体。

4.4.17 用PBS润洗细胞1次。

4.4.18 用5%甲醛溶液固定细胞2分钟。

4.4.19 倒掉液体。

4.4.20 每孔加入250μl结晶紫，室温放置20~30分钟染色。另外，也可用中性红进行染色。

4.4.21 倒掉结晶紫。

4.4.22 用1ml蒸馏水润洗1次，风干。

4.4.23 计数斑的数量。

5. 结果判定

5.1 实验结果观察

5.1.1 采用结晶紫染色后空斑见附图1和附图2。

5.1.2 采用中性红染色后空斑见附图3。

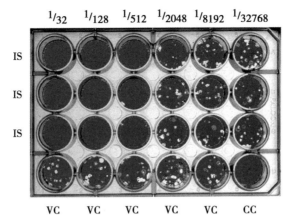

附图1　麻疹病毒 PRNT（结晶紫染色）质控结果

注：IS 为标准株，VC 为病毒对照；CC 为细胞对照

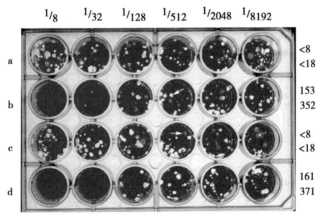

附图2　麻疹病毒 PRNT（结晶紫染色）待检血清结果

注：a 与 c 是免前血清，b 和 d 是免后血清。血清从 1/8 开始进行 4 倍系列稀释后，对疫苗株 PRNT 试验结果；板右边显示为抗体效价（ND50，高值）和抗体浓度（低值）

（图片来源：Cohen et al. Vaccine. 2007；26：59-66）

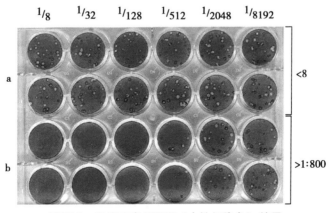

附图3　麻疹病毒 PRNT（中性红染色）结果

（图片来源：Cohen et al. Vaccine. 2007；26：59-66）

5.2 结果计算

计数每孔中空斑的数量，然后将数据填入结果计算表，得到中和抗体浓度，见附图4。

Assay Title:									
Test Date:				Read on:			Virus stock:		
	Average no. of plaques in virus control =					Virus dilution =			
	Interval between dilutions =	4				Unitage constant =			
	Starting dilution of standard =	32				Test limit (mIU/ml) =			
	Starting dilution of test samples =	8				Potency of standard (mIU/ml) =	3000		
	operator:								
	authorised by:								
Plate 1	Specimen No.	1	2	3	4	5	6	ND₅₀	mIU/ml
A	Standard1								
B	Standard2								
C	Standard3								
A-C	Standard Mean								3000
D	Virus Control								
Plate 2	Specimen No.	1	2	3	4	5	6	ND₅₀	mIU/ml
A									
B									
C									
D									

附图 4 PRNT 结果计算表

（图片来源：Cohen et al. Vaccine. 2007；26：59-66）

附录 5 麻疹病毒微量中和试验

1. 方法来源

该方法参照文献：冯燕，卢亦愚，严菊英，等．不同人群血清对麻疹疫苗株与流行株的中和能力比较．中华流行病学杂志，2007，28（11）：1123-1126。

2. 用途

该方法用于麻疹病毒中和抗体的检测。

3. 主要试验材料

3.1 试剂

3.1.1 病毒：进行中和实验前，需要进行病毒滴度（TCID₅₀）的滴定。

3.1.2 血清样本：包括待检血清，以及阳性、阴性对照血清。血清标本实验前需在56℃灭活30分钟。–20℃储存，避免多次反复冻融。

3.1.3 Vero 或 Vero/SLAM 细胞

3.1.4 Dulbecco's Modified Eagle Medium（DMEM）：4500mg/L 葡萄糖（高糖）

3.1.5 左旋谷氨酰胺（200mmol/L）

3.1.6 抗生素（100X）：10 000units/ml 青霉素 + 10 000ug/ml 链霉素

3.1.7　胰酶-EDTA：0.25% 胰酶 +0.02% EDTA

3.1.8　胎牛血清（FBS）

3.1.9　遗传霉素（G-418）：50mg/ml

3.2　耗材

3.2.1　96 孔微量培养板

3.2.2　刻度吸管，微量移液器等

4. 实验步骤

4.1　细胞培养液的配制（以 Vero/SLAM 细胞为例）

Vero/SLAM 细胞生长液和维持液的配制方法见附表3。

4.2　对照的设置

4.2.1　阳性血清对照：阳性血清对照为含有麻疹病毒特异性中和抗体的人免疫血清标本，中和抗体滴度已知。每次试验至少做2孔阳性血清对照。

附表3　Vero/SLAM 细胞生长液（GM）和维持液（MM）的配制

试剂	生长液（GM）	维持液（MM）
DMEM（4500mg/L 葡萄糖（高糖））	87ml	95ml
L-谷氨酰胺 200mM	1.0ml	1.0ml
胎牛血清	10.0ml	2.0ml
P.S 溶液（抗生素）	2.0ml	2.0ml
G-418（50mg/ml）	800μl（终浓度为 400μg/ml）	800μl（终浓度为 400μg/ml）

4.2.2　阴性血清对照：阴性血清对照为不含麻疹病毒特异性中和抗体的人血清标本，一般来自于正常人群。每次试验至少做2孔阴性血清对照。

4.2.3　血清对照一般分装成多份，-20℃保存，并避免反复冻融。

4.2.4　病毒对照：每次试验设2孔病毒对照，病毒对照为：25μl 含 $100TCID_{50}$ 的病毒液 +25μl 病毒稀释液 +100μl 的 Vero/SLAM 细胞（5×10^5 细胞/孔）。

4.2.5　细胞对照：至少设立4孔细胞对照。细胞对照：50μl 病毒稀释液 +100μl 的 Vero/SLAM 细胞。

4.3　麻疹病毒制备

4.3.1　用维持液将需要使用于微量细胞中和试验的麻疹病毒进行稀释。

4.3.2　弃去已长成单层的 Vero/SLAM 细胞（75ml 细胞瓶）中的生长液，然后加入 1ml 稀释后的病毒液。轻轻摇动细胞瓶，使病毒液在 Vero/SLAM 细胞表面分散。将细胞瓶于 37℃ CO_2 培养箱中放置1小时，每 15~20 分钟轻摇细胞瓶一次。

4.3.3　1小时后，轻轻倒掉病毒液，加入 25ml 维持液，放入 CO_2 培养箱中培养。

4.3.4　每天观察细胞病变。

4.3.5 当特异性细胞病变达到80%～100%时（2～3天），收获培养物，并冻融1～2次。

4.3.6 将融化后的病毒培养物转入离心管，200g（1000r/min）离心10分钟。

4.3.7 吸出上清，弃去细胞碎片，在上清中加入FBS至终浓度为10%，分装上清液，-70℃保存备用。

4.4 麻疹病毒的稀释

4.4.1 取1管冻存的麻疹病毒液，用微量移液器吸取200μl病毒液加入1.8ml的Vero/SLAM细胞维持液进行1:10稀释为10^{-1}。

4.4.2 再按照上述方法将病毒进行10倍系列稀释，使之成为10^{-2}、10^{-3}、10^{-4}……10^{-7}。

4.4.3 将各稀释度病毒分别加入在96孔细胞板中，每个稀释度病毒液加10孔，100μl/孔。

4.5 病毒滴度的滴定

4.5.1 检查细胞的质量（如是否为长满单层的健康细胞），并观察一下是否有污染。

4.5.2 倒掉细胞培养瓶内的生长液，加入5ml PBS，轻洗长成单层的细胞。倒掉PBS液，再重复1次。

4.5.3 将胰酶-EDTA加入细胞单层，使消化液均匀地分布在细胞层上（一个$25cm^2$培养瓶用2～3ml消化液即足够）。

4.5.4 把培养瓶放到37℃孵箱，作用约5分钟，当在显微镜下观察细胞变圆时，将液体倒入废液缸。用手掌轻拍培养瓶，使细胞自瓶壁脱落。

4.5.5 用Vero/SLAM细胞生长液将细胞稀释成5×10^5细胞/ml。

4.5.6 用微量加样器将细胞加至各稀释度病毒的微量细胞培养板中，100μl/孔。

4.5.7 37℃ 5% CO_2温箱中培养7天，每天观察和记录细胞病变。

4.6 $TCID_{50}$的计算

CO_2孵箱内培养，4天观察CPE，7天以 + 、- 判断结果，以能使50%细胞管发生CPE的最高稀释度作为终点，用Speasman-Karber $TCID_{50}$法计算病毒滴度：

$$Log\ TCID_{50} = Xm + 1/2d - d\ (Pi/100)$$

$$Xm = 所用病毒最高浓度稀释度的对数$$

$$d = 系数（倍数）的对数$$

$$\Sigma Pi = 各稀释度出现细胞病变百分数的总和$$

4.7 待检血清的准备和稀释

4.7.1 检测对一种病毒的中和抗体至少需要75μl血清。

4.7.2 吸取待检血清，于56℃水浴灭活30分钟。

4.7.3 在96孔细胞板上，从第二列开始，每孔加入细胞维持液75μl。

4.7.4 在第1列、第2列分别加入25μl待检血清，第1列为血清原液，第2列血清浓度为1:4。用多道微量移液器从第2列至第6列进行4倍系列稀释，稀释度分别为1:4～1:1024，每孔最终为75μl稀释后的血清。第11列稀释后的25μl液体弃去。

4.7.5　用微量移液器将各稀释度的血清移至新的 96 孔板，25μl/孔。

4.7.6　在第 7 列，加入 25μl 细胞维持液和 25μl 待检血清原液，作为血清毒性对照。

4.7.7　待检血清每个稀释度重复一孔（共两孔）。

4.7.8　阳性和阴性血清对照操作方式与待检血清一致。

4.8　微量细胞中和试验用病毒的准备

4.8.1　用于微量细胞中和试验的麻疹病毒浓度应为 $100TCID_{50}/25\mu l$。

4.8.2　用细胞维持液将麻疹病毒稀释为每 25μl 中含 $100TCID_{50}$ 的病毒。

4.9　微量细胞中和试验

4.9.1　在稀释好的待检血清中分别加入 25μl $100TCID_{50}$ 的病毒液，待检血清对照孔加入 25μl 维持液。

4.9.2　细胞对照孔：加入 25μl 维持液。

4.9.3　阳性和阴性血清对照操作方式与待检血清一致

4.9.4　病毒对照：25μl 病毒液中加入 25μl 细胞维持液。

4.9.5　37℃ 5% CO_2 培养箱中和 1 小时。

4.9.6　1 小时后，每孔加入浓度为 5×10^5 的 Vero/SLAM 细胞液，100μl/孔。

4.9.7　37℃ 5% CO_2 培养箱中培养 5~7 天。

4.10　病毒回滴试验

4.10.1　将 $100TCID_{50}/25\mu l$ 的病毒液 10 倍稀释，即在 900μl 细胞维持液中加入 100μl $100TCID_{50}/25\mu l$ 的病毒液，10 倍系列稀释至 $10TCID_{50}/25\mu l$、$1TCID_{50}/25\mu l$、$0.1TCID_{50}/25\mu l$ 的病毒液。

4.10.2　将 $100TCID_{50}/25\mu l$、$10TCID_{50}/25\mu l$、$1TCID_{50}/25\mu l$、$0.1TCID_{50}/25\mu l$ 四个浓度的病毒液分别加入 96 孔板，每个稀释度做 10 孔，25μl/孔。

4.10.3　在每孔中加入 25μl 细胞维持液。

4.10.4　37℃ 5% CO_2 培养箱中中和 1 小时。

4.10.5　1 小时后，每孔加入浓度为 5×10^5 的 Vero/SLAM 细胞液 100μl/孔。

4.10.6　37℃ 5% CO_2 培养箱中培养 5~7 天。

5. 结果判断

当病毒回滴试验，阳性、阴性、正常细胞对照，待检血清毒性对照全部成立时，才能进行判定。被检血清孔出现 CPE 判为阴性。能保护 50% 细胞孔不产生细胞病变的血清稀释度，为该待检血清的中和抗体效价。

5.1　病毒回滴：微量中和试验所用麻疹病毒浓度 $100TCID_{50}/25\mu l$，回滴试验病毒浓度应在 $32\sim320TCID_{50}/25\mu l$，否则试验无效。

5.2　正常细胞对照：细胞正常，无 CPE。

5.3　阴性血清对照孔：所有稀释孔均出现 CPE。

5.4　阳性血清对照孔：与已知中和抗体滴度一致。

5.5　病毒对照：病毒对照孔均出现 CPE。

5.6　待检血清毒性对照：待检血清应无毒性，毒性对照孔细胞正常。

5.7　待检血清中和抗体效价：50％细胞孔不产生细胞病变的血清最高稀释度。

6. 注意事项

6.1　待检人血清需 56℃ 30 分钟灭活，动物血清需 RDE 处理。

6.2　待检血清需要重复测定时，应分装后冻存，以免反复冻融。

6.3　每管病毒只使用一次，若重复使用，或血清阳性对照结果过高或过低，以及细胞阳性对照 OD 值过低，须对病毒进行重新滴定。

附录6　Vero/SLAM 细胞培养与麻疹病毒分离

1. 方法来源

该方法参照麻疹诊断标准（WS 296—2008）与 WHO 麻疹风疹病毒感染实验室诊断手册（第 2 版）。

2. 用途

该方法用于 Vero/SLAM 细胞培养与麻疹病毒的分离。

3. 主要试验材料

3.1　试剂

3.1.1　DMEM：含 4500mg/L 葡萄糖，谷氨酰胺，丙酮酸钠（或者选择 EMEM）

3.1.2　抗生素（100×）：10000U/ml 的青霉素 G 和 10000μg/ml 硫酸链霉素，在 0.85％生理盐水中。

3.1.3　胰酶-EDTA：0.05％ 的胰酶，于无钙镁离子的 HBSS 配制的 0.53mM 的 EDTA 中。

3.1.4　胎牛血清（FBS）

3.1.5　遗传霉素（G418）：50mg/ml

3.2　耗材

3.2.1　移液器

3.2.2　细胞培养瓶

4. 操作步骤

4.1　细胞培养

4.1.1　将 5ml 青霉素/硫酸链霉素溶液加入 500ml DMEM 中（DMEM-PS）。如果用于冻存细胞，还应加入遗传霉素 G418 至终浓度为 400μg/ml（加入 4ml 50mg/ml 的 G418 至 500ml DMEM 中，DMEM-PSG）。

4.1.2　以 25cm² 和 75cm² 细胞瓶培养的 Vero/SLAM 细胞为例。

4.1.3　用预热的 PBS 洗细胞单层 30 秒至 1 分钟。弃去液体，加入 5ml 预热的胰酶溶液，并置细胞瓶于操作台上 4～5 分钟。弃大部分液体，留约 1ml 液体（够保持细胞面湿润）。将细胞瓶放入37℃培养箱约3~4分钟。观察细胞，检查细胞是否分开。如果细胞分开，用手快速敲击细胞瓶，使细胞全部脱落。用1~2ml吸管上下吹洗细胞，使细胞完全分散。

4.1.4　用5ml DMEM-PS或DMEM-PSG+10% FBS重悬细胞，并且吹散细胞团，1:5将细胞传代至新的细胞瓶。如果按照1:2或1:3传代，24小时后长成单层的细胞密度即可。

4.1.5　每周至少传代一次。可以将长成单层的细胞中生长液换成含2% FBS的维持液，以免细胞过度生长。

4.1.6　复苏后，细胞只能传代15次。

4.2　麻疹病毒的分离

4.2.1　显微镜下观察单层细胞（Vero/SLAM细胞系），以确保细胞是健康的。一个合适单层细胞会在传代2~3天内形成。

4.2.2　倒掉生长液。

4.2.3　每一份标本接种1支Vero/SLAM细胞的斜面试管，正确标记每支试管（包括标本的编号、日期、传代数）。

4.2.4　每一种细胞标记一管作为阴性对照。

4.2.5　每支试管接种0.2ml的标本悬液（咽拭子标本或尿液标本），37℃吸附1.5小时。

4.2.6　为防止标本对细胞产生毒性反应，弃标本液，加入1.5ml维持液，置37℃孵箱静止培养。

4.2.7　使用标准或倒置显微镜每天观察细胞培养管，以观察CPE的出现。

5. 结果判断

5.1　CPE观察：当将培养瓶举起置于光亮的地方时，从培养瓶底部仔细观察，可以看到很小的洞，通常最早在接种后一天就可以观察到。当单层细胞出现小洞后，置于显微镜下观察是否可以见到融合性细胞。往往感染灶会脱落并悬浮于培养液中。要注意的是，不是由于麻疹病毒感染而造成单层细胞上出现的小洞会消失。逐日观察细胞，并记录融合性细胞数量和大小，融合性细胞的大小会增大。

5.2　如果有特征性的麻疹病毒CPE出现，并观察直到75%的细胞发生变化（3+CPE），于-70℃冻存以备第二次传代。

5.3　如果7天之后没有CPE出现，那么再盲传1代继续观察7天。连续传代3次后仍为阴性者则判定该标本病毒分离结果为阴性。

6. 注意事项

阴性对照在丢弃之前要至少观察14天。

附录7　免疫荧光法进行麻疹病毒的鉴定

1. 方法来源
该方法参照 WHO 麻疹和风疹病毒感染的实验室诊断手册（第2版）。

2. 用途
该方法用于麻疹病毒的鉴定。

3. 主要实验材料
3.1　试剂

3.1.1　50% 乙醇-PBS

3.1.2　PBS-Tween Buffer

3.1.3　FITC 标记的抗鼠 IgG

3.1.4　伊文思蓝染液

3.2　仪器与耗材

3.2.1　载玻片

3.2.2　微量移液器

4. 操作步骤
4.1　用细胞刮刀从细胞瓶表面刮下细胞，将 1ml 刮下的细胞（从 25ml 细胞瓶中刮下 1/5 体积的细胞）加入小的离心管，在 4℃ 1500r/min 离心 10 分钟。弃上清，在离心管中加入 0.25ml 预冷的 50% 乙醇-PBS 中，振荡重悬细胞。用微量移液器吸 15μl 重悬后的细胞至载玻片上，使细胞在载玻片上自然风干。将未感染的细胞作为阴性对照。

（注：另一个固定方法为在 0.1ml PBS 中重悬细胞，然后再载玻片上加 10～20μl 重悬后的细胞，室温下完全干燥。将载玻片浸入冰浴预冷的 80% 的丙酮中 1 分钟，用滤纸小心洗掉多余的丙酮，并使其自然干燥。）

4.2　配制 PBS-Tween Buffer（PBS，0.1% Tween 20）。

4.3　在载玻片的细胞区加上 1 滴（25μl）麻疹单克隆抗体，覆盖细胞。

4.4　将载玻片放置于湿盒中，至 37℃ 孵育 30 分钟至 1 小时。

4.5　用 PBS-Tween Buffer 冲洗载玻片 15～20 秒，甩去多余的 Buffer。用纸巾小心吸去多余的 Buffer，不要碰到细胞。

4.6　在载玻片的细胞区加上 1 滴（25μl）FITC 标记的抗鼠 IgG，覆盖细胞。

4.7　将载玻片放置于湿盒中，至 37℃ 孵育 30 分钟。

4.8　用 PBS-Tween Buffer 冲洗载玻片 15～20 秒，甩去多余的 Buffer。用纸巾小心吸去多余的 Buffer，然后用清洗液清洗，并加上盖玻片用于显微镜观察。

5. 结果判定
用荧光显微镜观察，FITC 最大吸收波长为 495nm，而最大发射波长为 525nm。在上述条件下，阳性染色细胞的细胞浆内将显示颗粒状，绿色荧光。伊文思蓝染色显示为红色。

附录 8　麻疹减毒活疫苗效力试验

1. 方法来源

该方法参考《计划免疫技术管理规程》（1998 年版）。

2. 用途

该方法用于单价麻疹疫苗的效价滴定。

3. 主要试验材料

3.1　试剂

3.1.1　溶液：细胞消化液，生长液，疫苗稀释液，维持液

3.1.2　细胞：Vero 细胞

3.1.3　被检疫苗和参考病毒。

3.2　仪器与耗材

3.2.1　微量滴定板：采用 96 孔或 40 孔细胞培养板，临用前板孔和盖子同时在距紫外灯 20cm 处照射 2 小时，盖好盖备用。

3.2.2　离心管。

3.2.3　血球计数板。

3.2.4　CO_2 孵箱和倒置显微镜。

4. 操作步骤

4.1　细胞的准备

取形态良好，已生长成片的 Vero 细胞或 FL 细胞，弃去原培养液加入适量的 0.25% 胰酶液消化细胞，置 37℃ 或室温，待细胞面出现针尖样小孔或轻摇细胞边缘有脱落时，弃消化液，用灭菌吸管吸取数毫升细胞生长液分散细胞，使细胞分散均匀后计数，然后用细胞生长液将细胞稀释至 5000 ~ 10 000/0.1ml，置 4℃ 冰箱备用。

4.2　疫苗的稀释

在消毒小试管内稀释疫苗，每管加疫苗稀释液 1.8ml，每批被检疫苗取 2 支混合于空白的小试管中（冻干疫苗用灭菌蒸馏水溶解），然后以 10^{-1} ~ 10^{-4} 作 10 倍系列稀释，用灭菌 1ml 吸管吸取 0.3ml 被检疫苗原液加 0.2ml 于第一管稀释液中，换另外 1 支 1ml 吸管将第 1 管内的稀释液与疫苗混匀后，从中取 0.3ml 疫苗悬液，加 0.2ml 到第 2 支管稀释中（10^{-2}），如此 10 倍递增稀释至 10^{-4} 或至所需稀释度（如附表 4）。

附表 4　疫苗的稀释方法

稀释度	管号			
	10^{-1}	10^{-2}	10^{-3}	10^{-4}
稀释液（ml）	1.8	1.8	1.8	1.8
疫苗液（ml）疫苗原液	0.2	0.2	0.2	0.2

4.3　疫苗与细胞接种

分别用 1ml 吸管吸取已稀释好的细胞悬液分装于微量板小孔中，每孔 0.1ml，取不同稀释度的疫苗分别加入已接种细胞的微量板小孔中，每孔 0.1ml，每个稀释度接种 10 孔，摇匀盖好，置 37℃ 0.5% CO_2 孵箱内培养，第 4 天开始镜检细胞病变（CPE），第 7~8 天判定结果并做好记录，以能使 50% 细胞管发生 CPE 的最高稀释度作为终点，用 Karber 法计算病毒滴度。每次滴定时，要有参考苗滴定及正常细胞对照。

4.4　操作注意事项

4.4.1　疫苗和参考苗在操作过程中必须保持水浴；

4.4.2　稀释疫苗时，每个稀释度所用 1ml 吸管必须更换；

4.4.3　滴加疫苗时，如从高稀释度开始，则吸管可不必更换。

5. 结果判断

病毒滴定结果（$TCID_{50}/0.1ml$）计算法

Karber 法计算：$logTCID_{50} = Xm + 1/2d - d (\sum Pi/100)$

其中 Xm = 病毒最高稀释度的对数；d = 稀释度系数（倍数）的对数；$\sum Pi$ = 每个稀释度病变百分数的总和。

附录 9　RT-PCR 法检测麻疹病毒核酸

1. 方法来源

该方法参考麻疹诊断标准（WS 296—2008）。

2. 用途

该方法用于麻疹病毒的鉴定。

3. 主要实验材料

3.1　主要试剂

3.1.1　商品化 RNA 提取试剂盒

3.1.2　RT-PCR 引物，引物序列参考 WS 296—2008《中国麻疹诊断标准》。

3.1.3　商品化一步法 RT-PCR 扩增试剂盒

3.1.4　阳性对照及阴性对照

3.1.5　琼脂糖

3.1.6　DNA marker

3.1.7　TBE Buffer

3.2　仪器与耗材

3.2.1　离心机

3.2.2　微量移液器

3.2.3　PCR 仪

3.2.4　移液器吸头、PCR 管等

4. 操作步骤

4.1 引物稀释

合成的引物用无 RNA 酶的灭菌双蒸水稀释成 20μmol/L 的终浓度，同时需注意引物稀释前先短暂离心，并小心打开管盖加入无 RNA 酶水，充分涡旋振荡溶解，分装使用，避免反复冻融。

4.2 RT-PCR 反应体系的配制

RT-PCR 扩增试剂盒可选用商品化试剂盒，反应总体积为 25μl。从试剂盒中取出相应试剂，按照 n+1 份配制反应总体系量（n = 待检样本数 +1 阳性对照 +1 阴性对照），然后分装到各 PCR 反应管，各加模板核酸。每个 RT-PCR 反应体系（总体积为 25μl）的配制成分包含：10×Buffer 2.5μl，dNTP 2.5μl（各 10mM），RNase Inhibitor 0.5μl（40U/μl），Taq 酶 0.5μl（5U/μl），AMV 反转录酶 0.5μl（200U/μl），上游和下游引物（20μM）各 0.5μl，模板 RNA 5μl，最后用水补足至 25μl。

4.3 反应条件

PCR 反应条件按以下设置：①45℃ 30 分钟；②95℃ 2 分钟；③94℃ 20 秒，51℃ 30 秒，72℃ 1 分钟，循环 40 次；④72℃ 5 分钟。

4.4 PCR 产物检测

4.4.1 琼脂糖凝胶配制

用 0.5×TBE Buffer 将琼脂糖配成 1.5% 溶液，加热使之完全溶解。冷却到 60~70℃ 左右加入溴化乙锭，终浓度为 0.5μg/ml，最后制备成电泳凝胶。

4.4.2 PCR 产物电泳

将制备好的凝胶放入电泳槽，加入 0.5×TBE Buffer，使其没过胶面。取 5μl PCR 产物与 2μl 6×Loading Buffer 充分混匀后加入凝胶孔中，同时设置合适的 Marker 分子量标准样品孔。接通电源，稳压 100V，电泳时间约为 30~40 分钟。

5. 结果判定

用 UV-254 暗箱式紫外透射仪观察电泳结果。通过比较样本的 PCR 产物与阳性对照的 PCR 产物在凝胶上的位置以及片段大小来解释结果，电泳结果示例见附图 5。

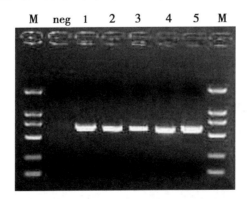

附图 5　RT-PCR 对麻疹病毒的特异性扩增

注：M，Marker-DL2000；neg，阴性对照；1-4，麻疹阳性标本；5，阳性对照

附录10　荧光 RT‑PCR 法检测麻疹病毒核酸

1. 方法来源

该方法参照文献：卢亦愚，等 . 浙江预防医学，2004，16（11）：1‑2.

2. 用途

该方法用于麻疹病毒的鉴定。

3. 主要实验材料

3.1　主要试剂

3.1.1　商品化 RNA 提取试剂盒

3.1.2　荧光 RT‑PCR 引物及探针

3.1.3　商品化一步法荧光 RT‑PCR 扩增试剂盒

3.1.4　阳性对照及阴性对照

3.2　仪器与耗材

3.2.1　离心机

3.2.2　微量移液器

3.2.3　荧光定量 PCR 仪

3.2.4　移液器吸头、PCR 管等。

4. 操作步骤

4.1　引物及探针稀释

合成的引物及探针用无 RNA 酶水稀释成 20μM 的终浓度，分装使用，注意探针需避光保存，同时避免反复冻融。

4.2　荧光 RT‑PCR 反应体系的配制

荧光 RT‑PCR 扩增试剂盒可选用商品化试剂盒，反应总体积为 25μl。从试剂盒中取出相应试剂，按照 n+1 配制反应总体系量（n＝待检样本数 +1 阳性对照 +1 阴性对照），然后分装到各 PCR 反应管，各加模板核酸。每个荧光 RT‑PCR 反应体系的配制成分（总体积 25μl）含：$2\times$ Buffer 12.5μl（含 dNTP），Taq 酶 0.5μl（5U/μl），AMV 反转录酶 0.5μl（200U/μl），上游和下游引物（20μM）各 0.6μl，探针（20μM）0.3μl，模板 RNA 5μl，最后用水补足至 25μl。

4.3　反应条件

荧光 RT‑PCR 反应条件按以下设置：①42℃ 30 分钟；②95℃ 2 分钟；③95℃ 5 秒，55℃ 35s（获取荧光信号），循环 40 次。

5. 结果判定

荧光 RT‑PCR 检测以 Ct 值 <35 并且扩增曲线呈 S 型为阳性判定原则，Ct 值在 35~40 之间建议重复实验，或者重新采集患者样本进行实验，两次实验均能得到良好 S 型扩增曲线方可判定为阳性。示例结果见附图6。

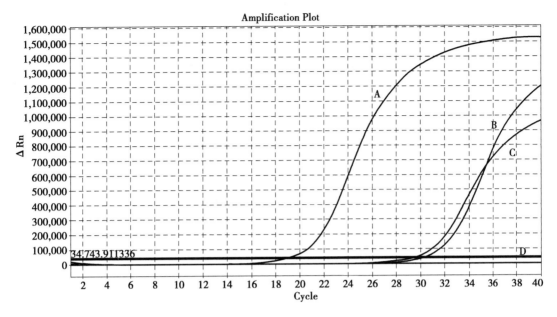

附图6　荧光 RT-PCR 对麻疹病毒核酸检测

注：A，阳性对照；B-C，麻疹患者阳性标本；D，阴性对照

附录11　环介导核酸等温扩增结合
试纸条法快速检测麻疹病毒核酸

1. 方法来源

该方法引自文献：Xu，et al. Diagn Microbiol Infect Dis，2016，85（2）：168-173.

2. 用途

该方法用于麻疹病毒核酸的检测。

3. 主要实验材料

3.1　主要试剂

3.1.1　商品化 RNA 提取试剂盒

3.1.2　环介导等温扩增引物、杂交探针

3.1.3　商品化封闭式防污染核酸试纸条检测装置

3.1.4　AMV 反转录酶、硫酸镁、甜菜碱、BST 链置换酶、dNTP

3.1.5　阳性对照及阴性对照

3.2　仪器与耗材

3.2.1　离心机

3.2.2　微量移液器

3.2.3　恒温金属浴

4. 操作步骤

4.1　引物及探针稀释

合成的引物及探针用无 RNA 酶水稀释成 20μM 的终浓度，分装使用，注意探针需避光保存，同时避免反复冻融。

4.2　核酸等温扩增反应体系的配制

25μl 的总反应体系，其成分包括：内引物 FIP 和 BIP 各 1.6μmol/L，外引物 F3 和 B3 各 0.4μmol/L，环引物 Loop F 和 Loop B 各 0.8μmol/L，探针 Probe 0.8μmol/L，8mmol/L MgSO$_4$，1mol/L 甜菜碱，1.6mmol/L dNTP，20mmol/L Tris-HCl（PH 8.8），10mmol/L KCl，10mmol/L（NH$_4$）$_2$SO$_4$，0.1% 的 Triton X-100（pH 7.5），8U Bst DNA 聚合酶，5U AMV 反转录酶，模板 3μl。按照 n+1 配制反应总体系量（n = 待检样本数 +1 阳性对照 + 1 阴性对照），然后分装到各 PCR 反应管，各加模板核酸。

4.3　反应条件

反应条件预设为 58℃，等温反应 40 分钟。

5. 结果判定

环介导核酸恒温扩增结合试纸条快速检测麻疹病毒核酸，结果判断见附图 7，检测线出现红色线条为阳性（同时质控线应为阳性），阴性标本仅质控线出现阳性。

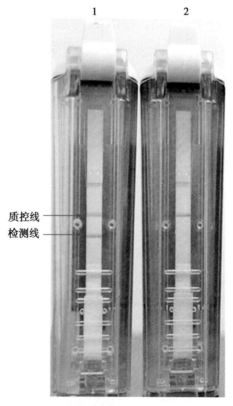

附图 7　环介导核酸恒温扩增结合试纸条快速检测麻疹病毒核酸

注：1. 阳性结果；2. 阴性结果